"十二五"职业教育国家规划教材
经全国职业教育教材审定委员会审定
卫生高等职业教育规划教材

供临床医学、护理类及相关专业用

病 理 学
——• 第 4 版 •——

主　编　高子芬　李　良　宋印利
副主编　刘　硕　李玉红　贾永峰　关真民
编　委（按姓名汉语拼音排序）

段旭艳（菏泽医学专科学校）　　　刘　瑜（首都医科大学）
高子芬（北京大学医学部）　　　　刘翠苓（北京大学医学部）
关真民（菏泽医学专科学校）　　　刘立新（首都医科大学）
黄　欣（北京大学医学部）　　　　孟桂霞（首都医科大学）
贾永峰（内蒙古医科大学）　　　　石穆穆（哈尔滨医科大学大庆校区）
李　良（首都医科大学）　　　　　宋印利（哈尔滨医科大学大庆校区）
李　敏（北京大学医学部）　　　　肖胜军（桂林医学院）
李　萱（江西医学高等专科学校）　云　芬（内蒙古医科大学）
李玉红（承德医学院）　　　　　　张朝霞（山西医科大学汾阳学院）
刘　硕（首都医科大学）　　　　　郑纪宁（承德医学院）

秘　书　李　敏

北京大学医学出版社

BINGLIXUE

图书在版编目（CIP）数据

病理学 / 高子芬、李良、宋印利主编. —4版.
— 北京：北京大学医学出版社，2014.12（2023.2重印）
ISBN 978-7-5659-0952-8

Ⅰ. ①病… Ⅱ. ①高… ②李… ③宋… Ⅲ. ①病理学—高等职业教育—教材 Ⅳ. ①R36

中国版本图书馆CIP数据核字（2014）第228387号

病理学（第4版）

主　　编：高子芬　李　良　宋印利
出版发行：北京大学医学出版社
地　　址：（100191）北京市海淀区学院路38号　北京大学医学部院内
电　　话：发行部　010-82802230；图书邮购　010-82802495
网　　址：http://www.pumpress.com.cn
E-mail：booksale@bjmu.edu.cn
印　　刷：北京金康利印刷有限公司
经　　销：新华书店
责任编辑：刘　燕　　责任校对：金彤文　　责任印制：李　啸
开　　本：787 mm×1092 mm　1/16　印张：20.75　字数：528千字
版　　次：1995年9月第1版　2014年12月第4版　2023年2月第8次印刷
书　　号：ISBN 978-7-5659-0952-8
定　　价：65.00元

版权所有，违者必究

（凡属质量问题请与本社发行部联系退换）

卫生高等职业教育规划教材修订说明

北京大学医学出版社于1993年和2002年两次组织北京大学医学部和8所开办医学专科教育院校的老师编写了临床医学专业专科教材（第1版和第2版），并于2000年组织编写了护理专业专科教材（第1版）。2007年同时对这些教材进行了修订再版。因这两套教材内容精炼、实用性强，符合基层卫生工作人员的培养需求，受到了广大师生的好评，并被教育部中央广播电视大学选为指定教材。"十一五"期间，这两套教材中有24种被教育部评为**普通高等教育"十一五"国家级规划教材**，其中3种入选**普通高等教育精品教材**。

进入"十二五"以来，专科教育已归入职业教育范畴。为适应新时期我国卫生高等职业教育发展与改革的需要，在广泛调研、总结上版教材质量和使用情况的基础上，北京大学医学出版社启动了临床医学、护理专业高等职业教育规划教材的修订再版工作，并调整、新增了部分教材。本套教材有22种入选**"十二五"职业教育国家规划教材**，修订和编写特点如下：

1. 优化编写队伍　在全国范围内遴选作者，加大教学经验丰富的从事卫生高等职业教育工作的作者比例，力求使教材内容的选择具有全国代表性、贴近基层卫生工作人员培养需求，提高适用性；遴选知名专家担纲主编，对教材的科学性、先进性把关。

2. 完善教材体系　针对不同院校在专业基础课设置方面的差异，对部分专业基础课教材实行双轨制，如既有《人体解剖学》《组织学与胚胎学》，又有《人体解剖学与组织胚胎学》《正常人体结构》教材，便于广大院校灵活选用。

3. 锤炼教材特色　教材内容力求符合高等职业学校专业教学标准，基本理论、基本知识和基本技能并重，紧密结合国家临床执业助理医师、全国护士执业资格考试大纲，以"必需、够用"为度，以职业技能和岗位胜任力培养为根本，以学生为中心，使教材更适合于基层卫生工作人员的培养。

4. 创新编写体例　完善、优化"学习目标"；教材中加入"案例""知识链接"，使内容与实践紧密结合；章后附思考题，引导学生自主学习。教材力求体现专业特色和职业教育特色。

5. 强化立体建设　为满足教学资源的多样化需求，实现教材立体化、数字化建设，大部分教材配套实用的学习指导和数字教学资源，实现教材的网络增值服务。

本套教材主要供三年制高等职业教育临床医学、护理类及相关专业使用，于2014年陆续出版。希望广大师生多提宝贵意见，反馈使用信息，以逐步修改和完善教材内容，提高教材质量。

临床医学专业教材目录

说明：1."十二五"："十二五"职业教育国家规划教材（"十二五"含其辅导教材）。
   2."十一五"：普通高等教育"十一五"国家级规划教材。
   3." * "：普通高等教育精品教材。
   4.辅导教材名称：《主教材名称＋学习指导》，如《内科学学习指导》。

序号	教材名称	版次	十二五	十一五	辅导教材	适用专业
1	医用基础化学	4		✓	✓	临床医学、护理类及相关专业
2	人体解剖学与组织胚胎学	2				临床医学类
3	人体解剖学	4	✓	✓	✓	临床医学、护理类及相关专业
4	组织学与胚胎学 *	4	✓	✓	✓	临床医学、护理类及相关专业
5	人体生理学	4			✓	临床医学、护理类及相关专业
6	医学生物化学	4			✓	临床医学、护理类及相关专业
7	病原生物与免疫学	1				临床医学类
8	医学免疫学与微生物学	5	✓	✓	✓	临床医学、护理类及相关专业
9	医学寄生虫学 *	4	✓	✓	✓	临床医学、护理类及相关专业
10	医学遗传学	3	✓	✓	✓	临床医学、护理类及相关专业
11	病理学与病理生理学	1				临床医学、护理类及相关专业
12	病理学	4	✓		✓	临床医学、护理类及相关专业
13	病理生理学	4	✓		✓	临床医学、护理类及相关专业
14	药理学	4			✓	临床医学、护理类及相关专业
15	诊断学基础	4	✓	✓	✓	临床医学类
16	内科学	4	✓	✓	✓	临床医学类
17	外科学	4		✓		临床医学类

续表

序号	教材名称	版次	十二五	十一五	辅导教材	适用专业
18	妇产科学	4	✓	✓	✓	临床医学类
19	儿科学	4				临床医学类
20	传染病学	4	✓	✓	✓	临床医学类
21	眼耳鼻喉口腔科学	2				临床医学类
22	眼科学	2	✓			临床医学类
23	耳鼻咽喉头颈外科学	2	✓			临床医学类
24	口腔科学	2	✓			临床医学类
25	皮肤性病学	4				临床医学类
26	康复医学	2	✓			临床医学类
27	急诊医学	2	✓			临床医学类
28	中医学	3				临床医学类
29	医护心理学*	3		✓		临床医学、护理类
30	全科医学导论	1				临床医学类
31	预防医学	4		✓	✓	临床医学类

卫生高等职业教育规划教材编审委员会

顾　　问　王德炳

主任委员　程伯基

副主任委员（按姓名汉语拼音排序）

　　　　　曹　凯　付　丽　黄庶亮　孔晓霞　徐江荣

秘 书 长　王凤廷

委　　员（按姓名汉语拼音排序）

　　　　　白　玲　曹　凯　程伯基　付　丽　付达华
　　　　　高晓勤　黄庶亮　黄惟清　孔晓霞　李　琳
　　　　　李玉红　刘　扬　刘伟道　刘志跃　马小蕊
　　　　　任云青　宋印利　王大成　徐江荣　张景春
　　　　　张卫芳　章晓红

序

近十余年来，随着国家教育改革步伐的加快，我国职业教育如雨后春笋般蓬勃发展，在总量上已与普通教育并驾齐驱，是我国教育体系构成的重要板块。卫生高等职业教育同样取得了可喜的成绩，开办卫生高等职业教育的院校与日俱增，但存在办学、培养不尽规范等问题。相应的教材建设也存在内容与职业标准对接不紧密、职教特色不鲜明、呈现形式单一、配套资源开发不足、不少是本科教材的压缩版或中职教材的加强版、不能很好地适应社会发展对技能型人才培养的要求等问题。

进入"十二五"以来，独立设置的高等职业学校（含高等专科学校）、成人学校、本科院校和有关高等教育机构举办的高等职业教育（专科）统称为高等职业教育，由教育部职业教育与成人教育司统筹管理。教育部发布了《**教育部关于"十二五"职业教育教材建设的若干意见**》等重要文件，陆续制定了各专业教学标准，对学制与学历、培养目标与规格、课程体系与核心课程等10个方面做出了具体要求。职业教育以培养具有良好职业道德、专业知识素养和职业能力的高素质技能型人才为根本，以学生为中心、以就业为导向。教学内容以"必需、够用"为度，教材须图文并茂，理论密切联系实际，强调实践实训。卫生高等职业教育有很强的特殊性，编好既涵盖卫生实践所要求具备的较完整知识体系又能体现职业教育特点的教材殊为不易。

北京大学医学出版社组织的临床医学、护理专业专科教材，是改革开放以来该专业我国第二套有较完整体系的教材，历经多年的教学应用、修订再版，得到了教育部和广大院校师生的认可与好评。斗转星移，转眼间距离2008年上一轮教材修订已5年，随着时代的发展，这两套教材中部分科目需要调整、教学内容需要修订。在大量细致调研工作的基础上，北京大学医学出版社审时度势，及时启动了这两套教材的修订再版工作，成立了教材编审委员会，组织活跃在卫生高等职业教育教学和实践一线的专家学者召开教材编写会议，认真学习教育部关于高等职业教育教材建设的精神，结合当前高等职业教育学生的特点，经过充分研讨，确定了教材的编写原则和编写思路，统一了教材的编写体例，强化了与教材配套的数字化教学资源建设，为使这两套教材成为优秀的立体化教材打下了坚实的基础。

相信经过本轮修订，在北京大学医学出版社的精心组织和全体专家学者对教材的精雕细琢下，这两套教材一定能满足新时期我国卫生高等职业教育人才培养的需求，在教材建设"百花齐放、百家争鸣"的局面中脱颖而出，真正成为好学、好教、好用的精品教材。

本轮教材修订工作得到了各参编院校的高度重视和大力支持，众多专家学者投入了极大的热情和精力，在主编带领下克服困难，以严肃、认真、负责的态度出色地完成了编写任务，谨在此一并致以衷心的感谢！诚恳地希望使用本套教材的广大师生能不吝提出建议与指正，使本套教材能与时俱进、日臻完善，为我国的卫生高等职业教育事业做出贡献。

感慨系之，欣为之序！

第4版前言

北京大学医学出版社出版的《病理学》（第4版）是在病理学前辈——北京大学医学部病理学系廖松林教授与首都医科大学病理学系温祥云教授编写，经历20年、几代病理学家多次修订的基础上再版的。本教材多年来得到了广泛的应用和同行、学者的认可。

本版教材遵循的原则是：①所有疾病均采用世界卫生组织最新的分类。②吸收了国内多所卫生高等职业教育院校参与编写工作，培养和锻炼了这些院校教师撰写教材的能力。参与的院校有10所，分别是北京大学医学部、首都医科大学、哈尔滨医科大学大庆校区、承德医学院、内蒙古医科大学、菏泽医学专科学校、江西医学高等专科学校、桂林医学院、山西医科大学汾阳学院。③编写上仍然体现"三基"——基本理论、基本知识和基本技能。

本教材是为卫生高等职业教育层次学生编写的。编写的过程中，在着重实用性的基础上力求内容的先进性，将新型传染病如严重急性呼吸综合征、人高致病性禽流行性感冒及肠道病毒71型感染的研究成果及病理所见融入了本教材，使教材在基本知识的基础上跟踪疾病的发生、发展。

本教材增加了"学习目标"，引导学生关注本章重点；加入了"知识链接"，以使学生扩展知识，加强理解；各章结合内容特点增加了"案例"，力求使学生能够及时结合实际病例将所学的知识充分理解和吸收；为了增强理解，本书提供了大体及组织学图片200多幅，以辅助学生的学习。

在本书的修订和编写过程中，首都医科大学的陈瑞芬教授对全书进行了认真的审读，提出了不少宝贵意见。教材的顺利出版与各位编者团结协作和精益求精的工作态度是分不开的。

在教材的编写中，虽然主编与编委付出了很大的努力，但难免存在不足之处，因此，在本教材的使用过程中，请各位教师和学生对本书给予批评和指正，以便今后进一步修订和完善。

高子芬

目录

第一章 绪 论 ……………………… 1
第一节 病理学的内容及任务 ……… 1
第二节 病理学的研究材料与方法 … 2
　一、病理学的研究材料 ……… 2
　二、病理学的研究方法 ……… 4
第三节 病理学的发展 ……………… 6
第四节 如何学习病理学 …………… 7
第五节 病理学在医学中的地位 …… 8

第二章 细胞和组织的损伤 ……… 9
第一节 细胞和组织损伤的原因 …… 9
第二节 细胞和组织的适应性反应 … 10
　一、萎缩 ……………………… 10
　二、肥大 ……………………… 12
　三、增生 ……………………… 12
　四、化生 ……………………… 13
第三节 细胞和组织的损伤 ………… 13
　一、可逆性损伤 ……………… 13
　二、不可逆性损伤 …………… 17

第三章 损伤的修复 ……………… 23
第一节 细胞和组织的再生 ………… 23
　一、细胞再生的能力 ………… 23
　二、各种组织的再生过程 …… 24
　三、再生与分化的机制 ……… 24
第二节 纤维性修复 ………………… 25
　一、肉芽组织的组成、形态及作用 ……………………… 25
　二、瘢痕组织 ………………… 26
第三节 创伤愈合 …………………… 26

　一、皮肤创伤愈合 …………… 26
　二、骨折愈合 ………………… 27
　三、影响创伤愈合的因素 …… 28

第四章 局部血液循环障碍 …… 30
第一节 充血和淤血 ………………… 30
　一、充血 ……………………… 31
　二、淤血 ……………………… 31
第二节 出 血 ……………………… 34
　一、出血的类型 ……………… 34
　二、出血的病理变化 ………… 35
　三、出血的后果 ……………… 35
第三节 血栓形成 …………………… 35
　一、血栓形成的条件和机制 … 36
　二、血栓形成的过程及形态 … 37
　三、血栓的结局 ……………… 38
　四、血栓对机体的影响 ……… 39
第四节 栓 塞 ……………………… 40
　一、栓子运行的途径 ………… 40
　二、栓塞的类型及对机体的影响 … 40
第五节 梗 死 ……………………… 43
　一、梗死的原因及条件 ……… 43
　二、梗死的形态特征及类型 … 44

第五章 炎 症 ……………………… 46
第一节 炎症的概述 ………………… 46
　一、炎症的概念 ……………… 46
　二、炎症的原因 ……………… 47
　三、炎症的基本病理变化 …… 47
　四、炎症的经过和分类 ……… 55
　五、炎症的局部临床表现和全身

1

　　　　反应 ………………………… 56
　第二节　急性炎症………………… 58
　　　一、急性炎症的类型和病理变化 … 58
　　　二、急性炎症的结局 …………… 62
　第三节　慢性炎症………………… 63
　　　一、一般慢性炎症 ……………… 63
　　　二、肉芽肿性炎 ………………… 64

第六章　肿　瘤………………… 67
　第一节　肿瘤的概念……………… 67
　第二节　肿瘤的命名和分类、分级与
　　　　　分期 …………………… 68
　　　一、肿瘤的命名原则 …………… 68
　　　二、肿瘤的分类 ………………… 69
　　　三、肿瘤的分级与分期 ………… 70
　第三节　肿瘤的形态和代谢……… 71
　　　一、肿瘤的形态 ………………… 71
　　　二、肿瘤细胞的代谢特点 ……… 72
　第四节　肿瘤的分化与异型性…… 73
　　　一、肿瘤组织结构的异型性 …… 73
　　　二、肿瘤细胞的异型性 ………… 74
　第五节　肿瘤的生长与扩散……… 75
　　　一、肿瘤的生长 ………………… 75
　　　二、肿瘤的扩散 ………………… 76
　第六节　肿瘤对机体的影响……… 80
　　　一、良性肿瘤对机体的影响 …… 80
　　　二、恶性肿瘤对机体的影响 …… 80
　第七节　良性肿瘤与恶性肿瘤的
　　　　　区别 …………………… 81
　第八节　癌前疾病（或病变）、非典型
　　　　　增生和原位癌 ………… 82
　　　一、癌前疾病（或病变） ……… 82
　　　二、异型增生 …………………… 83
　　　三、原位癌 ……………………… 83
　第九节　常见肿瘤举例…………… 84
　　　一、上皮性肿瘤 ………………… 84
　　　二、间叶组织肿瘤 ……………… 89

　　　三、其他常见肿瘤及瘤样病变 …… 94
　第十节　肿瘤的病因学和发病机制… 95
　　　一、肿瘤的病因学 ……………… 95
　　　二、肿瘤的发病机制 …………… 99

第七章　心血管系统疾病……… 103
　第一节　动脉粥样硬化…………… 103
　　　一、病因和发病机制 …………… 104
　　　二、基本病理变化 ……………… 106
　　　三、重要器官动脉的病变 ……… 109
　第二节　冠状动脉粥样硬化及冠状动脉
　　　　　粥样硬化性心脏病 …… 110
　　　一、冠状动脉粥样硬化 ………… 110
　　　二、冠状动脉粥样硬化性心脏病 … 110
　第三节　高血压病………………… 114
　　　一、病因与发病机制 …………… 114
　　　二、类型和病理变化 …………… 115
　第四节　风　湿　病……………… 119
　　　一、病因和发病机制 …………… 119
　　　二、基本病变 …………………… 120
　　　三、各器官的病理变化 ………… 121
　第五节　感染性心内膜炎………… 123
　　　一、急性感染性心内膜炎 ……… 123
　　　二、亚急性感染性心内膜炎 …… 124
　第六节　心瓣膜病………………… 125
　　　一、二尖瓣狭窄 ………………… 126
　　　二、二尖瓣关闭不全 …………… 127
　　　三、主动脉瓣狭窄 ……………… 127
　　　四、主动脉瓣关闭不全 ………… 128
　第七节　心　肌　炎……………… 128
　　　一、按病变来源分类 …………… 128
　　　二、按病变特点分类 …………… 128
　　　三、按病因学分类 ……………… 129
　第八节　心　肌　病……………… 130
　　　一、原发性心肌病 ……………… 131
　　　二、克山病 ……………………… 132
　第九节　先天性心脏病…………… 134

第八章 呼吸系统疾病 ………… 136

第一节 慢性阻塞性肺疾病……… 137
一、慢性支气管炎 ………… 137
二、肺气肿 ………………… 139
三、支气管扩张症 ………… 141

第二节 慢性肺源性心脏病……… 143
一、病因和发病机制 ……… 143
二、病理变化 ……………… 143
三、临床病理联系 ………… 144

第三节 肺 炎 ………………… 144
一、细菌性肺炎 …………… 145
二、支原体肺炎 …………… 150
三、病毒性肺炎 …………… 150

第四节 硅 肺 病 ……………… 152
一、病因和发病机制 ……… 152
二、病理变化 ……………… 153
三、临床病理分期及特征 … 154
四、并发症 ………………… 154

第五节 呼吸窘迫综合征 ……… 155
一、急性呼吸窘迫综合征 … 155
二、新生儿呼吸窘迫综合征 … 156

第六节 呼吸系统常见肿瘤 …… 156
一、鼻咽癌 ………………… 156
二、肺癌 …………………… 159

第九章 消化系统疾病 ………… 165

第一节 慢性胃炎 ……………… 165
一、病因和发病机制 ……… 165
二、类型和病理变化 ……… 166
三、临床病理联系 ………… 167

第二节 溃 疡 病 ……………… 167
一、病因和发病机制 ……… 167
二、病理变化 ……………… 168
三、结局和并发症 ………… 169
四、临床病理联系 ………… 170

第三节 非特异性肠炎 ………… 170
一、局限性肠炎 …………… 170
二、慢性溃疡性结肠炎 …… 171

第四节 阑 尾 炎 ……………… 171
一、病因和发病机制 ……… 171
二、病理变化 ……………… 172
三、临床病理联系 ………… 172
四、结局和并发症 ………… 173

第五节 病毒性肝炎 …………… 173
一、病因及发病机制 ……… 173
二、基本病理变化 ………… 174
三、临床病理分型 ………… 176
四、各型病毒性肝炎的病理变化、
临床病理联系及转归 …… 176

第六节 肝 硬 化 ……………… 177
一、门脉性肝硬化 ………… 178
二、坏死后肝硬化 ………… 181
三、胆汁性肝硬化 ………… 182
四、寄生虫性和淤血性肝硬化 … 182

第七节 胆管炎、胆石症和胆囊
息肉 ………………… 183
一、胆管炎 ………………… 183
二、胆石症 ………………… 184
三、胆囊息肉 ……………… 184

第八节 胃肠息肉 ……………… 185
一、胃息肉 ………………… 185
二、肠息肉 ………………… 185

第九节 胰腺炎和胰腺癌 ……… 186
一、胰腺炎 ………………… 186
二、胰腺癌 ………………… 187

第十节 食 管 癌 ……………… 187
一、病因 …………………… 188
二、病理变化 ……………… 188
三、扩散方式 ……………… 189
四、临床病理联系 ………… 189

第十一节 胃 癌 ………………… 189
一、病因 …………………… 190
二、病理变化 ……………… 190
三、扩散方式 ……………… 192
四、临床病理联系 ………… 192

目录

第十二节 大肠癌 ………… 192
  一、病因 …………… 193
  二、病理变化 …………… 193
  三、分期 …………… 194
  四、扩散方式 …………… 194
  五、临床病理联系 …………… 194
第十三节 原发性肝癌 ………… 195
  一、病因 …………… 195
  二、病理变化 …………… 195
  三、扩散方式 …………… 196
  四、临床病理联系 …………… 196

第十章 泌尿系统疾病 ………… 198
第一节 肾小球肾炎 …………… 199
  一、肾小球肾炎的病因及发病机制 …………… 199
  二、原发性肾小球肾炎的分类 … 201
  三、各型原发性肾小球肾炎的临床病理特征 …………… 202
第二节 肾盂肾炎 …………… 212
  一、急性肾盂肾炎 …………… 212
  二、慢性肾盂肾炎 …………… 213
第三节 泌尿系统常见肿瘤 ………… 215
  一、肾细胞癌 …………… 215
  二、肾母细胞瘤 …………… 216
  三、膀胱肿瘤 …………… 216

第十一章 淋巴造血系统疾病 … 219
第一节 淋巴结良性增生性疾病 … 219
  一、慢性非特异性淋巴结炎 …… 220
  二、巨大淋巴结增生 …………… 220
  三、组织细胞性坏死性淋巴结炎 … 221
  四、猫抓病 …………… 221
第二节 淋巴瘤 …………… 221
  一、霍奇金淋巴瘤 …………… 222
  二、非霍奇金淋巴瘤 …………… 224
第三节 白血病 …………… 230
  一、急性白血病 …………… 231
  二、慢性白血病 …………… 233
第四节 组织细胞及树突状细胞肿瘤 …………… 235

第十二章 生殖系统和乳腺疾病 …………… 237
第一节 子宫颈疾病 …………… 237
  一、慢性子宫颈炎 …………… 237
  二、子宫颈上皮内瘤变 …………… 238
  三、子宫颈癌 …………… 239
第二节 子宫体疾病 …………… 240
  一、子宫内膜增生症 …………… 240
  二、子宫内膜异位症 …………… 241
  三、子宫肿瘤 …………… 241
第三节 滋养层细胞疾病 …………… 243
  一、葡萄胎 …………… 243
  二、侵袭性葡萄胎 …………… 244
  三、绒毛膜癌 …………… 244
第四节 卵巢肿瘤 …………… 245
  一、卵巢上皮性肿瘤 …………… 246
  二、卵巢性索-间质肿瘤 …………… 248
  三、卵巢生殖细胞肿瘤 …………… 249
  四、卵巢转移性肿瘤 …………… 250
第五节 乳腺疾病 …………… 250
  一、乳腺良性增生性疾病 ……… 250
  二、乳腺纤维腺瘤 …………… 251
  三、乳腺癌 …………… 251
第六节 睾丸疾病和阴茎疾病 …… 255
  一、睾丸疾病 …………… 255
  二、阴茎疾病 …………… 256
第七节 前列腺疾病 …………… 256
  一、前列腺增生症 …………… 256
  二、前列腺癌 …………… 257

第十三章 内分泌系统疾病 …… 259
第一节 甲状腺疾病 …………… 259
  一、甲状腺肿 …………… 259

二、甲状腺炎 ……………… 261
三、甲状腺肿瘤 262
第二节 糖尿病 …………………… 265
一、分类 …………………… 265
二、病理改变 …………………… 266
三、临床病理联系 …………… 267

第十四章 传染病和寄生虫病 …… 268

第一节 结核病 …………………… 269
一、病因和发病机制 ………… 269
二、基本病理变化 …………… 270
三、基本病理变化的转化规律 … 271
四、肺结核病 ………………… 272
五、肺外器官结核病 ………… 276
第二节 伤寒 ……………………… 279
一、病因 ……………………… 279
二、发病机制 ………………… 280
三、病理变化及临床病理联系 … 280
四、并发症 …………………… 282
五、结局 ……………………… 282
第三节 细菌性痢疾 ……………… 282
一、病因 ……………………… 283
二、发病机制 ………………… 283
三、病理变化 ………………… 284
四、临床病理联系 …………… 285
五、结局 ……………………… 285
第四节 流行性脑脊髓膜炎 ……… 286
一、病因和发病机制 ………… 286
二、病理变化 ………………… 286
三、临床病理联系 …………… 287
四、结局和并发症 …………… 287

第五节 流行性乙型脑炎 ………… 288
一、病因及传染途径 ………… 288
二、病理变化 ………………… 288
三、临床病理联系 …………… 290
第六节 性传播性疾病 …………… 290
一、淋病 ……………………… 290
二、尖锐湿疣 ………………… 291
三、梅毒 ……………………… 292
第七节 艾滋病 …………………… 294
一、病因 ……………………… 294
二、发病机制 ………………… 295
三、病理变化 ………………… 296
四、临床病理联系 …………… 297
第八节 新型传染病 ……………… 298
一、严重急性呼吸综合征 …… 298
二、人高致病性禽流行性感冒 … 299
三、肠道病毒71型感染 ……… 301
第九节 包虫病 …………………… 304
一、细粒棘球蚴病 …………… 304
二、泡状棘球蚴病 …………… 305
第十节 血吸虫病 ………………… 305
一、病因及感染途径 ………… 305
二、病理变化及发病机制 …… 305
三、主要脏器的病变及其后果 … 306
第十一节 阿米巴病 ……………… 307
一、病因及发病机制 ………… 308
二、病理变化和临床病理联系 … 308

中英文专业词汇索引 ……………… 310

主要参考文献 …………………… 314

第一章

绪 论

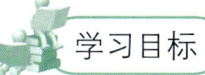

学习目标

1. 了解病理学的发生、发展。
2. 了解病理学的研究内容,理解病理学在医学中的地位。
3. 熟悉病理学的研究方法及研究材料,进一步理解病理学的学科特点。

病理学是一门研究疾病的病因、发病机制、病理变化、结局和转归的医学基础学科,也是临床医学中必不可少的学科之一。病理学的学习目的是认识和掌握疾病的本质和发生、发展的规律,从而为疾病的防治提供必要的基础理论和实践依据。在临床的诊疗过程中,病理诊断在多种诊断技术中具有"最后的诊断"的称谓,因此,在医学知识的学习中,病理学是承接基础与临床非常重要的一门医学课程。

第一节 病理学的内容及任务

近代病理学最初是从观察解剖结构来记载人体异常的,病理学家将客观检查到的结构异常称为病理变化。随着病理学及其相关学科的发展和进步,病理学并未停止于研究单纯的结构异常,而是综观结构、功能、代谢等的异常,因为它们之间是不能截然分割开的。病理学并不是"疾病组织形态学"的同义语,病理学是从整个机体直到人体细胞及分子水平,从病因、发病机制到临床表现来研究疾病的。在阐明疾病发生、发展的规律上,病理学也为临床诊断和治疗打下了基础。

本书第二至六章为病理学总论内容,属于普通病理学,研究和阐述细胞和组织的损伤、修复、局部血液循环障碍、炎症和肿瘤,是以基本病变为单位进行讨论,这些病变是不同疾病中的共同病变,属于疾病的共同规律。第七至十四章为病理学的各论,属于系统病理学,以疾病为单位研究和阐述各器官、系统中每种疾病的特殊规律,例如肝炎、肾炎、肺炎和肠炎等,这是疾病发生、发展的共同规律,但其病因、发病机制、病变特点、转归以及临床表现、防治措施各有不同,这就是疾病的特殊规律,因此,病理学总论和各论之间有着十分密切的内在联系,学习时应互相参考。

第二节 病理学的研究材料与方法

一、病理学的研究材料

（一）尸体解剖

尸体解剖简称尸检，即对死亡者的遗体进行病理剖验，是病理学最基本的研究方法之一。尸检本应是病理学材料的主要来源，但我国尸检率较低，十分不利于我国病理学和医学科学的发展，亟待我国卫生行政部门对尸检作出明文规定和进行大力宣传教育。尸检的作用在于查出病因和病变，综合分析各种病变的主次和相互关系，作出确切诊断、明确死因，从而协助临床总结诊断和治疗过程中的经验和教训，不断提高医疗质量和诊断水平（图 1-1、1-2、1-3）。同时及时发现和确诊某些传染病、地方病、流行病和新发现的疾病，为防疫部门采取防治措施提供依据。尸检尚可广泛收集各种疾病的病理标本，为病理学的教学所用。2003 年发生的严重急性呼吸综合征（severe acute respiratory syndrome, SARS）疫情，由于缺乏对疾病的

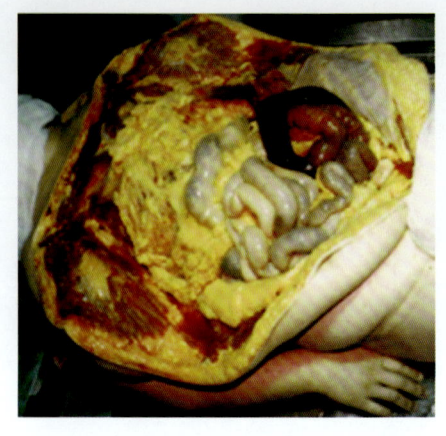

图 1-1　急腹症死亡患者的肠坏死

患者因急腹症死亡，尸检发现病变局限于腹部，肠胀气，部分肠管呈黑色

认识，在诊断、治疗以及预防方面都缺乏经验，对我国造成了极大的影响。是我们病理工作者冒着被感染的危险，及时开展了对 SARS 确诊及疑似病例的尸检，获得了进行研究的第一手标本资料，进而才提出了 SARS 的病因学和发病学，得出其较早损伤免疫器官和肺为靶器官的初步研究结果，对其全身各脏器的病理改变及发展机制的研究也获得了有意义的结果。随着这些年病理工作者对 SARS、H1N1、H5N1、手足口病等新型传染病尸检工作的开展，对其发病机制、传播途径、临床诊疗规范的制定提供了非常重要的理论基础，并获得了国家级科研成果的奖励。

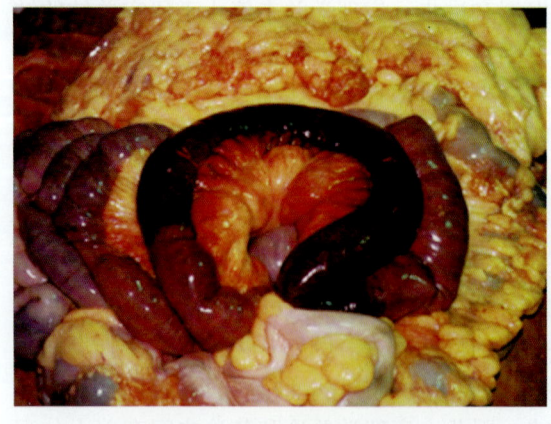

图 1-2　出血性肠坏死

黑色肠管为出血性坏死，周围暗红色区有明显淤血。粉白色为正常肠管，可见肠系膜脂肪组织

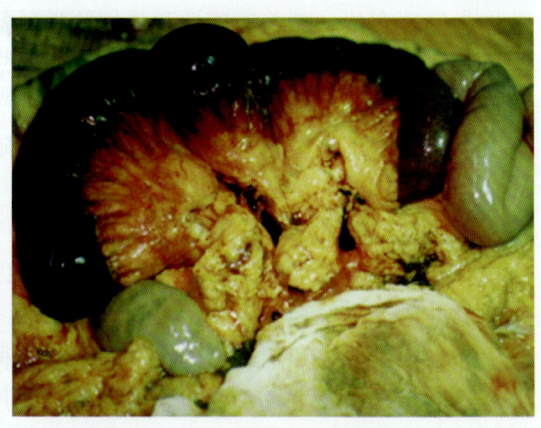

图 1-3　肠系膜血栓形成

沿坏死肠管探查肠系膜血管，发现阻塞性血栓延伸至胰头部。患者出现肠系膜血管内血栓形成，致肠出血性梗死

（二）活体组织检查

活体组织检查简称活检，即对病变局部采取切取、钳取、针吸、搔刮和摘取等手术方法，从患者身上获取病变组织进行病理检查的方法。活检的意义在于：由于组织新鲜，能基本保存病变的真相，有利于及时、准确地对疾病作出病理诊断，指导临床治疗，并估计预后；需要时还可在手术中快速制成切片，在短时间内确定病变性质，发出诊断报告，协助临床医生选择手术治疗方案；在疾病观察或治疗过程中，定期活检可了解疾病发展和判定疗效。随着近些年微创技术的广泛应用，对很多肿块多采取穿刺获得病变的方式进行病理取样，但因样本小、挤压严重，给确诊带来很大的困难。辅助检查的适时应用无疑对这些样本的确诊带来很大的帮助，如何更好地、更准确地应用新技术协助病理诊断，已是当今病理诊断机构面对的新课题，因此，活检是目前研究和诊断疾病广为采用的方法，特别是在对肿瘤的良、恶性诊断上具有十分重要的意义。

（三）细胞学检查

细胞学检查是通过采集病变处脱落的细胞，涂片染色后进行观察。细胞的来源可以是运用各种采集器在女性生殖道、食管、鼻咽部等部位直接采集的脱落细胞，也可以是自然分泌物（如痰、乳腺溢液、前列腺液）、渗出液及漏出液（如胸腔积液、腹水）及排泄物（如尿、大便）中的细胞，或用细针直接穿刺病变部位（如前列腺、肝、肾、胰、乳腺、甲状腺、淋巴结）所吸取的细胞。细胞学检查多用于肿瘤诊断。此法设备简单，操作简便，患者痛苦小，容易进行，作为肿瘤的筛查具有很好的应用前景。近年来，细胞学病理诊断越来越规范，已经成为了病理学领域的一个亚专科。但作为手术的依据，细胞学检查需要多次进行，最好能在术前、术中通过活检病理证实较为合适。

> **知识链接**
>
> 病理学在临床医学中起着非常重要的作用。病理诊断在疾病诊断中被称为"最后的诊断"，直接指导临床医师的治疗。所以在患者就医时，在临床检查后应尽可能获得病变处的组织样本，并送病理科进行组织学检查，以获得正确的诊断。多数情况下常规技术可以获得理想结果，但在某些比较疑难的疾病，尤其是各种肿瘤，则需要蛋白质水平检查、分子及细胞遗传学等技术的应用，才可能获得确切的诊断。遗憾的是，在极少数的情况下，目前的研究技术仍然不能使我们对疾病的认识清楚明了，所以我们需要不断学习和提高，研究和发明新技术，以应对新发病和少见病。

（四）动物实验

动物实验是运用动物实验的方法，在适宜的动物身上复制某些人类疾病的模型，并通过疾病复制过程研究疾病的病因学、发病学、病理改变及疾病的转归。可根据研究需要，对其进行适当的观察和研究。应注意，动物和人体之间毕竟存在着物种差异，不能把动物实验结果不加分析地直接套用于人体。动物实验结果仅可作为研究人体疾病的参考。

（五）体外培养的组织和细胞材料

将某种组织或细胞在培养基中培养，研究在各种因子作用下细胞、组织病变的发生和发展。利用这种材料进行病理学研究时必须注意，孤立的体外环境与复杂的体内环境之间存在较大的差异，故不可将体外研究结果与体内过程等同看待。

二、病理学的研究方法

近年来，随着科学的发展，病理学的观察方法及其采用的新技术已远远超越了传统的形态学观察，但形态学观察仍不失为最基本的方法，同时它也是新技术应用的基础。

（一）大体观察

主要通过肉眼、尺量和磅秤等手段，对大体标本及其病变性状（外形、大小、重量、色泽、质地、表面及切面等）进行细致的观察和检测。这对临床医生十分重要，因为在手术台上有的疾病通过大体观察即可识别；有的虽不能确定诊断，但能识别出病变所在，可以取样进一步进行组织学检查。

（二）组织学和细胞学检查

将病变组织制成切片，或将脱落的细胞制成涂片，经不同方法染色后用显微镜观察，从而千百倍地提高了肉眼观察的分辨力，加深了对病变的认识，通过分析和综合病变特点，可作出疾病的病理诊断。组织切片常规用苏木素伊红（hematoxylin-eosin staining, HE）染色。迄今，此种传统的方法仍然是研究和诊断中最常用的最基本的方法。如仍不能诊断或需要进行更深一步的研究，则可辅以一些特殊染色和新技术检测。

（三）组织化学和细胞化学染色

组织化学和细胞化学染色的目的是通过应用某些能与组织化学成分特异性结合的显色试剂，显示病变组织细胞中化学成分（如蛋白质、酶类、核酸、糖类、脂类等）的改变，从而加深对形态结构改变和代谢改变的了解，对一些代谢性疾病的诊断有一定的参考价值，对某些病原体，如真菌、结核分枝杆菌等有一定的协助诊断作用。

（四）免疫组织化学检查

免疫组织化学染色广泛被应用于病理学研究和诊断仅是近十几年的事，但其发展迅速。它除了可用于病因学诊断（如病毒）和免疫性疾病的诊断外，更多的是用于肿瘤病理诊断。其原理是利用抗原与抗体的特异性结合反应来检测组织中的未知抗原，借以判断肿瘤的组织来源或分化方向，从而协助病理诊断和鉴别诊断（图1-4）。在肿瘤病理诊断中，现已有多种商品化的多克隆和单克隆抗体，且种类日渐增多。它们可显示多种肿瘤组织中具有的特异性或相对特异性的抗原，有助于肿瘤的病理诊断，并且有些抗体的检查结果对治疗有指导意义。虽然免疫组织化学技术的用途已得到了公认和广泛的使用，但为了保证质量，必须注意技术上的标准化和质量控制。在观察上须注意假阳性和假阴性的鉴别，以及对日益增多的异常表达情况的区分。采用免疫组织化学时必须密切结合肿瘤的组织特点和临床表现进行诊断。

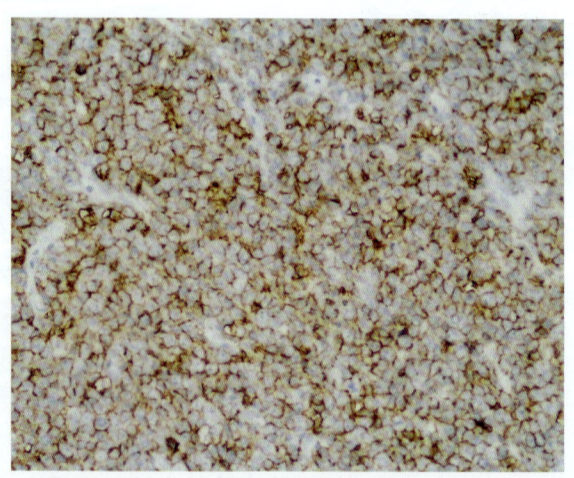

图 1-4　弥漫性大 B 细胞淋巴瘤

肿瘤细胞广泛表达 CD20 抗原，免疫组织化学 EnVision 法，二氨基联苯胺显色

（五）超微结构观察

由于电子显微镜（简称电镜）较光学显微镜的分辨率高千倍以上，因此，可用电镜观察亚细胞结构（如细胞器、细胞骨架）或大分子水平的变化来了解细胞最细微的病理改变，即超微结构病变，并可与功能和代谢的变化联系起来，加深对疾病基本病变、病因和发病机制的了解。它不仅有利于对疾病做深入的研究，而且还可以用于疾病的病理诊断，特别是在肿瘤的分化和肾疾病中用得最多。虽然迄今为止尚未发现肿瘤具有特异性超微结构，仅表现为细胞间连接减少、细胞器减少、细胞核内陷和怪形、核仁增多等，但电镜在确定肿瘤细胞的组织发生、类型和分化程度上起着重要作用（图1-5）。在肿瘤的病理诊断上它可与免疫组织化学技术起到互补和印证的作用。近年来肾疾病在分类和诊断上发展很快就与电镜和免疫荧光技术的发展和应用有关。

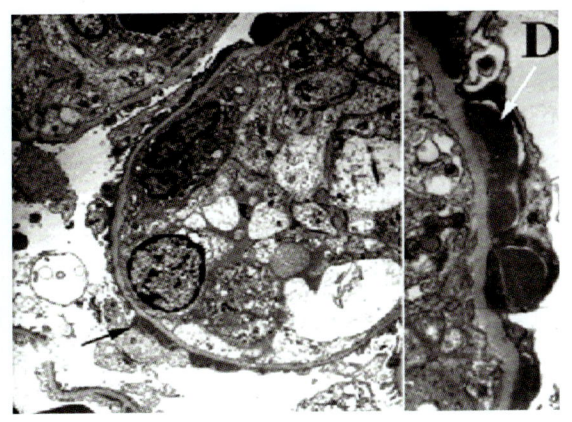

图1-5 电镜下肾小球的改变

毛细血管内增生性肾小球肾炎，内皮和系膜细胞弥漫性增生，上皮下驼峰状电子致密物（箭头）沉积

（六）流式细胞技术

流式细胞技术是近年来发展起来的一种新技术。它可以快速定量细胞DNA，用于测定肿瘤细胞DNA倍体类型和肿瘤组织中S+G2/M期的细胞占所有细胞的比例。大量研究结果表明恶性肿瘤细胞DNA含量大，多呈现不规则增多，表现为多倍体和非整倍体，而良性肿瘤细胞多为二倍体。此外，还发现生长快的恶性肿瘤细胞的生长分数也常有增高，因此，测定肿瘤细胞的DNA倍体和生长分数不仅可作为诊断恶性肿瘤的参考指标之一，而且可反映肿瘤的恶性程度和生物学行为。流式细胞技术还可以应用于细胞的免疫分型，如应用单克隆抗体对不同功能的造血细胞进行精确的亚群分析，对淋巴瘤和白血病等疾病的诊断起到重要作用。

（七）图像分析技术

病理形态学观察基本上是定性的，缺乏精确而更为客观的定量标准和方法。图像分析技术的出现弥补了这一不足。随着电子计算机技术的发展，形态定量技术已从二维空间向三维空间发展。在肿瘤病理方面，图像分析主要应用于核形态参数的测定，如核直径、周长、面积、体积、形态因子等的测定，用以区别肿瘤的良恶性、区别癌前病变和癌、肿瘤的组织病理分级和预后判断等。此外，也可用于DNA倍体的测定和显色反应（组织化学染色和免疫组织化学）的定量等方面。

（八）分子生物学及遗传学技术

近十余年来，重组 DNA、核酸分子杂交、原位杂交、聚合酶链反应（polymerase chain reaction, PCR）、染色体荧光原位杂交分析（图 1-6）、DNA 测序等分子生物学技术的发展对病理学的发展起到了极大的推动作用。这些技术不但已广泛地应用于遗传性疾病的研究和病原体的检测（病毒、细菌、原虫等），而且在肿瘤研究中引起了一次真正的革命，将肿瘤的病因学、发病学、诊断和治疗等方面的研究提高到了基因分子水平，为肿瘤的防治打下了更为坚实的基础。

以上研究方法，尤其是新的或较新的生物技术，无疑对医学发展起到了重要作用，在未来若干年内仍不失为主要的研究手段。

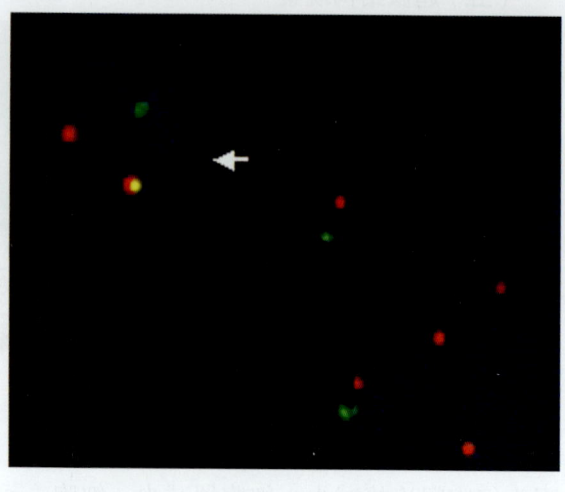

图 1-6　弥漫性大 B 细胞淋巴瘤
间期荧光原位杂交检测显示 BCL6 基因断裂（箭头）。肿瘤细胞核内出现一个融合的黄色信号，以及分开的一个橙色信号和一个绿色信号

第三节　病理学的发展

病理学的发展与自然科学的发展和人类的认识水平有密切关系。我国秦汉时期的《黄帝内经》、隋唐时代巢元方的《诸病源候论》对疾病发生的原因和表现等提出了一整套祖国医学理论。南宋时期宋慈的《洗冤集录》详细记述了尸体解剖、伤痕病变和中毒鉴定。这些文献反映了祖国医学在病理学发展中的贡献。意大利医学家 Morgagni 根据积累的 700 多例尸检材料创立了器官病理学，标志着病理形态学研究的开端。19 世纪中叶光学显微镜问世后，德国病理学家 Virchow 在显微镜的帮助下，首创了细胞病理学，不仅对病理学，而且对整个医学科学的发展做出了具有划时代的贡献。半个世纪以来，由于电子显微镜技术的建立，使病理形态学研究发展到超微结构水平的新阶段，由此建立了超微结构病理学。与此同时，特别是近 20 余年来，一些新的边缘学科如现代免疫学、细胞生物学、分子生物学、现代遗传学的兴起和发展以及免疫组织化学、流式细胞术、图像分析技术和分子生物学等新技术的发展和应用，对病理学的发展产生了深刻的影响，为病理学带来了学科互相渗透的新动力和机遇，使病理学不仅从细胞和亚细胞水平研究疾病，而且深入到分子水平、遗传基因水平研究疾病，并使形态学观察结果从定性走向定量，从而更具有客观性、重复性和可比性。这些发展大大加深了对疾病本质的认识，同时也为许多疾病的防治开辟了光明的前景。

我国现代病理学的建立始于 20 世纪初，应当归功于一批病理学的先驱者和老一辈病理学家，如徐诵明、胡正祥、梁伯强、谷镜汧、侯宝璋、林振纲、吴在东等。他们在教学方面从无到有地编著了具有我国特色的病理学教科书和参考书，并不断修订和完善，从而使病理学教学有所依据和更加规范化；在临床病理方面，他们大力推进了我国尸检、活检和细胞学检查的发展，加强了病理学和临床医学的密切联系，使病理学更好地为临床服务；在科研方面，他们结合我国实际，对长期危害我国人民健康和生命的传染病、地方病（如克山病、大骨节病）、寄生虫病（如血吸虫病、黑热病）、肿瘤（如肝癌、食管癌、鼻咽癌）以及心血管疾病（如动脉粥样硬化症、高血压病）等进行了广泛的研究，取得了丰硕的成果；在人才培养方面，他们通过各种形式的继续教育，为我国培养了一大批病理工作者，使病理学后继有人，其中不少已成为我国当今的病理学骨干和学术带头人。他们呕心沥血、艰辛创业，为我国病理学发展所做出的巨大贡献功不可没，永远是我们学习的榜样，我们必须继承和发扬他们留下的优良传统。

迄今为止，在临床上，虽然诊断技术得到了长足发展，但病理形态学诊断仍然是诊断疾病的最可靠方法。随着对循证医学的深入认识及举证责任倒置的司法解释的实施，病理检查的各项取证（包括尸体解剖、活检免疫学及分子生物学结果）将越来越重要。

第四节　如何学习病理学

病理学是一门形态科学，主要研究病理状态下的形态学改变，需要在肉眼和显微镜下进行细胞和组织的结构观察，它会借助于一些新的方法观察细胞的超微结构和标记以后的形态学改变。所以要学会用双眼来发现异常、用脑来思考异常的可能发生机制，学会如何描述病变特点，并结合病理改变来解释临床症状的产生机制，协助制订治疗方案。学习时要通过标本外形、体积、重量、色泽、质地等仔细观察一个标本的一般情况，认真思考发生异常的可能原因。大体标本的异常提示我们在组织学和蛋白水平，甚至基因水平出现的异常。在充分切取组织样本的前提下，进行显微镜下的组织学观察，了解细胞形态、细胞质（简称胞质）、细胞核的特点，以及组织结构的改变，对比正常结构，分析异常产生的可能原因，必要时借助于新技术和方法，协助诊断。要尽可能地利用临床提供的资料，获取足够的证据，快速、准确地作出诊断。切不可因为取材不足、观察不细、考虑不周，而导致诊断的失误。病理诊断多用排除法，首先除外那些在形态学水平上能明确鉴别的疾病，对于难以鉴别的病例需增加检测项目，包括蛋白质水平、亚细胞水平、基因水平，甚至遗传学水平的检测，为诊断搜集证据。另外，不可忽视理论知识。除了熟练掌握病理学基本知识外，要多阅读有关病理学的书籍，以了解病理学的疾病范畴、病因学发展，了解医学发展动态。随着信息技术的普及，网上获取知识无疑是一种方便、快捷、有效、适宜的学习手段。现在已有几个病理学网站，医学院校的网上都涵盖不少适合各层次、各专业的医务人员学习的课程、讲座、病例分析等，这些都是学习的渠道，为实现普通教育、毕业后教育、继续教育的终身教育模式提供了平台。我们目前所进行的一些尸检，不少是因为存在医疗纠纷，如家属对医院有医疗上的意见或不理解，目的是想从尸检中发现一些诊治上的失误，借以向医院讨个说法或得到经济上的赔偿等。实际上，医学中有许多我们未知或知之甚少的问题，需要我们不断去研究和探讨。随着社会的发展以及环境的影响，疾病谱在发生变化，有些疾病我们可能根本就不了解，如 SARS、禽流感。

我国是幅员广阔、人口和民族众多的大国，在疾病谱和疾病的种类上，各地区、各民族都有自己的特点，开展好人体病理学和实验病理学的研究，对我国医学科学的发展和疾病的防治具有极为重要的意义，同时也是对世界医学的贡献。21世纪是生命科学发展的世纪，我们一定要抓住这个机遇，处理好人体病理学和实验病理学既分工又合作的关系，使两者加强联系，相得益彰。同时要打破病理学与其他学科的界限，密切关注相邻新兴学科的发展，学习和汲取它们的先进成果，创造性地丰富病理学的研究方法和内容，为病理学的发展做出更大的贡献。

第五节　病理学在医学中的地位

　　病理学除了侧重从形态学角度研究疾病，并密切联系代谢和功能改变外，还要研究疾病的病因学、发病学以及病理变化与临床表现的关系。虽然病理生理学和病理学在研究疾病的总目标上是一致的，但病理生理学侧重于从功能和代谢上研究疾病，因此，病理学除必须密切联系病理生理学外，尚需以基础医学中的解剖学、组织胚胎学、生理学、生物化学与分子生物学、细胞生物学、微生物学、寄生虫学和免疫学等为其学习的基础，同时又为临床医学正确分析认识疾病提供必要的理论，因此，病理学是一门介于基础医学和临床医学之间的桥梁学科。同时，病理学的实践性也很强，与临床医学各科在实际工作中有着十分密切的联系，突出表现在对疾病的研究和作出病理诊断上。虽然随着医学科学的发展，临床医学在诊断疾病的手段上日渐增多，如影像学、内镜检查、实验室特殊检查等，它们在疾病的诊断和研究上起了重要作用，但在医疗工作中，活体组织检查仍是迄今诊断疾病的最可靠的方法之一，是"最后的诊断"，因此，病理学是一门理论性和实践性都很强的科学，只有理论与实践密切结合，才能促进病理学的发展并充分发挥其在医学科学中的作用。肿瘤的早期诊断、确切诊断是病理学非常重要的任务，是治疗的依据。尤其是近年来随着靶向治疗的广泛开展，靶向检测无疑是病理学又一值得重视、把握并可确保质量的检测技术，如何参考其结果而签发出正确的病理诊断报告，对于治疗的指导至关重要。

（高子芬　李　敏）

第二章

细胞和组织的损伤

学习目标

1. 掌握萎缩、肥大、增生和化生的概念及类型。
2. 掌握变性的概念、类型及病理变化。
3. 掌握细胞死亡的概念、类型及病理变化。

机体内的细胞和组织经常不断地受到内、外环境中各种因素的刺激，并通过自身的反应和调节机制对刺激做出应答反应，这种反应能力不仅能保证细胞和组织的正常功能，而且使细胞、组织与变化的环境之间保持一种相对平衡，即适应（adaptation）性反应，在形态学上表现为萎缩、肥大、增生和化生。当刺激的种类、性质、强度和持续时间超过了细胞的适应能力范围时，细胞和组织就表现出不同程度的损伤（injury）。按照形态学的改变，损伤分为变性和坏死。其中变性为较轻的损伤，当刺激因素的作用消除后，受损伤细胞的结构和功能可恢复正常，即可逆性损伤。坏死为严重的细胞损伤，即使损伤因素消除后，细胞的结构和功能仍不能恢复正常，为不可逆性损伤。

细胞和组织的损伤是疾病最基本的病理变化，不同疾病可以表现出不同的损伤，但各种损伤之间又有着某些共同的规律，认识这些规律，对于了解疾病的发生、发展及其防治均有重要的意义。

第一节 细胞和组织损伤的原因

引起细胞和组织损伤的原因有很多，如缺氧、生物性因素、物理性因素、化学性因素、免疫性因素及遗传性因素等。

1. **缺氧** 缺氧是引起细胞损伤最常见的原因。局部缺氧可因动脉血管阻塞，血液供应中断引起；全身性缺氧可见于呼吸功能障碍等情况。缺氧破坏细胞的有氧呼吸，损害线粒体的氧化磷酸化过程，使腺苷三磷酸（adenosine triphosphate，ATP）生成减少，造成细胞膜上钠-钾泵功能下降，从而引起细胞、组织损伤。缺氧造成损伤的后果取决于缺氧的严重程度、持续时间以及体内受累细胞和组织对缺氧的不同耐受性等，例如：神经细胞于缺血后数分钟即可死亡，纤维细胞对缺氧的耐受性则较强。

2. **生物性因素** 生物性因素包括细菌、病毒、真菌、原虫、立克次体和寄生虫等，是引起细胞、组织损伤最常见的因素。细菌通过其释放内、外毒素引起损伤；病毒寄生于细胞中进行繁殖，并通过干扰细胞代谢或产生某种对细胞有毒性的蛋白质引起细胞损伤。真菌、原虫、寄生虫等常通过代谢产物、分泌物引起直接损伤或变态反应。生物性因素对机体造成的损伤不仅取决于病原体的类型、毒力和数量，更重要的是取决于机体的免疫状态。如单纯疱疹病毒在健康成人以携带病毒状态存在，而新生儿因机体免疫不健全，因此，单纯疱疹在新生儿可引起全身各脏器的严重损伤。

3. 物理因素　物理因素包括机械性、高温、低温及电流等因素。机械性损伤可使组织断裂或细胞破裂；高温可使细胞内蛋白质变性；低温能引起血管收缩、血液停滞而导致组织缺血，使细胞、组织发生冻结损伤。

4. 化学因素　化学因素包括化学物质（如强酸、强碱）和药物的毒性作用。此外，体内的某些代谢产物，如尿素及自由基等，也成为内源性化学性致病因素。

5. 免疫因素　机体的免疫反应具有防御病原微生物侵袭的功能，但免疫反应也可造成细胞和组织损伤。如免疫反应低下或缺如时易发生反复感染，还可出现免疫缺陷病。

6. 遗传因素　遗传因素是由遗传性缺陷所致。遗传性疾病可因染色体畸变或基因突变而引起细胞结构、功能、代谢等的异常。如原发性高血压、肿瘤、糖尿病等均与遗传因素有关。

7. 其他因素　如食物中某些必需的维生素、蛋白质、微量元素等的缺乏或营养过剩都可因营养素失衡而致细胞损伤。此外，衰老、社会-心理-精神因素等亦可引起细胞和组织的损伤。

第二节　细胞和组织的适应性反应

细胞及由其构成的组织、器官，对内、外环境中各种有害因子和刺激作用产生的非损伤性应答反应，称为适应。适应的目的在于自身能在新的环境中得以生存，其表现形式为萎缩、肥大、增生与化生。

一、萎缩

萎缩（atrophy）是指已发育正常的器官、组织或细胞的体积缩小。器官、组织萎缩时不仅实质细胞体积变小，而且细胞的数目也减少，同时伴有代谢的减弱和功能的降低。

（一）原因和分类

萎缩可分为生理性萎缩及病理性萎缩。生理性萎缩与年龄有关，如青春期胸腺的萎缩，停经后卵巢、子宫、乳腺发生萎缩。在老年人几乎所有的器官和组织均出现不同程度的萎缩，如脑、心、肝、皮肤等，即老年性萎缩，严重时骨小梁也萎缩，导致骨质疏松的发生。病理性萎缩按其发生原因，可分为如下几种：

1. 营养不良性萎缩　可分为全身性和局部性两种。全身营养不良性萎缩见于消化道慢性梗阻、长期饥饿和慢性消耗性疾病（如恶性肿瘤晚期、严重的结核病患者），此时全身合成代谢降低，分解代谢增强，引起全身萎缩。这种萎缩首先发生在脂肪组织，其次为肌肉及肝、脾、肾等实质器官，心肌和脑的萎缩最晚发生。局部营养不良性萎缩常由局部血液供应不足引起，如脑动脉粥样硬化后，血管腔狭窄而引起的脑萎缩。

2. 神经性萎缩　是因运动神经元或轴突损伤引起所支配器官发生萎缩。如脊髓灰质炎患者因脊髓前角运动神经细胞损伤而致患肢的肌肉和骨骼失去了神经的调节而先后发生萎缩，肢体可以变短、变细（俗称"小儿麻痹"）。

3. 失用性萎缩　指因器官或组织长期工作负荷减少而引起的萎缩。如下肢骨折后，经固定的肢体长期不能有效地活动，肢体组织的神经感受器失去了正常的刺激，导致局部组织血供和物质代谢障碍，引起部分肌肉和骨骼发生萎缩，这是一种典型的适应现象。当骨折愈合、解除固定后，经过一段时间的活动和锻炼，可完全恢复正常。

4. 压迫性萎缩　因器官或组织长期受压所致。如梅毒性主动脉瘤患者由于搏动的动脉瘤对脊椎骨的长期压迫可导致脊椎骨的萎缩变薄。有些器官由于分泌物或排泄物排出障碍，长期潴留而挤压器官可导致萎缩，如尿路结石堵塞输尿管，引起尿液潴留，一方面引起肾盂积水，另一方面长期压迫肾实质，导致肾实质萎缩、变薄（图 2-1）。另外，如脑脊液循环障碍，脑组织长期受脑脊液压迫而萎缩，可导致脑室明显扩张。

5. 内分泌性萎缩　由于内分泌腺功能失调（主要为功能下降），引起相应靶器官的萎缩。如垂体功能低下时，可使甲状腺、肾上腺和性腺等器官萎缩。

临床上，某种萎缩可由多种原因所致，如骨折后肌肉的萎缩，可能是营养性、失用性、神经性等因素共同作用的结果。

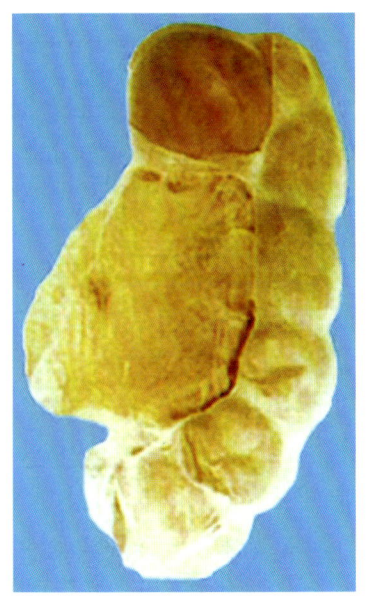

图 2-1　肾压迫性萎缩——肾盂积水

儿童肾体积明显增大，肾实质出现压迫性萎缩，局部薄如纸。此为先天性输尿管闭锁，由尿液潴留所致

（二）病理变化

肉眼，萎缩的器官体积缩小，重量减轻，颜色加深。有被膜的器官，被膜出现皱缩。萎缩主要是实质细胞受累，间质结缔组织反而增生，因此，萎缩器官质地变硬，包膜增厚。心脏萎缩时，心脏体积缩小，重量减轻，呈现深褐色，心壁变薄，冠状动脉呈蛇行状弯曲；脑萎缩时，可见脑回变窄，脑沟加深、加宽。

光镜下，萎缩的组织和器官实质细胞体积缩小和（或）数量减少，间质如结缔组织、脂肪组织有不同程度的增生。萎缩细胞形状不变，胞质浓染，在萎缩的心肌细胞、肝细胞及肾上腺细胞内可出现脂褐素（lipofuscin）颗粒的沉积（图 2-2）。

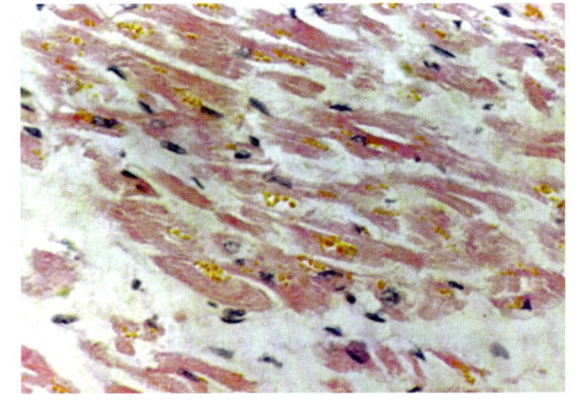

图 2-2　心肌褐色萎缩

心肌细胞体积变小，间隙增大，细胞核两端可见脂褐素颗粒堆积

（三）结局

萎缩一般是可复性的，当损伤原因消除后，萎缩的细胞、组织仍可恢复正常。若病变继续加重，萎缩的细胞可通过凋亡而逐渐消失。萎缩器官通常伴有功能降低，如肌肉萎缩时收缩力减弱，脑萎缩时记忆力减退。但各种组织、器官均有一定的适应和代偿能力，只有当萎缩发展到一定程度，才会出现上述功能减退的临床表现。

> **知识链接**
>
> 　　脂褐素又称老年素，主要分布在细胞核周围，是一种蓄积于胞质内的黄褐色微细颗粒，电镜下显示为自噬溶酶体内未被消化的细胞器碎片残体，其中脂质含量占50%。在正常人体的附睾管上皮细胞、睾丸间质细胞和神经节细胞的细胞质内可含有少量脂褐素。
>
> 　　脂褐素被认为是一种随着年龄增长或细胞操劳而增加的色素，可见于肝、心肌、肾、神经细胞与神经节细胞，是衰老的重要指征之一。见于浅表皮肤者俗称"老年斑"。因其常见于萎缩的脏器细胞内，使脏器颜色加深呈褐色，所以萎缩脏器又有"褐色萎缩"之称。

　　★萎缩在生活和疾病中较常见，依据发生于不同的器官和组织，萎缩的程度不同，对全身影响也不同。要强调萎缩的定义，并注意与先天性发育不良的鉴别。

二、肥大

　　细胞、组织或器官体积增大称肥大（hypertrophy）。肥大的细胞体积增大，功能增加，合成代谢旺盛。

　　肥大有生理性和病理性两种。生理性肥大是指在生理状态下，由于局部组织的功能与代谢增强而发生的生理范围内的肥大。如运动员发达的肌肉，或妊娠期子宫平滑肌受内分泌的影响而发生肥大（图2-3）。病理性肥大可由各种病理原因引起，如原发性高血压或心瓣膜病，因心腔功能负荷增加引起左心室心肌肥大，亦属代偿性肥大；也可因内分泌激素作用于效应器所致，称为内分泌性肥大，如前列腺肥大、肢端肥大症等。

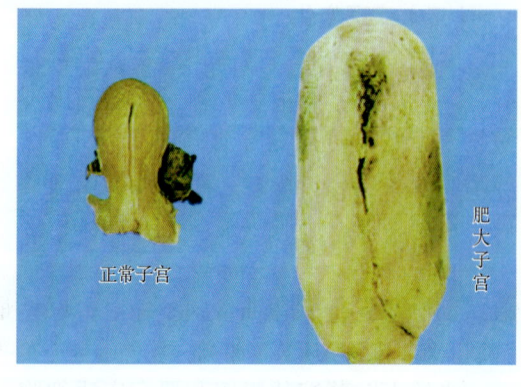

图2-3　子宫肥大

与正常子宫相比，妊娠子宫体积明显增大，肌壁增厚，以适应胎儿的发育和分娩的需要，属于内分泌性肥大

　　肥大的细胞内DNA含量和细胞器数量均增多，功能增强。但细胞的功能代偿是有限度的。如心肌过度肥大时，心肌细胞的血液供应相对缺乏，部分心肌纤维收缩成分甚至会溶解和消失，最终导致心肌负荷过重，诱发功能不全（失代偿）。

三、增生

　　组织和器官内实质细胞数目增多称为增生（hyperplasia）。增生是由各种原因引起的细胞分裂增强的结果，常导致组织或器官的增大。

　　增生也分为生理性和病理性两种。女性月经期子宫内膜腺体的增生、哺乳期乳腺的增生均属于生理性。但雌激素水平紊乱时导致的女性子宫内膜出血、甲状腺功能亢进的甲状腺滤泡上皮增生均属于病理性增生。

由于引起细胞增生和肥大的原因常常十分相似，因此，两者时常伴随出现。

四、化生

由一种分化成熟的细胞或组织取代了另一种分化成熟的细胞或组织的过程，称为化生（metaplasia）。化生并不是由原来的成熟细胞直接转变所致，而是由该处具有分裂潜能的幼稚未分化细胞分化的结果。化生通常发生在同源性细胞之间，即上皮细胞之间或间叶细胞之间。化生有多种类型，常见的是上皮组织的化生，如支气管上皮的鳞状细胞化生；慢性胃炎时胃黏膜上皮的肠上皮化生；宫颈鳞状上皮的柱状上皮化生等。结缔组织可以化生为骨、软骨和脂肪组织等。

化生虽为机体对不利环境和有害因素损伤的一种适应性改变，但其生物学意义利弊皆有。如支气管慢性炎症时发生鳞状上皮化生后，局部抵御外界刺激的能力增强了，但纤毛上皮的消失削弱了黏膜的自净能力。化生的持续存在则可引起细胞的异型增生，从而导致细胞癌变。

★肥大、增生和化生均存在细胞或组织的增生。增生可以是生理性的和病理性的，增生的细胞数量增多、体积增大，导致器官体积增大，称为肥大。肥大器官的功能可以增强，也可以不增强。增生的细胞或组织替代了另一种结构和功能完全不同的细胞或组织称为化生。

第三节　细胞和组织的损伤

一、可逆性损伤

细胞可逆性损伤（reversible injury）主要表现为变性（degeneration），是细胞新陈代谢障碍引起的一类形态学变化，表现为细胞内或细胞间质内出现异常物质或正常物质的含量异常增多，通常伴有细胞功能下降。较轻度的损伤在病因消除后，大多数可恢复正常的形态和功能。严重的细胞损伤是不可逆的，可直接或最终导致细胞死亡。

变性的种类很多，常见的变性有以下几种：

（一）细胞水肿

细胞水肿（cellular swelling）又称水样变性（hydropic degeneration），是最常见的一种轻度细胞变性，几乎是所有细胞损伤时最初的形态学表现，好发于线粒体丰富、代谢活跃的器官，如心、肝、肾等的实质细胞。

1. 原因和发生机制　引起细胞水肿的原因很多，如急性感染性疾病（败血症、白喉等）、中毒（如磷、砷等）、缺氧、烧伤等均可引起肝、肾、心脏等细胞发生水样变性。发生机制是上述原因引起细胞线粒体受损，ATP生成减少，细胞膜的钠-钾泵功能发生障碍，导致细胞内钠离子和水过多积聚，或是由于细胞膜直接受损，导致其通透性增高的结果。

2. 病理变化　肉眼，发生细胞水肿的脏器体积肿大，包膜紧张，切面隆起，边缘外翻，失去正常的光泽，犹如被开水烫过，颜色变得比较苍白、混浊。光镜下，早期细胞肿大，胞质内出现许多微细的淡红色颗粒。电镜下证实此颗粒状物为肿大的线粒体及扩张的内质网。晚期水肿的细胞体积进一步增大，胞质内水分含量增多，变得较为透明、淡染，细胞核增大，染色变淡，从而使整个细胞膨大如气球，故又称气球样变（图2-4）。例如病毒性肝炎时，肝细胞明显肿胀，胞质显得十分疏松，呈空网状，有时隐约可见空泡。

3. 结局　细胞水肿是一种轻度损伤，病变的细胞、器官功能无明显变化，也可以出现轻度异常。例如心肌细胞水肿时，收缩力可有所下降；肝细胞水肿可引起肝功能障碍。细胞水肿是可复性病变，当病因消除后，细胞可恢复正常，脏器恢复原状。但如引起细胞水肿的病因加剧，可导致细胞发生坏死。

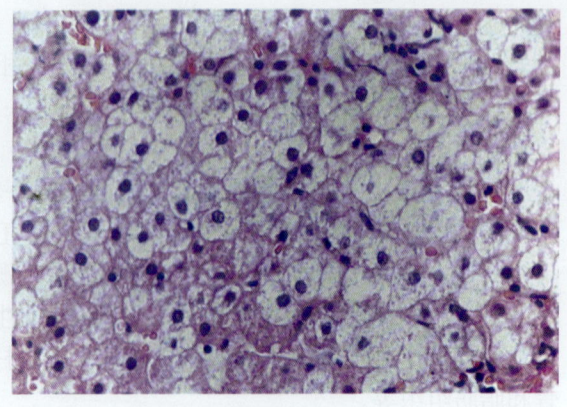

图 2-4　肝细胞气球样变

肝细胞体积增大，失去多边形特点。胞质内液体增多，疏松淡染

（二）脂肪变性

中性脂肪特别是三酰甘油蓄积于非脂肪细胞的细胞质中，称脂肪变性（fatty degeneration），多发生于肝细胞、心肌细胞及肾小管上皮细胞等，与感染、酗酒、缺氧、中毒和营养不良等因素有关。

轻中度脂肪变性的细胞只要病因消除仍可恢复正常结构，但较严重脂肪变性的细胞则常发展为坏死。在石蜡切片中，因脂肪被乙醇、二甲苯等有机溶剂溶解，故脂滴呈空泡状（图2-5）。但如果冰冻切片，用苏丹Ⅲ或锇酸做脂肪染色来加以鉴别，苏丹Ⅲ将脂肪染成橘红色（图2-6），锇酸将其染成黑色。

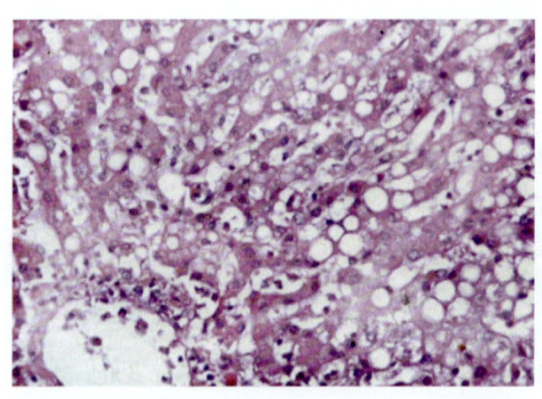

图 2-5　肝细胞脂肪变性

肝小叶中央静脉扩张，弥漫性肝细胞胞质内细小空泡形成，呈圆形、透明

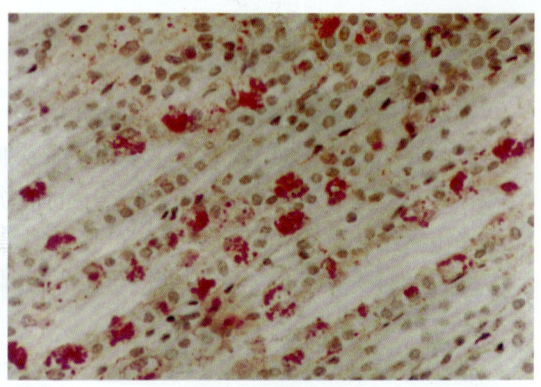

图 2-6　肾小管上皮细胞脂肪变性（苏丹Ⅲ染色）

在 HE 染色下肾小管上皮细胞内的细小空泡，苏丹Ⅲ染色为橘红色，证实为脂类物质

1. **肝细胞脂肪变性**　因肝细胞是脂肪代谢的重要场所，故最常发生脂肪变性。食物中的脂类物质通过肠道吸收后进入肝进行氧化、合成、转运，此过程中的任何一个环节发生障碍均可导致脂类物质在肝内蓄积而使肝发生脂肪变性。其发生机制主要为：

（1）肝细胞内脂肪酸过多：某些疾病造成饥饿状态时，或者糖尿病患者糖利用障碍时，则从脂库中动员出大量脂肪，其中大部分以脂肪酸的形式进入肝内，肝合成脂肪增加，超过了肝将其氧化、利用和合成脂蛋白运输出肝的能力，脂肪便在肝细胞中蓄积。

（2）脂肪酸氧化受损：如肝淤血、缺氧、感染、中毒和过敏反应均可使肝细胞受损，干扰脂肪酸的氧化，使肝细胞含脂肪量增多。

（3）脂蛋白合成障碍：缺氧、中毒、酗酒或营养不良时，可抑制酶的活性，导致脂蛋白合成障碍，脂肪输出细胞受阻而堆积于肝细胞内。

肉眼，发生脂肪变性的肝体积明显肿大，呈淡黄色，切面触之有油腻感。光镜下，早期在核周围出现小的脂肪空泡，以后空泡逐渐变大，散布于整个胞质中，严重者融合成一大空泡，将核挤到一边，与脂肪细胞相似。脂肪变性在肝小叶中的分布与其病因有一定关系。例如，肝淤血时，小叶中央区缺氧较重，故脂肪变性首先在中央区发生。但长期淤血后，小叶中央区的肝细胞大多萎缩、消失，于是小叶周边区肝细胞也因缺氧而发生脂肪变性。磷中毒时，肝细胞脂肪变性则主要发生于小叶周边区，这可能是由于此处肝细胞对磷中毒更敏感的缘故。

轻度脂肪变性的临床症状轻或不明显，严重的肝细胞脂肪变性，患者出现恶心、厌油食，可伴有肝功能异常，肝呈黄色，并有油腻感，称为脂肪肝。病因消除后，病变细胞可恢复正常，若持续发展，肝细胞逐渐坏死，纤维组织增生，可发展为肝硬化。

2. 心肌细胞脂肪变性　多见于贫血、缺氧、中毒（磷、砷等）和细菌感染性疾病如白喉、痢疾等。心肌脂肪变性最显著的部位为乳头肌和心内膜下的心肌。在贫血和缺氧时，由于心肌内血管分布不均，心肌缺氧的情况也轻重不一，缺氧较重的部位心肌脂肪变性较重而呈黄色，缺氧较轻的部位心肌脂肪变性较轻，心肌呈红色，因此，使心内膜下的心肌呈现红黄相间的条纹，如虎皮样外观，称为"虎斑心"。但心肌脂肪变性严重时（如白喉或严重贫血），心肌出现严重弥漫性脂肪变性，则全部心肌都呈灰黄色，看不出斑纹。光镜下，发生脂肪变性的心肌细胞胞质中出现脂肪空泡，较细小，呈串珠状排列。

3. 肾脂肪变性　在严重贫血、缺氧、中毒和一些肾疾病时，肾小管上皮细胞可发生脂肪变性。在肾疾病时，主要是由于肾小球毛细血管的基底膜受损，通透性增高，血浆中大量脂蛋白漏入肾曲小管管腔，被肾小管上皮细胞吸收，在细胞内分解成脂滴。另外，在缺氧、中毒时，肾曲小管上皮细胞受损，结构脂肪分解，形成脂滴。肾严重脂肪变性时，肾体积增大，包膜紧张，呈浅黄色。光镜下，近曲小管上皮细胞胞质内出现多数脂滴，严重时远端小管的上皮细胞胞质内也发生脂肪变性，甚至集合管或肾小球内上皮细胞中也可出现轻度脂肪变性。

知识链接

心肌脂肪浸润（fatty infiltration）与心肌脂肪变性不同，心肌脂肪浸润是指较正常量多的脂肪组织出现于心肌间质内。病变以右心室为重，常累及右心房，左心病变轻。肉眼，右心心外膜有过多的脂肪，切面可见许多黄色条纹从心外膜伸入心肌。光镜下，在肌束之间和肌纤维之间都出现多量的脂肪细胞，有时肌纤维受其压迫而萎缩。这种改变常见于肥胖者，一般不影响心肌功能，但在极严重时可使心脏功能（主要是右心的代偿功能）降低。如果浸润于心肌内的脂肪组织接近或抵达于心内膜下方，可导致心肌破裂出血，引发猝死。

(三) 玻璃样变性

玻璃样变性 (hyaline degeneration) 又称透明变性，是细胞内或间质中出现均质性粉红染、半透明的蛋白性蓄积物。玻璃样变性是一组形态学上、物理性状上相同，但其化学成分、发生机制各异的病变，可以发生在细胞内、血管壁或结缔组织。

1. 细胞内的玻璃样变性 可累及细胞的一部分或整个细胞。如肾小球肾炎或其他疾病伴有明显蛋白尿时，可见肾近曲小管上皮细胞质内出现许多大小不等的圆形、红染小滴，这是血浆蛋白经肾小球滤出而又被肾小管上皮细胞吞饮的结果，并在胞质内融合成玻璃样小滴。酒精中毒时，肝细胞的细胞核周围亦可出现不甚规则的红染玻璃样物质 (图2-7)。电镜下，这种物质由密集的细丝构成，认为可能是细胞内微管或微丝改变的结果，称为 Mallory 小体。再如浆细胞胞质中由于免疫球蛋白的蓄积而形成的红染蛋白小体——拉塞尔小体。

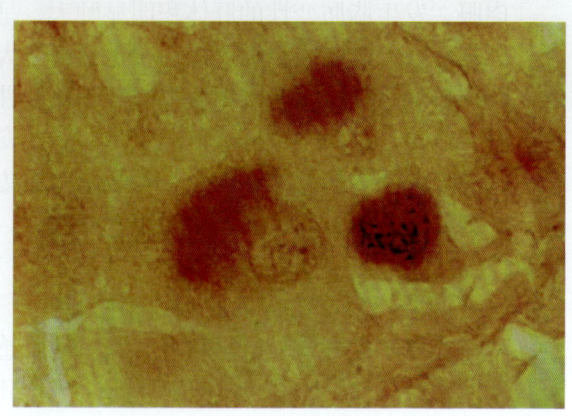

图 2-7　细胞内的玻璃样变性
肝细胞胞质内粉染致密小体，为蛋白性蓄积物

2. 血管壁的玻璃样变性 常发生于高血压病时的肾、脑、脾及视网膜的细动脉。高血压病时，由于细动脉持续痉挛，使内膜通透性增加，血浆蛋白渗入内膜，在内皮细胞下凝固成均匀红染、无结构的物质，而使管壁增厚、变硬，管腔变窄 (图2-8)，甚至闭塞，此即细动脉硬化 (arteriolosclerosis)。上述变化可引起血液循环外周阻力增加和局部缺血。由于管壁弹性减弱，脆性增加，可引起破裂出血。

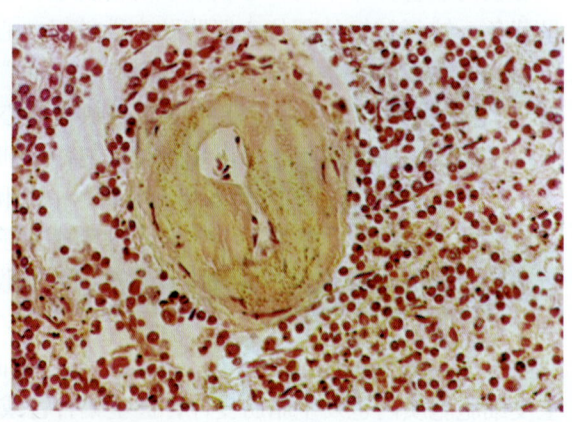

图 2-8　血管壁的玻璃样变
脾小结中央动脉腔狭小，管壁不规则增厚，壁内均匀粉染、无结构物沉积

3. 结缔组织的玻璃样变性 见于生理性和病理性结缔组织增生，为胶原纤维老化的表现。光镜下为胶原纤维增粗并互相融合成梁状、带状或片状的粉染均质物，纤维细胞明显减少。肉眼呈灰白色、均质、半透明，较硬韧。见于创伤愈合的瘢痕、纤维化的肾小球以及动脉粥样硬化的纤维斑块。

★ 玻璃样变性是均匀的蛋白性粉染物出现在细胞内或细胞外，凝固成固体的状态，局部变硬，影响细胞或组织的代谢，使功能降低。如发生在细动脉，则导致血管腔变小，使外周血管阻力增高，从而导致高血压。

(四) 黏液样变性

细胞间质内黏多糖 (葡萄糖胺聚糖、透明质酸等) 和蛋白质的蓄积，称为黏液样变性 (mucoid degeneration)。光镜下，间质疏松，充以染成淡蓝色的胶状液体，其中有一些多角形、星芒状细胞散在分布于黏液样基质中，并以突起互相连缀。黏液样变性常见于间叶性肿瘤、风湿病、动脉粥样硬化的血管壁和营养不良时的骨髓组织及脂肪组织。甲状腺功能低下时，其促进透明质酸酶活性的甲状腺素分泌减少，致透明质酸降解减弱而大量聚集于皮肤及皮下组织内，形成黏液水肿（myxedema）。

当病因消除后，黏液样变性可逐渐消退，但如长期存在，则可引起纤维结缔组织增生，导致组织硬化。

（五）病理性钙化

骨和牙齿之外的组织中固态钙盐沉积，称为病理性钙化（pathologic calcification）。钙盐的主要成分是磷酸钙，其次为碳酸钙。肉眼呈白色石灰样坚硬的颗粒或团块。光镜下于 HE 染色切片中钙盐呈蓝色颗粒状至片块状（图 2-9）。

病理性钙化因发生原因不同分为以下两种类型：

1. 营养不良性钙化（dystrophic calcification）是较为常见的钙化，指钙盐沉积于变性、坏死组织或异物中，如结核坏死灶，脂肪坏死灶，动脉粥样硬化斑块的变性坏死区，玻

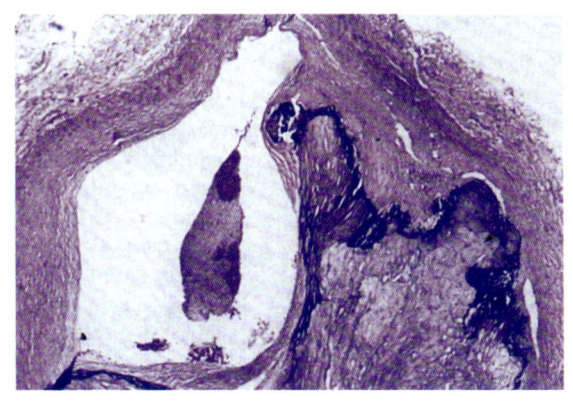

图 2-9　病理性钙化
蓝染无结构颗粒状物为坏死组织，由钙盐沉积取代

璃样变或黏液样变的结缔组织，坏死的寄生虫虫体、虫卵，或其他异物的钙化。此时机体的血钙正常，没有钙、磷代谢障碍。其发生机制可能与局部碱性磷酸酶升高有关。该酶能水解有机磷酸酯，使局部磷酸增多，形成磷酸钙沉淀。营养不良性钙化也可见于陈旧性肺结核的钙化、淋巴结结核的钙化、多次输液后的静脉血管钙化等，均为局灶性改变，可长期存在。

2. 转移性钙化（metastatic calcification）较少见，为全身代谢异常所致。因全身性钙、磷代谢障碍［血钙和（或）血磷增高］，致钙盐沉积于正常组织内。如甲状旁腺功能亢进或骨肿瘤造成骨组织严重破坏时，大量骨钙进入血液，血钙增高，最后沉积在肾小管、肺泡及胃黏膜等处形成转移性钙化，而骨组织内因大量钙质脱失可发生骨质疏松或纤维性骨炎。

少量的钙化物有时可被溶解吸收；量较多时，则难以完全吸收而成为机体长期的异物，刺激周围纤维组织增生将其包裹。病理性钙化对机体的影响视具体情况有所不同。如血管壁钙化后变硬、变脆，易引起破裂出血；心瓣膜在变性、坏死基础上发生钙化，使瓣膜变硬，影响关闭和开放的功能；肾和肺转移性钙化使该部位功能丧失；但结核病灶的钙化则有可能使陷于其中的结核分枝杆菌逐渐失去活力，使局部病变停止发展，减少复发的危险。然而，结核分枝杆菌在钙化灶中往往可以生活很长时间，一旦机体抵抗力下降则可能引起复发。

二、不可逆性损伤

当细胞发生致死性代谢、结构和功能障碍时，便可引起细胞不可逆性损伤（irreversible injury），即细胞死亡（cell death）。细胞死亡包括坏死和凋亡两大类。坏死为细胞病理性死亡的主要形式。凋亡主要见于细胞的生理性死亡，但也可见于某些病理过程中。

（一）坏死

活体的局部组织、细胞发生的以酶溶性变化为特点的细胞死亡称为坏死（necrosis）。由

于坏死发生于活体内，坏死周围可以引起炎症反应。而死后自溶是由于细胞内酶的作用将细胞自身溶解，是死后发生的变化，不会引起炎症反应。一般情况下，坏死是由变性逐渐发展而来的（渐进性坏死），也可由于致病因素极为强烈而立即发生。

1. 病理变化　在细胞死亡几小时后，才能在光镜下见到死亡的病理变化，其中细胞核的变化是细胞坏死的主要形态学标志。

（1）细胞核的变化（图2-10、2-11）：

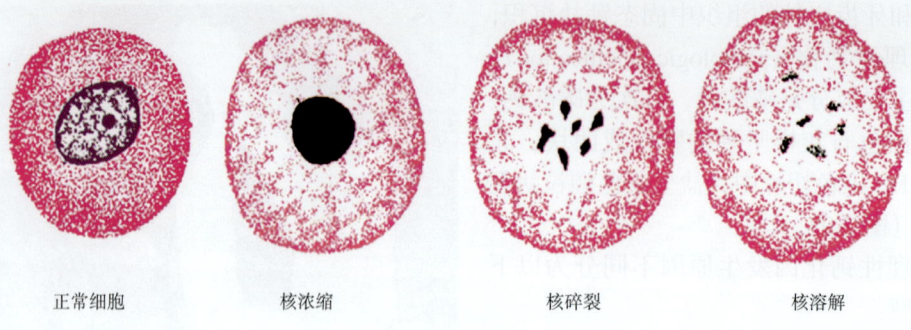

正常细胞　　核浓缩　　核碎裂　　核溶解

图2-10　细胞坏死模式图

①核浓缩（pyknosis）：由于核脱水使核染色质浓缩，染色加深，核体积缩小。

②核碎裂（karyorrhexis）：核膜破裂，核染色质崩解为小碎片分散于胞质中。

③核溶解（karyolysis）：在脱氧核糖核酸酶的作用下，染色质DNA分解，核失去对碱性染料的亲和力，染色变淡，只能见到核的轮廓甚至核完全消失。

★坏死是活体内局部组织或细胞的死亡。坏死在形态学上的特征性改变是细胞核的改变，即核浓缩、核碎裂和核溶解，提示细胞进入不可复性改变阶段。鉴别坏死和死后变化的方法为在前者病变周围可以见到炎症细胞反应。

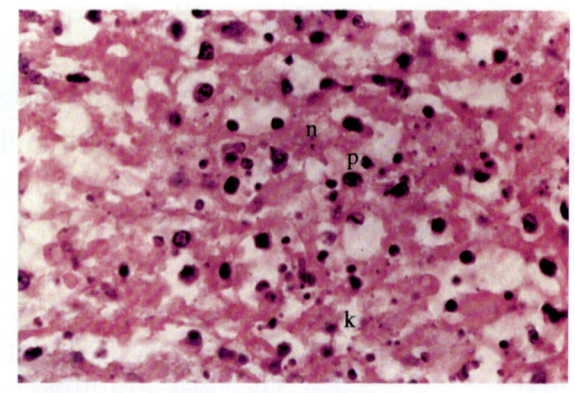

图2-11　细胞坏死

细胞坏死的特征性改变：核出现核固缩（p）、核碎裂（k）和核溶解，细胞质彻底崩解（n）

（2）胞质的变化：由于胞质内溶酶体的作用，胞质内结构崩解，发生自溶过程，因而胞质呈颗粒状。另外，由于胞质内嗜碱性物质——核蛋白体减少或丧失，使胞质对碱性染料结合减少，而对酸性染料伊红的结合增加，坏死细胞的胞质呈红染（即嗜酸性）。有时由于单个实质细胞体脱水而缩小、凝固，胞质呈强嗜酸性染色，形成嗜酸性小体。有的实质细胞坏死后，胞膜破裂，整个细胞迅速溶解、消失。

（3）间质的改变：在实质细胞坏死后的一段时间内，间质常无改变，以后在各种溶解酶的作用下，间质发生基质崩解、胶原纤维肿胀、断裂或液化，此时坏死的实质细胞与间质融合成一片模糊的颗粒状无结构的红染物质。

★彻底的坏死为细胞全部分解，结构完全消失，代之为无结构的粉染物质，如结核的干酪样坏死，但仔细寻找可以见到核碎裂、核溶解改变，坏死周围有炎症反应带。

2. 坏死的类型　坏死组织如范围较小，常不能辨认，有时即使坏死范围较大，但其早期外观也往往与原组织相似，不易辨认。临床上把这种确实失去生活能力的组织叫失活组织。为了防止病情恶化，预防感染，促进愈合，在治疗中常需清除失活组织。一般说来，失活组织外观缺乏光泽，比较混浊；失去正常组织弹性，捏起或切断后，组织回缩不良；没有正常的血液供应，故温度降低，在清除术中切割失活组织时，没有鲜血自血管流出；失去正常的感觉及运动功能等。

范围比较大的晚期坏死组织肉眼较易辨认，根据其不同形态特点分为以下几种类型：

（1）凝固性坏死：组织坏死后，蛋白质变性凝固且溶酶体水解作用较弱时，坏死区呈灰黄、干燥、质实状态，称为凝固性坏死（coagulation necrosis）。常见于心、肾、脾等组织结构致密、蛋白质含量丰富的器官（图2-12、2-13、2-14）。肉眼，坏死灶干燥，呈灰黄色或灰白色，与健康组织分界清楚，坏死灶周围出现一暗红色出血带。光镜下，坏死灶内的组织、细胞结构消失，但其轮廓可保留一段时间。组织结构的基本轮廓可以保持数天的原因，可能是坏死导致的持续性酸中毒，使坏死细胞的结构蛋白和酶蛋白变性，延缓了蛋白质的分解过程。

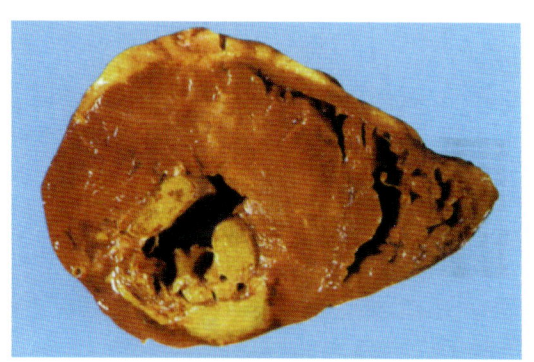

图2-12　心肌梗死（肉眼）

心脏横断面，显示心肌层灰白色不规则区，正常结构消失，为梗死灶

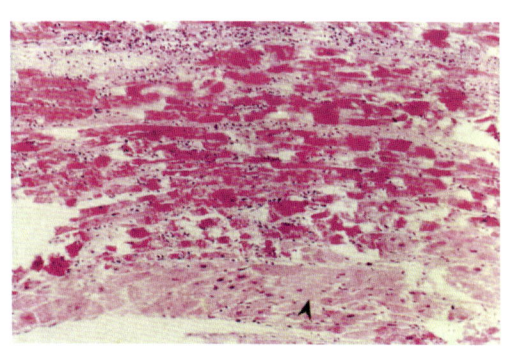

图2-13　心肌梗死（镜下）

心肌细胞大片嗜伊红性增强，心肌细胞正常结构消失，但心肌细胞的轮廓依然保存。大量炎症细胞浸润，与正常细胞（箭头）相比明显不同

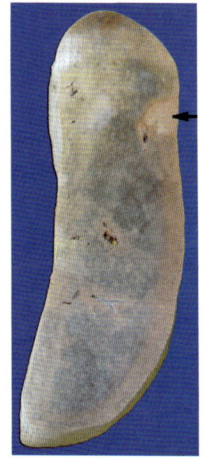

图2-14　脾贫血性梗死

梗死灶位于脾被膜下，呈灰白色、锥形，周围充血出血带（箭头）

干酪样坏死（caseous necrosis）是凝固性坏死的一个特殊类型，主要见于结核分枝杆菌引起的坏死，坏死组织分解比较彻底，因而光镜下见不到组织轮廓，只见一些无定形的细颗

粒状物质（图2-15）。由于坏死组织分解较彻底，加上含有较多的脂质（主要来自结核分枝杆菌的结构脂质），故颜色略黄，质地松脆，状似奶酪，故名干酪样坏死。

(2) 液化性坏死（liquefaction necrosis）：组织坏死后，若酶的消化、水解占优势，则坏死组织呈液状，称液化性坏死。如脑组织含可凝固的蛋白质少而脂质多，在坏死液化过程中常形成囊状软化灶，故脑组织坏死又称脑软化（malacia）（图2-16）。溶组织阿米巴能分泌多量的蛋白溶解酶，也能引起组织的液化性坏死。脓肿是最典型的液化性坏死，脓肿的坏死组织液化是由于其大量中性粒细胞破坏后释放大量蛋白溶解酶所致。

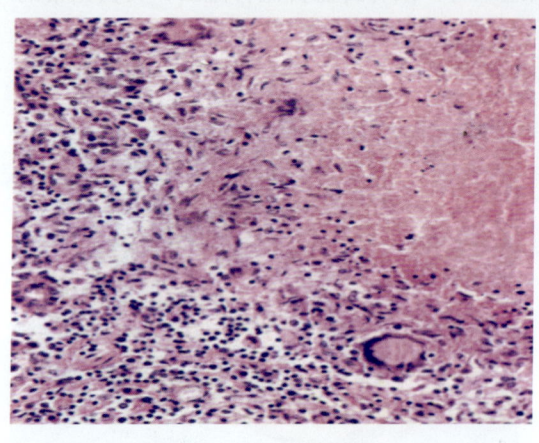

图2-15　干酪样坏死

干酪样坏死周围为大量上皮样细胞、朗汉斯巨细胞和淋巴细胞

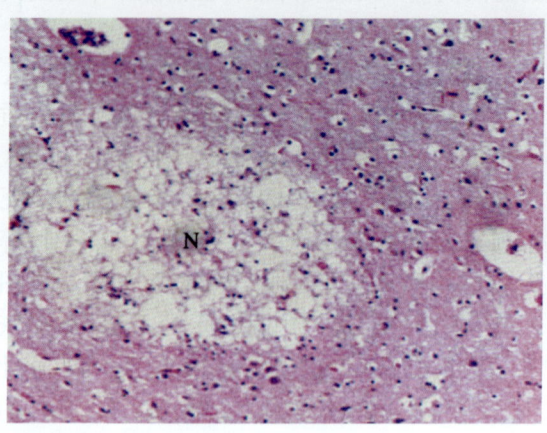

图2-16　脑软化

脑组织灶性浅染，组织分解液化（N），细胞结构消失，其周围组织网化

脂肪坏死（fat necrosis）是液化性坏死的特殊类型，包括酶解性和创伤性两大类。酶解性脂肪坏死常在胰腺炎时发生。胰腺炎时，胰腺组织受损，胰酶外逸并被激活，从而引起胰腺自身消化和胰周围及腹腔的脂肪组织被胰脂酶所分解，其中的脂肪酸与组织中的钙结合形成钙皂，表现为不透明的灰白色斑点或斑块。创伤性脂肪坏死常发生于乳腺及皮下脂肪组织，此时脂肪组织受外伤而致脂肪细胞破裂，脂肪外逸引起炎症反应，故常在乳房内形成肿块。光镜下可见其中含大量吞噬脂滴的巨噬细胞（泡沫细胞）、多核异物巨细胞以及其他炎症细胞。

(3) 纤维素样坏死（fibrinoid necrosis）：曾称为纤维素样变性，常发生于结缔组织及血管壁，表现为病变部位染色性质似纤维素，故称纤维素样坏死。光镜下，病灶呈小灶状，原来的组织结构消失，变为边界不清的颗粒或小条、小块状、折光性强、强嗜酸性的无结构物质。染色深红，颇像纤维素（图2-17）。纤维素样坏死常见于一些自身免疫性疾病，如急性风湿病、系统性红斑狼

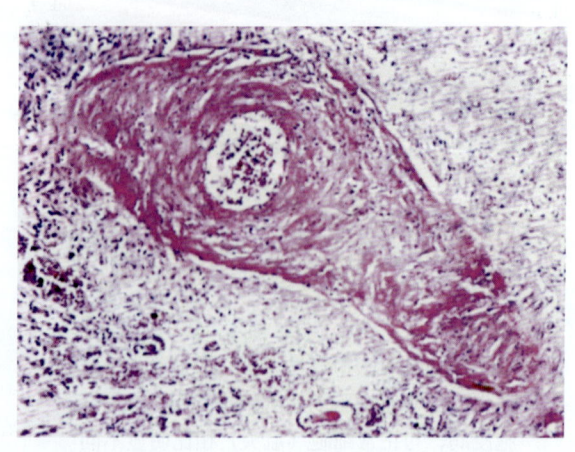

图2-17　纤维素样坏死

血管周围组织结构消失，呈强嗜酸性无结构物，状似纤维素，周围组织可见炎症细胞浸润

疮及肾小球肾炎等,也可以出现在其他疾病,如恶性高血压的血管坏死。

(4) 坏疽 (gangrene):局部组织大块坏死并继发不同程度的腐败菌感染称为坏疽。常见的腐败菌为梭形杆菌、产气荚膜杆菌、奋森螺旋体等。坏死组织被腐败菌分解产生硫化氢,与血红蛋白分解出来的铁相结合,形成黑色的硫化铁,使坏死组织变为黑色。坏疽可分为以下三种:

①干性坏疽 (dry gangrene):多发生于四肢末端如指、趾、手、足等处。常见于严重的四肢动脉粥样硬化、血栓闭塞性脉管炎和冻伤等疾病。由于动脉阻塞而静脉比较通畅,故坏死的肢体水分含量少,加上水分蒸发快,病变部位干燥、皱缩,呈黑褐色,与正常组织之间有明显的炎症分界线(图2-18)。由于坏死组织干燥,不利于腐败菌生长,所以,病变进展较缓慢,患者的全身中毒症状轻。

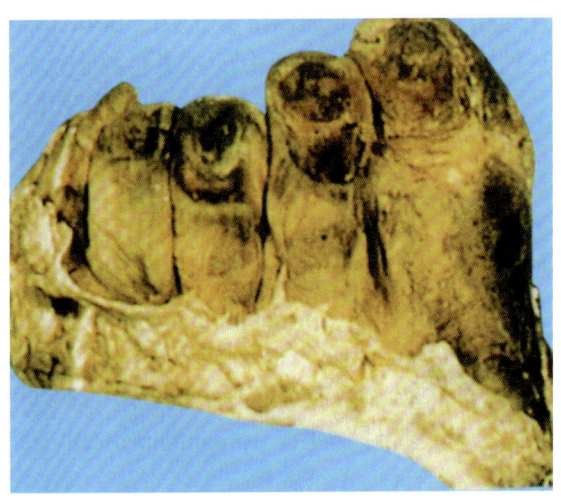

图 2-18　足干性坏疽

左足趾部呈黑褐色,皮肤溃破,组织干涸皱缩,病变组织与正常组织界限清楚

②湿性坏疽 (moist gangrene):多发生于内脏如阑尾、肺、子宫等与外界相通的器官,也可发生于淤血水肿的四肢。由于此时坏死组织水分含量多,利于腐败菌生长、繁殖,故腐败菌感染严重。局部明显肿胀,呈深蓝、暗绿或污黑色。腐败菌分解蛋白质时产生吲哚、粪臭素等,造成恶臭。由于病变发展快,炎症比较弥漫,故坏死组织与健康组织之间的分界线不明显。一些有毒的分解产物及细菌毒素被吸收后,可引起患者明显的中毒症状,甚至可因中毒而死亡。

③气性坏疽 (gas gangrene):是湿性坏疽的一种特殊类型,主要见于严重的深达肌肉的开放性创伤,因合并产气的腐败性细菌如产气荚膜杆菌、恶性水肿杆菌及腐败弧菌等感染,在损伤的组织中产生大量气体,迅速压迫血管,导致静脉淤血、水肿,继而动脉供血中断,组织坏死。表现与湿性坏疽相同,但组织中有大量气体积存,坏死组织呈蜂窝状,按之有捻发感。坏疽迅速沿肌束蔓延,血管内常有广泛血栓形成。患者可因出现严重中毒性休克而危及生命。

3. 坏死的结局　坏死组织本身已成为机体内的异物,故机体通过各种方式加以清除,坏死物质被清除后的组织缺损则通过邻近健康组织的再生来修复。依不同的情况可有下列不同的结局。

(1) 溶解吸收:是机体处理坏死组织的基本方式。坏死细胞及周围中性粒细胞释放蛋白水解酶,使坏死组织溶解液化,由淋巴管或小血管吸收,不能吸收的碎片由巨噬细胞吞噬消化。溶解吸收后形成的组织缺损由周围正常组织增生修复。有时坏死灶液化后未能很快修复,形成囊腔,囊腔内有淡黄色液体,这种情况多见于脑软化灶。

(2) 分离排出:在较大的坏死灶周围出现明显的炎症反应——充血、白细胞浸润。白细胞可吞噬坏死组织碎片,并释放蛋白溶解酶,加速坏死灶边缘部坏死组织的溶解吸收,使坏死组织与健康组织分离。如果坏死组织位于皮肤和黏膜,坏死组织脱落后在该处留下较深的组织缺损，称为溃疡（ulcer）。肾、肺等内脏的坏死物质液化后，可分别经输尿管或气管排出，在该处留下一个空腔，称为空洞（cavity）（图2-19）。溃疡和空洞均可通过再生而修复。

（3）机化（organization）：如果坏死组织不易完全溶解吸收，又未能分离排出，则由新生的毛细血管及成纤维细胞等形成的肉芽组织长入，逐渐加以溶解、吸收和取代，最后变为纤维瘢痕。这种肉芽组织取代坏死组织（或其他异物）的过程，称为机化。

（4）包裹（encapsulation）：如果坏死灶较大，又不易吸收、机化（例如干酪样坏死常常由于难于溶解而不易吸收、机化），则新生的纤维组织将坏死组织包裹，使病变局限化。

（5）钙化：坏死细胞和细胞碎片若未被及时清除，则日后易吸引钙盐等矿物质沉积，引起继发的营养不良性钙化。

（二）凋亡

凋亡（apoptosis）是与传统的坏死完全不同的细胞死亡形式。其发生与基因调节有关，是细胞有序、主动的死亡过程，也有人称之为程序性细胞死亡（programmed cell death, PCD）。这种死亡表现为在活体内单个细胞或小团细胞的死亡，故称为凋亡。其特征是细胞首先固缩，与邻近细胞脱离，细胞核及胞质浓缩，但细胞膜始终完整，胞膜内陷，将细胞内容物包被成一些囊状小泡，称"凋亡小体"。由于没有溶酶体和细胞膜破裂所导致的细胞内容物外泄，故不引起炎症反应。

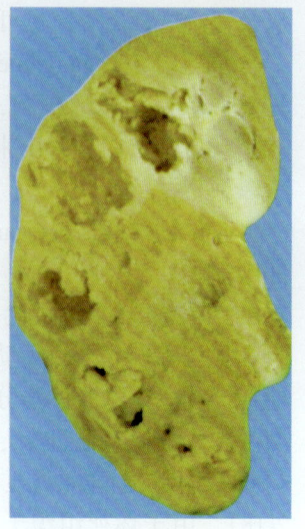

图2-19 肾结核空洞

肾被膜皱缩，切面可见大小不一的数个坏死性空洞形成，内壁粗糙，可见灰黄色坏死物附着

光镜下，凋亡小体多呈圆形或椭圆形，大小不等，胞质浓缩，呈强嗜酸性，可有或无固缩深染的核碎片，故又称之为嗜酸小体。

细胞凋亡是多细胞动物的基本生命现象，凋亡见于许多生理过程中，也可见于某些病理状态下，其发生有积极的生物学意义。凋亡与生物的胚胎发生、胚胎期的器官形成与发育、成熟细胞的新老更替、自身免疫性疾病与肿瘤的发生和发展均有关系。细胞的凋亡失常与许多疾病的发生、发展有关，如胚胎发育过程中的某些细胞凋亡受阻或过度凋亡可导致器官畸形，不能及时清除突变细胞则导致肿瘤的发生等。

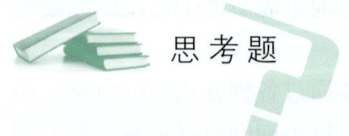

思考题

1. 名词解释　萎缩、化生、变性、坏死。
2. 简述坏死的病理变化。

（马越　李萱）

第三章 损伤的修复

> **学习目标**
> 1. 掌握再生的概念。
> 2. 熟悉各种细胞的再生能力。
> 3. 掌握肉芽组织的结构和功能,熟悉创伤愈合的类型及影响因素,熟悉骨折愈合的四个过程。

各种损伤因子造成机体部分细胞和组织损伤后,机体对所形成的缺损进行结构修补和功能恢复的过程称为修复(repair),修复后可完全或部分恢复原组织的结构和功能。修复过程可概括为两种不同的形式:①由损伤周围的同种细胞来修复,称为再生(regeneration),如果完全恢复了原组织的结构和功能,则称为完全再生。②由纤维结缔组织来修复,称为纤维性修复,以后形成瘢痕,故也称瘢痕修复。其结构和功能均与原组织不同,属于不完全再生。多数情况下上述两种修复过程常同时存在。

第一节 细胞和组织的再生

再生可分为生理性再生及病理性再生。生理性再生是指在生理过程中,有些细胞、组织不断老化消耗,由新生的同种细胞不断补充,以保持原有的结构和功能。如血细胞衰老死亡后,骨髓造血干细胞不断产生新的血细胞予以补充;子宫内膜周期性脱落,又由基底部细胞增生加以恢复。本节讨论病理状态下细胞、组织缺损后发生的再生,即病理性再生。

一、细胞再生的能力

人体各种组织的再生能力不同。一般而言,细胞或组织的分化程度低或其功能与结构较为简单,则再生能力强;相反,细胞或组织分化程度高或其功能与结构比较复杂,则再生能力弱。根据细胞再生能力的强弱,将人体细胞分为三大类。

1. 不稳定细胞(labile cell) 这是一类再生能力很强的细胞。在正常生理情况下,这些细胞总是在不断地增殖更新,以替代衰亡或坏死的细胞,如表皮细胞、消化道和呼吸道黏膜被覆细胞、骨髓造血细胞等。

2. 稳定细胞(stable cell) 这类细胞在生理情况下细胞增殖不明显,一般比较稳定。但当受到组织损伤的刺激时,则可表现出较强的再生能力。这类细胞包括各种腺体或腺样器官的实质细胞，如肝细胞、胃肠道腺上皮、胰腺细胞等。纤维细胞、骨细胞、神经鞘细胞等也属于稳定细胞。

3. 永久细胞（permanent cell） 又称非分裂细胞。属于这类细胞的有神经细胞、骨骼肌细胞、心肌细胞。这类细胞与上述两种细胞不同，在人出生后基本不再分裂增生，再生能力极低。中枢神经细胞和神经节细胞损伤后不能再生，而是由神经胶质瘢痕补充。骨骼肌及心肌细胞再生能力微弱，坏死后由纤维结缔组织增生替代。

二、各种组织的再生过程

1. 被覆上皮组织的再生　被覆鳞状上皮损伤后由边缘上皮组织的基底层细胞迅速分裂、增生，以单层排列的方式向缺损区延伸，覆盖完成后，开始分化成鳞状上皮或其他上皮。

2. 腺上皮的再生　腺体的上皮细胞破坏后，由残留的上皮细胞分裂补充，在残存的基底膜和完整支架基础上完全再生，结构和功能可完全恢复。若腺体构造被完全破坏，则难以再生，如皮肤附属器汗腺完全破坏后则不能再生，仅能由结缔组织代替。

3. 血管的再生　毛细血管的再生是由内皮细胞分裂、增生，以出芽的方式来完成的。首先是基底膜在蛋白分解酶作用下分解，该处内皮细胞分裂增生形成突起的幼芽，随着内皮细胞向前移动及后续细胞的增生而形成实性细胞索，在血流的冲击下数小时后便可出现管腔，形成新生的毛细血管，然后进一步吻合成网状。为了适应功能所需可以不断改建，进一步分化为小的动脉和静脉；而大血管离断后需手术吻合，吻合口处的内皮细胞很快分裂增生，可以完全再生，而离断的肌层不易完全再生，形成纤维性修复。

4. 纤维结缔组织的再生　由于损伤的刺激，局部幼稚的成纤维细胞分裂、增生。成纤维细胞由局部静止状态的纤维细胞转变而来，也可以由局部未分化的间叶细胞分化而成。成纤维细胞停止分裂后，即开始合成并分泌胶原蛋白，在细胞周围形成胶原纤维，细胞质变少，细胞核变纤细，细胞呈长梭形，即演变成纤维细胞。

5. 肌组织的再生　肌组织的再生能力很弱。横纹肌的再生依肌膜是否存在及肌纤维是否完全断裂而有所不同。当肌膜未被破坏而仅仅是肌原纤维部分发生坏死时，由中性粒细胞及巨噬细胞吞噬清除坏死物质，残存肌细胞产生肌浆，分化出肌原纤维，恢复正常横纹肌的结构；如果肌纤维完全断开，则需要由瘢痕修复。

6. 神经组织的再生　脑及脊髓内的神经细胞以及周围神经节的神经节细胞均无再生能力，破坏后不能再生，由神经胶质细胞及其纤维修复，形成胶质结节或胶质瘢痕；周围神经受损时，如果与其相连的神经细胞仍然存活，则可再生修复，恢复原有的结构和功能，如果近端轴突不能够到达远端轴突，则与增生的纤维结缔组织混杂在一起形成创伤性神经瘤。

三、再生与分化的机制

就单个细胞而言，细胞增殖是受基因控制的，细胞周期出现的一系列变化是基因活化和表达的结果。机体是由多细胞组成的极其复杂的统一体，部分细胞、组织丧失后细胞再生修复，修复完成再生即停止。受损组织修复的复原程度不仅取决于受损组织、细胞的再生能力，同时也受许多细胞因子及其他因素的调控。调节细胞再生的因子有表皮生长因子、成纤维细胞生长因子、血管内皮生长因子、细胞因子等多种因子，从而使损伤后局部细胞和组织得以完全或不完全性修复。另外，抑素及接触抑制机制可以调节再生的程度。细胞外基质对细胞再生的影响也不容忽视，如Ⅲ型胶原减少，Ⅰ型胶原增多，可使修复组织能力增强。此外，干细胞在组织修复和细胞再生过程中的作用及应用也非常重要，干细胞的研究成为最具活力、最有影响和最具应用前景的前沿学科。

> **案例**
>
> 患者，男，53岁。患胃病10余年，近1个月自觉胃胀，时有呕吐，并于进食及饮水后加重，来就诊。体检：上腹部轻压痛，叩诊有振水音。胃镜：胃窦部距幽门2cm处有一直径1.5cm的溃疡。
>
> 临床诊断：胃溃疡，幽门梗阻。
>
> 问题讨论
>
> 1. 机体对胃溃疡缺损的修复是以何种类型修复为主？
> 2. 试分析幽门梗阻的发生机制。

第二节 纤维性修复

纤维性修复首先通过肉芽组织增生，溶解、吸收损伤局部的坏死组织，填补组织缺损，以后肉芽组织转化成以胶原纤维为主的瘢痕组织，修复结束。

一、肉芽组织的组成、形态及作用

（一）肉芽组织的成分及形态

由新生薄壁的毛细血管以及增生的成纤维细胞构成，常伴有炎症细胞浸润，为幼稚阶段的纤维结缔组织。肉眼观，鲜红色、颗粒状、柔软湿润，形似鲜嫩的肉芽而得名。

光镜下，可见大量新生的毛细血管，内皮细胞体积大，排列密集，向腔内突出，胞质少，核大。部分毛细血管呈实性条索状，无管腔或管腔狭窄，缺乏基底膜；部分血管可见扩张。部分血管与创面垂直。周围见明显的幼稚成纤维细胞，胞质丰富、淡染，核大、类圆形，染色质稀疏。成纤维细胞能产生基质和胶原，早期基质较多，

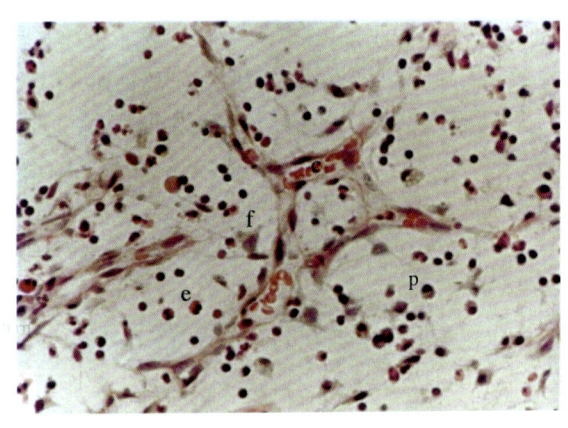

图3-1 肉芽组织

新生的毛细血管（c）呈出芽状互相联络，内皮细胞肿胀。成纤维细胞增生（f），并可见中性及嗜酸性粒细胞（e）浸润，浆细胞（p）浸润

以后则胶原逐渐增多。其间可见多量炎症细胞浸润，以巨噬细胞为主，也可见中性粒细胞、嗜酸性粒细胞、浆细胞，并可见间质水肿（图3-1）。

（二）肉芽组织的作用

肉芽组织在损伤修复过程中有非常重要的作用：①抗感染、保护创面；②填补创口及其他组织缺损；③机化或包裹坏死组织、血栓、炎性渗出物及其他异物。

局部组织损伤后2～3天内即可出现肉芽组织，其炎症细胞吞噬细菌及组织碎片；炎症

细胞破坏后释放多种蛋白水解酶，分解坏死组织、异物及纤维蛋白，将损伤局部的坏死物和异物分解、吸收。增生的血管及成纤维细胞从周围向病变中央生长，填补创口或机化异物。随着肉芽组织的逐渐成熟，毛细血管部分闭锁，部分改建为小静脉和小动脉；成纤维细胞产生的胶原纤维越来越多，同时，成纤维细胞数目逐渐减少，细胞核变细长而深染，胞质减少，逐渐变为纤维细胞。至此，肉芽组织成熟，变为纤维结缔组织。随着时间的推移，胶原纤维量更多且发生玻璃样变性，细胞和毛细血管成分减少，逐渐转化为瘢痕组织。

二、瘢痕组织

瘢痕（scar）组织是指肉芽组织经过改建成熟形成的纤维结缔组织。此时组织由大量平行或交错分布的胶原纤维束组成，纤维束往往呈粉染均质物，呈玻璃样变性。纤维细胞很少，核细长、深染，组织内血管减少。

肉眼观，瘢痕组织呈灰白色，半透明，质硬韧，无弹性，呈收缩状态（图3-2）。瘢痕形成对机体有利的一面是填补缺损并起到连接作用，保持了器官的完整性。瘢痕组织因含有大量胶原而具有一定的坚固性。瘢痕组织也存在对机体不利的一面，如瘢痕收缩造成局部活动受限，例如发生在关节附近的瘢痕组织常引起关节活动受限。瘢痕性粘连，如胸、腹腔内的器官间

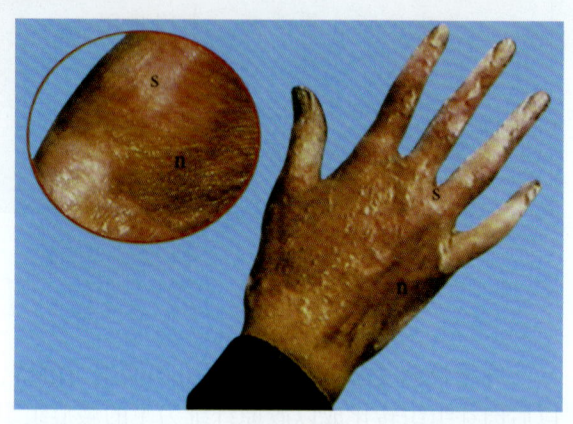

图 3-2　瘢痕

右手烫伤，累及组织较深，坏死组织脱落后由肉芽组织增生取代，最后成为瘢痕组织。瘢痕组织较硬，缺乏弹性，由于瘢痕的挛缩，皮肤成皱缩状（s）。可见正常皮肤组织（n）

或器官内损伤，形成的纤维组织可致器官粘连或器官硬化。瘢痕组织过度增生，可以形成瘢痕疙瘩，临床上常称为"蟹足肿"，影响美观或功能。瘢痕组织在胶原酶的作用下，可逐渐软化、缩小。胶原酶主要来自成纤维细胞、中性粒细胞和巨噬细胞等。

第三节　创伤愈合

创伤愈合（wound healing）是指机体遭受机械性损伤造成的组织离断或缺损后的愈合过程，包括各种组织的再生和肉芽组织增生、瘢痕形成的复杂组合。

一、皮肤创伤愈合

（一）创伤愈合的基本过程

以皮肤手术切口为例，叙述创伤愈合的基本过程如下：

1. 伤口的炎症改变　伤口局部有不同程度的组织坏死和出血，形成凝块，数小时内便出现炎症反应。创伤第1天，炎症反应明显，表现为充血、浆液渗出及白细胞浸润，局部表现为红肿。如无感染，2~3天后炎症逐渐消退，伤口结痂，起到保护伤口的作用。

2. 伤口收缩　2~3天后，边缘的整层皮肤及皮下组织向中心移动，于是伤口迅速缩小，直至14天左右停止。伤口收缩的意义在于缩小创面。伤口收缩是由伤口边缘新生的肌成纤

维细胞的牵拉作用引起的，而与胶原无关。

3. 肉芽组织增生和瘢痕形成　约从第3天开始，从伤口底部及边缘长出肉芽组织，填平伤口的缺损。肉芽组织中没有神经，故无感觉。第5~6天成纤维细胞产生胶原纤维。随着胶原纤维越来越多，逐渐形成了瘢痕。如果坏死多、感染重，肉芽组织中的多量中性粒细胞、巨噬细胞发挥抗感染、清除异物的作用，健康的肉芽组织才得以填满伤口。伤后约4周的时间瘢痕完全形成。

4. 表皮的修复　在创伤24小时内，伤口边缘的基底细胞开始增生，沿凝块下面向伤口中心迁移，形成单层上皮，覆盖于肉芽组织表面，以后逐渐分化为鳞状上皮。如伤口直径大于20cm，再生的上皮难以将创面完全覆盖，往往需要植皮。

（二）创伤愈合的类型

根据创伤程度和有无感染，创伤愈合分两种类型。

1. 一期愈合（healing by first intention）　主要见于无菌手术或组织缺损少、创缘整齐、无感染的伤口，经缝合后创面对合严密，炎症反应轻微，1周内即可愈合，只形成少量瘢痕，功能影响很小。

2. 二期愈合（healing by second intention）　如组织缺损较大、创缘不整、对位不好或伴有感染，伤口的修复不能及时开始。首先需控制感染、清除异物，吸收和机化大量坏死组织和血凝块后，再生才能开始。伤口过大，伤口收缩明显，需多量肉芽组织才能填满伤口，因此，二期愈合所需时间较长，形成的瘢痕较大。

★创伤的发生及病变发展过程与损伤的程度、性质和范围有关。创伤部位组织的再生能力、伤口对位、有无感染直接决定了愈合效果。

知识链接

手术人员的无菌准备

手术人员的准备工作包括常规准备，手、手臂皮肤的准备，以及穿无菌手术衣和戴无菌手套等。①手术人员的常规准备：手术人员进入手术室前，应在更衣室里更换清洁的洗手衣、裤和拖鞋，取下手上的饰物，剪短指甲，去除甲沟污垢。戴好口罩、帽子，将双袖卷至肘上12cm。②手、手臂皮肤的准备：俗称"洗手"，其目的是清除手和手臂皮肤表面的暂居细菌。方法有多种，手术人员可根据情况选择。一般选用肥皂洗刷并碘酊涂擦法。③穿无菌衣和戴无菌手套：进入无菌手术室后，手术人员应穿上无菌手术衣，戴上无菌手套，方才可以对术者进行铺手术单和皮肤消毒等工作。

二、骨折愈合

骨折（bone fracture）指骨的完整性和连续性中断。骨的再生能力很强，骨折愈合的好坏、所需的时间与骨折部位、性质、对位情况、年龄以及骨折原因等因素有关。骨折愈合过程分为如下四个阶段。

1. **血肿形成** 骨组织和骨髓都含有大量丰富的血管，骨折后常伴有大量出血，在骨折的两端及其周围组织间形成血肿，继而血肿凝固，并出现轻度炎症反应。骨折时除骨组织被破坏外，在一定程度上伴有周围软组织的损伤和撕裂。

2. **纤维性骨痂形成** 骨折后的2～3天，血肿开始由肉芽组织取代而机化。骨内膜、骨外膜下骨膜细胞增生，分化为成纤维细胞。这些成纤维细胞实质上多数是软骨母细胞和骨母细胞的前身。成纤维细胞伴随着新生的毛细血管，组成肉芽组织，继而纤维化，称为纤维性骨痂。肉眼上骨折局部呈梭形肿胀。

3. **骨性骨痂形成** 纤维性骨痂逐渐分化出骨母细胞和软骨母细胞，分泌胶原和基质，形成类骨组织。以后出现钙盐沉着，成为骨性骨痂，称为编织骨（woven bone）。软骨母细胞通过软骨内化骨也形成骨性骨痂。

4. **骨痂改建** 为了适应活动时所受应力，骨性骨痂进一步改建成板层骨，成熟骨板的改建、形成过程是在破骨细胞及骨母细胞的协调作用下进行的。骨痂改建后重新恢复皮质骨和骨髓腔的正常关系，以适应原有骨组织的形态结构和功能需要。

三、影响创伤愈合的因素

创伤愈合过程的长短和愈合的好坏，除与创伤的程度、范围和组织再生能力的强弱、伤口有无坏死及异物、有无感染等因素有关外，也与机体全身和局部因素有关。

（一）全身因素

1. **年龄** 年龄越小，组织的再生能力越强，愈合也越快；而老年人组织再生能力减弱，创伤愈合就慢，可能与老年人血管硬化，血液供应不足有关。

2. **营养** 营养状况对创伤的愈合也非常重要，如存在严重的蛋白质缺乏，则肉芽组织形成和成熟不良，伤口愈合延缓。维生素中以维生素C对愈合最重要。维生素C缺乏时，难以形成前胶原分子而影响胶原纤维形成，可使伤口愈合延缓。

3. **其他** 糖皮质激素和促肾上腺皮质激素类药物能抑制炎症，不利于消除伤口感染，并可抑制肉芽组织生长和胶原合成，且能加速胶原分解，故在创伤愈合过程中应慎用此类激素。抗癌药物中的细胞毒药物也可延缓愈合。某些严重疾病如糖尿病、肝硬化及一些免疫缺陷疾病均可以影响组织的再生和修复。

（二）局部因素

1. **感染与异物** 局部的感染控制不佳是影响组织修复最常见的原因。细菌产生毒素和酶引起组织坏死，溶解基质和胶原纤维，加重局部组织损伤，妨碍创伤愈合。异物不能及时、彻底清除，则影响组织的再生。所以临床上对于创面较大、已被细菌污染但尚未发生明显感染的伤口，施行清创术以清除坏死组织、细菌和异物，在确保没有感染的情况下，缝合创口。

2. **局部血液循环** 局部血液灌流量充足一方面能充分保证组织再生所需要的营养和氧；另一方面也促进坏死组织的吸收和代谢，从而利于组织的修复。反之，则影响再生修复。如下肢静脉淤血者，局部损伤后愈合迟缓。

3. **神经支配** 局部神经损伤也可以影响愈合，如自主神经损伤会影响血管的舒缩作用，进而影响血液循环，使愈合过程减慢。

4. **电离辐射** 如γ射线、X线、电子束等均能不同程度地破坏细胞、损伤小血管，抑制组织再生，影响愈合。

骨折时，上述因素以及骨折的类型和数量、软组织的损伤程度等因素均对骨折的愈合有影响。需要强调的是对骨折断端及时而正确的复位、牢固的固定以及适时和恰当的功能锻炼对骨折的顺利愈合尤为重要。

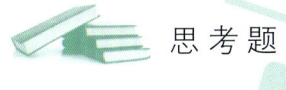思考题

1. 名词解释　再生、肉芽组织、坏疽、机化、脂肪变性。
2. 简述肉芽组织的形态特点及功能。
3. 简述影响创伤愈合的因素。

（李　萱）

第四章

局部血液循环障碍

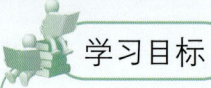学习目标

1. 掌握充血和淤血的概念、病理变化及后果；慢性肝淤血和慢性肺淤血的病理变化；血栓形成的概念及其形成的条件，血栓的类型和形态特点；栓塞、栓子的概念及栓子运行的途径；梗死的概念、类型及病理变化。

2. 熟悉充血和淤血的原因及类型，血栓形成的过程、结局及其对机体的影响，栓塞的类型及其对机体的影响，梗死形成的原因及条件。

3. 了解梗死对机体的影响和结局，出血的原因、类型及后果。

血液循环是血液在心血管系统按一定的方向周而复始地流动。机体正常的新陈代谢和生命活动有赖于正常的血液循环，机体组织细胞健康状态的维持不仅需要全身血液循环运输氧气，而且更需要正常的体液平衡。一旦血液循环发生障碍，超出神经、体液所能调节的范围时，即可引起相应组织器官的代谢障碍、功能失调和形态改变，并出现各种临床表现，严重者导致机体死亡。

血液循环障碍可分为全身性和局部性两种。全身血液循环障碍是整个心血管系统发生的功能障碍，局部血液循环障碍多由局部因素引起，也可以是全身血液循环障碍的局部表现，表现为充血、缺血、血栓形成、栓塞、梗死、出血及水肿等病理变化。

全身性和局部性血液循环障碍密切相关，相互影响。全身血液循环障碍可使局部组织发生不同程度的变化，如左心衰竭引起肺淤血，右心衰竭引起肝淤血、下肢淤血水肿等。局部血液循环障碍又可影响全身血液循环，如冠状动脉血流障碍引起心肌缺血或梗死，严重时可引起心力衰竭，导致全身性血液循环障碍。

本章叙述局部血液循环障碍，主要包括充血、血栓形成、栓塞、梗死和出血。

第一节 充血和淤血

局部组织或器官的血管内血液含量增多的状态称为充血（hyperemia）或淤血（congestion），表现为局部组织或器官内的小动脉、毛细血管及小静脉扩张、充盈，以容纳增加的血量。

一、充血

由于动脉输入血量过多，血液充盈在细动脉和毛细血管内，使局部组织或器官的含血量增加，又称为动脉性充血（arterial hyperemia），或主动性充血（active hyperemia）。

（一）原因及类型

凡是能引起细小动脉扩张的任何原因均可引起动脉性充血。

1. 生理性充血　为适应组织、器官生理需要和代谢增强而发生的充血，称为生理性充血。如餐后的胃肠道黏膜充血、体力活动时肢体骨骼肌充血以及情绪激动时的"面红耳赤"等。

2. 减压后充血　指局部组织或器官长期受压，使血管收缩、神经兴奋性降低，一旦压力突然降低或解除，则受压组织内的细动脉可发生反射性扩张而致局部充血，称为减压后充血。可见于绷带包扎的肢体。

3. 炎症性充血　炎症早期，由于致炎因子刺激引起神经反射及炎症介质释放，引起局部细动脉扩张充血。

（二）病理变化

肉眼：充血的器官组织体积增大，重量增加，包膜紧张，颜色鲜红。由于局部动脉扩张，血流加快，物质代谢增强，温度升高，功能活动也增强，可概括为"红、肿、热、疼和功能障碍"。

光镜：局部细动脉和毛细血管扩张充血。

（三）后果

充血是暂时性的血管变化，原因去除后，即可恢复正常。充血使局部血液循环加快，能供给组织更多氧和营养物质，使组织器官的代谢和功能增强，因此，多数情况下动脉性充血对机体是有利的，临床上常利用热敷、透热疗法等造成动脉性充血，以治疗某些疾病。在少数情况下动脉性充血会产生不良后果，如动脉粥样硬化、小动脉瘤形成等，动脉性充血可能引起血管破裂，严重者可导致患者死亡。

> **知识链接**
>
> 中医临床上常用的热敷、拔火罐、各种理疗仪器等治疗某些疾病，即是局部动脉性充血积极作用的体现。

★动脉性充血表现为局部细动脉和毛细血管扩张，血液含量增多。

二、淤血

由于静脉回流受阻，血液淤积在小静脉和毛细血管内，使局部组织或器官的含血量增多，又称为静脉性充血（venous hyperemia），或被动性充血（passive hyperemia）。通常淤血比充血多见，具有更重要的临床意义。

（一）原因

凡是能引起静脉回流受阻的任何原因，均可引起淤血。

1. 静脉受压　常见于妊娠晚期的子宫压迫髂静脉，引起下肢淤血、水肿；肠套叠、肠扭转、嵌顿性疝时肠系膜静脉受压引起局部肠段淤血等。

2. 静脉阻塞 主要见于静脉血栓形成及栓塞。只有当管腔阻塞又不能建立有效的侧支循环时，才会发生淤血。

3. 心力衰竭 左心衰竭时发生肺淤血，右心衰竭时发生体循环淤血（肝、脾、肾、胃肠道和肢体等淤血）。

（二）病理变化

肉眼：淤血的器官组织体积增大，重量增加，包膜紧张，颜色暗红。由于局部组织器官缺氧，代谢功能下降，产热减少，故在体表淤血区温度降低，可概括为"紫、肿、凉、功能降低"。

光镜：局部小静脉和毛细血管扩张，血液含量增多。

（三）后果

淤血对机体的影响取决于淤血发生的速度、程度、部位、持续时间以及侧支循环建立状况等因素。长时间淤血又称慢性淤血（chronic congestion），可引起：

1. 淤血性水肿与出血 淤血时小静脉和毛细血管内流体静力压升高；加之组织缺氧，中间代谢产物堆积，引起血管通透性增高，在局部形成水肿。严重淤血时，红细胞也可漏出，形成漏出性出血。

2. 实质细胞损伤 长期淤血时局部组织或器官由于缺氧，出现代谢障碍，引起实质细胞萎缩、变性甚至坏死。

3. 间质增生 长期淤血时间质常发生网状纤维胶原化和纤维组织增生，使器官质地变硬，形成淤血性硬化。

> **知识链接**
>
> 组织由实质和间质构成，当实质遭到破坏时，间质往往表现为增生，起到修复的作用，使组织器官发生纤维化、硬化。换言之，器官的硬度一般取决于其间质所占的比例和含量。

★淤血组织、器官的病理变化为小静脉和毛细血管扩张，充满血液成分。

若较长时间淤血，血液不能充分地通过侧支循环回流时，则引起以下后果：①淤血时由于静脉回流受阻，使毛细血管内流体静力压升高，引起毛细血管通透性增高，故易发生水肿。②严重淤血时，红细胞也可漏出，形成漏出性出血，毛细血管管壁损伤严重，红细胞可通过血管壁进入组织间隙，形成瘀点或瘀斑。③淤血时由于缺氧、组织代谢障碍使代谢产物堆积，轻者引起实质细胞萎缩、变性，重者引起组织坏死。④长期淤血还可引起间质纤维组织增生，导致器官硬化。

★淤血可导致淤血性水肿、漏出性出血，实质细胞萎缩、变性、坏死，间质结缔组织增生，最终导致淤血性硬化。

（四）重要器官的淤血

1. 慢性肺淤血 常由左心衰竭所致。

肉眼：肺体积增大，重量增加，颜色暗红。切开时可见暗红色血性或淡红色泡沫样液体流出。晚期肺质地变硬并呈棕褐色，故称"肺褐色硬化"（brown induration）。

光镜：肺泡壁毛细血管高度扩张充血，肺泡壁增厚。肺泡腔内有水肿液和数量不等的红细胞及巨噬细胞（图4-1）。漏出的红细胞被巨噬细胞吞噬后，红细胞的血红蛋白被分解成棕褐色的含铁血黄素，这种含有含铁血黄素的巨噬细胞称为心力衰竭细胞（heart failure cell）（图4-2）。这种细胞多见于肺泡腔内，亦可见于肺间质或患者的痰内。长期肺淤血时，肺泡壁纤维组织增生（图4-3）。

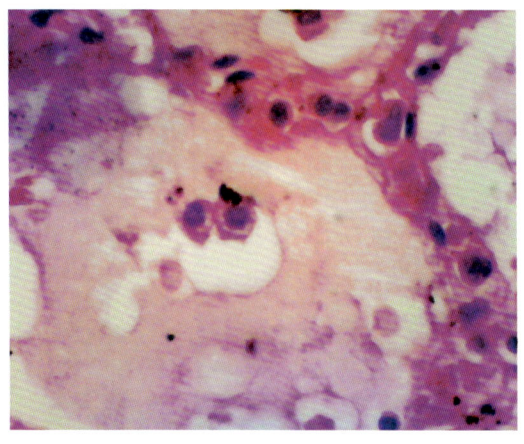

图4-1　慢性肺淤血，可见水肿液和少量红细胞
肺泡壁毛细血管扩张充血

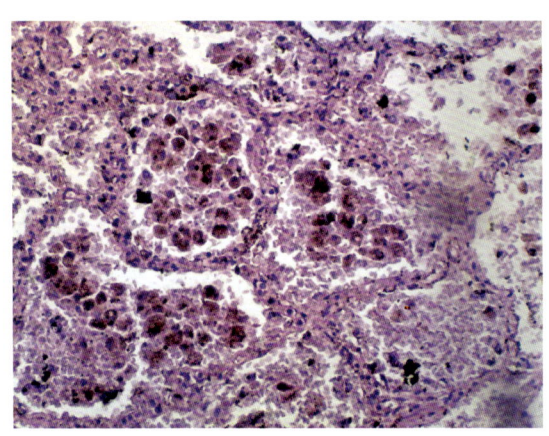

图4-2　慢性肺淤血，可见心力衰竭细胞
肺泡壁毛细血管扩张充血，肺泡腔内可见红细胞、心力衰竭细胞

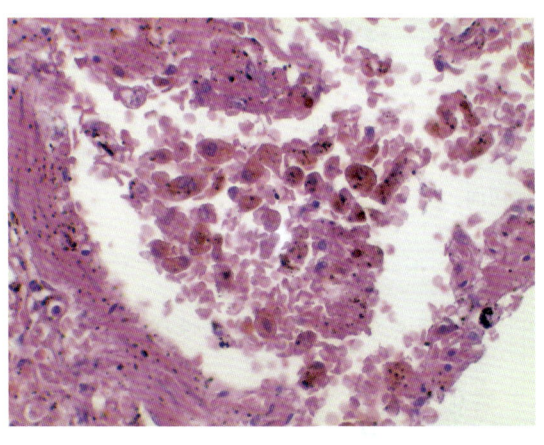

图4-3　慢性肺淤血，肺泡壁纤维组织增生
肺泡腔内可见红细胞、心力衰竭细胞

2. **慢性肝淤血**　常由右心衰竭引起。

肉眼：肝体积增大、重量增加，表面呈暗红色，被膜紧张且略增厚，质较实，表面光滑。切面上出现红（淤血区）黄（脂肪变性区）相间的条纹，状似槟榔，故称"槟榔肝"（areca liver）（图4-4）。晚期形成淤血性肝硬化（congestive liver cirrhosis）。

光镜：肝小叶中央静脉及其周围的肝血窦扩张充血；肝小叶中央区的肝细胞因受压而萎缩、坏死甚至消失，肝小叶周边区的肝细胞因缺氧而发生脂肪变性（图4-5）。长时间慢性肝淤血时，由于肝小叶中央肝细胞萎缩、坏死甚至消失，导致网状纤维胶原化，同时汇管区纤维组织增生，形成淤血性肝硬化。

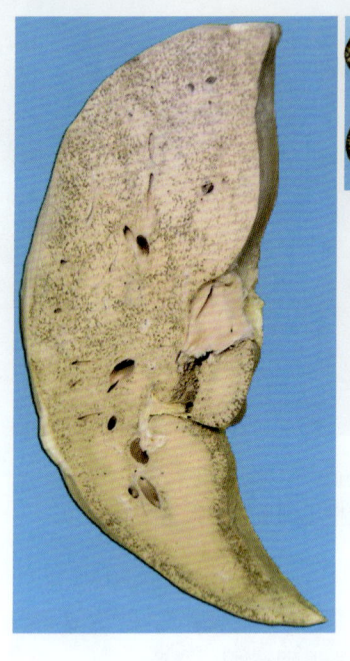
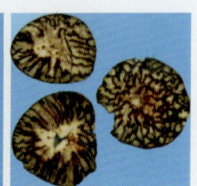
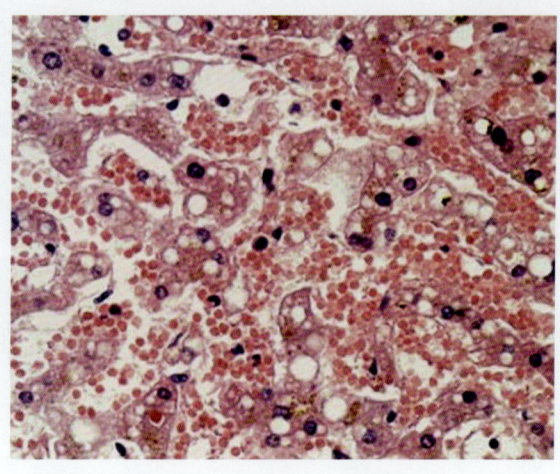

图 4-5　慢性肝淤血

中央静脉、肝血窦扩张淤血，小叶中央的肝细胞萎缩、坏死、消失，小叶周边的肝细胞脂肪变性

图 4-4　肝淤血（槟榔肝）

肝体积增大、重量增加，表面呈暗红色，切面可见灰黄和灰黑色相间的条纹。右上角显示的是槟榔切面

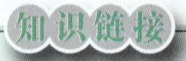

肝淤血时，肝细胞变性坏死的顺序为从肝小叶中央区→周边区。

案例 4-1

患者，男，37岁，患矽肺5年。感心慌、气短3个月，腹胀、双下肢水肿5天。检查：颈静脉怒张，肝肋缘下3cm，轻度压痛，甲胎蛋白正常。叩诊有移动性浊音。

问题：

1. 如何解释患者的症状（患者的自我感觉）和体征（医生检查所见）？
2. 该患者的肝可能有哪些病理变化（肉眼及光镜下所见）？

第二节　出　血

血液自心血管系统外逸，称为出血（hemorrhage）。血液流出体外称为外出血，血液流入体腔或组织间隙称为内出血。

一、出血的类型

1. **破裂性出血**　指心脏或血管破裂所引起的出血。原因有：

(1) 血管壁机械性损伤：见于切割伤、挫伤等。
(2) 侵蚀性病变破坏血管壁：见于肿瘤、溃疡病及肺结核空洞等病变。
(3) 心血管壁本身的病变：如心肌梗死灶或主动脉瘤等。

2. 漏出性出血　由于微循环的毛细血管通透性升高，使血液漏出血管外。主要原因有：
(1) 血管壁受损。
(2) 血小板减少和功能障碍。
(3) 凝血因子缺乏。

★ 出血可由心脏或血管破裂引起，也可由毛细血管及细小静脉通透性增高导致。

二、出血的病理变化

肉眼：新鲜出血呈红色，以后随红细胞降解形成含铁血黄素而带棕黄色（图4-6）。光镜：组织内可观察到逸出的红细胞、含铁血黄素颗粒或吞噬有含铁血黄素颗粒的巨噬细胞存在。

1. 外出血的表现　皮肤、黏膜的点状出血称瘀点，直径1～2cm以上较大的出血斑点称瘀斑，全身密集点状出血且呈紫红色称紫癜。呼吸道出血经口咳出称咯血。消化道出血经口呕出称呕血。血液自肛门排出称便血。泌尿道出血随尿排出称血尿。子宫大出血称血崩。

2. 内出血的表现　多量血液积聚于组织内称血肿。血液蓄积于体腔内称积血。

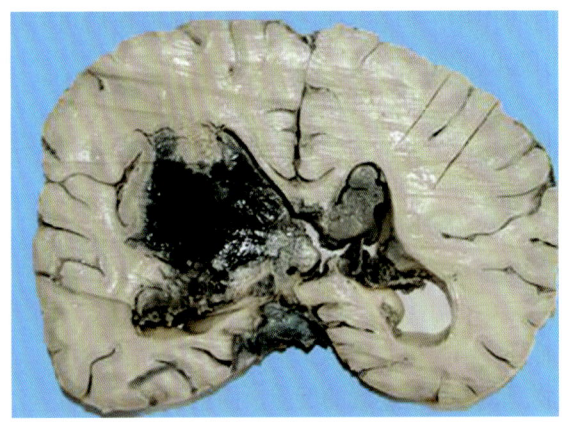

图 4-6　脑出血
大脑内囊区域不规则出血灶，福尔马林固定后凝血块为黑色

三、出血的后果

出血的后果取决于出血量、出血部位及出血速度。短时间小量出血一般不会引起严重后果，但小量持续或反复出血可导致缺铁性贫血。急性大出血，如在短时间内丧失循环血量的20%～25%时，即可发生失血性休克。发生在重要器官的出血，即使出血量不多，亦可致命，如心脏破裂引起心包内出血（心脏压塞），可导致急性心功能不全。

第三节　血栓形成

在活体的心脏和血管内，由于血液发生凝固或血液中某些有形成分析出凝集形成固体质块的过程，称为血栓形成（thrombosis）。形成的固体质块称为血栓（thrombus）。

血液中存在着相互拮抗的凝血系统和抗凝血系统。在生理状态下，血液中的凝血因子不断地有限度地被激活，形成微量纤维蛋白（纤维素），沉着于心、血管内膜上，随即又被激活的纤溶酶所溶解。同时，已激活的凝血因子可以被单核-巨噬系统吞噬而灭活。这种凝血系统和纤维蛋白溶解系统的动态平衡保证了血液潜在的可凝固性与生理状态下的流动状态。在一定条件下，这种动态平衡被破坏，凝血过程得到增强，血液在心血管内便可形成血栓。

一、血栓形成的条件和机制

血栓形成是血液在流动状态由于血小板活化和凝血因子被激活而发生的异常凝固。血栓形成的条件目前公认是由魏尔啸提出的三个条件。

（一）心血管内膜损伤

心血管内膜损伤是血栓形成最重要的因素。

正常情况下，完整的单层内皮细胞覆盖在心血管表面，形成薄膜屏障，同时具有抑制血小板黏集、抗凝血和降解纤维蛋白的作用。但在心血管内皮细胞损伤后可引起以下变化：

1. 启动内源性凝血途径　通过内皮细胞损伤，胶原纤维暴露，激活血小板和凝血因子Ⅻ来启动。

2. 启动外源性凝血途径　通过损伤的内皮细胞释放组织因子来激活。

3. 血小板活化　血小板活化在触发凝血过程中起核心作用。主要表现为黏附、释放、黏集三个连续的反应。内皮损伤后，首先激活血小板的是与血小板接触的胶原，继而凝血酶产生，并进一步活化血小板，释放 Ca^{2+}、ADP 和血栓素 A_2（thromboxane A_2，TXA_2），吸引随血流流过的血小板进一步聚

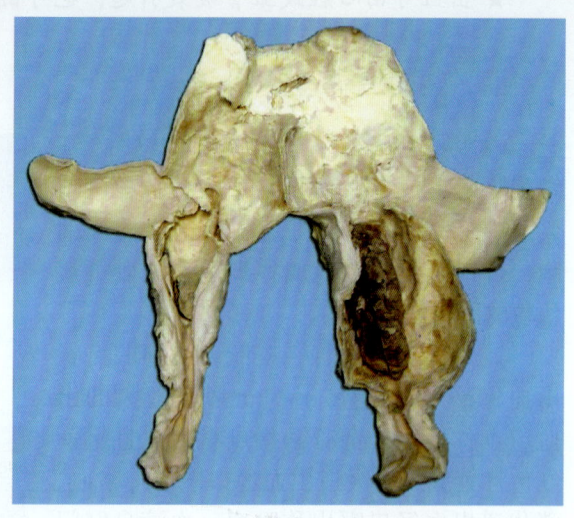

图 4-7　血栓形成

髂动脉粥样硬化症。粥样硬化斑块及溃疡形成使内膜损伤，血栓形成。血栓直径约为 5cm，质硬，与管壁紧密黏着

集，彼此黏集成堆，同时与纤维蛋白和纤连蛋白黏集。在整个血小板团块中，凝血酶将纤维蛋白原转变为纤维蛋白，将血小板紧紧地交织在一起（图 4-7）。

（二）血流状态的改变

血流状态的改变包括血流缓慢及涡流形成。

正常血流中，红细胞和白细胞在血流的中轴（轴流），其外是血小板，最外是一层血浆（边流），血浆将血液的有形成分与血管壁隔开，阻止血小板与内膜接触和激活。当血流缓慢、涡流形成时，血流中的有形成分靠边，血小板则有机会同受损的血管内膜接触而导致血栓形成。

临床上静脉比动脉容易发生血栓的原因是：

（1）静脉血流缓慢，不随心脏搏动而舒张。

（2）静脉内有静脉瓣，易形成漩涡。

（3）静脉壁薄，易受压。

（4）静脉血黏稠度大。

静脉血栓常发生于久病卧床的患者和静脉曲张的静脉内等。心脏和动脉内的血流快，不易形成血栓，二尖瓣狭窄时左心房扩张、动脉瘤内的血流均可出现漩涡，这时易并发血栓形成。

（三）血液凝固性增高

指血液中血小板和凝血因子的增多，或纤溶系统的活性降低。

1. 获得性高凝状态　手术、创伤、妊娠和分娩前后、高脂血症、吸烟、老年人等血液凝固性增高，此时形成血栓的倾向与血小板增多、黏性增加以及肝合成凝血因子增加和抗凝血酶Ⅲ合成减少有关。游走性血栓性脉管炎发生于广泛转移的恶性肿瘤，如胰腺癌、肺癌等，其血液凝固性增高是由于癌细胞释放促凝因子，如组织因子等引起。

2. 遗传性高凝状态　极少见。

在血栓形成过程中，上述三个条件往往合并存在，在某一阶段常以某一条件为主。

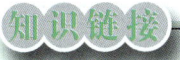

> 血栓形成可能是以上几个因素综合作用的结果，也可能是某一因素起主导作用。如大手术后血栓形成，或因血管创伤或组织损伤，血液内组织因子增多；或由失血过多血液浓缩等原因所致；或与手术后卧床血流缓慢有关。

二、血栓形成的过程及形态

血栓形成一般包括血小板黏集和血液凝固两个基本过程。其中血小板黏集是关键。

无论心脏、动脉或静脉内的血栓，都是以血小板黏附于内膜裸露的胶原开始，并释放腺苷二磷酸（adenosine diphosphate，ADP）和 TXA_2，促进更多的血小板黏附形成血小板堆。这种黏附还是可逆的，可以被血流冲散。随着内、外源性凝血途径被启动，产生的凝血酶将纤维蛋白原转变成纤维蛋白，后者与损伤内膜处基质中的纤连蛋白共同使黏集的血小板堆牢牢地固定于受损的内皮表面，成为不可逆的血小板凝集堆，作为血栓的起始点。上述过程反复进行，血小板黏集堆不断增大、增多，形成许多血小板小丘，

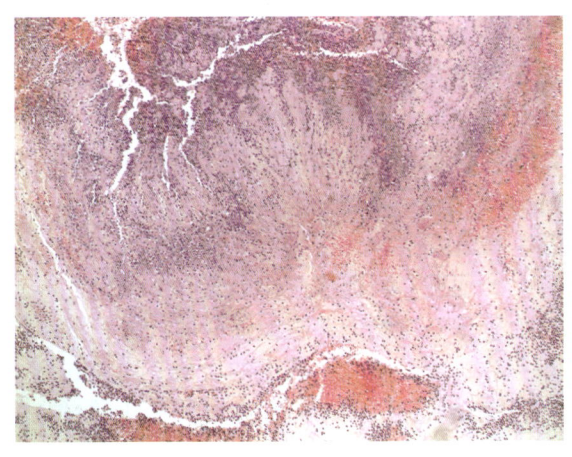

图 4-8　混合血栓

血栓中有血小板黏集而成的小梁，呈粉红色均质条索状。其周为纤维蛋白网格，将大量红细胞网格其中

血小板小丘在其下游形成涡流。血小板小丘延长并相互吻合成珊瑚状血小板小梁，其表面有许多中性粒细胞附着，形成白细胞边层，推测后者是由于崩解的纤维蛋白对中性粒细胞有趋化作用，此时形成白色血栓（white thrombus）。由于小梁之间血流缓慢，涡流形成，使局部凝血因子浓度大大增加，即有多量纤维蛋白网织于小梁之间形成网架，其中网罗大量红细胞，即形成混合血栓（mixed thrombus）（图 4-8）。如果混合血栓逐渐增大并阻塞血管腔，血流极度缓慢甚或停滞之后血液凝固，形成红色血栓（red thrombus）。上述血栓形成的全过程主要见于静脉内，自血小板析出凝集开始，依次形成白色血栓（头部）、混合血栓（体部）和红色血栓（尾部），把这种具有头、体、尾的完整血栓称为静脉延续性血栓（propagating thrombus）。

各种血栓类型及其常见部位、形态特点见表 4-1。

表 4-1　各种血栓的常见部位及形态特点

血栓类型	常见部位	光镜下形态特点	肉眼形态特点
白色血栓（析出性血栓）	血流较快的心瓣膜、心腔内、动脉内、延续性血栓头部	珊瑚状血小板梁为主，其上附有中性粒细胞，小梁间有纤维蛋白网网络少量红细胞	灰白色，表面粗糙，质坚实，与血管壁黏着紧密
混合血栓（层状血栓）	动脉瘤、室壁瘤内的附壁血栓，扩张的左心房内的球形血栓，延续性血栓体部	血小板梁上附有中性粒细胞，小梁间形成的纤维蛋白网网络大量红细胞	质较实，干燥，呈红白相间的波纹状，与管壁黏着较紧密
红色血栓（凝固性血栓）	延续性血栓尾部	纤维蛋白网充满如正常血液分布的血细胞（红细胞占优势）	新鲜时，暗红、湿润、有弹性，与血管壁不相粘连；陈旧时，干燥、无弹性、质脆易碎
透明血栓（hyaline thrombus，纤维素性血栓）	微循环小血管内	主要由纤维蛋白构成	肉眼观察不到（故称微血栓），常见于弥散性血管内凝血

三、血栓的结局

1. 软化、溶解、吸收　血栓内的纤溶酶活性增高及白细胞崩解释放的蛋白水解酶均可使血栓溶解，称为血栓的软化。小的血栓可被完全溶解吸收。大的血栓多为部分软化，当其被血液冲击形成碎块脱落后，易造成栓塞。

2. 机化、再通　血栓形成后 1～2 天，从血管壁新生的肉芽组织逐渐取代血栓的过程称为血栓机化。较大的血栓 2 周左右即可完全机化（图 4-9）。在血栓机化的过程中，由于血栓发生收缩或自溶出现裂隙，这些裂隙由新生的内皮细胞长入覆盖，形成新的血管腔，使血流重新通过，这种现象称之为再通（recanalization）（图 4-10）。

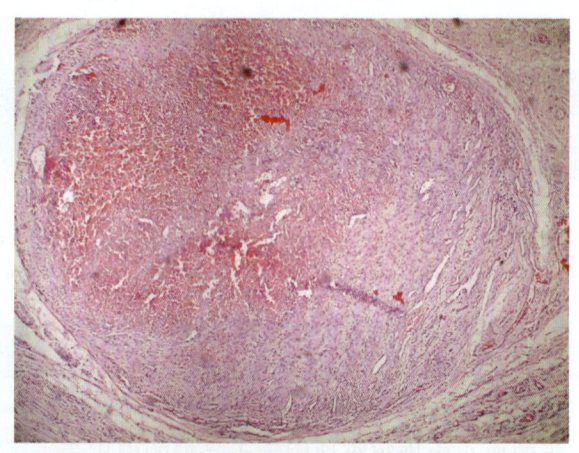

图 4-9　血栓机化

血管内血栓形成，局部区域纤维组织增生与管壁粘连紧密，内可见裂隙

3. 钙化　若陈旧性血栓既不被溶解又未被充分机化，可发生钙盐沉着，形成静脉石或动脉石。

4. 脱落　血栓因折断或软化而脱落成栓子，可引起栓塞。

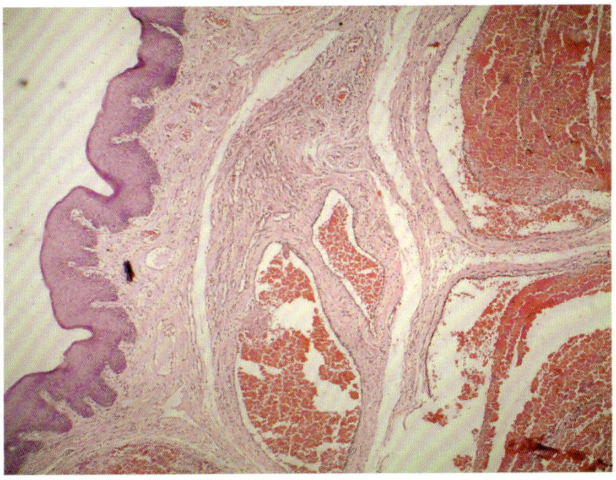

图 4-10　血栓机化与再通
皮下组织内血管血栓形成，多量纤维组织增生伴管腔样结构形成

四、血栓对机体的影响

（一）对机体有利的影响

1. 血栓形成可将血管的破裂处堵塞，从而达到止血的作用。
2. 炎症灶周围小血管内血栓形成可防止病原体蔓延扩散。

（二）对机体不利的影响

1. 阻塞血管　动脉阻塞可引起局部组织或器官缺血，导致实质细胞萎缩、变性和坏死；静脉阻塞，若未能建立有效的侧支循环，则引起局部淤血、水肿和出血。
2. 栓塞　血栓的整体或部分脱落成为栓子，随血流运行，引起栓塞。
3. 造成心瓣膜病　风湿性心内膜炎和感染性心内膜炎时，心瓣膜上的血栓机化可使瓣膜增厚变硬、瓣叶之间粘连，造成瓣膜口狭窄；若纤维组织增生后瘢痕出现收缩、变形，则造成瓣膜关闭不全。
4. 出血与休克　微循环广泛性微血栓形成，即弥散性血管内凝血，可引起全身广泛性出血和休克。

★血栓可阻塞血管腔，血栓脱落引起栓塞，血栓机化引起心瓣膜病变。出现弥散性血管内凝血时可引起出血与休克。

案例 4-2

患者，男，62 岁，下肢静脉曲张多年，最近症状明显加重，给予手术治疗。术中见静脉腔内有多个不连续、粗糙、干燥、灰褐色质脆物紧贴于管壁，阻塞部分管腔。

问题：
1. 该灰褐色质脆物最可能是什么？如何与血凝块相区别？
2. 该病例形成血栓的条件有哪些？

第四节 栓 塞

在循环血液中出现的不溶于血液的异常物质，随血液运行阻塞血管腔的现象称为栓塞（embolism）。阻塞血管腔的异常物质称为栓子（embolus）。栓子可以是固体、液体或气体。其中以血栓栓子最常见。

一、栓子运行的途径

栓子运行的途径一般与血流的方向一致，但也有特殊情况。

1. 来自左心及动脉系统的栓子　栓塞在体循环的动脉分支内，常见于脑、脾、肾和四肢等处。
2. 来自右心及静脉系统的栓子　栓塞在肺动脉的主干或其分支。
3. 来自门静脉系统的栓子　栓塞在肝内门静脉的各级分支。
4. 交叉性栓塞　有房间隔或室间隔缺损的患者，心腔内的栓子偶尔可由压力高的一侧通过缺损处进入压力低的一侧，产生动、静脉系统栓子的交叉运行，称为交叉性栓塞。
5. 逆行性栓塞　较罕见，如下腔静脉内血栓，在胸、腹压突然升高（如剧烈咳嗽、呕吐等）时，血栓一时性逆血流方向运行至肝、肾、髂静脉分支并引起栓塞。

二、栓塞的类型及对机体的影响

（一）血栓栓塞

血栓栓塞是最常见的栓塞类型，主要因血栓或血栓的一部分脱落引起。

1. 肺动脉栓塞　造成肺动脉栓塞的栓子95%以上来自下肢深静脉，特别是腘静脉、股静脉和髂静脉，偶可来自盆腔静脉或右心附壁血栓。根据栓子的大小和数量，其引起栓塞的后果不同：①由于肺具有肺动脉与支气管动脉双重循环，且之间有着丰富的吻合支，通常小而少的栓子不引起明显的后果；若栓塞前已有严重的肺淤血，此时肺静脉压明显升高，单一的支气管动脉不能克服其阻力而供血，则导致肺组织发生出血性梗死。②若栓子小且数目较多，广泛地栓塞于肺动脉多数小分支，或栓子大，栓塞肺动脉主干或较大分支，患者可突然出现呼吸困难、发绀、休克，严重者可因急性呼吸循环衰竭而猝死。

★栓塞中以血栓栓塞最常见。肺动脉血栓栓塞绝大多数由下肢深部静脉血栓脱落引起，可导致肺出血性梗死，严重时引起猝死。

2. 体循环动脉栓塞　栓子绝大多数来自左心（如亚急性感染性心内膜炎时心瓣膜赘生物、二尖瓣狭窄时左心房附壁血栓、心肌梗死的附壁血栓），其次为动脉粥样硬化溃疡和动脉瘤内膜表面的血栓。体循环动脉栓塞以下肢、脑、肾、脾为常见。

> **知识链接**
>
> 肺动脉栓塞引起猝死的机制如下：①肺动脉主干或大分支栓塞时，肺动脉内阻力急剧增加，造成急性右心衰竭；同时肺缺血、缺氧，左心回心血量减少，冠状动脉灌流量不足，导致心肌缺血；②肺栓塞刺激迷走神经，通过神经反射引起肺动脉、冠状动脉、支气管动脉和支气管痉挛，导致急性右心衰竭和窒息；③血栓栓子内的血小板释放 5-羟色胺（5-hydroxytryptamine，5-HT）及血栓素 A_2，亦可引起冠状动脉、肺血管的痉挛，导致心肌缺血和肺循环的进一步衰竭。

（二）脂肪栓塞

循环血液中出现游离脂肪滴并阻塞血管，称为脂肪栓塞（fat embolism）。血浆中的脂类并非以游离状态存在，而是以脂蛋白的形式存在，能溶解于血液。病理条件下出现游离脂滴主要见于：①外伤致储存脂肪进入血液。多发生于长骨粉碎性骨折、严重的脂肪组织挫伤等。②血脂乳化状态失去稳定性。见于机体处于应激状态及非创伤性患者如糖尿病、酗酒、慢性胰腺炎等。其后果取决于进入血液循环的脂滴大小及数量。一般直径大于 20μm 的脂滴可阻塞肺部毛细血管，引起肺栓塞；脂滴直径小于 20μm 时，可通过肺部毛细血管进入体循环，引起全身各器官的栓塞和小梗死灶。

★体循环动脉栓塞绝大多数是由来自左心的栓子引起。大量的脂滴广泛栓塞于肺循环时，可致急性肺动脉高压，严重者可发生右心衰竭而死亡。

（三）气体栓塞

大量空气迅速进入血液循环或原溶于血液内的气体迅速游离，形成气泡阻塞心血管，称为气体栓塞。

1. 空气栓塞（air embolism） 如头颈手术、胸壁和肺创伤时，损伤接近心脏的静脉（如锁骨下静脉、颈静脉），空气可被吸气时静脉腔的负压吸引，由损伤的破口处进入静脉。少量气体入血，可溶解入血液内，不会发生空气栓塞。若大量气体（>100ml）迅速进入静脉，随血流到达右心后，因心脏搏动将空气与血液搅拌形成大量气泡，使血液变成可压缩的泡沫充满心腔，当心脏收缩时气泡不被排出而阻塞肺动脉出口，血液不能被有效地搏出，心脏舒张时气泡又变大而阻碍了静脉血回流入右心，造成严重的循环障碍。患者出现呼吸困难、发绀，甚至猝死。基于这一原理，动物实验中通过空气栓塞处死动物。

2. 氮气栓塞 又称沉箱病或减压病，见于潜水员从深海过快浮上水面或飞行员乘无密封舱飞机迅速飞入高空时。人体从高压环境迅速进入常压或低压环境，原来溶于血液、组织液

> **知识链接**
>
> 怀疑为空气栓塞致死者，尸体检查时必须原位将水灌满心包腔，然后于水面下在右心做一切口，如有气泡自水中冒出，即可证实。打开心脏见右心腔内有泡沫状气体的存在。

和脂肪组织的气体包括氧气、二氧化碳和氮气迅速游离形成气泡。氧气和二氧化碳可再溶于体液内被吸收，但氮气在体液内溶解迟缓，导致在血液和组织内形成很多微气泡或融合成大气泡，而引起氮气栓塞。

> **知识链接**
>
> 　　氮气析出时因气体所在部位不同，其临床表现也不同。位于皮下时引起皮下气肿（特别是富于脂肪的皮下组织）；位于肌肉、肌腱和韧带内可引起关节和肌肉疼痛；位于局部血管内可引起局部缺血和梗死，常见于股骨头、胫骨和髂骨的无菌性坏死；全身性特别是四肢、肠道等末梢血管阻塞可引起痉挛性疼痛；若短期内大量气泡形成，阻塞了多数血管，特别是阻塞冠状动脉时，可引起严重血液循环障碍甚至迅速死亡。

（四）羊水栓塞

在分娩过程中，羊膜破裂，胎儿阻塞产道时，由于子宫强烈收缩，宫内压增高，将羊水压入子宫壁破裂的静脉窦内，经血液循环进入肺引起栓塞。羊水栓塞（amniotic fluid embolism）的证据是在肺小动脉和毛细血管内找到羊水的成分。患者常突然出现呼吸困难、发绀、休克甚至死亡。引起猝死的机制有：肺循环的机械性阻塞；迷走神经兴奋引起反射性血管痉挛；羊水成分作为抗原引起过敏性休克；羊水启动凝血过程，引起弥散性血管内凝血。

★迅速进入血液循环的空气含量＞100ml时，即可导致患者死亡。羊水栓塞发病迅速，患者突然出现呼吸困难、发绀和休克，绝大多数导致死亡。在栓塞的肺血管内可见羊水成分。

（五）其他栓塞

恶性肿瘤细胞侵入血管时，癌栓随血流运行到其他部位形成转移瘤。其他如细菌、寄生虫、虫卵等都可以形成栓子，引起栓塞。

案例 4-3

　　患者，男，26岁，体重210斤。患者住院期间一直卧床，今出院，起身下床时突然摔倒，出现面色青紫，甲床发绀，心跳、呼吸停止，抢救无效死亡。因医疗纠纷，家属提出尸解要求。医师进一步了解病史获知，死者1周前搬汽车轮胎时砸伤左足，导致第3、4跖骨骨折，住中医院骨科治疗。经固定后，叮嘱患者卧床休息，减少活动。患者担心骨折愈合不好，一直未下床活动，今日起身下床时出现突发死亡。

问题：
1. 患者可能的死亡原因是什么？
2. 为什么会发生如此异常？
3. 如果你是手术医师，你会对患者术后提供如何的护理？

患者，男，27岁，在建筑工地发生左大腿外伤，股骨粉碎性骨折，紧急处理时患者突然出现呼吸急促，很快出现呼吸困难、面部青紫、心动过速，抢救无效死亡。

问题：
1. 分析该患者最可能的死因。
2. 分析导致该患者猝死的机制。
3. 如何防范此类事件的发生？

第五节 梗 死

局部组织或器官由于血管阻塞，而侧支循环又不能代偿时，血流停止所引起的缺血性坏死，称为梗死（infarction）。梗死一般是由动脉阻塞引起的，但静脉阻塞使局部血流停滞导致缺氧，亦可引起梗死。

一、梗死的原因及条件

（一）原因

任何引起血管管腔阻塞的因素均可以引起梗死。

1. 血栓形成　是梗死最常见的原因，如冠状动脉粥样硬化和脑动脉粥样硬化合并血栓的形成，可引起心肌梗死和脑梗死。
2. 动脉栓塞　多为动脉血栓栓塞。
3. 动脉痉挛　多数管腔已狭窄的动脉，在诱因的刺激下，发生持续性痉挛，引起梗死。
4. 血管受压闭塞　动脉受肿瘤或其他机械性压迫而导致管腔闭塞时，可引起局部组织梗死。

（二）条件

血管阻塞是否造成梗死，还与下列因素有关：

1. 供血血管的类型　有双重血液供应的器官，如肺（肺动脉和支气管动脉供血）、肝（肝动脉和门静脉供血）、前臂和手（尺动脉和桡动脉平行供血），其中一条动脉阻塞时，因有另一条动脉可以维持供血，通常不易引起梗死。吻合支丰富（肠系膜上、下动脉之间）的肠一般也很少梗死。肾、脾是终末动脉供血的器官，心、脑虽有一些吻合支但较小，一旦动脉发生阻塞，极易梗死。
2. 局部组织对缺血的敏感程度　神经细胞对缺氧的耐受性最低，缺血3~4分钟即引起梗死；心肌细胞缺血20~30分钟就会梗死；骨骼肌、纤维结缔组织对缺血耐受性最强。
3. 血流阻断的速度　缓慢发生的血流阻断，可以为吻合支逐渐扩张、建立侧支循环提供时间而不易梗死；反之则易梗死。
4. 血液的含氧量　如严重的贫血或心功能不全时较易梗死。

二、梗死的形态特征及类型

(一) 形态特征

1. 梗死灶的形状　取决于该器官的血管分布。脾、肾、肺等器官的血管呈锥形分支，故梗死灶也呈锥形，切面呈扇面形，其尖端位于血管阻塞处，指向器官门部，底部朝向脏器的表面；心冠状动脉分支不规则，故梗死灶呈地图状；肠系膜血管呈扇形分支，故梗死灶呈节段性。

2. 梗死灶的质地　取决于坏死的类型。脾、肾、心的梗死为凝固性坏死，脑梗死为液化性坏死。

3. 梗死的颜色　取决于梗死灶的含血量。含血量少时颜色灰白，称为贫血性梗死（anemic infarct）或白色梗死（white infarct）。含血量多时颜色暗红，称为出血性梗死（hemorrhagic infarct）或红色梗死（red infarct）。

(二) 类型

1. 贫血性梗死　发生于：组织结构致密、侧支循环不丰富的器官，如脾（图4-11）、肾、心、脑。

肉眼：梗死灶呈灰白色，与周围界限清楚。早期周围有明显的暗红色充血出血带。数日后，出血带内的红细胞被巨噬细胞吞噬而转变为含铁血黄素，暗红色带则变为黄褐色。

光镜：脾、肾、心的梗死灶呈凝固性坏死的特点。梗死灶内尚可见核固缩、核碎裂、核溶解等变化，组织轮廓尚存。晚期，病灶呈红染的均质状结构，边缘有肉芽组织及瘢痕组织形成。脑梗死灶为液化性坏死，表现为坏死、变软、液化，以后形成囊状，或被增生的星形细胞和胶质纤维所代替，最后形成胶质瘢痕。

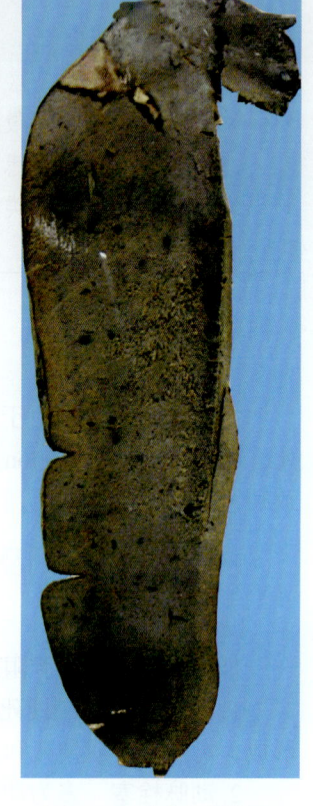

图4-11　脾贫血性梗死
梗死灶呈灰白色，锥形，周围有充血出血带

2. 出血性梗死　发生条件：①严重淤血为先决条件。由于器官严重淤血，流体静力压升高，妨碍了侧支循环的建立，故局部组织可因动脉阻塞而发生坏死。组织坏死后，淤积在静脉内的血液经坏死的血管壁漏出至坏死组织中，造成弥漫性出血。出血导致局部循环压力下降，则侧支血液通过吻合支而流入梗死区，加重出血。②双重血液循环。③组织疏松，如肺、肠等器官组织间隙可容纳多量出血。

(1) 肺出血性梗死：多发生在已有严重淤血（如左心衰竭）的基础上，再有肺动脉分支阻塞时。梗死灶常位于肺下叶外周部，尤其在肋膈角处（淤血好发处）。光镜下梗死区肺组织充满血液，肺泡结构模糊不清（图4-12）。

(2) 肠出血性梗死：在肠套叠、肠扭

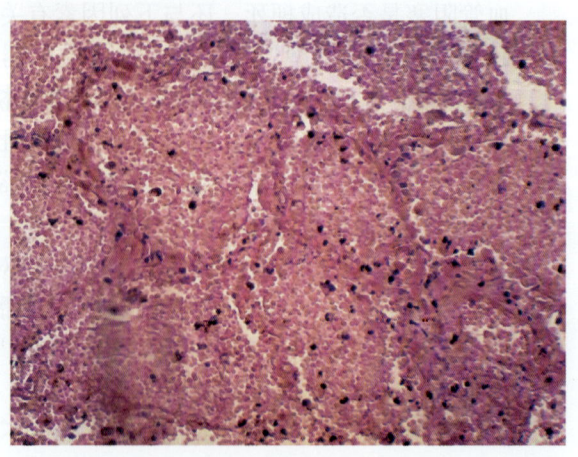

图4-12　肺出血性梗死
梗死区肺组织充满血液，肺泡结构模糊不清

转及嵌顿性疝时，肠系膜静脉首先受压而发生淤血、出血。继之，肠系膜动脉受压闭塞，肠管坏死。多发生在肠系膜上动脉的分布区，尤多见于小肠段。肉眼：梗死肠段呈暗红色甚至紫黑色，肠腔内充满暗红色混浊液体。肠壁增厚，极为脆弱，易破裂。光镜：肠壁坏死，各层结构不清，有淤血、出血。

（三）梗死的结局及对机体的影响

1. 结局　脑梗死灶液化成囊腔，周围由增生的胶质瘢痕包裹。其他脏器于梗死后24～48小时，从梗死灶周围向病灶内长入肉芽组织，小的病灶可被肉芽组织所取代，以后形成瘢痕。大的梗死灶不易完全被机化，则由肉芽组织和瘢痕组织包裹，病灶内可有钙盐沉着。

2. 对机体的影响　梗死对机体的影响取决于梗死发生的器官、部位和梗死灶的大小。脾梗死累及包膜，可因局部炎症反应而感刺痛。肾梗死通常只引起腰痛、血尿。肺梗死常有胸膜刺激征和咯血。肠梗死可引起穿孔及弥漫性腹膜炎。心、脑梗死可严重影响其功能，梗死灶大者可致死。

★梗死灶的形状取决于器官的血管分布，如脾、肾、肺等梗死呈锥形，心肌梗死呈不规则形，肠梗死呈节段性。贫血性梗死常发生于心、脾、肾等器官；出血性梗死常发生于脏器组织疏松而且有严重淤血的器官，如肺、肠等。

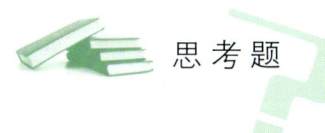

案例 4-5

患者，女，33岁，4年前因阑尾炎行切除术，之后不时出现腹痛。最近2天来腹痛持续，并因剧烈腹痛，伴恶心、呕吐，以急腹症入院。查体后考虑患者出现肠梗阻。术中见回肠套叠，肠管呈节段性暗红色，表面无光泽，可见被覆纤维素性脓性渗出物。

问题：

1. 该患者的肠管为何种病变？
2. 该患者的肠管梗死的机制是什么？

思 考 题

1. 简述慢性淤血的后果。
2. 简述慢性肺淤血和肝淤血的病变特点。
3. 血栓形成的条件有哪些？
4. 简述血栓的类型及各种血栓之间的区别。
5. 以左心室附壁血栓脱落为例，简述栓子的运行途径、栓塞的部位和后果。
6. 比较贫血性梗死与出血性梗死。
7. 分析淤血、缺血、出血、血栓形成、栓塞、梗死之间的相互关系。

（张朝霞）

第五章

炎 症

学习目标

1. 掌握炎症的概念、原因、局部表现及全身反应。
2. 掌握炎症的基本病理变化及结局。
3. 掌握急性炎症的常见病理分型及各自的病理特点。
4. 掌握一般慢性炎症的病变特征及肉芽肿性炎的概念、病因和形态特点。
5. 掌握常见炎症细胞的特点及功能。
6. 熟悉炎症介质的种类及在炎症过程中的作用。
7. 了解急性炎症病变过程中血管变化和白细胞渗出的机制。

炎症（inflammation）是一种最常见而又极为重要的病理过程。人类的许多疾病，如感冒、咽炎、肺炎、肝炎、阑尾炎、肾炎、脑膜炎、外伤性感染、结核病及过敏性疾病等，其基本病理变化都属于炎症。创伤修复的基本过程也有炎症的参与。如果没有炎症反应，机体将不能控制感染和修复损伤，因此，炎症对机体是有利的，是人类赖以生存的防御性和保护性反应；但在某些情况下，炎症对机体又有潜在危害性，如剧烈的变态反应可威胁患者的生命，声带炎症阻塞喉部可导致窒息，此时应采取有效措施控制炎症反应。

第一节 炎症的概述

一、炎症的概念

炎症是具有血管系统的活体组织对各种致炎因子的刺激所发生的以防御性反应为主的基本病理过程，是生物在长期进化过程中逐渐发展形成的。单细胞和多细胞生物对局部损伤发生的反应，如吞噬损伤因子、通过细胞或细胞器肥大以应对有害刺激物等，都不能称为炎症。只有当生物进化到具有血管时，才能发生以血管反应为中心环节，同时又保留了上述吞噬和清除功能的复杂而完善的炎症反应。

在炎症过程中，一方面，致炎因子可直接或间接导致组织和细胞的变性和坏死，另一方面，机体通过一系列血管反应和渗出，清除致炎因子和坏死组织，同时，局部的实质细胞和间质细胞增生，限制炎症的扩散和蔓延，填补缺损的组织，使受损的组织得以修复。可以说炎症是损伤、抗损伤和修复的统一过程。

★炎症是具有血管系统的活体组织对各种致炎因子的刺激所发生的以防御性反应为主的基本病理过程。

二、炎症的原因

任何能够引起组织和细胞损伤的因素都可以成为炎症的原因，即致炎因子。致炎因子种类繁多，可分为内源性和外源性、生物性和非生物性等。组织坏死也是潜在的致炎因子。手术缝线、假体硅胶、物体碎片等异物残留在体内均可成为致炎因子。主要的致炎因子包括以下几类：

（一）生物性因素

生物性因素是最常见的致炎因子，包括各种病原微生物（细菌、病毒、支原体、真菌、立克次体、螺旋体）和寄生虫等。由生物性病原体引起的炎症称为感染。感染是最常见且最重要的一组炎症。不同的病原体引起炎症的机制不同，如细菌可以通过释放内、外毒素或通过其本身的抗原性诱发免疫反应而引起炎症；病毒可通过在细胞内繁殖直接造成感染细胞坏死，也有一些病毒是出胞时部分抗原遗留在寄生细胞的细胞膜上，病毒入血后引起的免疫反应作用于被病毒感染的细胞，引起炎症反应。生物性因素的致病作用与病原体的数量和毒力有关。部分病原微生物经一定的传播途径进入易感人群的个体引起炎症，这个过程称为传染，引起的这类疾病称为传染病。相关内容将在后面的章节中详述。

（二）物理性因素

低温、高温、紫外线、放射线、电击、切割、挤压、挫伤等均可引起炎症。

（三）化学性因素

化学性因素包括外源性和内源性化学物质。外源性化学物质有强酸、强碱、强氧化剂和芥子气等，内源性化学物质包括坏死组织的分解产物及异常堆积的代谢产物如尿素等。

（四）免疫反应

当机体免疫反应异常时，可引起不适当或过强的免疫反应，导致组织损伤引起炎症，如过敏性鼻炎、抗原抗体复合物性肾小球肾炎、系统性红斑狼疮等。

上述致炎因子是引起炎症的外因和重要条件，作用于机体后是否引起炎症以及炎症反应的强弱不仅与损伤因子的性质、强度和作用时间等有关，而且与机体的状态如年龄、体质、神经和内分泌功能、免疫功能等有密切关系。免疫缺陷患者容易发生炎症性疾病；接种过疫苗的儿童对该病原体的反应也不同。同一机体在不同的发育时期，对同一致炎因子的反应也可不同。如麻疹病毒对新生儿不引起病变，这是由于新生儿从母体获得了一定的抗体，对麻疹病毒有免疫作用；而新生儿由于血-脑屏障发育不完善，对破伤风梭菌有较高的易感性。医疗工作中除要注意致炎因子造成的组织损伤和过度的炎症反应外，还要结合患者的身体特点防治炎症。

三、炎症的基本病理变化

炎症的基本病理变化包括变质、渗出和增生，三者密切相关、相互联系、相互影响，在一定条件下又可以互相转化。一般来说，炎症早期和急性炎症常以变质和渗出为主，炎症后期和慢性炎症则常以增生为主。

★炎症的基本病理改变为变质、渗出和增生。

（一）变质

炎症局部组织和细胞发生的变性和坏死，称为变质（alteration）。变质可发生在实质细胞，也可发生在间质细胞。它可以是致炎因子直接作用所引起，也可以是在炎症发展过程中由于血液循环障碍和炎症介质的作用所致。变质的组织不仅有结构的改变，同时伴有代谢和功能障碍。变质程度的轻重取决于致炎因子和机体反应性两个方面。

实质细胞常出现的变质性改变包括细胞水肿、脂肪变性、玻璃样变性、凝固性坏死和液化性坏死等，间质细胞可发生黏液样变性、纤维素样坏死等。

炎症区域组织的形态变化是一系列代谢变化的结果。炎症局部组织以分解代谢增强为特点，继之发生局部酸中毒、组织渗透压升高及炎症介质释放等一系列代谢变化。

（二）渗出

炎症局部血管内的液体和细胞成分通过血管壁进入组织间隙、浆膜腔、黏膜表面和体表的过程称为渗出（exudation）。渗出过程是在炎性充血和血管壁通透性增高的基础上发生的，所以渗出应包括血管反应和渗出两个过程，是构成炎症防御性反应的最重要环节。

★渗出是炎症的重要基本病变，包括血管反应和渗出两个过程。

1. 血管反应　血管反应是炎症的中心环节，为液体的渗出和白细胞的游出创造了有利条件。致炎因子作用于局部组织后，局部组织内的细动脉和局部微循环很快发生血流动力学变化，表现为细动脉和微循环的血流量和血管口径的改变。血流动力学改变所经历的时间取决于致炎因子的种类和刺激的程度。一般血流动力学变化见图5-1。

（1）细动脉短暂收缩：机体局部受致炎因子损伤后，立即出现细动脉短暂收缩，收缩持续数秒。其发生机制可能是通过神经反射使肾上腺素能神经纤维兴奋所致。

（2）细动脉和毛细血管扩张：由于血管扩张，血流量增多，血流速度加快，形成动脉性充血即炎性充血，充血可持续数秒至数小时不等。血管扩张的发生机制与轴突反射和血管运动神经（胆碱能纤维）的兴奋有关。神经因素引起的充血多是短暂的，持久的炎性充血往往是炎症介质作用的结果。

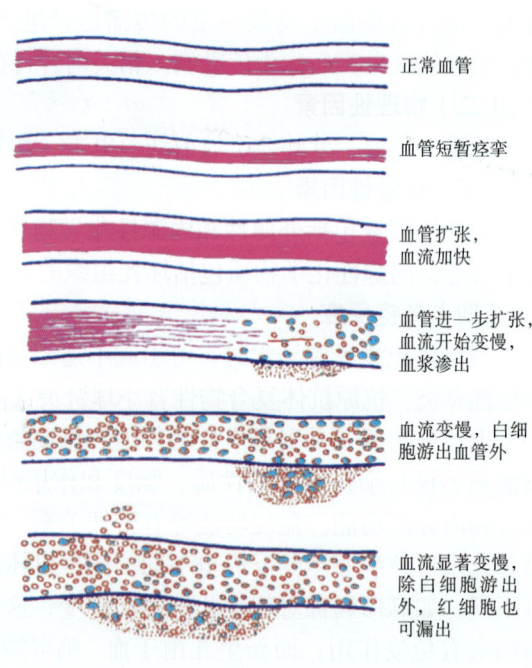

图5-1　血流动力学变化模式图

（3）血流速度减慢：随着炎症的继续发展，毛细血管静脉端和小静脉扩张，大量毛细血管床开放，血流逐渐缓慢，导致静脉性充血（淤血）。

炎症局部血流由快变慢的机制较复杂，除与细静脉、毛细血管网广泛开放有关外，还与炎症介质使血管壁的通透性升高、血液中的液体渗出、血液浓缩致黏稠度增加有关；也与炎症区酸中毒，使血管内皮细胞肿胀、白细胞附壁致血流阻力增加有关；同时与炎性渗出物对静脉的压迫等有关。

2. 液体渗出和细胞渗出　是炎症的重要防御反应，是炎症最主要的特征性变化，其过程包括液体渗出和细胞渗出两方面。

★渗出是炎症的重要防御反应，是炎症最主要的特征性变化。

（1）液体渗出：在血管反应和血管壁通透性升高的基础上，血管内的液体成分通过细静脉和毛细血管壁渗出到血管外的过程，称为液体渗出。渗出的液体称为渗出液（exudate）。渗出的液体聚积于组织间隙称炎性水肿；渗出的液体潴留于浆膜腔（胸腔、腹腔、心包腔）或关节腔，称浆膜腔积液或关节腔积液。由于致炎因子、炎症部位和血管壁受损的程度不同，渗出液的成分也不相同。当血管壁受损严重时，分子较大的球蛋白甚至纤维蛋白原也可渗出。渗出的纤维蛋白原在坏死组织释放的组织因子的作用下，可形成纤维蛋白即纤维素。

液体渗出主要是血管壁通透性升高、微循环内流体静力压升高和组织渗透压升高三者共同作用的结果。血管壁通透性升高主要发生在微静脉和毛细血管静脉端，可以使血管内的血浆外渗，有利于将血液中的营养物质、修复所需的原料以及抗体输送到损伤的局部，有利于修复和抗感染。其发生机制可归纳为以下几点：①内皮细胞收缩和（或）穿胞作用增强；某些炎症介质（如组胺、缓激肽、白细胞三烯等）作用于内皮细胞内受体，使内皮细胞收缩；某些细胞因子（如IL-1、肿瘤坏死因子、干扰素等）和缺氧可引起内皮细胞骨架结构重组，使内皮细胞收缩。另外，内皮细胞胞质中有许多穿胞通道，受炎症介质的作用开放活跃，也使血管壁的通透性增高。②内皮细胞损伤：致炎因子（如严重烧伤、化脓菌感染时）可直接损伤内皮细胞使之坏死脱落。某些细菌毒素引起内皮细胞损伤，导致血管壁通透性增高；内皮细胞损伤还可由炎症早期白细胞黏附所致。③新生毛细血管壁的高通透性：新生的毛细血管内皮细胞连接结构发育尚不完善，孔隙较大，并且具有较多的化学介质，所以这些毛细血管具有高通透性。微循环内流体静力压升高是由于炎症局部微循环发生了一系列血流动力学变化，最后表现为毛细血管和细静脉扩张、淤血而造成的，可促使液体从血管内渗出。组织渗透压升高是由于炎症局部的代谢变化，导致了胶体渗透压及晶体渗透压升高而引起的，也可促使液体从血管内渗出。

渗出液与非炎症时（如淤血）所形成的漏出液（transudate）不同。区别渗出液和漏出液对某些疾病的诊断、鉴别诊断及正确治疗有一定帮助。渗出液和漏出液均可造成组织水肿和浆膜腔积液，但两者的成分及性质不同（表5-1）。

表 5-1　渗出液与漏出液的区别

	渗出液	漏出液
原因	炎症	非炎症
蛋白质	30g/L 以上	25g/L 以下
比重	1.018 以上	1.018 以下
细胞数	$>500 \times 10^6/L$	$<100 \times 10^6/L$
蛋白质定性试验	阳性	阴性
凝固性	易自凝	不能自凝
透明度	浑浊	澄清

液体渗出在炎症中具有重要的防御意义。渗出的液体可以稀释毒素、减轻毒素对组织的损害；为局部浸润的细胞带来葡萄糖、氧和营养物质，并带走代谢产物；渗出液内含有抗体和补体等物质，有利于消灭病原体；渗出物中的纤维蛋白原在坏死组织释放出的组织凝血酶作用下形成纤维素，纤维素互相交织成网，可限制病原微生物的扩散而使病灶局限化，同时也有利于吞噬细胞发挥吞噬作用，在炎症后期纤维素网架还可成为修复的支架，并有利于成纤维细胞产生胶原；渗出物中的病原微生物和毒素随淋巴液被携带至局部淋巴结，可刺激机体发生体液和细胞免疫反应。

但是，如果组织内渗出液过多，可压迫血管，常常加剧局部的血液循环障碍。浆膜腔内渗出液过多，则可压迫邻近器官，如心包腔和胸腔内大量积液可压迫心、肺，影响其功能活动。严重的喉头水肿可引起窒息。若渗出的纤维素过多，又不能完全被溶解和吸收时，则发生机化引起组织粘连，如心包粘连、胸膜腔粘连，导致不良后果。

（2）细胞渗出：在液体渗出的同时，可有各种细胞成分的渗出，其中白细胞渗出是炎症反应最重要的特征。各种白细胞通过血管壁到达血管外的过程，称为白细胞渗出或游出。白细胞渗出是一个主动过程，白细胞经历靠边、附壁、滚动、黏附、游出和趋化作用等几个阶段，才能到达炎症灶发挥作用（图5-2）。

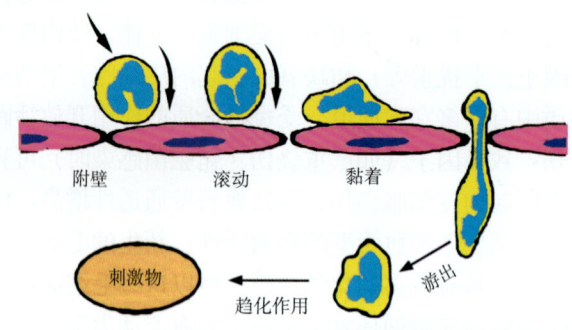

图 5-2　白细胞的渗出过程示意图

1）白细胞的靠边和附壁：当炎性充血、血流减慢甚至停滞时，血管内轴流变宽消失，白细胞由轴流逐渐进入边流靠近血管壁，称为白细胞靠边。白细胞开始沿着内皮细胞表面滚动，以后贴附在内皮细胞表面，此种现象称为白细胞附壁。白细胞附壁的机制目前认为是由于内皮细胞和白细胞表面的黏附分子相互识别而引起的。

2）白细胞的黏附和游出：白细胞表面的黏附分子和内皮细胞受体结合，在化学介质和某些细胞因子的调节下，白细胞与内皮细胞由黏附较松到最终的牢固黏附。黏附于内皮细胞表面的白细胞在内皮细胞连接处伸出伪足，以阿米巴样运动的方式穿过内皮细胞间隙到达内皮细胞和基底膜间，最后穿过基底膜游出到血管外，血管内皮细胞的连接结构、基底膜恢复正常。白细胞通过血管壁进入周围组织间隙的过程称为白细胞游出。中性粒细胞、嗜酸性粒细胞、嗜碱性粒细胞、单核细胞及淋巴细胞都以同样的方式游出。不同原因引起的炎症以及在炎症的不同阶段，游出的白细胞种类不同。一般在炎症早期（6~24小时），以中性粒细胞为主；24~48小时，则单核细胞更多见。这是因为中性粒细胞的游出速度最快，而且寿命短，而单核细胞在组织内存活时间长，因此，中性粒细胞停止游出后，单核细胞仍持续游出。游出的白细胞种类也与炎症的不同阶段所激活的趋化因子不同有关。现已证实中性粒细胞能释放单核细胞趋化因子，因而中性粒细胞游出后必然引起局部单核细胞增多。此外，由于致炎因子不同，游出的白细胞也不同。细菌感染时常以中性粒细胞渗出为主；病毒感染时则以淋巴细胞渗出为主；而有些变态反应，则以嗜酸性粒细胞渗出为主。

血管壁严重损伤时也有红细胞漏出，但红细胞本身无运动能力，是由流体静力压的作用使红细胞沿白细胞游出的途径或内皮细胞坏死崩解的裂口漏出至血管外，因此，红细胞的漏出是被动过程。

★白细胞的游出为主动过程，是炎症反应最重要的形态学特征，而红细胞的漏出是被动过程，提示血管壁损伤严重。

3）趋化作用：是指白细胞游出后，在组织间隙向着炎症区域的化学刺激物所在的部位作定向的移动，这些化学刺激物称为趋化因子。

趋化因子的作用是有特异性的，有些趋化因子只能吸引中性粒细胞，而另一些趋化因子则吸引单核细胞或嗜酸性粒细胞等。此外，不同细胞对趋化因子的反应能力也不同，中性粒细胞和单核细胞对趋化因子的反应较显著，而淋巴细胞对趋化因子的反应则较弱。趋化因子可以是外源性物质（如细菌及代谢产物），也可以是内源性物质（如补体成分、白细胞三烯、细胞因子等）。当血液中的白细胞由于趋化作用进入炎症局部组织间隙内即称为炎症细胞或炎细胞，该过程称为炎症细胞浸润。

(3) 炎症细胞的种类和主要功能：炎症细胞的作用主要是吞噬、消化和杀灭病灶中的病原体，清除坏死组织以及参与免疫反应，为组织修复创造条件。炎症细胞在杀灭病原体的过程中以及坏死崩解的炎症细胞均会释放出许多酶和活性物质，对周围的组织细胞造成损伤。

1）吞噬、杀灭作用：白细胞的吞噬作用是一个复杂过程，包括识别黏着、吞入、杀伤降解三个阶段。①识别黏着：吞噬细胞依靠其表面的 Fc 和 C3b 受体，识别被抗体或补体包被的细菌，经抗体或补体与相应受体结合，细菌就黏着在吞噬细胞的表面。②吞入：吞噬细胞在黏着的表面产生凹陷，其胞膜两端伸出伪足将细菌包围，然后在吞噬细胞胞质微丝的收缩作用下，凹陷口封闭，形成吞噬体。吞噬体逐渐脱离细胞膜进入细胞内部，并与溶酶体融合，形成吞噬溶酶体，细菌在吞噬溶酶体中被杀伤、降解。③杀伤和降解：进入吞噬溶酶体的细菌主要是被具有活性的氧代谢产物杀伤，并可被溶酶体水解酶降解。

如果被吞噬的细菌具有较强的耐受力，不能被消化时则可在吞噬细胞内繁殖，并能随吞噬细胞移动，造成病原微生物在患者体内的播散。

2）参与免疫反应：巨噬细胞有吞噬处理抗原并将抗原呈递给淋巴细胞，使淋巴细胞致敏的功能。活化的 B 淋巴细胞可转变为浆细胞并产生抗体，活化的 T 淋巴细胞可产生淋巴因子，具有直接杀伤作用。抗体和淋巴因子的产生在杀伤病原体的过程中起着非常重要的作用。

3）导致组织损伤：白细胞可释放溶酶体酶、活性氧自由基和白细胞三烯等物质，这些物质可以引起组织和内皮细胞的损伤，加重初始致炎因子的损伤作用。

常见的炎症细胞有以下几种（图5-3）：

1）中性粒细胞：又称小吞噬细胞，来自于血液。细胞直径为 10～12μm，胞膜上附有 Fc 片段及 C3b 受体，能识别被抗体和补体包被的细菌。胞核呈分叶状，胞质中含有丰富的溶酶体，溶酶体中含有多种酶类。此种细胞有较强的运动能力，游出早且快，故常出现在炎症早期及化脓性炎症。中性粒细胞具有较强的吞噬能力，能吞噬多种球菌和一些组织碎片

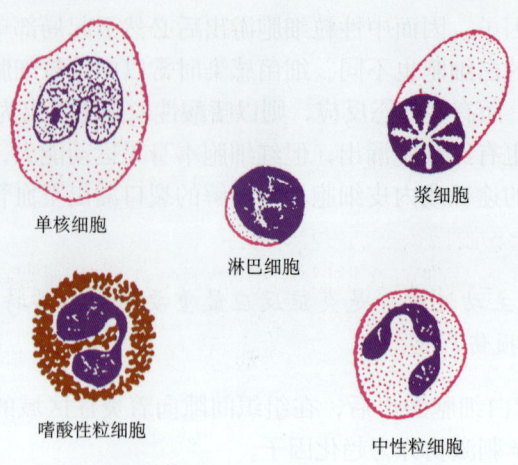

图 5-3　各种炎症细胞

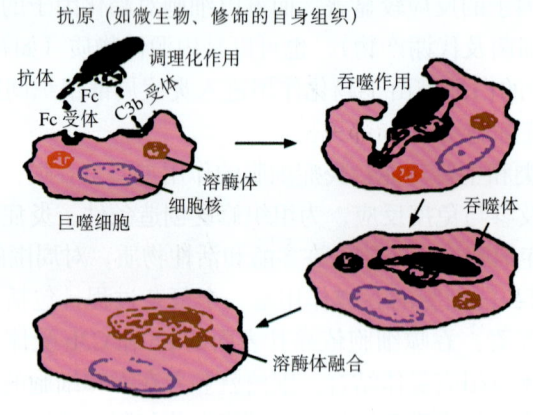

图 5-4　白细胞吞噬过程示意图

(图 5-4)，依靠其丰富的酶发挥杀灭、降解作用，所以它是机体重要的防御组成部分。

★急性炎症、炎症的早期和化脓性炎症时，炎症局部浸润的炎症细胞多为中性粒细胞。

中性粒细胞完成吞噬作用后很快死亡，受毒素作用或在 pH 小于 6.5 的环境时也可死亡。死亡后释放出各种水解酶，能使坏死组织和纤维蛋白溶解、液化以利于吸收或排出体外。正常人血清中有抗胰蛋白酶，故对正常组织无溶解作用。

2) 单核细胞和巨噬细胞：又称大吞噬细胞。巨噬细胞有两个来源，大多来自血液中的单核细胞，另外可来自组织内增生的组织细胞。细胞直径为 14～20μm，胞核呈肾形或椭圆形。胞体较大，胞质丰富，其内含有溶酶体，能分泌近百种生物活性物质。胞质内有骨架系统，胞膜上也附有受体物质。巨噬细胞具有很强的吞噬能力，可以吞噬中性粒细胞不能吞噬的较大的病原体、异物、抗原抗体复合物、组织碎片等，同时还参与机体的免疫反应。巨噬细胞在致敏 T 细胞或某些细菌产物或其他化学物质的直接作用下可被激活，激活的巨噬细胞杀伤细菌及恶性肿瘤细胞的能力增强。如被吞噬物体积太大而吞噬有困难时，巨噬细胞可以用融合的方式或细胞分裂但胞质不分裂的方式形成多核巨细胞，进行包围和吞噬。巨噬细胞寿命较长，可生存几个月，常出现在急性炎症后期、慢性炎症、非化脓性炎症以及病毒和原虫感染时。

巨噬细胞受吞噬物的影响可发生变形，如巨噬细胞吞噬结核分枝杆菌后可变为上皮样细胞；如被吞噬物体积大，巨噬细胞可以用融合或细胞分裂、胞质不分裂的方式形成多核巨细胞。

3) 淋巴细胞和浆细胞：淋巴细胞来自血液及局部淋巴组织，细胞体积较小，直径为6～15μm，胞质极少，核圆形而深染。淋巴细胞运动能力最弱，也无吞噬作用，它的功能是参与免疫反应，常在病毒感染和慢性炎症病灶中出现。

淋巴细胞可分为T淋巴细胞和B淋巴细胞两大类。T淋巴细胞在接受抗原刺激后转化为致敏的T淋巴细胞，当再次与抗原接触时，致敏的T淋巴细胞即可释放多种淋巴因子如趋化因子、游走抑制因子、淋巴毒素、巨噬细胞激活因子等，发挥细胞免疫作用。B淋巴细胞在受抗原刺激后可以增殖转化为浆细胞，后者能产生抗体，发挥体液免疫作用。

浆细胞不是血液细胞，而是由淋巴细胞在抗原作用下转化而来的。细胞核呈圆形，偏于胞体的一侧，染色质呈车辐状排列，胞质丰富，略带嗜碱性，在核旁常形成空晕。

★慢性炎症时炎症局部浸润的细胞主要为淋巴细胞和单核细胞。

4) 嗜酸性粒细胞：细胞直径为10～15μm，核呈分叶状，胞质内含多量较大的嗜酸性颗粒，颗粒内含有多种水解酶，但不含溶菌酶和吞噬素。细胞运动能力弱，有一定的吞噬能力，能吞噬抗原抗体复合物，调节局部免疫反应，使之保持在一定水平而不至于过于激烈。这类细胞主要见于寄生虫感染和某些变态反应性疾病。

5) 嗜碱性粒细胞和肥大细胞：这两种细胞在形态和功能方面具有很多相似之处，胞质中含有粗大的嗜碱性颗粒。经脱颗粒方式，嗜碱性粒细胞可释出肝素、组胺等；肥大细胞可释出5-羟色胺等，它们是重要的炎症介质。

嗜碱性粒细胞主要来自血液。肥大细胞则来自组织，它分布在全身结缔组织和血管周围。

(4) 炎症介质：能够参与炎症反应的某些化学活性物质称为炎症介质（inflammatory mediator），也称为化学介质。这些物质对炎症时的血管反应及其他变化都具有重要的介导作用。炎症介质分为细胞源性和血浆源性。

★炎症介质是引起和参与炎症反应的化学活性物质。

1) 细胞源性的炎症介质：为来自细胞的炎症介质，或以细胞内颗粒的形式储存于细胞内，在需要的时候释放到细胞外，或在某些致炎因子的刺激下合成。

①血管活性胺：包括组胺和5-羟色胺，它们是以脱颗粒形式释放到细胞外。组胺主要存在于嗜碱性粒细胞和肥大细胞的颗粒中，也存在于血小板内。炎症时的5-羟色胺主要来源于血小板。

血管活性胺的主要作用为：A.使细动脉、毛细血管和细静脉扩张；B.使血管壁的通透性升高；C.对嗜酸性粒细胞有趋化作用。

②花生四烯酸代谢产物——前列腺素和白细胞三烯花生四烯酸：是二十碳不饱和脂肪酸，被脂化后成为细胞膜磷脂的一部分。炎症时由于某些致炎因子的刺激，细胞磷脂酶被激活，促使花生四烯酸从细胞膜磷脂释放，并随即经环氧化酶或脂氧化酶途径代谢，生成前列腺素和白细胞三烯两大类产物。

花生四烯酸代谢产物的主要作用为：A.使小血管扩张；B.使血管壁的通透性增高；C.对中性粒细胞有趋化作用；D.有致痛作用；E.可引起发热。

③白细胞产物：主要来自中性粒细胞和单核细胞。这些细胞被致炎因子激活后可释放氧自由基和溶酶体成分。氧自由基包括超氧负离子、过氧化氢（H_2O_2）以及羟自由基（·OH），具有损伤组织的作用。

溶酶体成分可分为酶性介质和非酶性介质两种。酶性介质有酸性蛋白酶、中性蛋白酶等。非酶性介质有阳离子蛋白、阴离子多肽等。溶酶体成分的作用为：A.可使血管壁通透性增高；B.加剧组织的损伤；C.对单核细胞有趋化作用。

④细胞因子：主要是由激活的淋巴细胞和单核细胞产生的，也可来自内皮、上皮和结缔组织。细胞因子可介入、调节其他细胞功能，参与免疫反应。来自淋巴细胞的细胞因子称为淋巴因子，来自单核细胞的细胞因子称为单核因子。细胞因子依据其功能和作用于哪种靶细胞可分为五类：A.调节淋巴细胞的细胞因子，如白介素（interleukin, IL）-2、IL-4等；B.调节自然免疫的细胞因子，如肿瘤坏死因子、IL-6等；C.激活巨噬细胞的细胞因子，如干扰素（interferon, IFN）γ、IL-5等；对不同炎症细胞有趋化作用的细胞因子；刺激造血，调节不成熟细胞生长、分化的细胞因子。

2）血浆源性的炎症介质：来自血浆的炎症介质是以前体的形式存在，需经蛋白酶水解才能激活。这类炎症介质包括激肽系统、补体系统及凝血和纤维蛋白溶解（简称纤溶）系统。

①激肽系统：最常见的是缓激肽。它是激肽系统被激活的最终产物。作用为：A.使微循环的血管扩张；B.可使血管壁的通透性升高；C.致痛作用，它是最强的致痛物质。

②补体系统：是一种具有酶活性的蛋白质，由20多种蛋白质组成。补体在血浆中是以非激活的形式存在。炎症时在病原微生物、坏死组织释放的酶及激肽、凝血系统激活及其产物的作用下通过经典途径和替代途径而被激活。其中C3和C5激活的作用最重要，是炎症过程中的重要介质。

C3a、C5a和C4a通过介导肥大细胞释放组胺，使血管扩张和血管壁通透性升高。C5a对白细胞有趋化作用。C3b通过调理素化作用，增加中性粒细胞和单核细胞的吞噬作用，还可使白细胞释放溶酶体酶，引起和加重组织的损伤。

③凝血和纤溶系统：Ⅻ因子被激活后，同时启动凝血和纤溶两个系统。

活化后的Ⅻ因子启动凝血系统，形成凝血酶。凝血酶使纤维蛋白原转变为纤维蛋白，同时裂解出纤维蛋白多肽。纤维蛋白多肽可使血管壁通透性增高，对白细胞有趋化作用。激活的Ⅻ因子可以使纤溶酶原转变为纤溶酶，纤维溶酶作用于纤维蛋白，形成纤维蛋白降解产物，后者具有使血管壁通透性增加的作用。激活的Ⅻ因子还可以使激肽释放酶原转化为激肽释放酶，后者使激肽原转变为激肽。

炎症中各类炎症介质的作用机制是十分复杂的，炎症介质之间也有着密切的联系和相互促进作用。炎症介质与炎症过程中变质、渗出和增生三种基本病变的发生有着极其密切的关系。

★炎症介质的作用主要是使血管壁通透性增高、血管扩张、趋化作用、致痛作用和引起组织坏死。

主要炎症介质的作用总结见表 5-2。

表 5-2 主要炎症介质的作用

功能	炎症介质的种类
血管扩张	组胺、缓激肽、前列腺素
血管壁通透性升高	组胺、缓激肽、C3a、C5a、白细胞三烯、活性氧代谢产物、纤维蛋白多肽、纤维蛋白降解产物、IL-1、肿瘤坏死因子
趋化作用	C5a、白细胞三烯、中性粒细胞阳离子蛋白、细胞因子（如IL-8）、纤维蛋白多肽、纤维蛋白降解产物
发热	细胞因子（IL-1、IL-6和肿瘤坏死因子等）、前列腺素
疼痛	前列腺素、缓激肽、5-HT
组织损伤	氧自由基、溶酶体酶等

（三）增生

增生（proliferation）是指炎症时由于致炎因子和组织崩解产物或某些理化因子的刺激，炎症局部的巨噬细胞、内皮细胞和成纤维细胞增生。在某些情况下，炎症病灶周围的上皮细胞或实质细胞也可增生。

一般而言，增生反应在炎症初期较轻微，在炎症后期、慢性炎症时较显著，但某些急性炎症也可有明显的细胞增生，如毛细血管内增生性肾小球肾炎从发病之初就有肾小球的系膜细胞和内皮细胞的明显增生，肠伤寒的初期就有肠壁淋巴组织和单核细胞的明显增生。

增生也是炎症过程中的一种防御反应。增生的巨噬细胞可以吞噬病原体和崩解的组织碎片；增生的成纤维细胞、血管内皮细胞以及浸润的炎症细胞共同组成肉芽组织，肉芽组织既可限制炎症的扩散和蔓延，又可填补缺损的组织，使受损的组织得以修复；增生的淋巴细胞可以参与免疫反应，这些都是对机体有利的一面。但是，过度的增生又可以对原有的组织造成破坏，影响局部功能和器官功能，如肝炎后肝硬化。

★增生也属于抗损伤反应，对机体起一定的防御作用。

综上所述，任何致炎因子引起的炎症都具有变质、渗出和增生三种基本病理变化，只是不同类型的炎症以其中一种基本病变为主。一般说来，变质性改变反映了组织的损伤，而渗出性和增生性改变反映了机体的抗损伤过程。但在炎症过程中，变质可以促进渗出和增生，渗出又可加重变质。过度的增生不仅达不到修复的目的，还可能使疾病长期不愈合而导致不良后果，所以，炎症过程并非对机体都是有利的。

四、炎症的经过和分类

致炎因子引起的损伤与机体抗损伤的斗争自始至终贯穿于整个炎症过程，决定着炎症的发生、发展、经过和结局。由于致炎因子的性质、机体的功能状态及治疗不同，炎症的经过和结局也不同。

（一）炎症的经过

根据炎症发生的急缓和发展过程、持续时间的长短，可将炎症分为四种临床类型。

1. 超急性炎症（super acute inflammation） 是指炎症呈暴发性经过，整个过程为数小时至数天，炎症反应非常急剧，短期内可引起组织、器官严重损害，甚至导致机体死亡。超急性炎症多属于变态反应性疾病，如器官移植的超急性排斥反应，可在移植器官血管接通后数分钟内引起移植组织和器官的严重破坏，功能丧失。

2. 急性炎症（acute inflammation） 是指炎症起病较急，经过较短，整个病程为几天至1个月。局部病变常以变质和渗出为主，除少数疾病外，增生性变化不明显。渗出和浸润的炎症细胞以中性粒细胞为主。急性炎症的局部和全身表现明显，经过适当治疗后常可迅速痊愈。

3. 亚急性炎症（subacute inflammation） 炎症经过介于急性与慢性炎症之间，整个病程为1至数个月，可以从急性炎症迁延而来，但常与致炎因子有关，如由毒力较弱的草绿色链球菌引起的亚急性心内膜炎。

4. 慢性炎症（chronic inflammation） 是指炎症经过长，整个病程在几个月至几年以上。炎症发生缓慢，多由急性炎症迁延而来，也可开始即为慢性炎症。局部病变以增生为主，而变质和渗出改变较轻微，渗出和浸润的炎症细胞以淋巴细胞、浆细胞、单核-巨噬细胞为主。慢性炎症局部及全身反应不明显，经适当治疗才能痊愈。当机体抵抗力降低、病原刺激作用增强或再感染时，可以在慢性炎症的基础上出现急性炎症反应，即所谓慢性炎症急性发作，如慢性阑尾炎急性发作。

（二）炎症的分类

炎症的分类方法多种多样，可以根据炎症病变的原因、炎症病变累及的器官、病变的程度、炎症的主要病变性质和病变持续的时间等进行分类。如病毒性心肌炎即是以病因和病变累及的脏器而命名。根据炎症病变的性质可分为变质性炎、渗出性炎和增生性炎。然而任何炎症过程都包含变质、渗出、增生这三种基本病变，但往往以其中一种病变为主。变质性炎是以变质性变化为主的炎症，如流行性乙型脑炎。渗出性炎是以渗出为主要变化的炎症，如化脓性炎症。增生性炎是以增生为主要变化的炎症，如炎性息肉。另外，根据炎症持续的时间又可分为急性炎症、慢性炎症等（见上）。急性炎症通常以变质性炎和渗出性炎为主，而慢性炎症一般以增生性炎症为主。

五、炎症的局部临床表现和全身反应

临床上，炎症反应除局部可以表现为红、肿、热、痛和功能障碍五大症状外，还常出现不同程度的全身反应，如发热、血液中白细胞增多、单核-巨噬细胞系统细胞增生及其功能增强等。炎症的局部病理过程和全身反应都是机体在有害因子作用下所产生的抗损害反应和对受损组织的修复性反应。

（一）炎症的局部临床表现

炎症的局部临床表现以在体表的急性炎症表现最为显著。

1. 红 是由于炎性充血所致。炎症灶的早期呈鲜红色，是由于动脉性充血、血中含氧血红蛋白增多之故。以后呈暗红色，是由于静脉性充血，血液中氧合血红蛋白较少，而还原血红蛋白增多之故。急性炎症红的表现明显，慢性炎症因充血不明显，故红的表现不明显。

2. 肿 是由于局部炎性充血、炎性渗出和炎性水肿所致，也可因炎性增生所致。前者多为急性炎症局部肿胀的原因，后者多为慢性炎症局部肿胀的原因。

3. 热 炎症灶局部温度较高，是由于动脉性充血、血流量增多、血流速度加快、局部组织代谢增强、产热增多所致。

4. 痛　是由于渗出物压迫以及炎症介质作用于感觉末梢所致。同时，炎症局部组织渗透压的改变以及组织损伤、细胞破坏使局部钾离子浓度增高也是致痛的因素。

5. 功能障碍　由于致炎因子的直接作用和细胞的变性、坏死、代谢改变等所致，炎症局部的肿胀和疼痛、炎症渗出物造成的机械性阻塞等也会引起相应的功能障碍。有时甚至还可引起全身功能障碍。

（二）炎症的全身反应

炎症的全身反应有发热、血液中白细胞增多、单核-巨噬细胞系统增生，炎症严重时可有实质器官的病变。

1. 发热　是由外源性致热原和内源性致热原共同作用的结果。细菌及其毒素、病毒、寄生虫等作用于单核细胞、巨噬细胞、内皮细胞、淋巴细胞及脑胶质细胞等，可刺激产生和释放内源性致热原，如 IL-1 和肿瘤坏死因子等。内源性致热原作用于下丘脑的体温调节中枢引起发热。一定程度的发热可使机体代谢增强，有利于抗体形成；促进吞噬细胞的吞噬作用；并加强肝的屏障解毒功能。所以，炎症时的发热具有一定的防御意义。但发热过高或持续时间过久，会引起各系统尤其是中枢神经系统的功能紊乱。

2. 血液中白细胞增多　炎症特别是急性炎症时，血液中白细胞可以明显增多，可达 $10 \times 10^9/L$，甚至高达 $30 \times 10^9/L$。白细胞增多无疑可提供给机体更多的白细胞参与炎症反应，因而具有防御意义。白细胞增多的数量往往反映感染的严重程度和机体抵抗力的强弱。如感染严重、机体抵抗力较强时，白细胞明显增多，甚至在外周血液中出现幼稚的中性粒细胞，这种现象称为白细胞"核左移"。此外，白细胞的胞质内还可出现中毒颗粒。如感染严重、机体抵抗力较差时，白细胞增多不明显，有时反而减少，说明预后不良。白细胞增多的种类与致炎因子的种类有关。如化脓菌引起的炎症以中性粒细胞增多为主，病毒引起的炎症以淋巴细胞增多为主，寄生虫和过敏反应引起的炎症以嗜酸性粒细胞增多为主。白细胞增多的机制目前不十分清楚，可能是骨髓受病毒、毒素、炎症区的代谢产物、渗出物中的白细胞崩解产物等刺激所致。但是，在有些炎症，白细胞不增加反而减少，如伤寒、流行性感冒、病毒性肝炎等。白细胞减少的机制目前尚不清楚，一般认为是由于骨髓受抑制的缘故。

3. 单核-巨噬细胞系统增生　炎症局部的病原体、抗原性物质和组织崩解产物等可经淋巴道进入局部淋巴结或经血液到达其他单核-巨噬细胞系统，使此系统细胞出现不同程度的增生，这些增生的巨噬细胞具有很强的吞噬功能。此外，淋巴组织中的 T 细胞或 B 细胞也出现增生，加强了机体的免疫功能。单核-巨噬细胞系统内的细胞增生是机体防御反应的表现，临床上表现为炎症局部淋巴结肿大，有时肝、脾也肿大。

4. 实质器官的病变　较严重的炎症，因毒素、发热和血液循环障碍等因素的作用，使患者的心、肝、肾等实质器官可出现不同程度的变性、坏死和功能障碍。

知识链接

白细胞"核左移"：感染严重、机体抵抗力较强时，白细胞明显增多，甚至在外周血中出现幼稚的中性粒细胞，这种现象称为白细胞"核左移"。

正常外周血中中性粒细胞的分叶以三叶居多，杆状核与分叶核之间的正常比值为1:13。如杆状核粒细胞增多或出现幼稚阶段的粒细胞，称为核左移。核左移伴有白细胞总数增高者称再生性左移，表示机体的反应性强，骨髓造血功能旺盛，能释放大量的粒细胞至外周血中。常见于感染，尤其是化脓菌引起的急性感染，也可见于急性中毒、急性溶血、急性失血等。

第二节 急性炎症

急性炎症是机体对致炎因子的快速反应，以渗出性变化为主，目的是把白细胞和血浆蛋白（例如抗体、补体和纤维素）运送到炎症病灶，杀伤和清除致炎因子。但有时也可以表现为变质性炎症或增生性炎症病变为主，前者如急性肝炎，后者如急性伤寒病。本节主要介绍以渗出性病变为主的炎症。

一、急性炎症的类型和病理变化

在急性炎症过程中，通常渗出性病变表现明显。由于致炎因子、机体的反应性及炎症部位的不同，渗出物的成分也不同。根据渗出物的主要成分和病变特点，急性炎症可分为浆液性炎、纤维素性炎、化脓性炎和出血性炎。

（一）浆液性炎

以浆液渗出为主的炎症称为浆液性炎（serous inflammation）。渗出物的主要成分为血清，浆液内含有3%~5%的蛋白质，主要是白蛋白，也可含有少量纤维蛋白、白细胞和脱落的上皮细胞。各种致炎因子均可引起浆液性炎，如高温、强酸、强碱、细菌毒素及蛇毒等。浆液性炎常发生于疏松结缔组织、浆膜、滑膜、黏膜和皮肤等处。疏松组织的浆液性炎，局部出现明显的水肿，如毒蛇咬伤后。皮肤的浆液性炎可形成水疱，如烫伤（图5-5）。浆膜的浆液性炎，可在浆膜腔内形成积液，如结核性渗出性胸膜炎形成的胸腔积液。黏膜的浆液性炎，渗出物可排出体外，如感冒初期的鼻炎。

浆液性炎的主要病变表现为大量浆液的渗出，光镜下可见毛细血管扩张、充血、间质水肿，有不等量的炎症细胞浸润。

浆液性炎由于组织损伤轻，病因消除后渗出的成分被吸收，痊愈后一般不留瘢

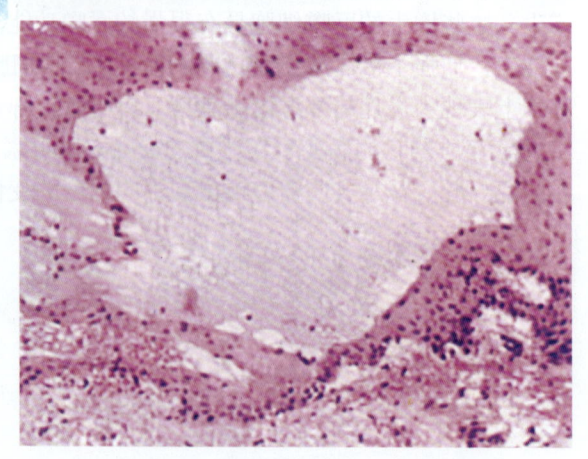

图5-5 皮肤水疱
表皮内浆液渗出，形成大疱

痕。但是如果渗出太多可导致严重的后果，如心包炎时形成的大量心包积液、霍乱时大量的水样便。

（二）纤维素性炎

以纤维蛋白原渗出为主的炎症称为纤维素性炎（fibrinous inflammation）。纤维素是由渗出的纤维蛋白原在凝血酶的作用下转化而来，并交织形成网状。大量纤维蛋白原的渗出说明毛细血管和小静脉血管壁损伤较重。纤维素性炎多由某些细菌毒素（如白喉杆菌、痢疾杆菌、肺炎链球菌毒素）或各种毒性物质（如尿素、汞等）引起。

病变常发生在黏膜、浆膜和肺。黏膜的纤维素性炎（如白喉、细菌性痢疾），渗出的纤维素、白细胞和坏死的黏膜上皮细胞形成一层灰白色膜状物覆盖在病变的黏膜表面，此膜状物称为假膜，因此，黏膜的纤维素性炎又称假膜性炎。因为各部位的黏膜组织结构不同，假膜与黏膜黏附程度也不同。有的假膜牢固附着于黏膜面而不易脱落（如咽白喉），称为固膜，若强行剥离可引起出血和形成溃疡。有的假膜附着不牢固易脱落（如气管白喉），称为浮膜（图5-6），脱落的假膜易引起呼吸道的阻塞而发生窒息。浆膜的纤维素性炎常见于胸膜和心包膜。在心包膜的纤维素性炎，渗出的纤维素由于心脏不断搏动形成绒毛状覆盖在心脏表面，故称绒毛心（图5-7）。肺的纤维素性炎常见于大叶性肺炎，由于肺泡腔内大量纤维素渗出，常使肺发生实变。

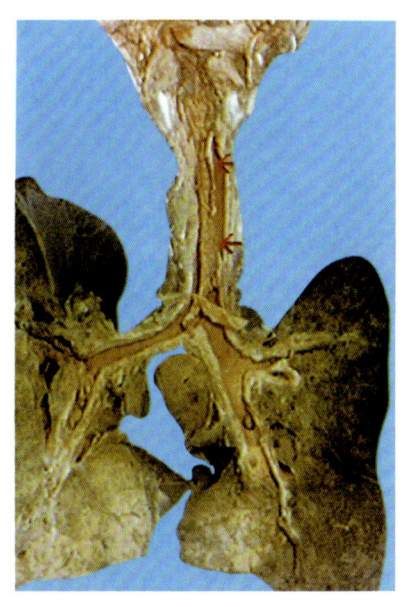

图5-6 支气管纤维素性炎
喉、气管黏膜面纤维素渗出，与坏死组织及浸润的炎症细胞共同形成假膜（↑）。本例为3岁儿童的白喉病变

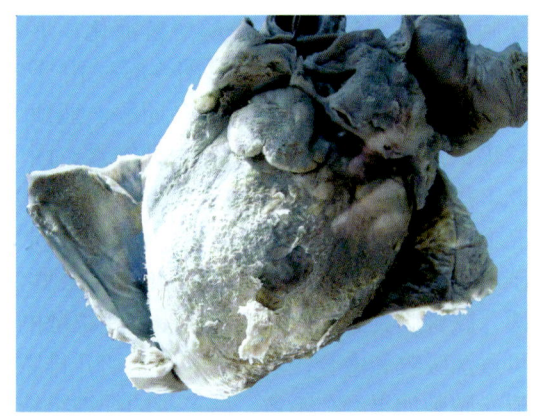

图5-7 绒毛心
风湿性心外膜炎时，常表现为浆液和纤维素渗出。由于浆液渗出，心包腔扩大。纤维素渗出使心包膜的脏、壁两层附着污秽色物，心脏收缩和舒张使两层心包膜互相摩擦，渗出物形成绒毛状突起，由此形成绒毛状外观，称之为绒毛心

★假膜性炎是指发生在黏膜的纤维素性炎。

纤维素性炎一般多呈急性过程。病灶中的纤维素可以被中性粒细胞释放的蛋白水解酶

溶解而被吸收。若形成的纤维素量较多或中性粒细胞渗出不足，纤维素不能完全被溶解吸收时，则由肉芽组织增生取代机化，最终导致组织和器官功能受损。

（三）化脓性炎

以中性粒细胞大量渗出为主，并伴有不同程度的组织坏死和脓液形成的炎症，称为化脓性炎（suppurative or purulent inflammation）。病变区坏死组织被中性粒细胞或坏死组织释放的蛋白水解酶溶解、液化的过程称为化脓。所形成的混浊凝乳状液体称为脓液，一般呈灰黄色或黄绿色，黏稠度不一，由葡萄球菌引起的脓液质浓稠，由链球菌引起的脓液质稀薄。脓液的主要成分为变性、坏死的中性粒细胞（脓细胞）、溶解的坏死组织及少量浆液，由细菌引起的脓液含有细菌。因为渗出物中的纤维素已被蛋白水解酶溶解，所以脓液一般不凝固。

化脓性炎常由葡萄球菌、链球菌、脑膜炎奈瑟菌、大肠埃希菌等化脓菌引起，某些化学物质（如松节油、巴豆油）和机体的坏死组织（如坏死骨片）也可引起无菌性化脓性炎。

★化脓性炎多呈急性过程，但有时也可呈慢性经过。

根据化脓性炎发生的原因、部位和病变特征不同，可将其分为三种类型：

1. **脓肿（abscess）** 是指发生在器官和组织内的局限性化脓性炎症，常有脓腔形成，多由金黄色葡萄球菌引起，常发生在皮肤和内脏（肺、脑、肝、肾）。脓肿形成的过程，首先是局部组织坏死后，大量中性粒细胞浸润，然后坏死组织被中性粒细胞崩解释出的蛋白水解酶溶解液化，形成含脓液的腔，即脓肿（图5-8）。由于金黄色葡萄球菌可产生血浆凝固酶，能使渗出的纤维蛋白原很快转变为纤维素，因此，病变比较局限。脓肿边缘组织有明显充血、水肿和炎症细胞浸润，以后脓肿周围肉芽组织增生，形成包绕脓腔的脓肿

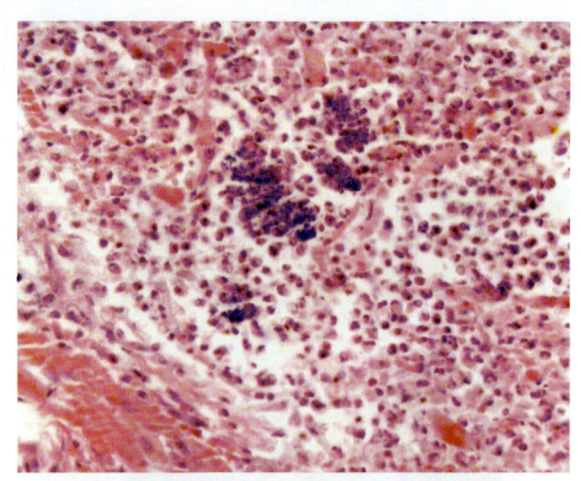

图 5-8 心肌多发性栓塞性小脓肿

心肌内局限性化脓性病灶，心肌细胞坏死、大量中性粒细胞浸润、病灶中央区可见细菌团

膜，脓肿膜具有吸收脓液和限制病变扩散的作用。如果病原体被消灭，则渗出停止。小脓肿可逐渐吸收和愈合，较大脓肿则需切开排脓或穿刺抽脓，而后由肉芽组织增生修复，形成瘢痕。脓肿如果经久不愈，由多量的纤维组织包绕形成厚壁脓肿，称为慢性脓肿。由于其脓肿壁很厚，不适宜药物治疗，需切开排脓或手术切除。如果病原体继续作用，则可从脓肿膜内层不断有中性粒细胞渗出、组织坏死，脓腔逐渐扩大。脓肿较大时压迫周围组织，影响其功能，并因腔内压力增高可向周围薄弱处突破而引起一系列并发症。位于皮肤和黏膜的脓肿破溃后，局部形成较深的缺损，称为溃疡（ulcer）。较深部位的脓肿可向体表或自然管道穿破，穿破后形成只有一个开口的病理性盲管，称为窦道（sinus）；深部脓肿若一端向体表或体腔穿破，另一端向内开口于自然管道，形成有两个或两个以上开口的病理性管道，称为瘘管（fistula）。例如肛门周围脓肿，可向皮肤穿破形成脓性窦道，也可一侧向皮肤穿破，一侧向肛管穿破，形成脓性瘘管（图5-9）。脓性窦道和脓性瘘管可长期不愈合，并从中不断排出脓性渗出物。

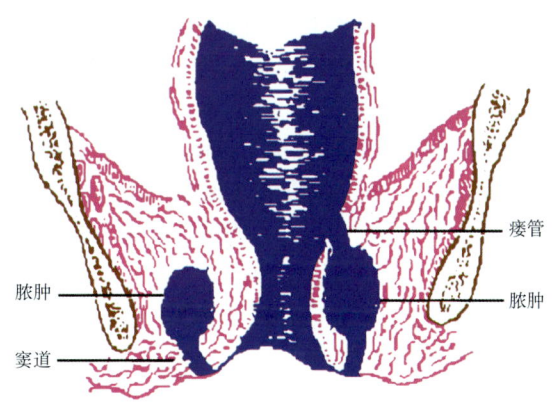

图 5-9　肛门直肠周围脓肿伴窦道、瘘管形成

2. 蜂窝织炎（phlegmonous inflammation）　是一种发生在疏松组织中的弥漫性化脓性炎症，常见于皮下组织、肌肉和阑尾（图 5-10、5-11），多由溶血性链球菌引起。链球菌能分泌透明质酸酶，溶解结缔组织基质中的透明质酸，还能分泌链激酶溶解纤维素，从而使细菌易于在组织内扩散，并沿着组织间隙和通过淋巴管向周围蔓延造成弥漫性化脓性炎。炎症区组织内有大量中性粒细胞弥漫浸润，充血、浆液渗出明显，但局部组织不发生明显的坏死和溶解，炎症区与周围正常组织分界不清。严重者病变迅速扩散，全身中毒症状明显，但愈合后一般不会留下瘢痕。

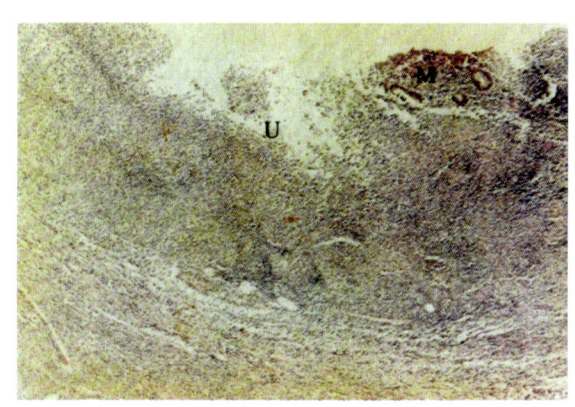

图 5-10　急性蜂窝织炎性阑尾炎（低倍）
黏膜层（M）坏死脱落形成溃疡（U）；黏膜下层淋巴滤泡消失，淋巴细胞灶性残存；各层弥漫性中性粒细胞浸润。小血管扩张充血

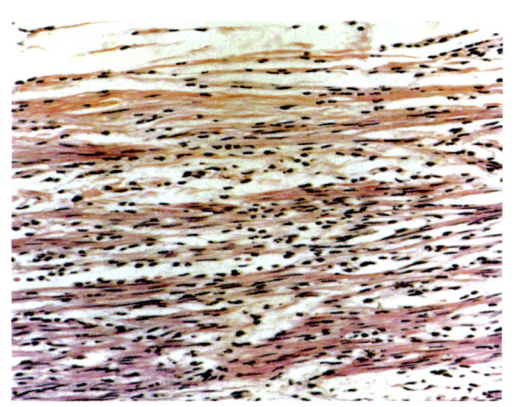

图 5-11　急性蜂窝织炎性阑尾炎（高倍）
阑尾肌层疏松水肿，小血管扩张充盈。肌间弥漫散在大量中性粒细胞浸润

★脓肿是一种多由金黄色葡萄球菌引起，常发生在皮肤和内脏的局限性化脓性炎，常有脓腔形成。蜂窝织炎是一种多由链球菌引起，常发生在皮下组织、肌肉和阑尾的弥漫性化脓性炎。

3. 表面化脓和积脓　表面化脓（superficial purulence）是指黏膜或浆膜的化脓性炎症，中性粒细胞向表面渗出，深部组织炎症反应不明显。表面化脓也称脓性卡他，如化脓性尿道炎。若表面化脓发生在浆膜或有腔的脏器黏膜时，脓液不能排出而蓄积于浆膜腔及脏器腔内，称为积脓（empyema），如胆囊、输卵管积脓。

（四）出血性炎

渗出液中出现大量红细胞时称为出血性炎（hemorrhagic inflammation）。它不是一种独立性炎症类型，常与其他类型炎症并存，如浆液性出血性炎、纤维素性出血性炎、化脓性出血性炎。出血性炎反映血管壁损害严重，常见于某些传染病，如炭疽、鼠疫、流行性出血热等。

上述各种渗出性炎随炎症的发展可由一种转变为另一种，也可几种渗出性炎混合存在，如发生在胸膜的浆液性纤维素性炎。

> **知识链接**
>
> 卡他性炎中"卡他"（Catarrh）一词来自希腊语，是"向下流"的意思。卡他性炎是指发生在黏膜的渗出性炎。渗出液向黏膜表面排出。依渗出物性质的不同，又可分为浆液性卡他性炎和化脓性卡他性炎等。

二、急性炎症的结局

在炎症过程中，致炎因子引起的损伤与机体抗损伤反应决定着炎症的发生、发展和结局。如抗损伤占优势，炎症趋向痊愈；如损伤占优势，则炎症加剧。根据炎症过程中致炎因子的强弱、机体抵抗力的情况及治疗措施的合理与否，炎症的结局有以下几个方面：

1. 痊愈　在多数情况下，炎症过程随着机体的抵抗力增强或经适当治疗，致炎因子被消除，炎症局部的渗出物及坏死组织溶解、液化后通过淋巴道吸收，受损的组织通过周围健康细胞的再生而修复，病变痊愈。炎症的痊愈可分完全痊愈和不完全痊愈两种。

（1）完全痊愈：是指坏死的组织由其周围的同类细胞增生来完成修复过程，修复后与原组织无论在形态结构上还是在功能上都完全一致，这种修复损伤的情况称为完全痊愈。

（2）不完全痊愈：是指炎症灶内渗出物较多，不能完全被溶解吸收，或坏死范围较大、较严重，不能由其周围的同类细胞增生来完成修复，而只能由病灶周围的成纤维细胞和毛细血管增生形成的肉芽组织机化或修复，最后形成瘢痕组织。这种病变组织愈合后与原组织在形态结构和功能上不完全一致，称为不完全痊愈。

2. 迁延不愈　当机体抵抗力低下或治疗不彻底时，致炎因子持续作用于机体，使得损伤与抗损伤斗争持续不断，炎症则由急性转变为慢性，时重时轻，炎症过程迁延不愈。

3. 蔓延播散　当机体抵抗力弱、病原微生物在机体内大量繁殖并可沿组织间隙、器官的自然管道或血管、淋巴管向周围或全身蔓延时，造成炎症的扩散。

（1）局部蔓延：炎症局部的病原微生物可沿组织间隙或器官的自然管道向周围组织和器官扩散。如肺结核病恶化时，结核分枝杆菌可沿组织间隙向周围组织蔓延而使病灶扩大；肾结核时病菌可沿泌尿道下行播散，引起输尿管和膀胱结核。

（2）淋巴道播散：病原微生物进入淋巴管内，随淋巴液引流到达局部淋巴结，引起局部淋巴结炎。如手指有感染，前臂因淋巴管炎可出现红线，腋窝淋巴结也因炎症而肿大，并伴有疼痛。

(3) 血道播散：炎症病灶内的病原微生物和（或）某些毒性产物可经血道、淋巴道进入血液循环引起菌血症、毒血症、败血症、脓毒败血症。

1) 菌血症（bacteremia）：细菌由炎症灶入血，但未在血液中生长、繁殖，可从血中查到细菌，但全身无中毒症状，称为菌血症。一些炎症性疾病的早期都有菌血症，如流行性脑膜炎、大叶性肺炎等。

2) 毒血症（toxemia）：细菌的毒素或毒性产物被吸收入血称为毒血症。临床上出现高热、寒战甚至休克等中毒症状，同时伴有心、肝、肾等实质细胞的变性或坏死。血培养查不到病原菌。

3) 败血症（septicemia）：毒力强的细菌入血后，大量繁殖并产生毒素，引起全身中毒症状和病理变化，称为败血症。败血症除了有毒血症的临床表现外，还常出现皮肤和黏膜的多发性出血斑点，以及脾和淋巴结肿大等。血液中常可培养出病原菌。

4) 脓毒败血症（pyemia）：化脓菌引起的败血症进一步发展成为脓毒败血症。此时患者不但具有败血症的表现，还可由化脓菌菌团形成栓子，栓塞在多处组织、器官内，从而引起多发性栓塞性小脓肿。

> **知识链接**
>
> 丹毒（erysipelas）系由B型溶血性链球菌引起的急性感染性皮肤病。发病前有全身不适、寒战、恶心等症状，继而局部出现边界明显的水肿性鲜红斑，迅速向四周扩大，皮损表面可出现水疱，自觉灼热、疼痛，可沿淋巴道扩散而伴发淋巴管炎及淋巴结炎。多见于颜面及小腿部。面部损害常与发病前常存在鼻前庭炎或外耳道炎有关。小腿损害常与足癣有关。丹毒常有复发倾向，复发时症状往往较轻。光镜下可见真皮高度水肿，血管及淋巴管扩张，真皮中有大量中性粒细胞浸润，可深达皮下组织。

第三节 慢性炎症

当病原微生物持续存在、机体长期暴露于某些致炎因子或对自身组织产生免疫反应的情况下，常可发生慢性炎症。慢性炎症的持续时间长，炎症反应、组织损伤和修复反应可同时存在。根据形态学特点，慢性炎症可分为两大类：一般慢性炎症（又称非特异性慢性炎症）和肉芽肿性炎（又称特异性慢性炎症）。

一、一般慢性炎症

一般慢性炎症时增生的细胞主要是成纤维细胞、血管内皮细胞、组织细胞，也可伴有实质细胞、被覆上皮细胞和腺上皮细胞的增生。炎症灶内浸润的炎症细胞主要为单核-巨噬细胞、淋巴细胞和浆细胞。此种慢性炎症无特殊的形态学表现。

发生在黏膜部位的非特异性慢性炎症，局部黏膜上皮、腺体及肉芽组织增生，可形成突出于黏膜表面、根部带蒂的赘生物，称炎性息肉。好发于鼻黏膜、子宫颈黏膜和大肠黏膜等处（图5-12）。光镜：息肉表面被覆黏膜上皮，其内可见增生的腺体和肉芽组织。

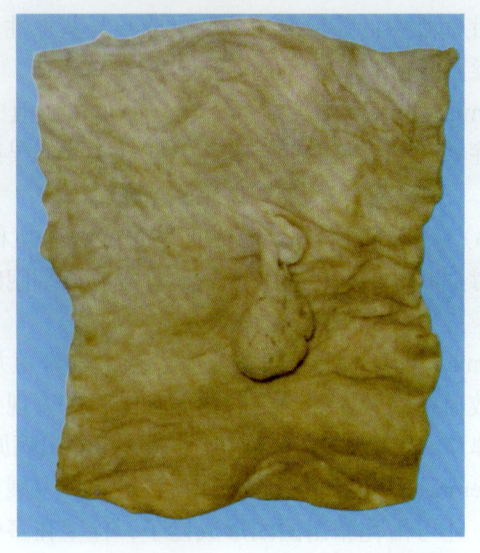

图 5-12 肠息肉
结肠黏膜面可见一细蒂息肉

在致炎因子的作用下，炎症局部组织增生，形成一个境界清楚的肿瘤样肿块，称为炎性假瘤。在肉眼形态和 X 线表现上与肿瘤甚为相似，好发于肺及眼眶。炎性假瘤一般由多种成分增生形成，如肺的炎性假瘤是由肺泡上皮细胞、血管内皮细胞、巨噬细胞、淋巴细胞、浆细胞和成纤维细胞等成分增生形成。

二、肉芽肿性炎

（一）肉芽肿性炎的概念

炎症局部以巨噬细胞及其衍生细胞增生为主，形成的境界清楚的结节状病灶，称为肉芽肿。以肉芽肿形成为基本特点的炎症称为肉芽肿性炎（granulomatous inflammation），是一种特殊类型的慢性增生性炎症，具有特殊的形态表现。

（二）肉芽肿性炎的病因

肉芽肿性炎多由病原微生物（如结核分枝杆菌、伤寒杆菌、梅毒螺旋体等）和异物（如手术缝线、石棉、滑石粉等）引起。少数病例原因不清。

（三）肉芽肿性炎的病变特点

由于致炎因子不同，增生的细胞成分不同，所形成的肉芽肿的形态也不同，因此，又可将肉芽肿性炎分为以下两大类：

1. 感染性肉芽肿　是最常见的一类，由病原微生物引起，多具有独特的形态学特征，有助于临床病因和疾病诊断，如风湿性肉芽肿、伤寒肉芽肿、结核性肉芽肿。

风湿性肉芽肿（又称风湿小体）主要由风湿细胞组成（图 5-13）。光镜：肉芽肿中心部为纤维素样坏死，周围可见大量风湿细胞，外周有少量成纤维细胞和淋巴细胞。

伤寒肉芽肿主要由伤寒细胞聚集形成（图 5-14），伤寒细胞的胞质内常可见被吞噬的伤寒杆菌、坏死细胞碎片以及红细胞等。

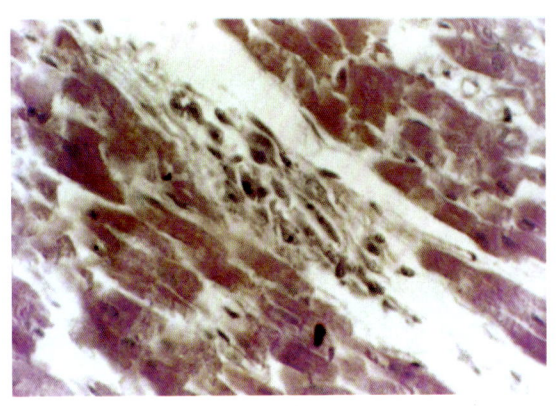 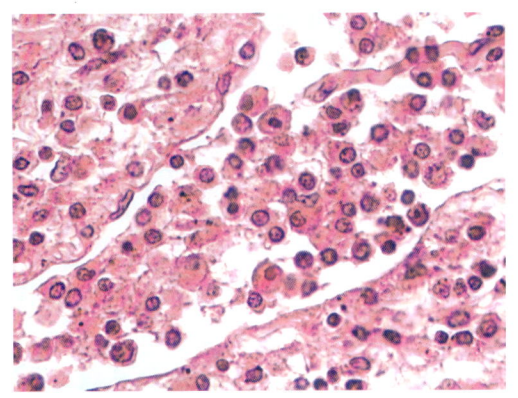

图 5-13　风湿性肉芽肿
心肌间质内风湿性肉芽肿。纤维素样坏死和风湿细胞穿插存在，风湿细胞体积较大，胞质丰富，嗜碱性，空泡状大核，横切面呈毛毛虫或枭眼状

图 5-14　伤寒肉芽肿
回肠黏膜下伤寒细胞增生聚集，形成局限性结节，为伤寒肉芽肿

结核性肉芽肿主要由上皮样细胞和朗汉斯巨细胞构成。光镜：肉芽肿中心部常可见干酪样坏死，周围可见大量上皮样细胞，上皮样细胞间散在朗汉斯多核巨细胞，外周可见淋巴细胞浸润，结节周围可见成纤维细胞及胶原纤维的包绕（图 5-15、5-16）。

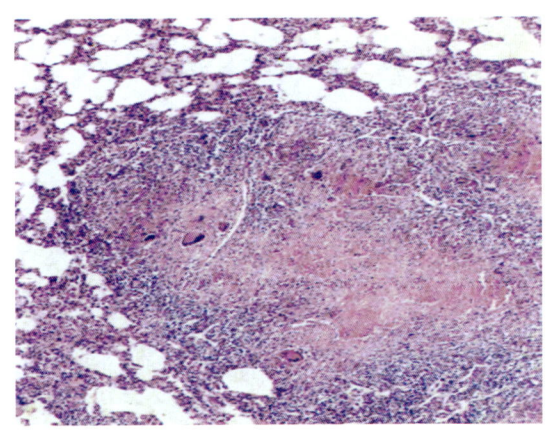 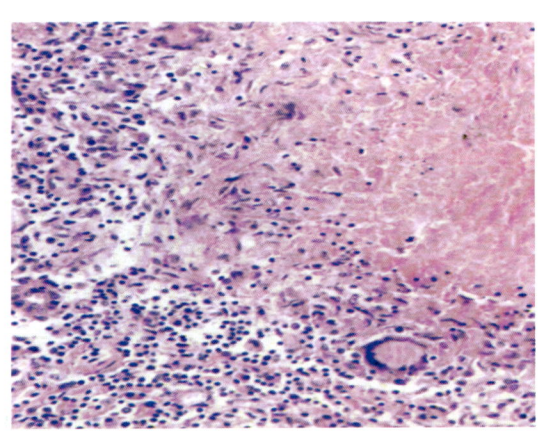

图 5-15　感染性肉芽肿——结核结节（低倍）
肺内多个结节性病灶融合，中心为干酪样坏死区，其周围有大量细胞围绕，可见朗汉斯多核巨细胞

图 5-16　感染性肉芽肿——结核结节（高倍）
为前图高倍，示干酪样坏死周围为大量上皮样细胞、朗汉斯多核巨细胞和淋巴细胞

2. 异物性肉芽肿　由异物引起，主要由巨噬细胞组成。光镜下，在异物的周围有增生的巨噬细胞、异物性多核巨细胞和成纤维细胞及多少不等的淋巴细胞包绕，形成结节状病灶（图 5-17）。

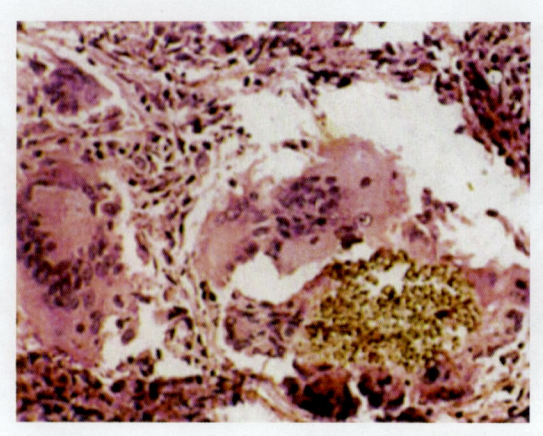

图 5-17 异物肉芽肿
由大量巨噬细胞、异物巨细胞聚集形成，中央区可见异物

★炎症的分类复杂，可根据临床病程分为超急性、急性、亚急性和慢性炎症；根据病理变化的特点分为变质性炎、渗出性炎和增生性炎，前两者多为急性炎症，而以增生为主的炎症多为慢性炎症。变质性炎常见于病毒感染，如病毒性肝炎、流行性乙型脑炎等。渗出性炎按渗出的成分不同可分为浆液性炎、纤维素性炎、化脓性炎和出血性炎。增生性炎是指以炎症病变中局部细胞增生为主，而变质、渗出相对较轻的炎症，多呈慢性过程。肉芽肿性炎是以巨噬细胞及其演变细胞增生形成境界清楚的结节状病灶为特点的增生性炎，常具有病理诊断价值，如根据风湿性肉牙肿、结核结节、伤寒结节等肉芽肿的形态特点对疾病进行诊断。

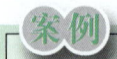

患者，男，10岁，出现腹痛2天，开始为腹部不定位，逐渐疼痛集中在右下腹，伴有发热，体温38℃，呕吐。家长以为是吃不净食物导致的肠炎，去医院看儿科医生。医生检查后急转外科。外科医生检查后诊断为急性阑尾炎，决定立即手术。
问题：
1. 手术切除后阑尾可能有何病理改变？
2. 患者为什么会有发热和腹痛？
3. 外科医生为什么决定急诊手术？担心出现什么情况？

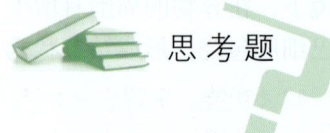

1. 为什么强调炎症的基本特征是以血管为中心的渗出性变化？
2. 简述肉芽肿的概念及结核性肉芽肿的形态特点。
3. 在临床上，遇到什么样的患者会考虑到炎症？如何确诊？

（刘翠苓 李 敏）

第六章

肿 瘤

> **学习目标**
>
> 1. 掌握肿瘤的概念、形态和结构、异型性、生长与扩散。
> 2. 掌握肿瘤对机体的影响，及良、恶性肿瘤的区别。
> 3. 熟悉肿瘤的命名原则及特殊命名。
> 4. 熟悉常见上皮及间叶组织来源的良性肿瘤。
> 5. 了解恶性肿瘤的分级与分期。
> 6. 了解肿瘤发生的原因和分子机制。

肿瘤（tumor, neoplasia）是一类常见病和多发病。目前，肿瘤已成为危害人类健康最严重的疾病之一。近年统计资料显示，我国城市居民疾病死因的第一位是恶性肿瘤。2005年我国城市居民的恶性肿瘤死亡率约为124.86/10万；在农村地区恶性肿瘤也居疾病死因的第3位，死亡率约为105.99/10万，而且肿瘤的发病率和死亡率仍有增无减。其中最常见的恶性肿瘤有胃癌、肺癌、肝癌、食管癌、大肠癌、宫颈癌、鼻咽癌、乳腺癌、白血病和淋巴瘤等。早期发现、早期诊断、早期治疗在肿瘤的防治中占有重要地位。

第一节 肿瘤的概念

肿瘤是机体在各种致瘤因素的作用下，局部组织细胞的基因发生改变，导致细胞异常增殖而形成的新生物（neoplasm）。绝大多数肿瘤都形成局部肿块，少数肿瘤（如白血病）可以没有肿块的形成。

★肿瘤是机体内的新生物，其发生与致瘤因素的作用、基因变化引起的细胞异常增生密切相关。

肿瘤细胞是由正常细胞转变而成的，但其具有异常的形态、代谢和功能，呈现出一种不受机体调控的相对无限制的增生。当致瘤因素去除后，仍保持自主性、持续性生长。它生长旺盛，与整个机体不协调。增生的细胞不同程度地丧失了分化和成熟的能力，有些甚至接近于幼稚的胚胎细胞。这种异常增生称为肿瘤性增生，它与炎症反应、组织损伤修复时的非肿瘤性增生有着本质上的区别（表6-1），对机体有害无益。

表 6-1 肿瘤性增生与非肿瘤性增生的不同点

肿瘤性增生	非肿瘤性增生
与机体不协调，对机体有害	是符合机体需要的生物学过程
不受机体调控，具有相对自主性	受机体调控，有一定限度
去除致瘤因素后增生继续	去除损伤因素后增生停止
增生的细胞分化和成熟能力低下或缺乏	增生的细胞具有分化和成熟的能力
单克隆性增生	多克隆性增生

★肿瘤性增生与非肿瘤性增生有着本质的区别：肿瘤性增生不受机体控制，具有自主性、持续性、分化不成熟性。非肿瘤性增生是受机体制约的反应性增生，有限度、分化成熟。

第二节 肿瘤的命名和分类、分级与分期

一、肿瘤的命名原则

人体肿瘤的种类繁多，命名复杂，一般根据其组织或细胞类型以及生物学行为来命名。

（一）良性肿瘤的命名

1. 在组织或细胞类型的名称后加"瘤"字 如腺上皮的良性肿瘤称为腺瘤，脂肪组织的良性肿瘤称为脂肪瘤。

2. 结合形态学特点命名 如乳头状瘤、息肉状腺瘤、乳头状囊腺瘤等。

★良性肿瘤的命名：肿瘤分化特点＋"瘤"。

（二）恶性肿瘤的命名

1. 一般原则 根据肿瘤分化方向的不同，将恶性肿瘤分为癌和肉瘤两大类。

（1）癌（carcinoma）：上皮组织的恶性肿瘤统称为癌。命名方式为：在上皮的名称后加"癌"字，如鳞状上皮细胞的恶性肿瘤称为鳞状细胞癌，简称鳞癌；腺上皮细胞的恶性肿瘤称为腺癌。有些癌不止一种上皮分化，例如，肺的"腺鳞癌"同时具有腺癌和鳞状细胞癌的成分。

★癌：向上皮组织分化的恶性肿瘤。

（2）肉瘤（sarcoma）：间叶组织（包括纤维组织、脂肪、肌肉、脉管、骨、软骨组织等）的恶性肿瘤统称为肉瘤。这些肿瘤表现为向某种间叶组织分化的特点。命名方式为：在间叶组织名称后加"肉瘤"两字，如纤维肉瘤、脂肪肉瘤、骨肉瘤。未分化肉瘤是指形态或免疫表型可以确定为肉瘤，但缺乏特定上皮分化特征的癌。

★肉瘤：向间叶组织分化的恶性肿瘤。

（3）癌肉瘤（carcinosarcoma）：同一肿瘤中既有癌的成分，又有肉瘤成分时称为癌肉瘤。癌的成分可为鳞状细胞癌、腺癌、分化差的癌等；肉瘤成分可为纤维肉瘤、平滑肌肉瘤、横

纹肌肉瘤、骨肉瘤、软骨肉瘤等。

需要指出的是，平常所谓的"癌症"（cancer）是泛指所有的恶性肿瘤。

2. 特殊命名　有少数恶性肿瘤不按上述原则命名，按长期以来的习惯冠以名称。

（1）形态类似发育过程中的某种幼稚细胞或组织，称为"母细胞瘤"（blastoma），良性的有骨母细胞瘤；恶性的有神经母细胞瘤、髓母细胞瘤和肾母细胞瘤等。

（2）有些恶性肿瘤，既不称为癌，也不称为肉瘤，而是直接称为"恶性……瘤"：如恶性畸胎瘤、恶性黑色素瘤、恶性脑膜瘤、恶性神经鞘瘤等。

（3）以"人名"命名：如尤因肉瘤、Wilms 瘤（肾母细胞瘤）、伯基特淋巴瘤、霍奇金淋巴瘤等。

（4）以"病"或"瘤"字为后缀，但实际上是恶性肿瘤：如白血病、鲍温病（鳞状细胞原位癌）、佩吉特病、精原细胞瘤、无性细胞瘤、内胚窦瘤等。

（5）以"瘤病"为后缀，是指肿瘤的多发状态：如神经纤维瘤病、脂肪瘤病、血管瘤病等。

（6）有些肿瘤以肿瘤细胞的形态命名：如透明细胞肉瘤。

（7）畸胎瘤是性腺或胚胎剩件中的全能细胞发生的肿瘤，多发生于性腺，一般含有两个以上胚层的多种成分，分为良性畸胎瘤和恶性畸胎瘤两类。

二、肿瘤的分类

肿瘤的分类主要依据肿瘤的组织类型、细胞类型和生物学行为（良、恶性），包括肿瘤的临床病理特征及预后情况，举例见表 6-2。

表 6-2　肿瘤分类举例

组织分化特点	良性肿瘤	恶性肿瘤	好发部位
上皮组织			
鳞状上皮	鳞状细胞乳头状瘤	鳞状细胞癌	鳞状细胞乳头状瘤常见于皮肤，鳞状细胞癌常见于子宫颈、皮肤、食管、喉、阴茎等处
基底细胞		基底细胞癌	头、面部等皮肤
腺上皮细胞	腺瘤	腺癌	乳腺、甲状腺、胃、肠等处
	囊腺瘤	囊腺癌	卵巢
	多形性腺瘤	恶性多形性腺瘤	涎腺
尿路上皮（移行上皮）	尿路上皮乳头状瘤	尿路上皮癌	膀胱、肾盂、输尿管
间叶组织			
纤维结缔组织	纤维瘤	纤维肉瘤	四肢皮下、筋膜、肌腱等
脂肪	脂肪瘤	脂肪肉瘤	皮下、腹膜后
平滑肌	平滑肌瘤	平滑肌肉瘤	子宫及胃肠道
横纹肌	横纹肌瘤	横纹肌肉瘤	四肢、头颈
血管	血管瘤	血管肉瘤	皮肤、肌肉、肝、唇、舌

(续表)

淋巴管	淋巴管瘤	淋巴管肉瘤	皮肤、唇、舌
骨	骨瘤	骨肉瘤	骨瘤多见于长骨、颅骨，骨肉瘤以膝关节上下多见
软骨	软骨瘤	软骨肉瘤	软骨瘤常见于手足短骨，软骨肉瘤多见于骨盆、肋骨、股骨、肱骨等
滑膜	滑膜瘤	滑膜肉瘤	膝、腕、肩和肘关节附近
间皮		间皮瘤	胸膜、腹膜
淋巴造血组织			
淋巴组织		淋巴瘤	全身淋巴结和结外淋巴组织
造血组织		白血病	淋巴造血组织
神经组织和脑脊膜			
胶质细胞		弥漫性星形细胞瘤	大脑
神经细胞	节细胞神经瘤	神经母细胞瘤、髓母细胞瘤	小脑
脑脊膜	脑膜瘤	恶性脑膜瘤	脑脊膜
神经鞘细胞	神经鞘瘤	恶性神经鞘瘤	四肢、躯干等处神经
其他肿瘤			
黑色素细胞	色素痣	恶性黑色素瘤	皮肤、黏膜
生殖细胞		精原细胞瘤	睾丸
		无性细胞瘤	卵巢
		胚胎性癌	睾丸、卵巢
性腺或胚胎剩件中全能细胞	成熟畸胎瘤	不成熟畸胎瘤	卵巢、睾丸、纵隔和骶尾部

三、肿瘤的分级与分期

肿瘤的分级（grading）与分期（staging）用于恶性肿瘤。分级由病理医生确定，分期由临床医生判定。病理学上根据肿瘤组织的分化及成熟程度、异型性大小、核分裂象的多少及有无病理性核分裂象进行分级。多数恶性肿瘤采用三级分法，Ⅰ级为高分化（well differentiated），分化良好，低度恶性；Ⅱ级为中分化（moderately differentiated），中度恶性；Ⅲ级为低分化（poorly differentiated），高度恶性。对某些肿瘤采用低级别（low grade）（分化较好）和高级别（high grade）（分化较差）的两级分级法。不同类型的肿瘤又有不同的级别标准。如鳞状细胞癌，以肿瘤组织内是否形成角化珠、细胞间桥的多少及细胞异型性大小来分级，Ⅰ级：肿瘤组织内有大量角化珠、细胞间桥，细胞异型性相对较小，核分裂象和病理性核分裂象都比较少；Ⅲ级：肿瘤很少形成角化珠和细胞间桥，细胞异型性大，核分裂象、病理性核分裂象多见；Ⅱ级：介于两者之间。

肿瘤的分期方法比较多，主要是根据原发肿瘤的大小、浸润的深度、浸润范围、邻近器官受累情况、局部和远处淋巴结转移情况、远处转移等进行分期。目前广泛使用的是 TNM 法。T 表示肿瘤原发灶的情况，随着肿瘤体积的增加和邻近组织受累范围的增加，依次用 T1~T4 表示，Tis 代表原位癌；N 表示区域淋巴结受累情况，N0 表示无淋巴结受累，随着淋巴结受累程度和范围的增加，依次用 N1~N3 来表示；M 表示远处转移（通常是血道转移），M0 表示无远处转移，M1 表示有远处转移。在此基础上，用 TNM 三个指标的组合划出特定的分期，分为 Ⅰ~Ⅳ 期。

肿瘤的分级与分期是制订治疗方案和估计预后的重要指标。医学上，常常使用"5 年生存率""10 年生存率"等统计指标来衡量肿瘤的恶性行为和对治疗的反应，这些指标与肿瘤的分级、分期有密切关系。一般来说，分级、分期越高，生存率越低。

第三节　肿瘤的形态和代谢

为了正确地诊断肿瘤，需要做各种临床和实验室检查。其中，病理学检查（包括大体形态检查和组织切片的显微镜检查）占有重要地位，常常是肿瘤诊断过程中决定性的一步。

一、肿瘤的形态

（一）肿瘤的大体形态

肉眼观察，肿瘤的形态多种多样，它受多种因素影响，并可在一定程度上反映肿瘤的良、恶性。大体特点上主要观察以下几方面：

1. 肿瘤的数目　原发性肿瘤通常只有一个，即单发性肿瘤；有时可以为多个，即多发性肿瘤，如子宫多发性平滑肌瘤、结肠家族性腺瘤性息肉病、神经纤维瘤病等。

2. 肿瘤的大小（体积）　肿瘤的体积相差非常悬殊，大小极不一致。小者肉眼不易观察，在显微镜下才能发现，如甲状腺的微小癌；大者很大，可达到数千克乃至数十千克，如卵巢巨大囊腺瘤。一般说来，肿瘤的大小与肿瘤的发生部位、生长时间和性质（良、恶性）等因素有关。生长于体表或腹腔的肿瘤有时可长得很大；生长于颅腔、椎管的肿瘤体积一般较小。通常情况下，肿瘤极大者生长缓慢，生长时间较长，多为良性。而恶性肿瘤生长迅速，可浸润和转移，往往生长不到足够大时，就出现继发改变或已危及患者的生命。一般而言，恶性肿瘤的体积越大，发生转移的机会也越大，因此，恶性肿瘤的体积是肿瘤分期（早期或晚期）的一项重要指标。

3. 肿瘤的形状　肿瘤的形状多种多样，因其组织类型、发生部位、生长方式和良恶性的不同而不同，有息肉状、乳头状、菜花状、绒毛状、蕈伞状、结节状、分叶状、囊状、弥漫浸润状、溃疡状等（图 6-1）。

4. 肿瘤的颜色　由组成肿瘤的组织、细胞及其产物的颜色决定。比如，纤维组织的肿瘤，切面多呈灰白色；脂肪瘤呈黄色；血管瘤呈红色。肿瘤可以发生继发改变，如变性、坏死、出血等，这些改变可使肿瘤的颜色发生变化。有些肿瘤可以产生色素，如黑色素瘤细胞产生黑色素，可使肿瘤呈黑褐色。而恶性肿瘤与其分化组织的颜色不相似，癌多呈灰白色，肉瘤多呈灰红色。

5. 肿瘤的质地（软硬度）　肿瘤的质地与肿瘤的种类、实质与间质的比例以及有无出血、变性、坏死等有关。如：脂肪瘤质软，纤维瘤及平滑肌瘤质韧，软骨瘤质硬，骨瘤坚硬。实质多于间质的肿瘤一般较软，反之较硬；癌质地干燥、较硬，肉瘤质地软而湿润，呈鱼肉状。

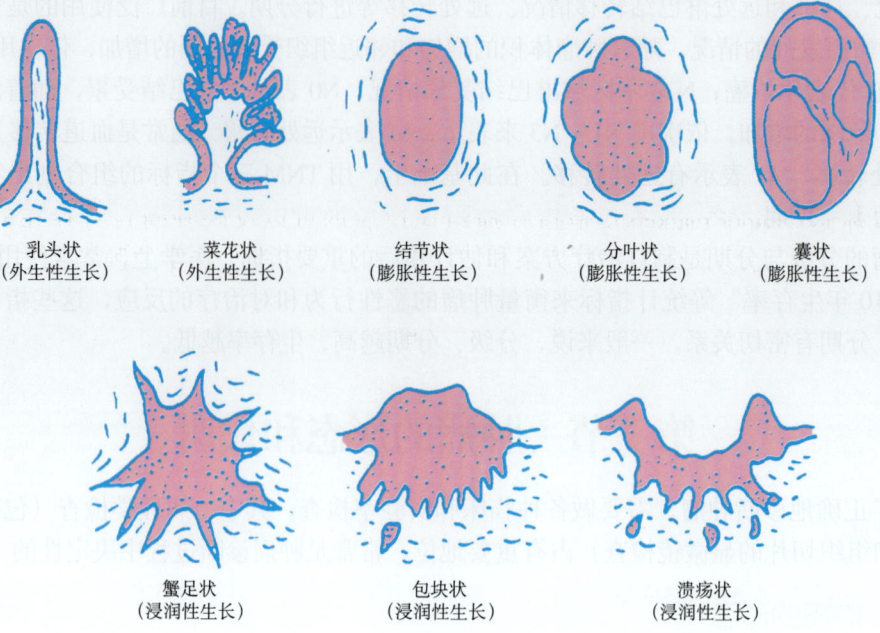

图 6-1 肿瘤的形状与生长方式模式图

肿瘤组织发生出血、坏死时变软，而有钙化、骨化时则变硬。

除了上述几方面，还要注意肿瘤的表面是否有包膜、界限是否清楚、肿瘤和周围组织的关系如何等。

★肿瘤的大体特点观察要点包括：肿瘤的数目、大小、形状、颜色、质地等，这是判断肿瘤良恶性不可缺少的内容。

（二）肿瘤的组织形态

肿瘤由实质和间质两部分构成。

1. 实质　肿瘤细胞构成肿瘤实质（parenchyma），其细胞形态、组成的结构或产物是判断肿瘤的分化方向、进行肿瘤组织学分类的主要依据。

2. 间质　肿瘤的间质（mesenchyma, stroma）一般由结缔组织和血管、淋巴管、纤维结缔组织等成分组成，起着支持和营养肿瘤实质的作用。肿瘤细胞可刺激血管生成，是肿瘤能够持续生长的重要因素。肿瘤间质内还常见淋巴细胞的浸润，与机体对肿瘤组织的免疫反应有关。

★肿瘤的实质即肿瘤细胞，是肿瘤的特异性成分，决定着肿瘤的性质。肿瘤的间质是肿瘤细胞之间的血管、淋巴管、纤维组织等成分，没有特异性，起着营养和支持肿瘤的作用。

二、肿瘤细胞的代谢特点

肿瘤组织比正常组织代谢旺盛，恶性肿瘤更为明显。恶性肿瘤患者晚期可出现恶病质（cachexia）。肿瘤组织还可以合成肿瘤蛋白质，作为肿瘤特异抗原或相关抗原，引起机体的免疫反应。有些肿瘤蛋白质与胚胎蛋白质有共同抗原性，称为肿瘤胚胎抗原，可以作为肿瘤标志。

★恶病质：重症和恶性疾病晚期的患者出现进行性消瘦、无力、贫血和全身衰竭的状态称为恶病质。

肿瘤标志（tumor markers）是指肿瘤组织产生的可以反映肿瘤自身存在的化学物质。这些物质可以是大分子蛋白质，也可以是小分子脂类。重要的肿瘤标志有：①甲胎蛋白（α-fetoprotein, AFP），是肝细胞癌、内胚窦瘤的肿瘤标志；②癌胚抗原（carcinoembryonic antigen, CEA），是大肠癌、胃癌、胰腺癌、肺癌的肿瘤标志；③酸性磷酸酶（acid phosphatase, ACP），是前列腺癌的肿瘤标志；④碱性磷酸酶（alkaline phosphatase, ALP），是骨肉瘤的肿瘤标志；⑤糖抗原199（carbohydrate antigen199, CA199），是胰腺癌的较好标志。

第四节　肿瘤的分化与异型性

肿瘤的分化（differentiation）是指肿瘤组织在形态学和功能上与某种正常组织的相似之处；相似的程度称为肿瘤的分化程度（degree of differentiation）。肿瘤的组织形态和功能与某种正常组织相似程度越高，其分化越好（well differentiated）；相似程度越低，则分化越差（poorly differentiated）；分化极差，以致无法判断其分化方向的肿瘤称为未分化（undifferentiated）肿瘤。

肿瘤组织无论在组织结构还是在细胞形态上，都与相应的正常组织之间存在不同程度的差异，这种差异称为肿瘤的异型性（atypia）。肿瘤的异型性包括组织结构的异型性和细胞形态的异型性两方面。

异型性指的是差异性，分化讲的是相似性，两者是从相反的角度来表述同一个问题。异型性小者，说明它与正常组织细胞相似，肿瘤成熟程度高；异型性大者，说明它与正常组织细胞差异大，肿瘤成熟程度低。区别这种异型性的大小是诊断肿瘤，确定其良、恶性的主要组织学依据。恶性肿瘤常有明显的异型性。

★异型性指的是肿瘤组织与正常组织之间的差异，包括细胞形态的异型性和组织结构的异型性两方面。分化和成熟程度指的是肿瘤组织与正常组织之间的相似程度，与正常组织很相似时称为高分化，不甚相似时称为低分化，极不相似时称为未分化。

一、肿瘤组织结构的异型性

肿瘤组织结构的异型性主要指的是肿瘤细胞在分布、排列、极性和与间质的关系方面与正常组织之间的差异。

良性肿瘤异型性比较小，主要表现为肿瘤细胞的分布和排列不太规则，在一定程度上失去了正常组织有序的结构与层次。如纤维瘤和平滑肌瘤，其肿瘤细胞和正常细胞很相似，但是细胞的排列和正常的纤维细胞和平滑肌细胞不同，呈束状、编织状。由于良性肿瘤细胞的异型性不明显，诊断主要依据组织结构的异型性。恶性肿瘤的组织结构异型性明显，肿瘤细胞排列紊乱，失去了正常的排列结构、层次或极性。如纤维肉瘤，肿瘤细胞丰富，胶原纤维少，排列非常紊乱，与正常纤维组织的结构相差较远。同时恶性肿瘤具有明显的细胞异型性，表现为明显的细胞和核的多形性、核分裂象的增多及出现病理性核分裂象。

二、肿瘤细胞的异型性

良性肿瘤分化成熟程度较高，肿瘤细胞异型性小，一般都与其正常细胞相似。恶性肿瘤分化成熟程度较低，肿瘤细胞常具有明显的异型性。肿瘤细胞的异型性有以下特点：

1. 肿瘤细胞的多形性（pleomorphism）　恶性肿瘤细胞体积一般比相应的正常细胞大，并且大小和形态明显不一致，有时可出现瘤巨细胞；少数分化很差的恶性肿瘤，其细胞反而较相应的正常细胞小，大小也比较一致。多形性是肿瘤细胞之间的比较，表现为肿瘤细胞与瘤细胞之间，或肿瘤细胞核与肿瘤细胞核之间的大小、形状、染色等存在很大的差异。

2. 肿瘤细胞核的多形性

（1）肿瘤细胞核的体积增大，核的大小、数目、形状、染色均不一致；核质比例增大（图6-2），可出现巨核；可为单核、双核、多核；核的形状不规则，多种多样，可为圆形、梭形或形态奇异；核染色加深，染色质呈粗颗粒状，分布不均匀，常堆积在核膜的内侧面，使核膜显得增厚；在HE染色下，有时肿瘤细胞核也可呈空泡状，常染色质较多，其聚集处不易被苏木素着色。

核肥大：肿瘤细胞核的体积比正常增大，正常细胞的细胞核质比为1:4~1:6；而肿瘤细胞的核质比增大，可达到1:1。

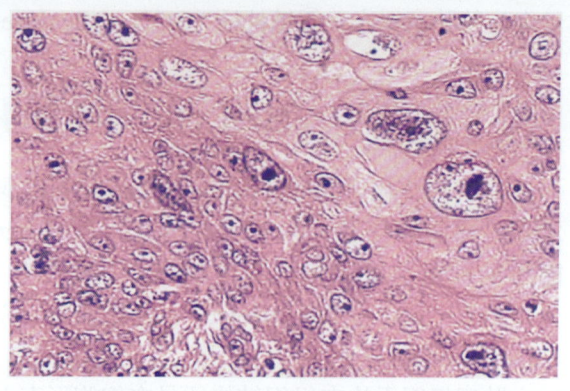

图6-2　恶性肿瘤细胞的异型性（HE）

中分化鳞状细胞癌。癌细胞的形状、大小、染色不一致，细胞核的形状、大小、染色也不一致，出现巨核癌细胞，核仁增大

（2）核仁明显，数目也常增多。巨大核仁是细胞幼稚、核糖体合成旺盛的形态表现，肿瘤恶性程度越高，其核仁也越明显。

（3）核分裂象增多，并出现病理性核分裂象，即不对称双极性核分裂、多极性核分裂、顿挫性核分裂等（图6-3）。

3. 肿瘤细胞胞质的变化　肿瘤细胞的胞质大多嗜碱性增强，是由于胞质内游离的核糖体增多所致。不同组织来源的肿瘤细胞产生的分泌物或代谢产物（如激素、黏液、糖原、脂质、角蛋白和色素等）具有不同的特点。

上述肿瘤细胞的形态，特别是核的多形性，常为恶性肿瘤的重要特征，对于区别良、恶性肿瘤以及肿瘤的鉴别诊断具有重要意义。

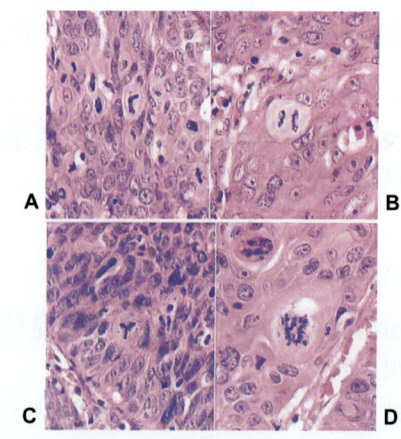

图6-3　病理性核分裂象（HE）

中分化鳞状细胞癌。图示不同形态的核分裂象（A）、二极（B）、三极（C）及顿挫性（D）核分裂象

★一般来说，良性肿瘤的细胞异型性不明显，多数仅有组织结构的异型性；恶性肿瘤的细胞形态异型性和组织结构异型性都明显。

第五节　肿瘤的生长与扩散

一、肿瘤的生长

（一）肿瘤的生长方式

肿瘤的生长方式主要有三种：膨胀性生长、外生性生长和浸润性生长。

1. 膨胀性生长　是大多数实质器官发生的良性肿瘤的生长方式。肿瘤生长缓慢，犹如吹气球一般逐渐增大，将四周组织推开或挤压，使原有组织的实质细胞萎缩，纤维结缔组织增生，在肿瘤周围形成完整的结缔组织膜，称为包膜，因此，良性肿瘤多与周围组织分界清楚，如子宫多发性平滑肌瘤（图6-4）。肿瘤多呈结节状、分叶状。位于皮下者临床触诊时表面光滑，可以推动，易于手术完整切除，术后很少复发。须指出的是，个别良性肿瘤如血管瘤无包膜，并可浸润周围组织。

2. 外生性生长　发生在体表、体腔、黏膜、空腔脏器的肿瘤常向表面生长，形成突起的乳头状、息肉状或菜花状肿物，这种生长方式称为外生性生长。良、恶性肿瘤都可以呈外生性生长。值得注意的是，良性肿瘤只向表面生长，基底部无浸润；而恶性肿瘤在

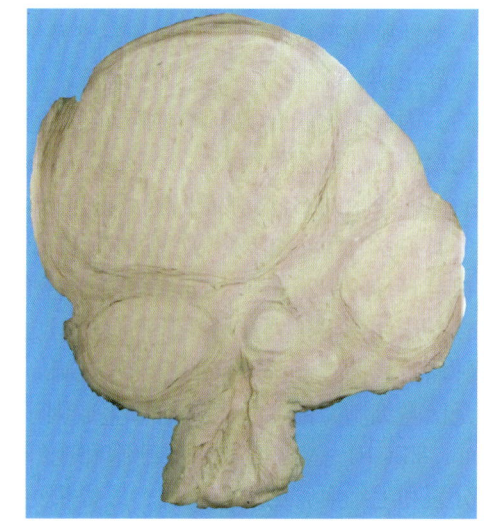

图6-4　子宫多发性平滑肌瘤

子宫体积增大，肌壁间可见多个大小不一、境界清楚的结节，结节灰白、硬，呈编织状

外生性生长的同时，伴有基底部浸润性生长，并且由于其生长迅速，血液供应不足可发生坏死；或由于继发细菌感染而坏死时，表面坏死的肿瘤组织可脱落形成底部高低不平、边缘隆起的恶性溃疡。

3. 浸润性生长　浸润性生长也称为侵袭性生长，为大多数恶性肿瘤的生长方式。肿瘤生长迅速，像树根长入泥土一样浸润并破坏周围正常组织，无包膜形成，与周围正常组织粘连固定、分界不清，并可侵犯神经、淋巴管乃至血管而转移到全身，因此，临床触诊时肿瘤固定不活动或活动度小，手术不易切除，术后易复发。

★肿瘤的生长方式有三种：膨胀性生长、外生性生长和浸润性生长，其中浸润性生长是恶性肿瘤扩散的基础。

（二）肿瘤的生长特点

各种肿瘤的生长速度有极大的差异，主要取决于肿瘤组织的分化成熟程度。一般来说，分化程度高的良性肿瘤生长较慢，病程较长，达到一定的体积需要几年甚至几十年的时间。

如果一个长期存在、生长缓慢的良性肿瘤,短期内体积迅速增大时,应考虑有两种可能:①恶变;②肿瘤继发坏死、出血、囊性变。分化程度低的恶性肿瘤生长迅速,短期内即可形成明显的肿块,并可发生广泛性播散导致死亡。肿瘤生长的快慢主要与下列因素有关:

1. 肿瘤细胞生长的动力学　包括三个因素:①倍增时间(doubling time):指瘤细胞分裂繁殖为2倍数量的子代细胞所需要的时间。多数恶性肿瘤细胞的倍增并不比正常细胞更快,因此,恶性肿瘤的生长速度可能并不是由肿瘤细胞的倍增时间缩短来实现的,换言之,恶性肿瘤细胞的倍增时间与正常细胞相似或比正常细胞更慢。②生长分数(growth fraction):指肿瘤细胞总数中,处于增殖期(S期+G_2期)的细胞所占的比例。生长分数越大,肿瘤细胞增生越快。恶性肿瘤的生长分数明显增高。③肿瘤细胞的生成与死亡之比:肿瘤细胞的生成超过死亡。肿瘤细胞死亡的方式包括凋亡、自噬和坏死三种死亡形式。恶性肿瘤的细胞生成远远大于细胞死亡,其生长速度比良性肿瘤要快得多。

恶性肿瘤形成初期,细胞分裂繁殖活跃,生长分数高。随着肿瘤的生长,有的肿瘤细胞进入静止期(G_0期),停止分裂繁殖。许多抗肿瘤的化学治疗药物是通过干扰细胞增殖起作用的,因此,生长分数高的肿瘤对于化学治疗敏感。如果一个肿瘤中非增殖细胞数量较多,对化疗药物的敏感性就低。对于此类肿瘤,可以先进行放射治疗或者手术,缩小或去除大部分瘤体,残余的G_0期肿瘤细胞可再进入增殖期,从而增加肿瘤对化学治疗的敏感性。

2. 肿瘤血管的生成　肿瘤的初始阶段为无血管期,瘤体靠弥散方式获取营养而生长,瘤体长至直径1～2mm时,如果没有血管形成,肿瘤组织缺氧,引起p53活化,导致肿瘤细胞凋亡,瘤体不再扩大。恶性肿瘤具有较强的诱导血管生成的能力,诱导血管生成的能力是恶性肿瘤生长、浸润、转移的生物学基础。现已发现,肿瘤细胞本身和肿瘤间质炎症细胞(主要是巨噬细胞)能产生各种血管生成因子,如血管内皮生长因子(vascular endothelial growth factor, VEGF)。VEGF与内皮细胞和成纤维细胞表面的VEGF受体结合后,可促进内皮细胞的分裂和毛细血管的出芽生长,以提供更多的营养,促进肿瘤的生长。

★肿瘤的生长速度决定于生长分数、肿瘤细胞的生成与丢失比及诱导血管生成的能力。

3. 肿瘤的演进和异质性

(1) 肿瘤的演进(tumor progression):肿瘤的演进指恶性肿瘤的生长过程中,其侵袭性增加的现象,表现为生长速度加快、浸润周围组织和发生远处转移。

(2) 肿瘤的异质性:肿瘤的演进使其获得越来越大的异质性(heterogeneity)。恶性肿瘤由发生恶性转化的细胞单克隆增殖而来。但在生长过程中,经过多代分裂繁殖产生的子代细胞之间的基因型及表型出现了异质性,其生长速度、侵袭能力、对生长信号的反应、对抗癌治疗的敏感性等方面都可以存在差异。这些具有异质性的肿瘤细胞群体是具有各自特性的"亚克隆"。

肿瘤干细胞(tumor stem cell)或者癌症干细胞(cancer stem cell)是一个特殊的"亚克隆",是肿瘤细胞中具有启动和维持肿瘤生长、保持自我更新能力的细胞群体。当前对于白血病、乳腺癌、胶质瘤等进行研究,发现肿瘤干细胞具有更强的成瘤能力、抗肿瘤药物的耐药性,靶向肿瘤干细胞可能成为抗癌治疗的新策略。

二、肿瘤的扩散

大多数良性肿瘤只在原发部位生长扩大,不向周围组织浸润。而恶性肿瘤具有浸润性生长的能力，不仅可以在原发部位继续生长，还能浸润、破坏邻近正常器官和组织，并通过多种途径播散到全身各处，即为肿瘤的扩散。扩散是恶性肿瘤的特征，其方式有两种：直接蔓延和转移。

★扩散是恶性肿瘤的重要生物学特征，良性肿瘤一般不扩散。

（一）直接蔓延

随着恶性肿瘤的不断生长，肿瘤细胞沿着组织间隙脉管壁或神经束衣不间断地浸润和破坏邻近的正常器官和组织，并继续生长，称为直接蔓延（direct spreading）。如晚期子宫颈癌可向两侧直接蔓延到宫旁组织，向前可累及膀胱，向后累及直肠。直接蔓延属于侵袭性生长，是肿瘤组织向周围正常组织的扩张性增生，肿瘤细胞与原发瘤是连续的。

（二）转移

恶性肿瘤细胞从原发部位侵入淋巴管、血管或体腔，被带到其他部位继续生长，并形成与原发部位肿瘤相同组织学类型肿瘤的过程称为转移（metastasis）。原发部位的肿瘤叫原发瘤，所形成的新肿瘤称为转移性肿瘤或继发肿瘤。转移是恶性肿瘤特有的生物学特征，但一些恶性程度较低的肿瘤，如皮肤的基底细胞癌，很少发生转移。常见的转移途径有三种：淋巴道转移、血道转移、种植性转移。

★转移是恶性肿瘤最本质的表现。常见的转移途径有三种：淋巴道转移、血道转移、种植性转移。

1. **淋巴道转移**（lymphatic metastasis） 是癌最常见的转移途径。肿瘤细胞侵入淋巴管形成瘤栓，随淋巴液到达局部淋巴结，首先聚集在边缘窦内，以后逐渐向皮质窦和髓窦蔓延，破坏并取代正常的淋巴结结构（图6-5）。如：乳腺外上象限癌首先转移到同侧的腋窝淋巴结，阴茎癌首先转移到腹股沟淋巴结等。受累的淋巴结常呈无痛性肿大，质地变硬，切面灰白；肿瘤组织侵出包膜，可使相邻的淋巴结融合。需注意的是，患者局部的淋巴结肿大并不代表一定有癌转移，也可能是淋巴结反应性增生或炎症反应，而有转移的淋巴结不一定都有体积的肿大。

局部淋巴结发生转移后，可继续转移至淋巴循环的下一站淋巴结，最后可经胸导管进入血流，继发血道转移。因而淋巴道转移的途径与淋巴引流的方向一致，仅少数情况下可以跳跃或逆行转移（图6-6）。

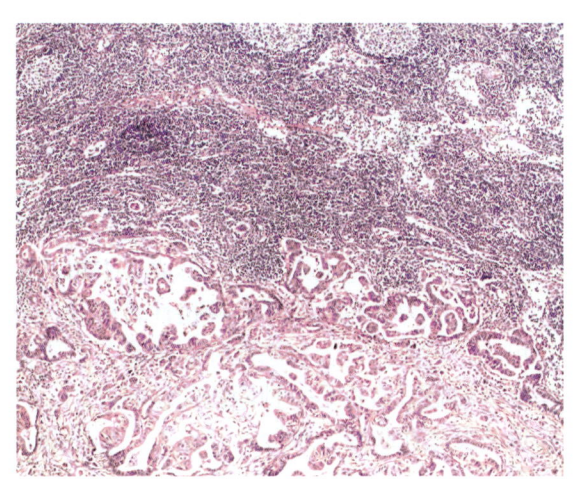

图6-5 淋巴结转移性腺癌

淋巴结结构部分破坏，被腺癌组织所取代，尚可见残存的淋巴滤泡

2. **血道转移**（hematogenous metastasis） 是肉瘤最常见的转移途径，多数癌在晚期才发生血道转移，但也有一些血窦丰富或者侵袭能力较强的癌较早即有血道转移，如肝癌、肾癌、绒毛膜癌、未分化癌、黑色素瘤等。肿瘤细胞多经毛细血管和静脉入血，少数可经淋巴道经胸导管入血。血道转移的途径与栓子的运行途径相似。侵入体静脉的肿瘤细胞往往首先在肺内形成

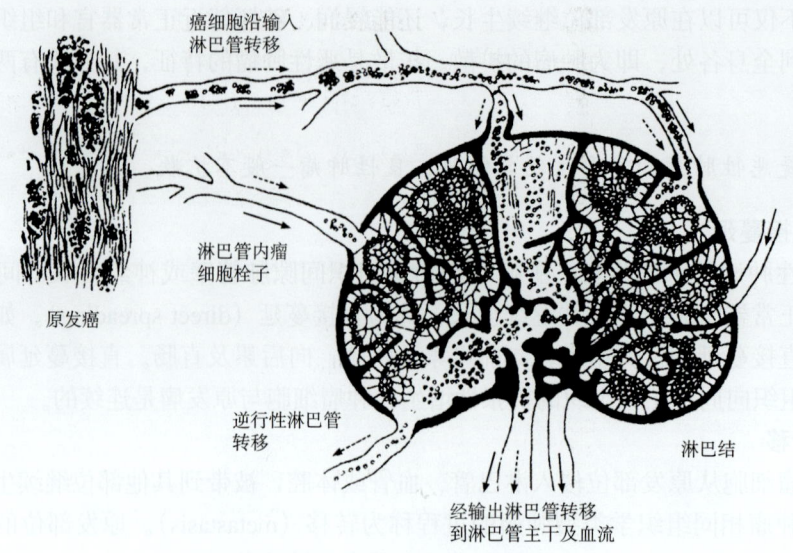

图 6-6 癌的淋巴道转移模式图
⟶ 淋巴流向　---▶ 癌细胞流向

转移瘤;侵入肺静脉的肿瘤细胞可经左心随主动脉血流到达全身各器官,发生全身广泛转移。在血道转移所累及的器官中,最常见的是肺,其次是肝。一般来讲,转移瘤常为多发的球形结节,结节大小比较一致,边界较清楚,弥漫散在分布。位于器官表面的转移瘤,由于肿瘤组织中央出血、坏死而下陷,可形成"癌脐"。

★癌容易发生淋巴道转移,肉瘤容易发生血道转移,血道转移最常受累的器官是肺和肝。

3. 种植性转移(implantation metastasis) 当体腔内器官的恶性肿瘤侵袭到器官表面时,肿瘤细胞可脱落,像播种一样种植在体腔内其他器官表面或体腔的浆膜,肿瘤细胞继续生长并形成多个转移瘤,这种转移方式称为种植性转移。种植性转移常伴有体腔血性积液,积液内常含有恶性肿瘤细胞,临床抽取体腔积液做细胞学检查是一种简便的诊断方法。种植性转移最易发生在腹腔、胸腔、心包腔、蛛网膜下隙亦可受累。

胃肠道的黏液癌侵及浆膜后可种植到大网膜、腹膜、盆腔器官如卵巢等处。在卵巢表现为双侧卵巢体积增大,光镜下见黏液癌或印戒细胞癌成分弥漫浸润,这种特殊类型的卵巢转移性肿瘤称为库肯勃格瘤。

在临床病理中,对于恶性肿瘤经常需要鉴别其是原发瘤还是继发瘤。这种鉴别有时相当困难,需要病理与临床结合进行综合分析。

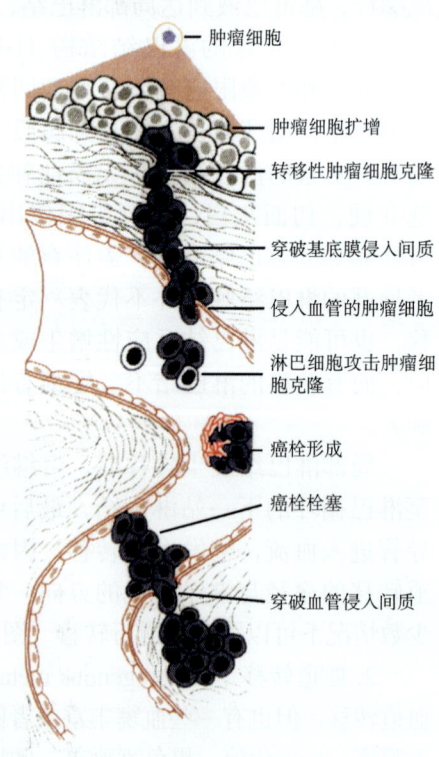

图 6-7 肿瘤转移模式

（三）肿瘤扩散的机制

肿瘤的发生是多因素、多环节、多基因的过程，恶性肿瘤的扩散，包括侵袭和转移也是一个复杂的多步骤过程。

1. 肿瘤侵袭的机制　肿瘤的侵袭（invasion）导致肿瘤的局部浸润和直接蔓延。肿瘤的侵袭机制复杂，大致分为四个步骤：肿瘤细胞之间的黏附力降低、肿瘤细胞与细胞外基质的黏附力增加、细胞外基质的降解、肿瘤细胞的迁移。

（1）肿瘤细胞之间的黏附力降低：肿瘤细胞与肿瘤细胞之间的黏附称同质型黏附，肿瘤细胞的浸润和转移与肿瘤细胞的同质型黏附力降低有关。肿瘤细胞表面涎酸量的增加和细胞膜 Ca^{2+} 浓度的降低使肿瘤细胞表面的负电荷增加，以及肿瘤细胞表面的黏附分子，如上皮型钙黏素（E-cadherin）的表达减少等，都可使肿瘤细胞之间的黏附力降低，促使肿瘤细胞相互分离，脱离原发灶成为游离细胞，为其侵入周围组织、血管和淋巴管打下基础。

（2）肿瘤细胞与细胞外基质的黏附力增加：肿瘤细胞与细胞外基质（extracellular matrix, ECM）的黏附称为异质型黏附。细胞外基质主要由各型胶原、纤连蛋白（fibronectin, FN）、层粘连蛋白（laminin, LN）和蛋白多糖组成。正常上皮细胞的纤连蛋白受体只分布在细胞的基底面，而肿瘤细胞则有更多的层纤连蛋白受体，而且分布于肿瘤细胞的整个表面，使肿瘤细胞与基质的黏附力增加。同时，肿瘤细胞可表达整合素（integrin），与存在于基质中的相应的黏附分子结合，从而进一步增加肿瘤细胞与基质的粘连。

（3）细胞外基质的降解：细胞外基质是阻挡肿瘤细胞侵袭和转移的屏障结构，当肿瘤细胞与基底膜紧密接触4~8小时后，肿瘤细胞直接分泌蛋白溶解酶（包括Ⅳ型胶原酶、尿激酶型胞浆素原活化物、基质金属蛋白酶和组织蛋白酶D等），导致细胞外基质的成分如层粘连蛋白、纤连蛋白、蛋白多糖和Ⅳ型胶原纤维被溶解，使基底膜产生局部缺损，并在肿瘤细胞周围形成基质溶解带。肿瘤细胞也可诱导宿主细胞（如成纤维细胞）产生蛋白酶，使细胞外基质降解，为肿瘤细胞的游走创造条件。

（4）肿瘤细胞的迁移：肿瘤细胞以阿米巴样运动通过基底膜缺损处移出并在间质中迁移。肿瘤细胞能以自分泌的方式分泌一些迁移因子，可介导肿瘤细胞的移动。基质成分（如胶原纤维、层粘连蛋白）的降解产物和某些生长因子（如胰岛素样生长因子Ⅰ和Ⅱ）对瘤细胞有化学趋向性。

2. 肿瘤转移的机制　尽管肿瘤的侵袭是肿瘤转移的必需条件，但侵袭并不一定导致转移。一些高度侵袭性的肿瘤（如小细胞肺癌、黑色素瘤、胰腺癌）很容易发生转移。一些肿瘤虽在局部侵袭性生长，但很少转移（如皮肤基底细胞癌、多形性胶质母细胞瘤）。转移也是一个多步骤的过程，肿瘤必须具备完成转移每一个步骤的能力才能最后形成转移瘤。以血道转移为例，转移的步骤大致包括5个：肿瘤细胞侵入血管、肿瘤细胞在血流中运行、肿瘤细胞黏附于血管壁、肿瘤细胞侵出血管、肿瘤细胞在转移部位的植入和转移瘤的形成（图6-7）。

（1）肿瘤细胞侵入血管：肿瘤细胞按照上述侵袭的机制形成游离细胞，黏附并侵入基底膜，使细胞外基质降解并通过细胞外基质，然后侵入血管。肿瘤细胞进入血流的速度为3~4百万个/（天·克），然而，血液中出现肿瘤细胞的数量并不能预测转移瘤的形成。

（2）肿瘤细胞在血流中的运行：肿瘤细胞进入血流后，在血流中被动运行；在到达转移位点前绝大多数肿瘤细胞被机体的免疫防御系统攻击和破坏，主要被自然杀伤细胞和单核细胞清除。逃脱免疫系统杀伤的肿瘤细胞大部分被血流的剪切力破坏。如果肿瘤细胞与血小板等成分凝集成团形成瘤栓则不易被消灭，并可与形成瘤栓处的血管内皮细胞黏附，可以再次穿过血管内皮和基底膜而侵出血管，形成新的转移灶。

(3) 肿瘤细胞黏附于血管壁：肿瘤细胞可因为血管管径小而滞留于微血管或者选择性地黏附于微血管壁。血液循环中的肿瘤细胞黏附于微血管内皮细胞是器官选择性转移的重要环节。肿瘤黏附于内皮细胞后，内皮细胞收缩，肿瘤细胞黏附于内皮下基底膜，然后侵出血管。

(4) 肿瘤细胞侵出血管：肿瘤细胞侵出血管是肿瘤细胞从血管内进入转移器官实质的过程。肿瘤细胞出血管的机制与侵袭的机制相似，有细胞黏附分子、蛋白降解酶和迁移相关因子的参与。

(5) 肿瘤细胞在转移部位的植入和转移瘤形成：指侵出血管的肿瘤细胞在转移器官内生长形成转移瘤的过程。肿瘤必须在器官的微环境中存活才能形成微转移灶，有些肿瘤在治疗原发瘤后，十多年后才发生转移瘤，说明肿瘤细胞能潜伏并存活很长时间。长成临床可以检测到的肿瘤还需要肿瘤的血管生成。转移瘤的形成依赖于器官的微环境，是其器官选择性的基础。

3. 血道转移的器官选择性　转移的发生不是随机的，血道转移的位置和器官分布在某些肿瘤具有特殊的亲和性，如：肺癌易转移到肾上腺和脑；甲状腺癌、前列腺癌易转移到骨；神经母细胞瘤易转移到肝和骨。这种器官选择性可能与受体结合性、靶器官释放化学诱导剂等因素有关。此外，转移瘤在某些组织或器官中不易形成，也可能与这些器官或组织的微环境不适合肿瘤的生长有关，如脾虽然血液循环丰富但转移癌少见，可能是因为脾是免疫器官；横纹肌转移瘤很少，可能是因为横纹肌组织经常收缩，使肿瘤细胞不易停留或组织内乳酸含量过高，不利于肿瘤生长。临床实际工作中，往往不能准确定位各种肿瘤的转移部位。

第六节　肿瘤对机体的影响

无论是良性肿瘤还是恶性肿瘤，对机体都有害无益。因其良、恶性不同，对机体的影响大小也不同。良性肿瘤分化较成熟，生长缓慢，极少发生浸润和转移，故一般仅造成局部影响。恶性肿瘤分化不成熟，生长较迅速，常发生转移，对机体有较强的侵袭力，所以对机体的影响严重，可危及患者的生命。

一、良性肿瘤对机体的影响

1. 局部压迫和阻塞　其影响的大小与发生部位有密切关系。如体表的良性肿瘤一般对机体影响不大；而发生在消化道的良性肿瘤（如突入管腔的平滑肌瘤）可引起肠梗阻或肠套叠；颅内的良性肿瘤（如脑膜瘤、星形胶质细胞瘤）压迫脑组织、阻塞脑室系统可引起颅内压增高及相应的定位体征。

2. 可发生恶性变　如胃肠道腺瘤可以恶变为腺癌。

3. 可引起内分泌紊乱　内分泌腺瘤如垂体腺瘤分泌过多的生长激素可引起巨人症或肢端肥大症。

4. 出血和感染　如子宫黏膜下平滑肌瘤可引起阴道出血甚至宫腔感染。

二、恶性肿瘤对机体的影响

1. 局部压迫和阻塞　恶性肿瘤引起的局部压迫和阻塞症状比良性肿瘤严重，如胰头癌可压迫胆总管引起梗阻性黄疸；食管癌可导致进行性吞咽困难。

2. 易发生坏死、溃疡、穿孔、出血和感染　如肠癌可引起便血、膀胱癌导致无痛性血尿、肺癌患者有痰中带血等。

3. 浸润和压迫神经可引起顽固性疼痛　肝癌、骨肉瘤等疼痛症状出现较早、较严重。

4. 恶病质　癌症晚期患者出现严重消瘦、无力、贫血、全身衰竭。其发生机制尚未阐明，可能与下列因素有关：恶性肿瘤的迅速生长消耗机体大量的营养物质；晚期患者的疼痛影响进食及睡眠；由于出血、感染、发热或肿瘤坏死所产生的毒性产物引起机体的代谢紊乱；其中可溶性细胞因子的作用越来越受到重视，TNF-α、IL-1、IFN-γ 是引起恶病质的介质，这些因子可引起食欲下降和代谢异常，使肌肉和脂肪组织的分解代谢增强。

5. 转移　85%以上的恶性肿瘤患者死于肿瘤转移。

6. 副肿瘤综合征（paraneoplastic syndrome）　大约10%的非内分泌腺发生的恶性肿瘤患者可因肿瘤细胞产生的激素或激素样物质，使机体出现内分泌症状和神经、肌肉、骨、关节、皮肤和肾等损害，并伴有血液、代谢和免疫功能异常等一系列临床表现，称之为副肿瘤综合征，此类肿瘤称为异位内分泌肿瘤。如肺燕麦细胞癌可产生促肾上腺皮质激素（adrenocorticotropic hormone, ACTH）样物质，前列腺癌、睾丸胚胎性癌可产生促甲状腺素等。虽然副肿瘤综合征的发生率比较低，但会给临床诊断和治疗造成困难，所以，认识此综合征很重要。

★良性肿瘤对机体影响小，主要是局部压迫和阻塞，少数良性肿瘤有激素作用引起的相应症状。恶性肿瘤对机体影响大，出血、坏死明显，可引起恶病质、副肿瘤综合征、顽固性疼痛等，甚至导致死亡。

第七节　良性肿瘤与恶性肿瘤的区别

良性肿瘤一般对机体影响小，易于治疗，效果好。恶性肿瘤对机体的危害大，治疗措施复杂，效果还不够理想。如果把恶性肿瘤误诊为良性肿瘤，就会延误治疗或治疗不彻底，造成复发、转移，甚至危及生命。相反，如果把良性肿瘤误诊为恶性肿瘤，也必然造成一些不必要、不恰当的治疗，使患者遭受不应有的痛苦、伤害以及精神和经济负担，因此，区别良性肿瘤与恶性肿瘤对于正确的诊断和治疗具有重要的实际意义。良性肿瘤与恶性肿瘤的区别见表6-3。

良、恶性肿瘤在病理组织学上的主要区别是肿瘤组织分化程度的高低（异型性的大小）。必须提出的是：第一，良性肿瘤和恶性肿瘤之间有时并无绝对界限，两者的区别是相对的。如血管瘤虽为良性肿瘤，但无包膜，常呈浸润性生长；有些肿瘤形态学上分化良好，但可发生浸润和转移，仍属恶性肿瘤，如甲状腺滤泡癌；还有些恶性肿瘤，如皮肤的基底细胞癌，核分裂象可以很多，但生长缓慢，很少发生转移。第二，有些肿瘤的组织形态学和生物学行为介于良、恶性之间，称为交界性肿瘤（borderline tumor）。如卵巢交界性浆液性乳头状囊腺瘤和黏液性囊腺瘤，腺上皮层次增多，并有一定的异型性，但无间质浸润。第三，肿瘤的良、恶性之间并非一成不变，有些良性肿瘤如不及时治疗，可转变为恶性肿瘤，称为恶变（malignant transformation）。如结肠绒毛状腺瘤有恶变倾向，在一定的条件下可逐渐向腺癌发展。第四，不同的恶性肿瘤恶性程度亦各不相同，有的转移早，如鼻咽癌；有的转移晚，如子宫体腺癌；有的则很少发生转移，如皮肤基底细胞癌。而个别的恶性肿瘤如黑色素瘤，有

表 6-3 良性肿瘤与恶性肿瘤的区别

	良性肿瘤	恶性肿瘤
组织分化程度	分化好，异型性小，与正常组织形态相似	分化差，异型性大，与正常组织形态不相似
核分裂象	无或稀少，不见病理性核分裂象	多见，可见病理性核分裂象
生长速度	缓慢	较快
生长方式	膨胀性生长或外生性生长，常有包膜或蒂，与周围组织界限清楚	浸润性生长或外生性生长，无包膜，与周围组织界限不清楚
继发改变	少见	常发生出血、坏死、溃疡形成
转移	不转移	常有转移
复发	不复发或很少复发	易复发
对机体的影响	较小，主要为局部压迫或阻塞	较大，破坏原发部位和转移部位的组织；坏死、出血、合并感染；引起恶病质、副肿瘤综合征和死亡

时由于机体免疫力加强等原因，可以停止生长甚至完全自然消退。

★良、恶性肿瘤在病理组织学上的主要区别是肿瘤组织分化程度的高低（异型性的大小）。

第八节 癌前疾病（或病变）、非典型增生和原位癌

正确认识癌前疾病（或病变）、非典型增生和原位癌是肿瘤早期发现、早期诊断、早期治疗的重要环节。某些疾病（或病变）虽然本身不是恶性肿瘤，但具有发展为恶性肿瘤的潜能，患者发生相应恶性肿瘤的风险增加。这些疾病或病变称为癌前病变。但癌前病变并不一定会发展成恶性肿瘤。

从癌前状态发展为癌可以经过很长时间。上皮组织在发展到癌的过程中，有些要经历异型增生（dysplasia），到原位癌，再到浸润性癌的多步骤过程。

一、癌前疾病（或病变）

癌前疾病（或病变）是指某些具有较高癌变潜能的良性病变，如长期存在即有可能转变为癌。常见的癌前病变有以下几种：

1. **黏膜白斑** 常发生在口腔黏膜、外阴和阴茎等处。主要病理改变是黏膜的鳞状上皮过度增生和过度角化，并出现一定的异型性。肉眼呈白色斑块，故称白斑。如长期不治愈就有可能转变为鳞状细胞癌。

2. **慢性宫颈炎伴宫颈糜烂** 是妇女常见的疾患。在慢性宫颈炎时，宫颈阴道部的鳞状上皮变性、坏死、脱落，被来自宫颈管内膜的单层柱状上皮所取代，使该处呈粉红色或鲜红色，好像发生了黏膜上皮的缺损，称为宫颈糜烂。随后，局部又可被再生的鳞状上皮所替代，称为糜烂愈复。如果上述过程反复进行，少数病例可出现宫颈上皮内肿瘤变（宫颈上皮的非典型增生），进一步发展为宫颈癌。

3. **乳腺增生性纤维囊性变** 本病由内分泌失调引起，常见于中年妇女，主要表现为乳腺导管囊性扩张、小叶和导管上皮细胞的增生。根据上皮增生程度的不同可分为轻度增生、旺炽性增生、异型增生，进而可转变为原位癌。

4. **大肠腺瘤** 较为常见，可以单发或多发，均可发生癌变，尤其是绒毛状腺瘤和家族性腺瘤性息肉病。后者常有家族史，几乎均会发生癌变。

5. **慢性胃炎及肠上皮化生** 胃的肠上皮化生与胃癌的发生有一定关系。慢性幽门螺杆菌性胃炎与胃的黏膜相关淋巴组织发生的 B 细胞淋巴瘤及胃腺癌有关。

6. **慢性溃疡性结肠炎** 是一种原因不明的炎症性肠病，癌变率决定于病程长短及病变范围。据统计，病程长达 20 年者癌变率为 10%，30 年者为 15%~25%。

7. **皮肤慢性溃疡** 经久不愈的皮肤溃疡，特别是小腿的慢性溃疡，由于长期慢性炎症刺激，鳞状上皮反复增生，有的可发生癌变。

8. **肝硬化** 乙型病毒性肝炎可引起肝硬化，也可以直接引起肝癌。在肝硬化，尤其是坏死后性肝硬化的基础上可以发生肝癌。

正常细胞从增生到癌变往往要经历一个缓慢而渐进的演变过程，而且还要取决于很多因素，并非所有的癌前疾病（或病变）都必然转变为癌，再者，也并非所有的癌均存在明确的癌前病变。癌前病变不等同于非典型性增生，更不等同于原位癌。

二、异型增生

过去的文献常用"非典型增生"（atypical hyperplasia）这一术语描述细胞增生并出现异型性，多用于上皮细胞的病理性增生，伴有一定程度的异型性，但还不足以诊断为癌。不典型增生既可见于肿瘤性病变，也可见于修复、炎症等情况。近年来，倾向于使用"异型增生"来描述与肿瘤形成相关的非典型增生。

异型增生可发生于皮肤或黏膜表面的被覆上皮，也可发生于腺上皮。表现为细胞大小不等、形态多样，核大浓染，核质比增大，核分裂象增多，但一般不见病理性核分裂象。细胞密集，排列较乱，极性消失。根据其增生细胞的异型性程度和（或）累及范围可分为轻、中、重三级。轻度和中度的异型增生（增生的细胞分别累及上皮层的下 1/3 和 1/3~2/3 处），在病因消除后可恢复正常；而重度异型增生则累及上皮 2/3 以上，但尚未累及全层，为不可逆性病变，容易癌变。

三、原位癌

原位癌（carcinoma in situ, CIS）通常用于上皮的病变，指异型增生的细胞在形态和生物学特性上与癌细胞相同，累及上皮全层，但基底膜完整，无间质浸润的癌，又称为"上皮内癌"。原位癌可以发生于皮肤、黏膜被覆上皮和腺上皮。常见的有食管原位癌、乳腺导管内癌和乳腺小叶原位癌等。临床检查和病理的肉眼观察往往见不到明显异常，或仅见到轻微糜烂、粗糙不平、稍有隆起等改变，其确诊主要靠病理组织学检查。原位癌是一种最早期的癌，不发生转移，如能早期发现和积极治疗，治疗效果好，可以治愈。

★当上皮细胞全层都被癌细胞取代，但基底膜完整、间质无浸润时称为原位癌。原位癌不转移、预后好。

目前，较多使用上皮内瘤变（intraepithelial neoplasia）这一概念来描述上皮从异型增生到原位癌这一连续的过程。它将轻度、中度和重度不典型性增生分别称为上皮内瘤变的Ⅰ、Ⅱ、Ⅲ级，并将原位癌也列入上皮内瘤变Ⅲ级内，如宫颈上皮内肿瘤。

第九节　常见肿瘤举例

一、上皮性肿瘤

向上皮组织（包括被覆上皮与腺上皮）分化的肿瘤称为上皮性肿瘤，上皮性肿瘤是肿瘤中最为常见的肿瘤，其中恶性上皮组织肿瘤（癌）对人类的危害最大。人体的恶性肿瘤大部分为癌。肿瘤细胞或多或少地出现上皮的形态特征，肿瘤细胞互相连接聚集成巢，巢周围为纤维间质，两者间有清楚的界线。电镜观察，有角化倾向的细胞可见张力原纤维，分泌性上皮细胞游离面有微绒毛，细胞内与细胞间有微囊，相邻细胞之间有连接。

（一）上皮组织良性肿瘤

1. 乳头状瘤（papilloma）　见于鳞状上皮、尿路上皮等被覆的部位，称为鳞状上皮乳头状瘤、尿路上皮乳头状瘤等。肉眼，肿瘤呈外生性生长，形成多个乳头状、手指样或棘刺状突起，或者呈菜花状或绒毛状外观。肿瘤的根部常有蒂与正常组织相连。光镜下，乳头的轴心由血管和结缔组织等间质成分构成，表面覆盖上皮性肿瘤细胞。

★乳头状瘤是发生于被覆上皮的良性肿瘤，呈外生性生长，每一乳头中轴为具有血管的分支状纤维结缔组织间质，乳头表面覆盖增生的上皮性肿瘤细胞。

2. 腺瘤（adenoma）　是腺上皮的良性肿瘤，多见于甲状腺、卵巢、乳腺、涎腺和胃肠等处。黏膜发生的腺瘤多呈息肉状、蕈伞状，腺器官内的腺瘤多呈结节状，与周围正常组织分界清楚，常有被膜。腺瘤的腺体大小、形态较不规则，排列也比较密集。但与其相应的正常腺体在结构上十分相似，而且具有一定的分泌功能。具有小叶和导管结构的腺器官的腺瘤，既无导管形成，也往往不见小叶结构，由于不能将其分泌物排出，因而肿物多呈囊状。根据腺瘤的组成成分及形态特点，可分为囊腺瘤、纤维腺瘤、多形性腺瘤和息肉状腺瘤等类型。

（1）囊腺瘤（cystadenoma）：常见于卵巢。由于肿瘤细胞分泌大量浆液或黏液，使腺腔逐渐扩大并互相融合而成。肉眼，可见大小不等的囊腔，所以肿瘤呈囊性。卵巢囊腺瘤主要有两种类型：①浆液性囊腺瘤（serous papillary cystadenoma）：多为单房性，囊内为淡黄色清亮液体，囊内壁光滑，如腺上皮向囊腔内呈乳头状增生时，称为浆液性乳头状囊腺瘤。②黏液性囊腺瘤（mucinous cystadenoma）：常为多房性，囊内壁光滑，很少有乳头，囊腔内含黏稠黏液。浆液性乳头状囊腺瘤较易发生恶变，转化为浆液性囊腺癌（serous cystadenocarcinoma）。

★囊腺瘤的常见部位是卵巢，主要有浆液性囊腺瘤和黏液性囊腺瘤两种类型。

（2）纤维腺瘤（fibroadenoma）：为女性乳腺最常见的一种良性肿瘤，尤以年轻女性多见。多为单发，也可多发，肿物大小不等（直径超过10cm者称为巨大纤维腺瘤），表面光滑或呈结节状，包膜完整。切面灰白色，质较硬，半透明，有黏液样感。光镜下，增生的乳腺腺管和纤维结缔组织共同构成肿瘤的实质。按其增生程度和排列方式不同分为管周型和管内型两种：①管周型：以腺体增生为主，纤维结缔组织围绕在腺管周围。②管内型：纤维组织增生明显,压迫腺管呈裂隙状(图6-8)。这种分型并无临床意义。

★ 纤维腺瘤是年轻女性乳腺最常见的一种良性肿瘤,增生的乳腺腺管和纤维结缔组织共同构成肿瘤的实质。

(3) 多形性腺瘤 (pleomorphic adenoma):又称"混合瘤"(mixed tumor),好发于唾液腺,尤其是腮腺。有人认为肿瘤来源于腮腺闰管区,其肌上皮细胞退化成为上皮性干细胞,有向腺样、黏液样、软骨样和表皮样细胞等多方向分化的能力,因而肿瘤具有多形性的特点,所以称为多形性腺瘤。肉眼,肿物大小不一,呈圆形或卵圆形,表面光滑,包膜较完整,境界清楚。光镜

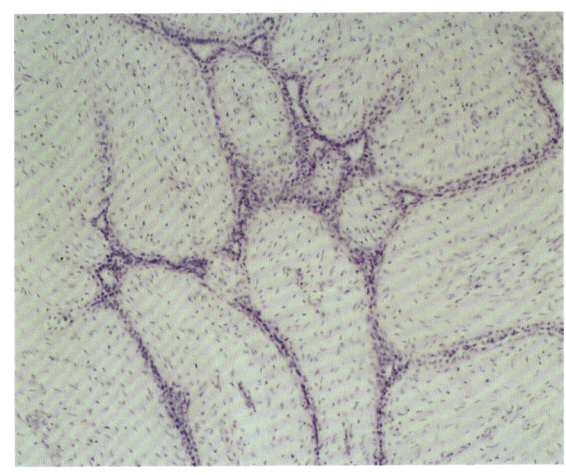

图 6-8 管内型乳腺纤维腺瘤

乳腺腺体和纤维结缔组织增生,构成肿瘤的实质。明显增生的纤维组织挤压腺体呈裂隙状

下,肿瘤组织具有多形性,即腺管样结构、肌上皮细胞、鳞状细胞团和黏液样、软骨样组织混杂在一起。本肿瘤生长缓慢,但切除后较易复发,少数可发生恶变。

(4) 息肉状腺瘤 (polypous adenoma):又称腺瘤性息肉 (adenomatous polyp),多发生于胃肠道黏膜,尤其是结肠、直肠。肿物呈息肉状或蕈伞状,有长蒂或短蒂,部分为广基或无蒂与黏膜相连,可单发或多发,大小不一。光镜下,按组织结构特点分为三型:①管状腺瘤(tubular adenoma):主要由密集分支的腺管构成,其周围为结构正常的固有膜,腺上皮细胞有程度不同的异型性,细胞层次增多。管状腺瘤可恶变。②绒毛状腺瘤(villous adenoma):肿瘤表面呈细乳头状或绒毛状突起,绒毛的中心为固有膜支架,表面为增生的腺上皮细胞,细胞密集,核杆状、深染,形成假复层结构(图6-9)。绒毛状腺瘤恶变率较高。③管状-绒毛状腺瘤(tubulo villous adenoma):由管状腺瘤和绒毛状腺瘤两种成分混合构成,恶变率居于两者之间。家族性腺瘤性息肉病(familial adenomatous polyposis, FAP)又称结肠家族性息肉病(familial polyposis of the colon),是常染色体显性遗传病。其主要特征是大肠黏膜出现上百甚至成千个腺瘤性息肉,易癌变。

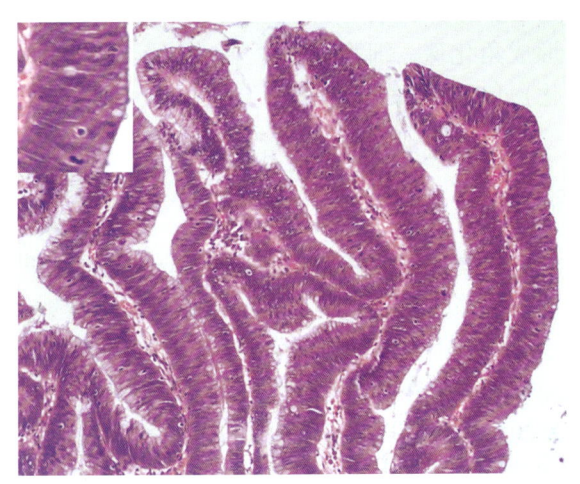

图 6-9 结肠绒毛状腺瘤Ⅰ级

结肠黏膜腺体增生,向表面突起形成绒毛状结构,绒毛被覆腺上皮具有轻度非典型性(左上角为放大图)

★ 息肉状腺瘤多发生于大肠,其中的家族性腺瘤性息肉病易癌变。

(二) 上皮组织恶性肿瘤

上皮组织恶性肿瘤统称为癌,多见于中老年人,是最常见的一类恶性肿瘤。大体观察,

癌以浸润性生长为主，与周围组织分界不清。发生在皮肤、黏膜表面的癌常呈息肉状、绒毛状、蕈伞状或菜花状，表面常有坏死及溃疡形成；发生在器官内的癌常为不规则的结节状、树根状或蟹足状，质地软硬不一，切面多为灰白色、质硬、较干燥。光镜下，癌细胞（即实质）可呈腺管状、实体团块状或条索状等方式排列（统称为癌巢），实质与间质分界清楚。网状纤维染色见癌细胞之间多无网状纤维，网状纤维只见于癌巢的周围。癌在早期一般多经淋巴道转移，到晚期才发生血道转移。癌的常见类型有以下几种：

1. 鳞状细胞癌（squamous cell carcinoma） 简称鳞癌，常见于在身体原有鳞状上皮被覆的部位，如皮肤、口腔、唇、食管、喉、宫颈、外阴、阴茎等处；也见于正常时无鳞状上皮被覆的部位，如支气管、胆囊、肾盂等处，这些部位的柱状或移行上皮通过鳞状上皮化生、增生及非典型增生而发展成鳞癌。鳞癌肉眼上常呈菜花状、结节状或溃疡状。光镜下，癌细胞突破基底膜向深层浸润，形成大小不等的团块或条索状的癌巢，癌巢之间是纤维结缔组织间质，癌巢（实质）与间质分界清楚。根据癌组织分化程度分为三级：Ⅰ级（高分化）癌巢的最外层癌细胞排列较整齐，相当于鳞状上皮基底膜的细胞，其内为相当于棘细胞层的细胞，细胞间可见到明显的细胞间桥，在癌巢的中央可出现层状的角化物，称为角化珠（keratin pearl）或癌珠（图6-10）。Ⅲ级（低分化）癌细胞有明显的异型性，可见较多的核分裂象及病理性核分裂象，很少形成角化珠，细胞间桥少见。Ⅱ级（中分化）介于两者之间。

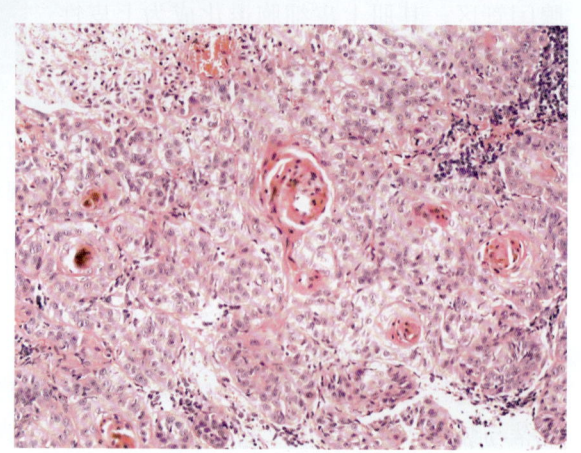

图 6-10 高分化鳞状细胞癌

癌细胞增生呈团巢状，类似正常的鳞状上皮，中央为角化不全的癌细胞，称为角化珠或癌珠

★鳞癌多发生在身体原有鳞状上皮被覆的部位，按癌细胞的异型性大小及分化程度分为三级。

2. 基底细胞癌（basal cell carcinoma） 多见于老年人的面部，如眼睑、鼻翼、颊部等部位，由该处表皮原始上皮芽或基底细胞发生。典型外观是在局部形成经久不愈的侵蚀性溃疡。光镜下，癌巢由深染的基底细胞样癌细胞构成。根据癌细胞的排列方式，分为实体型、角化型、腺样型、囊肿型、色素型等类型。最常见的为实体型，癌巢为大小不一的癌细胞实体团块，向真皮和皮下组织浸润，癌细胞主要由浓染的基底细胞样的细胞构成，呈短梭形或卵圆形，细胞大小比较一致，癌巢边缘的癌细胞呈高柱状，排列似栅栏状，核分裂象多见。本癌浸润性强，破坏局部深层组织，但生长缓慢，很少发生转移，对放射治疗很敏感。临床上呈低度恶性的经过，预后较好。

★基底细胞癌是好发于老年人面部的一种低度恶性的肿瘤，浸润性强，生长缓慢，不易转移，对放射治疗敏感。

3. 尿路上皮癌 分为浸润性和非浸润性尿路上皮癌两种，常见于膀胱、肾盂和输尿管等处，是泌尿系统常见的恶性肿瘤。浸润性尿路上皮癌旧称移行细胞癌（transitional cell

carcinoma）。肉眼，肿物大小不等，单发或多发，分化好者外观乳头纤细而质脆，可有蒂；分化差者，肿物呈实体浸润性肿块，外观为菜花状，基底较宽无蒂，表面有坏死、出血、溃疡形成。光镜下，癌细胞似移行上皮，呈多层排列，有不同程度的分化（图 6-11）。

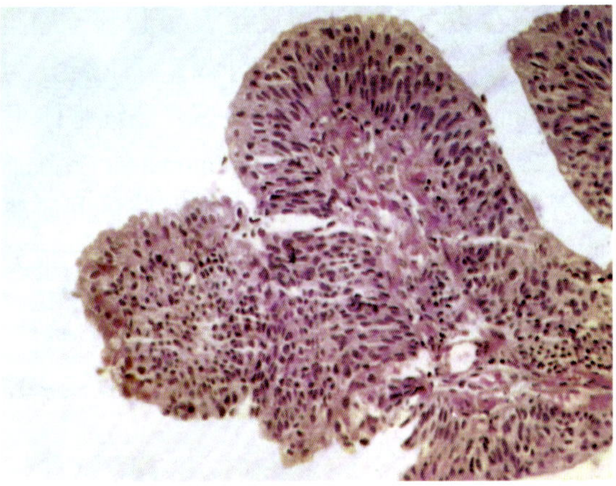

4. 腺癌（adenocarcinoma） 是腺上皮的恶性肿瘤。常见于乳腺、胃肠道、肝、胆囊、甲状腺、宫颈管及子宫内膜等处。根据其形态结构和分化程度，可分为分化比较好的、具有腺样结构的腺癌和低分化的、形成实体癌巢的实性癌等多种类型。

图 6-11　低级别（高分化）尿路上皮癌

尿路移行上皮增生呈乳头结构，细胞层次增多，有轻到中度非典型增生

（1）管状腺癌（tubular adenocarcinoma）：较多见于胃肠道、胆囊、子宫体等处。癌细胞突破基底膜由黏膜层向深层浸润，形成大小不等、形状不一、排列不规则的腺管样结构，其癌细胞可单层，也可多层，核大小不一，核分裂象多见。根据形成腺管的多少分为高分化（图 6-12）、中分化和低分化三种。

（2）黏液癌（mucoid carcinoma）：常见于胃肠道。光镜下，初时黏液聚积在癌细胞内，将核挤向一侧，使癌细胞呈印戒状，故称为印戒细胞癌（signet ring cell carcinoma）（图 6-13）。以后黏液堆积在腺腔内，并可由于腺体的崩解而释放到间质中形成"黏液湖"，称为黏液癌（图 6-14）。肉眼，癌组织呈灰白色、半透明如胶冻样，又称为胶样癌（colloid carcinoma）。

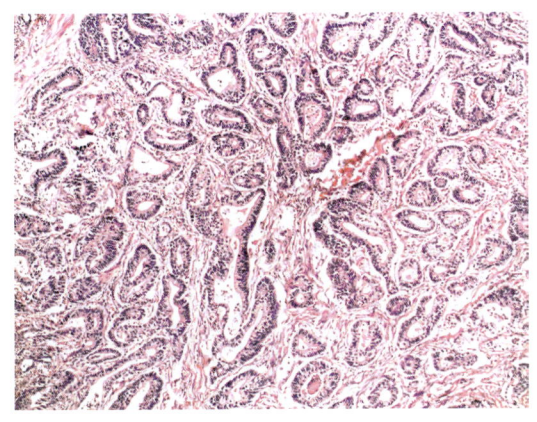

图 6-12　高分化腺癌

癌细胞异型性明显，形成大小不等、形状不一的腺腔或腺样结构，可见背靠背和共壁现象

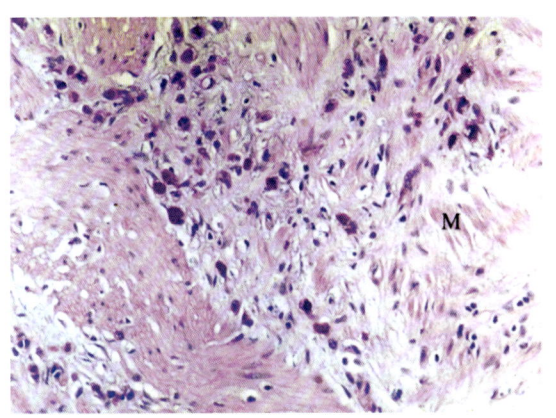

图 6-13　印戒细胞癌（PAS 染色）

癌细胞散在浸润于肌层（M），常规染色易误认为增生的纤维细胞，常需特殊染色以辅助诊断。着紫红色的细胞为癌细胞，核位于一侧，形似"印戒"

★一般而言，黏液癌分化低，易转移，预后较差。

（3）实性癌（solid carcinoma）：属低分化的腺癌，恶性程度较高，多发生于乳腺（图

6-15），少数可发生于胃肠道及甲状腺。癌巢以实体团块状为主，多数无腺腔样结构。根据癌实质与间质的比例不同将实性癌分为硬癌、髓样癌和单纯癌：①硬癌（scirrhous carcinoma）：癌细胞少，间质多，癌细胞体积小，多排列成条索状，分布于大量纤维组织之间；②髓样癌（medullary carcinoma）：癌细胞多，间质少，癌细胞体积大，呈大片状排列，间质内大量淋巴细胞浸润；如髓样癌的间质缺乏淋巴细胞浸润，称为不典型髓样癌；③单纯癌（carcinoma simplex）：癌细胞和间质的成分大致相等。

★实质与间质的比例不同，肿瘤的软硬度也不同，硬癌质地较硬，髓样癌质地较软。但实性癌的这种分型决定于组织学检查。

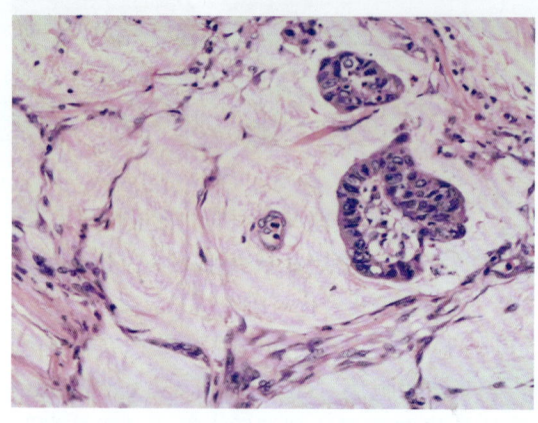

图 6-14　黏液癌

肿瘤内明显的黏液池形成，其内漂浮有破碎的癌性腺上皮

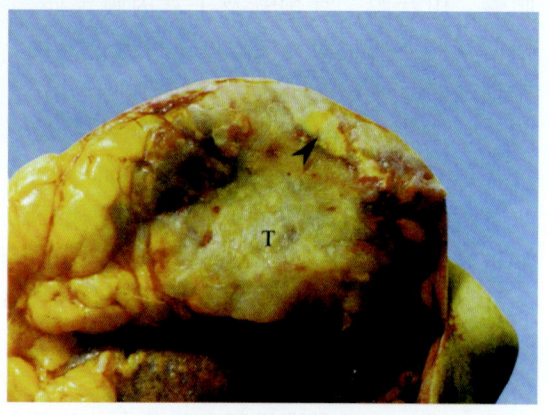

图 6-15　乳腺癌

乳腺切面显示脂肪组织内结节状肿物（T），灰白、硬，见灶状钙化（箭头），与周围组织界限不清

（4）类癌（carcinoid）：是一种具有神经内分泌分化的肿瘤，多见于阑尾、肺、胃肠道等处。肉眼，肿物呈结节状、息肉状或局限性增厚，体积较小，界限较清楚，切面呈灰白色或淡黄色。光镜下，有典型类癌和不典型类癌两种类型：①典型类癌：癌细胞多呈实体癌巢，细胞体积小，大小较一致，呈立方形或多边形。核圆形、较规则。核分裂象极少，细胞异型性不明显（图6-16）。②不典型类癌：较少见，癌细胞排列成条索状、梁状或腺泡状结构，细胞异型性明显。核分裂象多见，出现灶状坏死。不论是典型类癌还是不典型类癌，肿瘤细胞均具有亲银性和嗜银性。超微结构显示肿瘤细胞胞质内充满致密的神经内分泌颗粒，免疫组织化学染色显示神经元特异性烯醇化酶、嗜铬素等呈阳性。

类癌具有恶性肿瘤浸润性生长的特点，除了局部浸润外，癌细胞也可侵入淋巴管、

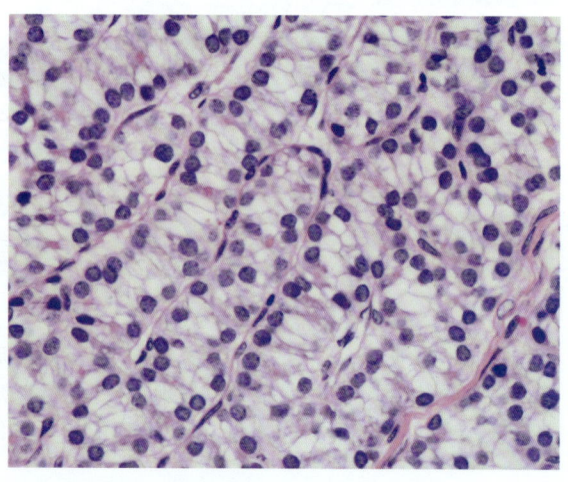

图 6-16　典型类癌

癌细胞体积较小，大小较一致，核圆形、较规则，不见核分裂象。癌细胞排列成"缎带样"

血管引起转移，但肿瘤生长缓慢，转移较少。预后与类型有关：典型类癌很少转移，预后好，是一种低度恶性的肿瘤；不典型类癌侵袭性强，易转移，预后差。

★类癌是一种具有神经内分泌分化的低度恶性肿瘤，由大小较一致的小细胞组成，生长缓慢，很少转移，预后较好。

二、间叶组织肿瘤

间叶组织指的是纤维组织、脂肪组织、骨和软骨组织、肌肉组织、血管和淋巴管、滑膜组织、间皮、黏液组织等。间叶组织肿瘤大部分为良性肿瘤，少部分为恶性肿瘤，可发生于任何年龄；部分恶性肿瘤虽呈侵袭性生长，但很少转移，如皮肤的隆突性纤维肉瘤等。

（一）间叶组织良性肿瘤

1. 纤维瘤（fibroma） 是具有纤维组织分化特点、生长缓慢的良性肿瘤。分为硬纤维瘤和软纤维瘤两种类型。

（1）硬纤维瘤（fibroma durum）：是指有清楚包膜的由增生的纤维组织构成的良性肿瘤，很少见。肉眼，肿物多为单个，体积较小，呈球形、结节状或分叶状，有明显的包膜，切面灰白色，编织状，质地韧硬。光镜下，肿瘤由成纤维细胞、纤维细胞和胶原纤维组成，肿瘤细胞呈编织状排列，不见核分裂象。间质为疏松结缔组织，其中有少量血管和淋巴管。多发生于四肢及躯干的皮下，切除后不复发。

★硬纤维瘤是指有包膜的由纤维组织构成的一种良性肿瘤，很少见。

（2）软纤维瘤（fibroma molle）：又称皮赘（skin tag），多见于女性外阴部、面部、腋窝和躯干等处皮肤，较硬纤维瘤多见。肉眼，肿物向外突起下垂，形成带蒂的息肉样的肿瘤结节，体积较小，直径一般为1~2cm，质软，表面被覆皮肤，故又称为皮赘。光镜下，由疏松的纤维组织和脂肪组织、黏液样间质构成，偶见炎症细胞浸润。

★软纤维瘤是一种表面被覆皮肤，由疏松的纤维组织和脂肪组织、黏液样间质构成的带蒂的息肉样的肿瘤结节，又称皮赘。

2. 脂肪瘤（lipoma） 是良性间叶组织肿瘤中最常见的一种，由成熟的脂肪细胞构成。多发生于躯干和四肢的皮下组织，最常见的部位是肩背部、颈部，腹膜后、胃肠道等也可发生。肉眼，肿瘤大小不一，扁圆形或分叶状，单发或多发，界限清楚，包膜完整，切面呈淡黄色，质地柔软，似正常的脂肪组织。光镜下，肿瘤组织由成熟的脂肪细胞组成，与正常脂肪组织的主要区别在于肿物有包膜，并被不均等的纤维组织条索分隔成大小不规则的小叶结构。若纤维组织成分较多，称为纤维脂肪瘤；若血管甚多，称为血管脂肪瘤。此肿瘤生长缓慢，无明显症状，手术切除后不复发，一般不恶变。

★脂肪瘤是间叶组织良性肿瘤中最常见的一种，由成熟的脂肪细胞构成，但小叶结构不规则。

3. 血管瘤（hemangioma） 一般认为，胚胎期的一些血管母细胞与发育中的血管网脱离，在局部增生并形成内皮细胞条索，进一步分化而形成各种血管瘤。血管瘤多属先天性，有些可能是局部组织损伤后引起的血管增生。所以，血管瘤常见于婴儿和儿童。血管瘤可以发生在任何部位，但多见于体表皮肤，少数发生于内脏器官，如肝。按肿瘤发生部位及增生血管的形态，血管瘤可以分为很多亚型，如毛细血管瘤、海绵状血管瘤、良性血管内皮瘤、混合型血管瘤、肉芽组织型血管瘤等，其中以毛细血管瘤和海绵状血管瘤最为多见。①毛细血管瘤（capillary hemangioma）：是较常见的一种血管瘤。最常见于头面部，如口唇、眼睑部，多见于儿童。肉眼，肿物大小不一，呈暗红色或蓝紫色，表面平坦或稍隆起，有清楚的边界，但无包膜。光镜下，由密集的薄壁血管构成，内皮细胞扁平，分化良好，有分叶结构。②海绵状血管瘤（cavernous hemangioma）：是最常见的一种血管瘤。最常见于四肢、肝。肉眼，肿物呈暗红色，结节状，有时切面可见海绵状或蜂窝状结构。光镜下，肿瘤由管腔大、形状不规则、管壁厚薄不均的窦样血管构成，窦壁内衬覆扁平的血管内皮细胞，血管之间有少量纤维组织分隔（图6-17）。如海绵状血管瘤混有较多的毛细血管瘤成分，可称为混合型血管瘤。如血管瘤位于横纹肌内呈浸润性生长时，称为肌肉内血管瘤。

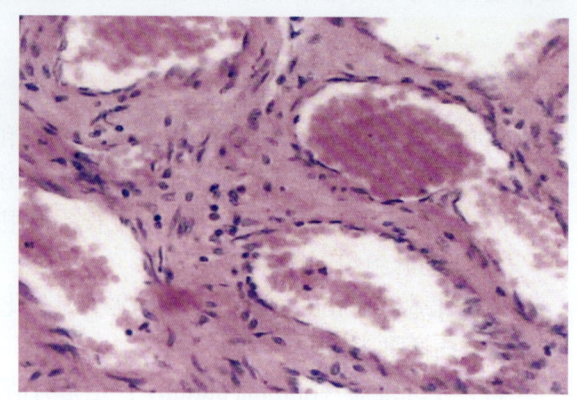

图 6-17　肝海绵状血管瘤

肿瘤由管腔大、形状不规则、管壁厚薄不均的窦样血管构成，窦壁被覆扁平的血管内皮细胞，血管之间有少量纤维组织分隔

★血管瘤是良性肿瘤，多为先天性，无包膜，呈浸润性生长。

4. 平滑肌瘤（leiomyoma）　常见于有平滑肌的部位，最多见于子宫，其次为胃肠道。皮肤、皮下组织的平滑肌瘤可能源于血管平滑肌成分。肉眼，肿物呈结节状，单发或多发，大小不等，界限清楚，多无包膜，质硬韧，切面灰白或灰红色，具有编织状或漩涡状纹理。光镜下，肿瘤组织由形态比较一致的梭形平滑肌细胞构成。细胞排列成不规则的束状或编织状，细胞大小比较一致，核呈长杆状或梭形，两端钝圆，肿瘤细胞之间可见多少不等的纤维结缔组织（图6-18）。平滑肌瘤为良性肿瘤，极少恶变，手术切除后一般不复发。

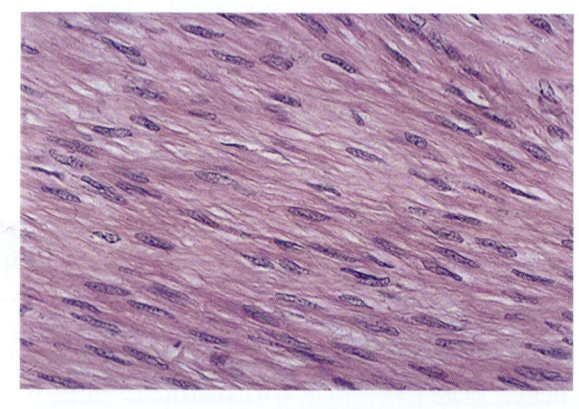

图 6-18　子宫平滑肌瘤

肿瘤细胞排列成束，肿瘤细胞呈梭形、大小较一致，细胞核呈杆状或梭形，两端钝圆，未见明确的核分裂象

★平滑肌瘤最多见于子宫，界限清楚，但多无包膜。

5. 骨瘤（osteoma）　几乎全都发生在颅面部的扁骨，向内可突入到鼻旁窦腔并阻塞其正常引流。肉眼，肿物从骨的表面向外突起，表层被骨外膜纤维组织覆盖，多为单发，质硬如石。光镜下，病灶主要由致密而成熟的板层骨构成。骨瘤为良性病变，但它可能不是一种真性肿瘤。

6. 骨样骨瘤（osteoid osteoma） 是一种成骨性良性肿瘤，好发于 10～30 岁。临床最突出的症状是剧烈的局限性疼痛，但缺乏感染的证据，最好发于股骨、胫骨、肱骨、掌骨、足骨、椎骨和腓骨。X 线典型表现为一个直径小于 1.5cm 的低密度病灶，有时可见一高密度核心，周围由一圈反应性硬化骨包绕。光镜下，病灶由多少不等的钙化的骨样基质构成，周边见肥大的骨母细胞。病灶周围包绕着一层厚薄不等的致密骨。

7. 骨软骨瘤（osteochondroma） 是指在骨的表面覆以软骨帽的骨性突出物，是最常见的良性骨肿瘤。由三层结构组成：表面为一薄层致密的结缔组织，即纤维膜；中层为软骨帽，由透明软骨构成；基底部为肿瘤的主体，由含有正常骨髓的成熟的骨小梁组成。骨软骨瘤多发生在 20 岁之前，发病年龄平均为 10 岁，发病部位以股骨下段、胫骨上段、肱骨上段和骨盆的干骺部最为多见，多为单发性，偶见多发性。多发性者为常染色体显性遗传性疾病。

8. 软骨瘤（chondroma） 是一种成软骨性良性肿瘤。发生部位以手、足短骨最为常见，尤其是近心侧的指/趾骨。主要有两种类型：①内生性软骨瘤（enchondroma）：起源于骨干骨松质，从此处扩展并挤压薄皮质。②皮质旁（骨膜）软骨瘤 [juxtacortical（periosteal）chondroma]：少见，起源于长骨或手足短骨的骨膜区域，可侵蚀相邻的皮质，并致其硬化。光镜下，软骨瘤由成熟的透明软骨组成，呈不规则分叶状，每一个小叶由疏松的纤维血管组织包绕。常见灶状黏液样变性、钙化和软骨骨化。肿瘤位于骨盆、胸骨、肋骨、四肢长骨或椎骨时易恶变；发生在指（趾）骨者极少恶变。

（二）间叶组织恶性肿瘤

间叶组织恶性肿瘤统称为肉瘤。发生率比癌低，多为青少年。肉眼，肉瘤多呈结节状或分叶状，多无包膜，或挤压周围组织形成假包膜。质地比癌软，切面多呈灰红色、均质细腻、湿润、鱼肉状，故称为肉瘤。肉瘤易继发出血、坏死、囊性变等改变。光镜下，肉瘤细胞弥漫分布，不形成细胞巢，肉瘤细胞与间质分界不清，网状纤维染色可见肉瘤细胞间存在网状纤维。间质的结缔组织少，但血管较丰富，故肉瘤多由血道转移。临床上常见的肉瘤有以下几种：

1. 纤维肉瘤（fibrosarcoma） 是具有纤维组织分化特点的恶性肿瘤。其发生部位与纤维瘤相似，以四肢皮下或深部组织多见。肉眼，肿物多为单发，结节状或分叶状，质地软硬不等，体积大小不一，可有部分包膜或假包膜，肿物周围界限较清楚，切面灰红或灰白色，均匀湿润，似鱼肉状。光镜下，组织学结构不尽相同，根据肉瘤细胞的分化程度、核分裂象的多少、有无坏死等，将纤维肉瘤分为分化好的纤维肉瘤和分化差的纤维肉瘤（图 6-19）。

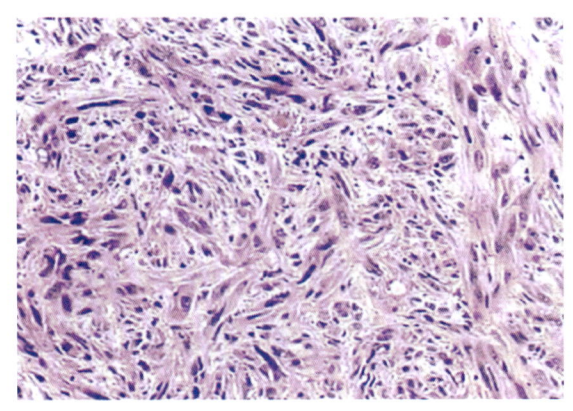

图 6-19 纤维肉瘤

肿瘤细胞排列成束，呈编织状排列。肿瘤细胞为梭形，大小不等，核染色深浅不一。核分裂象多见

★假包膜是与包膜相对而言的，是指肿物生长很快时，压迫周围正常组织使之萎缩形成的界限。

2. 脂肪肉瘤（liposarcoma） 为肉瘤中较常见的一种类型，多见于 40 岁以上的成人，极少见于青少年。发生部位与脂肪瘤不同，多见于大腿、腹膜后等深部软组织和内脏，极少从皮下脂肪层发生，说明脂肪肉瘤极少是由脂肪瘤恶变而来，而是一开始即为恶性。组织学发生一般认为是起源于原始间充质细胞。肉眼，肿物多呈结节状或分叶状，表面常有一层假包膜，灰白或灰红色，黏液瘤样或鱼肉样外观。光镜下，肉瘤细胞形态多种多样，分为以下几种亚型：

①分化好的脂肪肉瘤：此型较少见，由成熟脂肪细胞、少数不典型的核深染细胞及脂肪母细胞构成，属低度恶性，易局部复发但不易转移。

②黏液样脂肪肉瘤：是最常见的类型，由不同分化时期的脂肪母细胞、丛状毛细血管结构和黏液样基质构成。

③小圆形细胞型脂肪肉瘤：又称分化差的黏液样脂肪肉瘤，由较一致的伴有泡状核的原始圆形细胞组成。本型生长迅速，恶性程度较高，容易转移。

④多形性脂肪肉瘤：由多形性梭形细胞、圆形细胞和数量不等的多形性的成脂肪细胞构成。少见，恶性程度高，易有复发和转移。

⑤去分化性脂肪肉瘤：肉瘤组织内同时存在分化好的脂肪肉瘤和分化差的非脂肪源性肉瘤两种成分。本型预后差。

★所谓去分化是指分化差的非脂肪源性肉瘤成分。

3. 横纹肌肉瘤（rhabdomyosarcoma） 是较常见而且恶性程度较高的肿瘤。肿瘤由不同分化阶段的横纹肌母细胞组成。分化较高者红染的胞质内可见纵纹和横纹，用磷钨酸苏木素染色更显而易见。根据肿瘤的形态和临床特点分为四种类型：

（1）胚胎性横纹肌肉瘤：最常见，主要发生于15岁以下的儿童和婴幼儿。好发于颈部、泌尿生殖道及腹膜后。肿物界限不清，灰白色，质软，常有黏液样外观。发生于膀胱、鼻咽部等黏膜被覆的部位时，呈葡萄状息肉样肿物突出，又称葡萄状肉瘤（sarcoma botryoides）。光镜下，肿瘤由未分化的梭形细胞和低分化的小圆形细胞组成，与胚胎早期的幼稚横纹肌母细胞相似。

（2）腺泡状横纹肌肉瘤：常见于10~25岁的青少年，四肢深部肌肉是好发部位。肉眼，与多形性横纹肌肉瘤相似。光镜下，特点为未分化的小圆形或卵圆形肉瘤细胞形成腺泡样结构，约25%的病例可见横纹结构。细胞遗传学检查，此型有染色体易位 t(2;13) 或 t(1;13)。

（3）多形性横纹肌肉瘤：多见于成人，好发于四肢的深部肌肉，特别在大腿更为多见。肉眼，肿瘤位于肌肉内或肌肉间，境界较清楚，可有假包膜，体积较大，圆形、卵圆形或分叶状。光镜下，肿瘤细胞为高度多形性及异型性的横纹肌母细胞，有奇异的瘤巨细胞。

横纹肌肉瘤是高度恶性的肿瘤，各型均生长迅速，早期容易发生血道转移。预后与组织学类型有关，预后最好的是葡萄状肉瘤，其次是胚胎性横纹肌肉瘤，腺泡状和多形性横纹肌肉瘤预后最差。

4. 平滑肌肉瘤（leiomyosarcoma） 较多见于子宫及胃肠道，腹膜后、肠系膜、大网膜及皮下软组织等部位较少见。患者多为40岁以上的中老年人。肉眼，肿物多数为结节状，浸润性生长，可有假包膜，切面灰红或灰棕色，鱼肉状，肿瘤大小与部位有关。光镜下，组织学结构因肿瘤的分化程度不同而有较大差异。①分化好的平滑肌肉瘤主要由纵横交错的梭形细胞束构成，有时可显示编织状结构。肿瘤细胞密集，核较大、棒形，有一定程度的异型性，核分裂象较多，有时可见病理性核分裂象。②分化差的平滑肌肉瘤，细胞弥漫成片，编织状结构不明显，肿瘤细胞具有多形性，核大、异型，核分裂象多见，甚至一个高倍视野可有 2~5 个核分裂象，常出现病理性核分裂象。

长期以来，关于平滑肌肿瘤组织学上的良恶性问题一直没有统一的标准，病理学上主要根据是否浸润性生长、肿瘤细胞的异型性大小、核分裂象的多少、是否有坏死灶，并结合肿瘤的部位、大小及临床表现等综合考虑。其中核分裂象的多少是鉴别的重要标准。但需注意，不同部位平滑肌肉瘤的诊断标准不同。

5. 骨肉瘤（osteosarcoma） 除了造血系统恶性肿瘤之外，骨肉瘤是最常见的骨的原发性恶性肿瘤，其特点是肿瘤细胞直接产生骨样基质或成骨（钙化的骨样基质）。好发年龄为 11~25 岁，另一峰值年龄在 40 岁之后。男略多于女，男女之比为 1.5:1。发病部位最常见于四肢长骨，尤以股骨下端、胫骨或腓骨上端，即膝关节上下方最多见，其次为肱骨上端。肿瘤大都位于干骺部，少数发生在骨干。肿瘤大都始于髓腔中央，向内在骨髓腔内浸润，向外破坏骨皮质，浸润到周围软组织，形成大的梭形肿块（图 6-20）。切面肿瘤组织为灰红色，并有黄白色的骨质形成区、半透明的软骨形成区、灰黄色的坏死区、暗红色的出血区。肿瘤细胞所产生的骨组织可由骨皮质表层向外伸展，形成多数放射状排列的骨质条索，与骨干纵轴垂直或斜行，似"日光放射线"。肿瘤上、下两端的骨皮质与被肿瘤组织掀起的骨外膜之间，常有由骨外膜产生的、近似三角形的新生骨，称为 Codman 三角。三角形之底边为骨膜与骨干之间的肿瘤组织，斜边为掀起的骨膜，另一边为骨皮质。"日光放射线"与 Codman 三角在放射线检查时对骨肉瘤的诊断具有特征性，在大体标本检查时有时能见到，但不甚清楚。光镜下，肿瘤细胞有明显的异型性，细胞大小不一，核形奇异，核大深染，核仁明显，易见病理性核分裂象。肿瘤细胞直接形成肿瘤性骨样基质或成骨，这是诊断骨肉瘤最重要的组织学依据（图 6-21）。骨样基质呈嗜酸性红染、毛玻璃样，形状不规则，围有一层骨母细胞。骨肉瘤的形态学

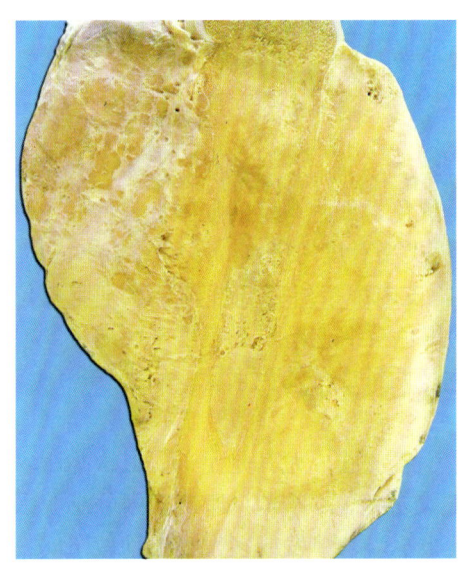

图 6-20　骨肉瘤

股骨下段干骺端灰白色肿物，向内在骨髓腔内浸润，向外破坏骨皮质并浸润到周围软组织，形成梭形肿块

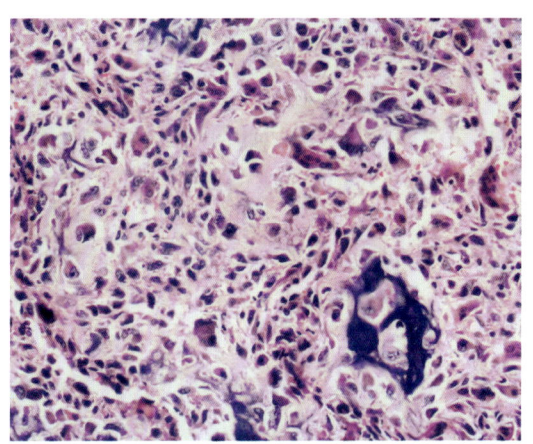

图 6-21　骨肉瘤肿瘤细胞形成骨样基质

肿瘤细胞弥漫散在，具有明显的异型性，细胞大小不一，核形奇异，核大深染，核仁明显。可见肿瘤细胞直接形成骨样基质

变异极为多样，骨样基质可多可少。肿瘤细胞可弥漫性分布，亦可呈巢状或假乳头状结构。

骨肉瘤的最早症状是局部疼痛，日渐加剧，由间断性变为持续性，经各种药物治疗无效，局部肿胀，表面静脉曲张。血清碱性磷酸酶增高，这是骨肉瘤唯一重要的实验室检查指征，对其诊断、判断预后有一定价值。骨肉瘤是高度恶性的肿瘤，生长迅速，血道转移发生早，预后差。

癌与肉瘤分别是具有上皮和间叶组织分化特点的恶性肿瘤，两者在多方面有所不同，正确掌握癌与肉瘤的特点，对临床诊断和治疗均有实际意义。癌与肉瘤的区别见表6-4。

表6-4 癌与肉瘤的区别

	癌	肉瘤
组织分化	上皮组织	间叶组织
发病率	较高，约为肉瘤的9倍	较低
发病年龄	40岁以上	多见于青少年
大体特点	质较硬、灰白色、干燥	质较软、灰红色、湿润、鱼肉状
组织学特点	癌细胞形成癌巢，癌巢与间质分界清楚	肉瘤细胞弥漫分布，肉瘤细胞与间质分界不清，间质内血管丰富
网状纤维	网状纤维包绕癌巢，而癌细胞之间无网状纤维	肉瘤细胞间有网状纤维，并包绕肉瘤细胞
免疫组织化学	上皮细胞标记物阳性，如角蛋白（keratin）、上皮膜抗原等阳性	间叶组织标记物阳性，如波形蛋白（vimentin）、结蛋白（desmin）等阳性
转移	多经淋巴道转移	多经血道转移

三、其他常见肿瘤及瘤样病变

（一）黑色素细胞痣

黑色素细胞痣简称色素痣（pigmented nevus），是黑色素细胞系统的局限性良性病变。最常见于皮肤，还可见于任何被覆鳞状上皮的黏膜。常见类型有皮内痣（intradermal nevus）、交界痣（junctional nevus）和混合痣（compound nevus）。皮内痣指所有痣性黑色素细胞都位于真皮内，此型最多见，恶变罕见；交界痣是指增生的黑色素细胞局限于表皮基底层（"交界"区），此型可恶变为黑色素瘤；同时具有交界痣和皮内痣两种成分的色素痣，称为混合痣。

（二）黑色素瘤

黑色素瘤（melanoma）发生率较低。绝大部分发生于皮肤，尤其是足部，其次为眼。40岁以上成人多见。一般认为其发生与色素痣（尤其是交界痣）、日光、遗传、内分泌等因素有关。肉眼，肿物杂色，边缘不整，表面不规则；大小不一，单发或多发，质地较坚实，无包膜。光镜下，肿瘤细胞及其排列结构复杂多样，常由多少不一的上皮样瘤细胞和梭形细胞混合组成，肿瘤细胞胞质内的黑色素颗粒多少不一，有时需做Fontana银染色才能显示出少量的黑色素；或做电镜检查肿瘤细胞胞质内的黑色素小体；或进行免疫组织化学染色标记HMB45、Melan A等以辅助诊断。黑色素瘤易发生转移，一般首先转移到局部淋巴结；血道转移出现较晚,一旦发生则比较广泛。

★黑色素瘤虽然比较少见,但恶性度较高,一般预后比较差。

有的肿瘤实质由两种以上不同类型组织构成,称为混合瘤。最复杂的混合瘤是畸胎瘤(见第十二章),其肿瘤实质由来源于两个或三个胚层的各种组织混杂在一起构成,犹如一个畸形的胎儿(图6-22)。另外,肾胚胎瘤也是比较多样的一种肿瘤。癌肉瘤也属于混合瘤的一种。

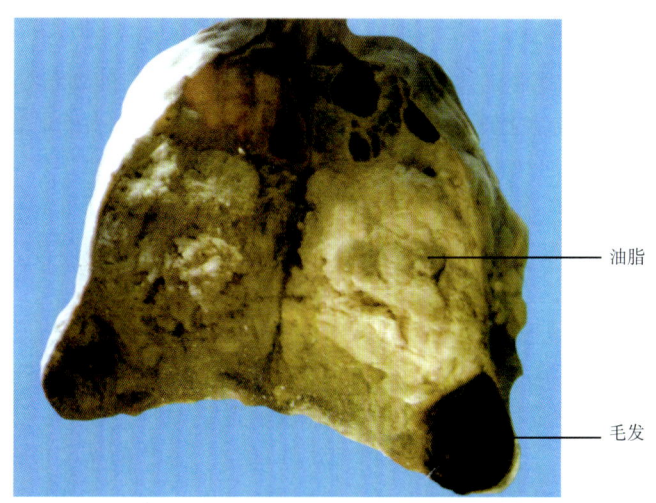

图 6-22 畸胎瘤
肿物呈囊性,切面多房性,可见大量油脂和毛发

第十节 肿瘤的病因学和发病机制

肿瘤的病因和发病机制是一个非常复杂的问题,多年来国内外学者对此进行了广泛的研究,尤其是近年来分子生物学的迅速发展,对癌基因和抑癌基因的深入研究,已经初步揭示了某些肿瘤的病因与发病机制,但至今尚未完全阐明。

一、肿瘤的病因学

引起肿瘤发生的因素即致瘤因素,可分为外部因素和内部因素。

(一)外部致瘤因素

一般认为,外部致瘤因素是肿瘤发生的主要病因。肿瘤发病率的绝对值随工业化程度的提高而升高,一部分肿瘤有明显的地理分布,说明肿瘤的发生与环境污染、致瘤因素增高有关。外部致瘤因素分为三大类:化学物质、物理因素和生物因素。

1. 化学物质 现已确知的对人或动物有致癌作用的化学物质有1000多种,按其作用方式,分为直接致癌物、间接致癌物和促癌剂三种。

(1) 直接致癌物:不需要在体内进行代谢转化,可直接与细胞内各种富含电子的成分相结合,导致分子结构改变而致细胞癌变,称为直接作用的化学致癌物,简称直接致癌物,较少见。一般为弱致癌剂,致癌时间长。

①烷化剂与酰化剂：抗癌药中的环磷酰胺、氮芥、苯丁酸氮芥、亚硝基脲等属于此类，被广泛应用于临床。在应用相当长时间以后可诱发第二种肿瘤，如在化疗痊愈或已控制的白血病、霍奇金淋巴瘤和卵巢癌的患者，数年后可能会发生第二种肿瘤，以粒细胞性白血病多见。有时临床也应用烷化剂治疗一些其他疾病，如类风湿性关节炎和韦格纳肉芽肿，这些患者以后发生恶性肿瘤的概率高于正常人，因此，使用这类药物时一定要慎重。

★环磷酰胺、氮芥、苯丁酸氮芥、亚硝基脲等烷化剂既有抗癌作用又有致癌作用，要慎重使用。

②其他直接致癌物：微量元素对人类也有致癌作用，如砷、镍、铬、镉等。砷可诱发皮肤癌；炼镍工人中，鼻癌和肺癌明显高发；铬可引起肺癌；镉与前列腺癌、肾癌的发生有关。一些非金属元素和有机化合物也有致癌性，如氯乙烯可致塑料工人的肝血管肉瘤；苯可致白血病等。

(2) 间接致癌物：必须在体内微粒体混合功能氧化酶系统进行转化，活化后才能致癌，称为间接作用的化学致癌物，简称间接致癌物或前致癌物，其代谢活化产物称终末致癌物。如 3,4- 苯并芘是间接致癌物，其终末致癌物是环氧化物。

①多环芳烃类：此类致癌物分布广泛、致癌性强，其中致癌性特别强的有 3,4- 苯并芘、1,2,5,6- 双苯并蒽、3- 甲基胆蒽及 9,10- 二甲基苯蒽等。这些物质存在于煤烟、内燃机废气、烟草点燃后的烟雾、沥青烟雾中。近几年来，肺癌的发生率日益增加，公认与吸烟和工业城市严重的大气污染有密切关系。同样，烟熏和烧烤的鱼、肉等食品中也含有较多的多环芳烃类致癌物，可能与胃癌的发生有关。

★多环芳烃类分布广泛，致癌性强，与多种肿瘤的发生有关，如肺癌、胃癌、膀胱癌等。

②芳香胺类与氨基偶氮染料：芳香胺类常见的有乙荼胺、联苯胺、4- 氨基联苯等，与膀胱癌的发生有关。从事印染、橡胶工业的工人，膀胱癌的发生率比正常人高 50 倍。氨基偶氮染料，如以奶油黄（二甲基氨基偶氮苯，以前在食品工业中曾使用过，是一种可将人工奶油染成黄色的染料）、猩红等喂养大鼠可诱发肝细胞癌的发生。

★芳香胺类染料与膀胱癌的发生有关，氨基偶氮染料可诱发肝细胞癌的发生。

③亚硝胺类：合成亚硝胺的前体物质，如硝酸盐、亚硝酸盐和二级胺，广泛存在于自然界中，亚硝酸盐可作为肉、鱼类食品的保鲜剂与着色剂，或由硝酸盐被细菌转化后而产生。在胃内的酸性环境下，亚硝酸盐与来自食物的各种二级胺合成亚硝胺。我国河南林县的食管癌发病率很高，其当地环境中的亚硝胺的前体物质如二乙基亚硝胺、甲酸苄基亚硝胺比低发区高得多。亚硝胺类化合物的致癌谱很广，可在许多实验动物诱发各种不同器官的肿瘤，主要是引起消化道恶性肿瘤，特别是胃癌；致癌作用强，致癌剂量小于芳香胺类与氨基偶氮染料，动物实验中多次小剂量或一次大的冲击量均可致癌；致癌作用可以通过胎盘传给子代；不同结构的亚硝胺有特异的器官亲和性，如对称性二甲基亚硝胺主要引起肝癌，不对称亚硝胺常诱发食管癌。

★亚硝胺类致癌作用强，与胃癌关系密切。

④真菌毒素：如黄曲霉毒素、放线菌素D、丝裂霉素C等。研究最多的是黄曲霉毒素，其广泛存在于受潮霉变的食品中，尤以霉变的花生、玉米及谷类含量最多。黄曲霉毒素有许多种，其中黄曲霉毒素B_1（aflatoxin B_1）的致癌性最强，据估计其致癌强度比奶油黄高900倍，比二甲基亚硝胺高75倍，而且化学性质很稳定，不易被加热分解，煮熟后仍有活性。这种毒素主要诱发肝细胞癌。乙型肝炎病毒（hepatitis B virus, HBV）感染与肝癌也有很大关系，如同时接触HBV和黄曲霉毒素B_1，两者对肝癌的发生具有协同作用，这是我国肝癌高发地区的主要致癌因素。

★黄曲霉毒素B_1化学性质稳定、致癌性强，主要诱发肝细胞癌。

(3) 促癌剂：有些物质本身不致癌，但可使某些化学物质的致癌作用增强，这种增加致癌效应的物质称为促癌剂，如组织多肽抗原、巴豆油、激素、酚和某些药物。促癌剂主要通过诱导细胞的增殖参与肿瘤的发生。

2. 物理因素　电离辐射、紫外线、热辐射、异物、慢性炎症刺激和创伤等均与肿瘤的发生有关。

(1) 电离辐射：包括X线、γ射线、亚原子微粒（α粒子、β粒子、质子、中子）的辐射。大量事实证明，长期接触X线及镭、铀、氡、钴、锶等放射性同位素，可以引起各种不同的恶性肿瘤，例如长期接触X线而又无必要的防护措施时，易发生皮肤癌和白血病。放射治疗也具有致癌性，在婴幼儿期接受过颈部放射线照射者，甲状腺癌的发生率明显增高。

★电离辐射主要与白血病有关，其次是皮肤癌和甲状腺癌。

(2) 紫外线：如长期暴晒于太阳光下或长期接受紫外线照射可引起外露皮肤的鳞状细胞癌、基底细胞癌和黑色素瘤。白种人或照射后色素不增加的有色人种最易发生。其作用机制可能是紫外线B引起细胞内DNA的损伤，抑制核苷酸切除修复能力。

★长期接受紫外线照射易导致皮肤鳞状细胞癌、基底细胞癌和黑色素瘤。

(3) 热辐射：克什米尔人冬季习惯用怀炉取暖，有时在腹部引起"怀炉癌"；我国北方地区居民冬季烧火取暖过热时，臀部皮肤可能会发生癌变，形成所谓的"炕癌"；烧伤患者大量瘢痕形成易发生马乔林溃疡（又称瘢痕癌），这些说明长期的热辐射可能有一定的致癌作用。

(4) 慢性炎性刺激：慢性皮肤溃疡、慢性胃溃疡和慢性宫颈炎等病变有时可发生癌变。这是因为慢性炎症时产生的细胞生长因子刺激细胞持续增生，在此基础上DNA易发生突变而发生肿瘤。

(5) 异物：石棉和石棉制品能引起胸膜间皮瘤；植入动物体内的异物，如塑料、金属片、玻璃纤维等可以诱发各种肉瘤。人类对于异物刺激有较大的耐受性，目前虽然尚无异物致癌的直接证据，但是已有人工乳房发生乳腺癌的报告。

(6) 创伤：临床上骨肉瘤、睾丸肿瘤、脑肿瘤等患者常有局部外伤史；宫颈癌的发生可能与宫颈的人工创伤有关。但是单独的局部创伤不能诱发癌的发生，因此，创伤可能是一种促癌剂，作用是促使肿瘤的发生。

3. 生物因素　生物性致癌因素主要包括病毒、细菌、寄生虫等。

(1) 病毒：凡能引起人或动物发生肿瘤或能使正常细胞转化为恶性肿瘤细胞的病毒均称

为致瘤病毒。

①RNA致瘤病毒：在人类，与恶性肿瘤发生密切相关的RNA致瘤病毒包括人T细胞白血病病毒Ⅰ型（human T cell leukemia virus 1, HTLV1）和丙型肝炎病毒（hepatitis C virus, HCV）。HTLV1可通过性行为、血液制品和哺乳传播，与人T细胞白血病/淋巴瘤的形成有关。HCV与肝细胞癌的发生关系密切。

②DNA致瘤病毒：与人类肿瘤发生密切相关的DNA病毒主要包括人乳头状瘤病毒（human papilloma virus, HPV）、EB病毒（Epstein-Barr virus, EBV）和乙型肝炎病毒三种。HPV主要与宫颈癌、肛门生殖器区域的鳞癌、口腔癌和喉癌有关；EB病毒与非洲流行区的伯基特淋巴瘤、鼻咽癌、霍奇金淋巴瘤和免疫抑制个体的B细胞淋巴瘤有关；慢性乙肝病毒感染与肝细胞癌的发生有密切关系。

★HPV主要与宫颈等生殖器的鳞癌有关，EB病毒与鼻咽癌、恶性淋巴瘤有关。

(2) 细菌：胃癌和胃淋巴瘤的发生与幽门螺杆菌感染有关。

(3) 寄生虫：埃及血吸虫感染患者的膀胱癌发生率高于正常人；日本血吸虫感染与结肠癌的发生有关；华支睾吸虫病患者肝胆管细胞癌的发生率远较一般人为高。

（二）内部致瘤因素

遗传、内分泌、免疫、年龄、性别等因素均在肿瘤的发生中起着重要作用。

1. 遗传因素　遗传因素在肿瘤的发生中所起的作用可以分为如下三种情况：①遗传在某些肿瘤的发生中起决定作用，主要见于常染色体显性遗传的遗传性肿瘤，如结肠家族性腺瘤性息肉病、神经纤维瘤病、视网膜母细胞瘤、肾母细胞瘤、神经母细胞瘤等。这些肿瘤常有家族史，发病早，儿童多见，肿瘤常为多发性或双侧性，第一次基因突变发生在生殖细胞。②遗传不决定肿瘤发生，而决定肿瘤的易感性，主要见于常染色体隐性遗传的肿瘤，如Bloom综合征（易发生白血病及其他恶性肿瘤）、毛细血管扩张性共济失调症（易发生皮肤癌）、着色性干皮病（易发生皮肤癌），这些疾病的患者常伴有DNA修复基因缺陷，因此，易发生恶性肿瘤。③遗传因素和环境因素共同起作用，其中环境因素更为重要。大多数肿瘤的发生属于这种情况。

★肿瘤的发生与遗传因素有关，包括常染色体显性遗传的肿瘤、常染色体隐性遗传的肿瘤及遗传因素与环境因素起协同作用的肿瘤。

2. 内分泌因素　内分泌紊乱与某些肿瘤的发生、发展有密切的关系，如乳腺癌、子宫内膜腺癌的发生和发展与患者体内雌激素水平过高或雌激素受体的异常有关。恶性肿瘤的扩散也与激素水平有一定的关系，如垂体前叶激素可以促进肿瘤的生长和转移；糖皮质激素则抑制某些淋巴造血系统恶性肿瘤的生长和转移。

★雌激素水平过高与女性生殖系统一些肿瘤的发生有关。

3. 免疫因素　正常细胞转化为恶性肿瘤细胞的过程中涉及一系列的变化，其中肿瘤细胞异常基因表达的蛋白可引起机体免疫系统的反应，机体免疫系统可消灭这些"非己"的转化细胞。但有一些肿瘤细胞最终能逃脱免疫系统的监视，而无限制地增生。

(1) 肿瘤抗原：引起机体免疫反应的肿瘤抗原可分为两类：①肿瘤特异性抗原：只存在于肿瘤细胞，而不存在于任何正常细胞。②肿瘤相关抗原：既存在于肿瘤细胞也存在于某些正常细胞。迄今为止，尚未发现某种肿瘤特异性抗原可用于诊断或用其抗体来治疗某些肿瘤。但应用肿瘤相关抗原作为有关肿瘤的标记物，或用其制备相应的抗体，在临床上对于肿瘤的诊断、分型和判断预后及肿瘤的免疫治疗均有重要意义。

★肿瘤抗原分为肿瘤特异性抗原和肿瘤相关抗原两类。

（2）抗肿瘤的免疫效应机制：肿瘤免疫反应以细胞免疫为主，体液免疫为辅。参加细胞免疫的效应细胞主要是细胞毒性T细胞（cytotoxic T lymphocyte, CTL）、自然杀伤细胞（natural killer cell, NK）和巨噬细胞。体液免疫在破坏或溶解肿瘤细胞方面也起着一定作用，主要是通过激活补体和介导NK细胞参加的抗体依赖细胞介导的细胞毒作用（antibody-dependent cell-mediated cytotoxicity, ADCC）而完成的。

（3）免疫监视：先天性免疫缺陷病患者和接受免疫抑制治疗的患者，恶性肿瘤的发病率明显增加。例如，约5%的X性联无γ球蛋白血症的患者可发生恶性肿瘤，是正常人的200倍。器官移植的受者和艾滋病患者发生淋巴瘤的机会也大大增加。其机制之一是肿瘤细胞逃脱了机体的免疫监视并破坏了机体的免疫系统。

（4）免疫逃避：大多数恶性肿瘤发生于无明显免疫缺陷的人群，这些肿瘤能逃脱免疫系统的监视并破坏机体的免疫系统，以使肿瘤免受宿主的攻击，使肿瘤组织能继续生长、扩散，破坏机体的正常组织和器官，这就是免疫逃避。

4. 年龄因素　虽然肿瘤可见于任何年龄，但不同的年龄有不同的好发肿瘤。如急性白血病、视网膜母细胞瘤、肾母细胞瘤和神经母细胞瘤好发于儿童，骨肉瘤多见于青少年，大部分的癌则以中老年人多见。

5. 性别因素　肿瘤的发生有性别差异。除生殖器官肿瘤及乳腺癌在女性明显较多见外，胆囊、甲状腺及膀胱等器官的肿瘤也是女性多于男性，而肺癌、食管癌、肝癌、胃癌、鼻咽癌和结肠癌等则以男性为多见。性别上的这种差异，除与激素水平有关外，还与接受某种致癌因子的机会多少有关。

二、肿瘤的发病机制

（一）肿瘤发生的分子生物学基础

肿瘤的发生和演进涉及多种基因的多种改变，包括癌基因的激活、抑癌基因的失活、转移相关基因的异常、凋亡调控基因的改变、DNA修复基因功能障碍、端粒酶活性增加及DNA甲基化等。

1. 癌基因（oncogene）　存在于正常细胞内，在某些条件下被激活后能促使细胞表型恶性转化的基因序列称为原癌基因。原癌基因在多种致癌因素的作用下被激活成为能致癌的癌基因。癌基因指能参与或直接导致正常细胞发生恶性变的任何基因序列。原癌基因被激活的途径有：①基因突变：包括点突变、基因扩增、染色体重排或易位、启动子插入及DNA修复基因缺陷或突变等。②基因表达调控异常：由于调节原癌基因表达活性的基因发生改变，引起原癌基因过度表达或不适宜的表达等，使细胞受到持续、过度的生长信号刺激而发生转化。

★原癌基因指以非活化的形式存在于正常细胞内的控制细胞生长、发育和分化的基因序列。癌基因是活化了的原癌基因，存在于异常的细胞或正在发生异常转化的细胞内。

癌基因编码的蛋白质产物称为癌蛋白，它与原癌基因的正常产物相似，但有质或量的不同。通过生长因子或生长因子受体增加、产生突变的信号转导蛋白与 DNA 结合的转录因子等机制，癌蛋白调节其靶细胞的代谢，促使细胞逐步转化，成为肿瘤细胞（表 6-5）。

表 6-5 常见的癌基因类型、激活方式和相关的人类肿瘤

功能分类	原癌基因	激活方式	相关人类肿瘤
1.生长因子			
PDGF β 链	sis	过度表达	星形细胞瘤、骨肉瘤
FGF	hst1	过度表达	胃癌、膀胱癌、乳腺癌
	int2	扩增	胶质细胞瘤
2.生长因子受体			
EFG 受体家族	cerbB1	过度表达	乳腺癌、卵巢癌、肺癌
	cerbB2	扩增	膀胱癌等
	cerbB3	过度表达	乳腺癌
3.信号转导蛋白			
GTP 结合蛋白	ras 家族	点突变	多种人体肿瘤如肺癌、结肠癌、胰腺癌、白血病等
酪氨酸激酶	abl	易位	慢性粒细胞性白血病、急性淋巴细胞性白血病
4.核调节蛋白			
转录激活蛋白	myc 家族	易位、扩增	伯基特淋巴瘤、肺癌、神经母细胞瘤
5.细胞周期调节蛋白			
周期素	Cyclin	易位、扩增	套细胞淋巴瘤、乳腺癌
周期素依赖激酶	CDK4	扩增或点突变	神经母细胞瘤、小细胞肺癌

2. 抑癌基因　发现癌基因以后，人们又发现了另一类与癌变有关的基因，它们在正常细胞内对细胞增殖起负调节作用，但当它缺失、突变或重排后，失去抑制活性（失活），可使细胞呈恶性生长，这类因功能丧失后引起肿瘤发生的基因称为抑癌基因。抑癌基因具有防止肿瘤恶变和抑制肿瘤形成的作用。抑癌基因失活的常见方式包括基因缺失（纯合子）和等位基因的两次突变。*Rb* 基因是人类细胞中第一个被发现的抑癌基因，常见的抑癌基因还有 *p53*、*APC*、*p16* 等（表 6-6）。

★抑癌基因的作用是防止肿瘤恶变和抑制肿瘤形成。

表 6-6 常见的抑癌基因及相关的人类肿瘤

基因	亚细胞定位	功能	相关的肿瘤
Rb	细胞核	调节细胞周期	视网膜母细胞瘤、骨肉瘤、乳腺癌、结肠癌、前列腺癌、软组织肉瘤等
p53	细胞核	调节细胞周期核凋亡	大多数恶性肿瘤
APC	细胞膜下	抑制细胞传导	胃癌、结肠癌、肺癌等
DCC	细胞表面	细胞黏性联系	结肠癌、胃癌、胰腺癌、前列腺癌等
NF1	细胞膜下	信号转导	神经鞘瘤
NF2	细胞骨架	不清	神经鞘瘤、脑膜瘤
p16	细胞核	调节细胞周期	食管癌、胰腺癌、胶质细胞瘤等

3. 凋亡调控基因　凋亡 (apoptosis) 也称程序性细胞死亡 (programmed cell death)，是机体在发育过程中或在某些因素作用下，通过细胞内在基因及其产物的调控而发生的细胞死亡。与细胞生长一样，细胞凋亡受基因的控制。调节细胞进入程序性死亡的基因称为凋亡调控基因，它在肿瘤的生长、演进和消退过程中起着重要的作用。目前已发现许多与细胞凋亡相关的基因及其表达产物参与肿瘤细胞凋亡的调控。如 Bcl-2 蛋白家族中的 *Bcl-2*、*Bcl-xl* 可抑制凋亡，而 *Bax*、*Bad*、*ICE* 等则可促进细胞凋亡。*p53* 基因也促进细胞凋亡，当 *p53* 基因突变或失活时，则有利于细胞的生长和肿瘤的形成。

4. DNA 修复调节基因　机体的遗传物质 DNA 不断地受到环境中各种致癌因素的损伤，具有潜在发生肿瘤的危险，但实际上发生肿瘤的概率很小。这是因为在进化的正常细胞中，有一套十分有效的 DNA 修复系统，存在着专司修复的基因，使损伤的 DNA 分子得以恢复正常，从而维持细胞的遗传稳定性和正常功能。损伤 DNA 的修复是由许多酶和蛋白质参与的一个非常复杂的过程，对损伤 DNA 有修复调节作用的基因即 DNA 修复调节基因。已发现的 DNA 修复调节基因有 *GADD45*、*ERCC2*、*ERCC3*、*ERCC5*、DNA 连接酶Ⅰ等。

5. 端粒和端粒酶　端粒 (telomere) 是真核细胞染色体末端的一种特殊结构，由富含 G 的 DNA 重复序列和相应蛋白组成。其生物学作用在于维持染色体的稳定，防止染色体末端的彼此黏着。正常染色体每复制一次，就丢失 50~200 个端粒序列的核苷酸，当端粒缩短到一定程度时，细胞即趋向衰老和死亡。

端粒酶是一种由 RNA 和蛋白质组成的核糖核蛋白酶，位于细胞核内，其作用是催化端粒重复序列的延长，维持细胞的无限增殖潜能，使细胞永生化。表达端粒酶的正常体细胞有快速增殖的淋巴造血系统细胞、皮肤基底层细胞、增生期子宫内膜细胞等。绝大多数正常体细胞无端粒酶活性，而绝大多数恶性肿瘤细胞存在端粒酶活性，使恶性肿瘤能够无限增殖。

6. DNA 甲基化　在 DNA 甲基转移酶的催化下，以 S-腺苷酸 L-甲硫氨酸为甲基供体，将甲基转移到特定碱基上的过程称为 DNA 甲基化。基因的正常功能既依赖于其结构正常，也依赖于其正常的甲基化状态。研究发现，一些癌基因的激活和抑癌基因的失活是由于这些基因的低甲基化或高甲基化引起的。肿瘤细胞的 DNA 甲基化异常与 DNA 甲基转移酶活性的异常有关。

(二) 肿瘤的多步骤发生和发展

综上所述，肿瘤的发生和发展是在多种因素的作用下，经过长时间、多阶段、多种基因参与的渐进过程。多种外源性的致癌因素和内源性的致癌因素协同作用，引起DNA的损伤和错误性修复，导致原癌基因的激活和抑癌基因的失活，使正常细胞发生恶性转化。研究证明，细胞的完全恶性转化更需要多基因的改变，包括几个癌基因的激活和两个或更多抑癌基因的失活。结肠癌的发生和发展就是一个很好的例子：结肠黏膜上皮增生并形成腺瘤，随着病程的进展，腺瘤的体积不断增大，增生的上皮从轻度非典型增生到中、重度非典型增生，再到结肠癌的演进过程中，关键性的步骤是癌基因的激活以及抑癌基因的丧失或突变，如 cerbB2、ras、p21 等癌基因的激活，以及 APC、MCC、p53 抑癌基因的失活等。在不同的阶段中有不同的多种基因的参与，因此，肿瘤实质上是一种基因病。

在肿瘤的发生和演进过程中，肿瘤细胞逃脱了机体的免疫监视并破坏了机体的免疫系统，所以，肿瘤的发生也是机体免疫监视功能丧失的结果。

★肿瘤的发生、发展是一个长时间、多因素、多步骤、多基因突变、逐渐演化的过程。

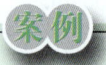

患者，女，47岁，洗澡时偶尔触摸到左乳外上象限肿块，不活动，不痛，没有在意。2个月后再次触摸时自觉长大明显，界限不清。因其姨患有乳腺癌，故患者感到有些紧张。外科医生检查后觉得肿物不活动、质硬，考虑可能为肿瘤，建议进行系列检查。进行血液和影像学检查后，高度怀疑为乳腺癌，进行了手术切除，病理诊断为浸润性导管癌。

问题：
1. 医生触摸检查乳腺包块时根据什么考虑为恶性肿瘤？
2. 病理医生根据什么诊断患者为乳腺癌？
3. 乳腺癌与乳腺纤维肿瘤如何区别？

1. 什么是肿瘤？肿瘤性增殖和非肿瘤性增殖有何不同？
2. 试述肿瘤异型性的具体表现。
3. 试述异型性、分化程度及其与肿瘤良、恶性的关系。
4. 肿瘤的生长速度取决于哪些因素？
5. 肿瘤的生长方式有几种？良、恶性肿瘤的生长方式各有何不同？
6. 恶性肿瘤的扩散有哪几种方式？试述肿瘤转移的途径及转移肿瘤的形态特点。
7. 简述肿瘤局部浸润和蔓延的机制。
8. 比较良、恶性肿瘤的不同。

（肖胜军）

第七章

心血管系统疾病

学习目标

1. 掌握动脉粥样硬化的概念、病理变化；冠状动脉粥样硬化症及冠状动脉粥样硬化性心脏病的病理变化及临床病理联系。
2. 熟悉原发性高血压的概念、病理变化及临床表现。
3. 了解风湿病的概念，风湿性心脏病的基本病理变化、心脏的病理变化及相关临床表现。
4. 了解动脉粥样硬化、原发性高血压的病因和发病机制，心瓣膜病的病因。

心血管系统包括心脏和血管，为一个封闭的动力系统。正常的血液循环是保证机体新陈代谢正常进行和体内外环境动态平衡的重要条件之一。心脏和血管的疾病使其形态结构发生变化，既可以造成局部血液循环障碍，又可能形成全身血液循环障碍，甚至危及生命。

目前，在世界范围内各种疾病的发病率和死亡率统计中，心血管系统疾病占第一位。心血管系统疾病种类繁多，本章主要介绍心血管系统常见而重要的疾病。

第一节 动脉粥样硬化

动脉硬化（arteriosclerosis）是一组动脉疾病的统称，指动脉壁增厚、变硬、弹性减退。这组疾病包括：①动脉粥样硬化（atherosclerosis）。②动脉中膜钙化（arterial medial calcification），病变主要发生在肌型动脉，以中膜坏死、钙化为特征，常见于老年人，在我国极少发生。③细动脉硬化（arteriolosclerosis），常见于高血压病。

★动脉粥样硬化是动脉硬化的一种常见类型。

动脉粥样硬化是与脂质代谢障碍有关的严重危害人类健康的疾病，以血管内膜形成粥瘤或纤维斑块为特征，累及主动脉、冠状动脉和脑动脉。主要的并发症是心肌梗死、脑栓塞和主动脉瘤。动脉粥样硬化在其他由于动脉灌注不足引起的疾病中也起到一定的作用，如下肢坏疽、肠梗死、心源性猝死、慢性缺血性心脏病和缺血性脑病。

动脉粥样硬化主要累及大、中型动脉。多见于老年人及中年人，其危害在于重要器官（如心、脑）动脉的粥样硬化，导致这些器官的缺血性改变，产生严重后果。如半个世纪以来，心冠状动脉粥样硬化引起的心脏病，在欧美一些国家和地区已成为人群中极为主要的死亡原因之一。在我国，动脉粥样硬化呈上升趋势，北方发病率高于南方。根据尸检调查结果，40～49岁的人群中，冠状动脉和主动脉粥样硬化病变的检出率分别为58.36%和88.31%，并随着年龄的增长而逐渐增加，现已列入人口死亡的主要原因之列。

一、病因和发病机制

关于本病的病因和发病机制的研究，历来受到国内外学者的广泛重视，但至今仍未完全阐明。随着研究的不断深入，在人体和实验动物等方面均已取得很大进展，现有多种学说从不同的角度论述了本病的发生。

（一）脂质浸润学说

此学说认为，动脉粥样硬化的发生是由于脂质代谢障碍（主要是高血脂，尤其是高胆固醇血症），血浆中的脂质尤其是胆固醇浸润到内膜并沉积，刺激结缔组织增生的结果。动物实验证明，用高胆固醇和高脂肪的食物饲养家兔、狗、猪等，使其产生了类似人类动脉粥样硬化的病变。在人类，流行病学资料表明，高胆固醇饮食的人群（如欧美国家）比低胆固醇饮食的人群动脉粥样硬化的发病率明显增高。另外，又有实验研究了动脉粥样硬化斑块内脂质的来源，虽然动脉壁能合成胆固醇和其他脂质，但通过对粥样斑块病变的免疫化学、组织化学的检查，以及用放射性同位素 ^{14}C 标记的胆固醇做实验，证明粥样硬化斑块中的胆固醇和其他脂质来自血液。

血浆中增高的脂质能否侵入动脉内膜导致粥样斑块的形成与两方面的因素有关：

1. 血脂的种类　血浆中的脂质，包括胆固醇都以脂蛋白的形式存在，根据蛋白分子的大小可将脂蛋白分为四种，其中含胆固醇最高的为低密度脂蛋白（low density lipoprotein, LDL），富含三酰甘油的为极低密度脂蛋白（very low density lipoprotein, VLDL），降解后可以形成LDL；高脂血症时，增高的血脂经内皮细胞直接吞饮；或透过内皮细胞间隙；或经由内皮细胞的LDL受体；或通过受损后通透性增加的内皮细胞；或通过因内皮细胞缺损而直接暴露的内膜下组织等途径侵入动脉壁。其中，LDL分子较小，容易侵入动脉内膜，且不易被清除，又因其化学结构不稳定，易于析出胆固醇，因此，对动脉粥样硬化的发生意义最大。而高密度脂蛋白（high-density lipoprotein, HDL）能抑制细胞对LDL的摄取，阻碍胆固醇在细胞内的堆积，从而有阻止本病发生的意义。

2. 高血脂对血管壁的损伤和刺激作用　高血脂可以引起内皮细胞的损伤和灶状脱落，导致血管壁通透性升高，血浆脂蛋白进入内膜，引起巨噬细胞的清除反应和血管壁纤维组织的增生，平滑肌细胞和巨噬细胞吞噬脂质后成为泡沫细胞。LDL与管壁内的蛋白多糖结合产生的不溶性沉淀及脂蛋白降解析出的胆固醇等均可刺激管壁纤维组织增生及坏死组织，这些共同参与了粥样斑块的形成。

综上所述，凡是引起高脂血症的原因均可导致和（或）促进动脉粥样硬化的发生。常见的高脂血症的原因有：①外源性摄入过多，如过多食入动物脂肪或动物蛋白质而又缺少体力活动者。②内源性合成过多，如糖尿病、甲状腺功能低下、肾病综合征、家族性高胆固醇血症等，常伴有明显的高脂血症。③内分泌功能的改变，如雌激素可降低血中胆固醇水平，因此，女性患本病远低于男性，男女之比为2:1。但女性绝经期后，雌激素水平降低，本病发生增多。

（二）动脉内膜损伤与血栓源性学说

大、中型动脉的管壁分三层，内膜由内皮细胞、内皮下胶原纤维、弹力纤维和少量平滑肌组成；中膜为平滑肌和少量结缔组织（大动脉中膜以弹性纤维为主）；外膜为结缔组织，在中、内两膜之间有弹力纤维集中排列形成的内弹力板。正常情况下，经常有 HDL 和少量 LDL 穿过内皮细胞间隙进入动脉壁，透过内弹力板进入中膜，一部分经淋巴系统清除，一部分由平滑肌细胞和巨噬细胞摄取，通过溶酶体水解酶的作用而分解、利用，因此，正常情况下，进入动脉壁的脂蛋白保持动态平衡，不会有过多的脂质沉积在动脉壁。

任何因素引起动脉内膜损伤都可以促进和加重动脉粥样硬化的发生和发展，这可能是因为：

1. 内皮细胞的损伤　内皮细胞的损伤（坏死、脱落或细胞间隙增宽等）可造成内膜通透性增加，使血中各种脂蛋白特别是 LDL 能更多地进入内膜沉积，而不能被清除。暴露其下的胶原纤维可使血小板黏附、凝集，继而形成血栓。血栓形成后被增生的内皮细胞所覆盖而进入动脉壁，血栓中的血小板和白细胞崩解释放出血小板源性生长因子、5-羟色胺和成纤维细胞生长因子等，可刺激平滑肌细胞、成纤维细胞和内皮细胞等增生，局部形成纤维斑块；血小板和白细胞崩解还可释放脂质，逐渐形成粥样斑块，即认为粥样斑块实际上是机化了的血栓。此系近年提出的血栓源学说。

2. 内皮细胞损伤后的应答反应　内皮细胞损伤，使之分泌生长因子，吸引血中单核细胞黏附于内皮，并迁移入内皮下间隙，形成脂纹，同时可释放血小板源性生长因子，加之巨噬细胞、平滑肌细胞、血小板产生的生长因子都可刺激中膜平滑肌细胞增生，并可迁移进入内膜。这种增生的平滑肌细胞不仅可产生生长因子，刺激平滑肌细胞更多地增生，还可吞噬和分解脂蛋白，而且还具有产生胶原、弹力纤维以及结缔组织基质的能力，从而导致纤维斑块的形成。

临床上引起动脉内膜损伤的常见因素有：

（1）高血压：据统计，高血压患者较同龄、同性别非高血压患者动脉粥样硬化的发病率高，发病早，这是由于高血压时血流对血管壁的机械性压力和冲击作用损伤血管内膜。病理上，腹主动脉后壁和主动脉各分支开口处，受血流冲击较大的部位最常发生粥样硬化也支持这一点。

（2）吸烟：大量吸烟者血中无载氧能力的碳氧血红蛋白增多（高达 10%～15%），烟中尼古丁除直接损伤血管内皮外，还可使肾上腺素分泌增加，导致血管痉挛，这些都使管壁缺氧而造成内膜损伤。此外，吸烟还可以影响血浆胆固醇水平，增加血液的黏稠度和促进血栓形成等，这都可以促进动脉粥样硬化的发生。

（3）化学物质：如血管活性物质（缓激肽、组胺、5-羟色胺、儿茶酚胺、前列腺素、血管紧张素等）产生过多可以使内皮细胞收缩、细胞间隙加大，甚至直接损伤内皮细胞。此外，某些酶类如透明质酸酶、某些抗原抗体复合物、高脂血症本身均可以引起内皮细胞的损伤，所以能够引起上述物质产生增加的因素（炎症、情绪紧张等）都可促进动脉粥样硬化的发生。

（三）致突变学说

致突变学说认为本病主要是平滑肌细胞增生并吞噬脂质所致，而每一个粥样斑块内的平滑肌细胞为单克隆性，即由一个突变的平滑肌细胞产生子代细胞，迁移入内膜，分裂增生形成斑块。致突变物可能是病毒或某些化学物质如芳基碳氢化合物、胆固醇衍生物等。

（四）受体缺失学说

此学说认为机体细胞含有特殊的 LDL 受体，而细胞上 LDL 受体的数目依细胞对胆固醇的需要而增减，从而保证了细胞不致过多地摄入胆固醇，但若细胞上 LDL 受体数目过少，则不能正常摄入 LDL，而使血中的 LDL 增高，促进动脉粥样硬化的发生。家族性高胆固醇血症常有细胞表面 LDL 受体功能缺陷。

综上所述，近年来对动脉粥样硬化病因和发病机制的研究很多，各学说各有侧重，不断有新的看法，但总的还倾向于在高脂血症的基础上，认为病变首先开始于动脉内膜受损，以后血浆 LDL 渗入管壁，同时，血小板在局部聚集，释放血小板因子，引起血栓形成和平滑肌细胞增生，从而导致动脉粥样硬化病变的发生和发展。至于动脉粥样硬化的高危因子，美国通过长期的人口系统普查，确定了高脂血症、高血压、高血糖和吸烟四个危险因子并对其进行控制、改善，结果使冠状动脉粥样硬化性心脏病的发生率和死亡率有明显下降。

> **知识链接**
>
> 动脉粥样硬化是我国的高发疾病，属于慢性病范畴。发病原因及高危因素与原发性高血压是互为促进的，应该引起重视。加强日常健康教育，注意饮食结构，加强锻炼，养成良好的生活习惯，可以减缓此类疾病的发生。应该在医师指导下合理用药以控制血压，减少和避免不良反应。对血脂的控制除了药物以外，还需要配合科学的饮食，并按照医师给出的建议进行。

★高血脂、高血压、吸烟、糖尿病是动脉粥样硬化的主要危险因素。

二、基本病理变化

动脉粥样硬化主要发生在大动脉（如主动脉）和中动脉（如冠状动脉、脑底动脉、肾动脉和四肢动脉等）。按其病变的发展过程，可分为脂纹期、纤维斑块期和粥样斑块期以及粥样斑块的继发改变。

（一）脂纹期

脂纹期是动脉粥样硬化的早期病变。肉眼观察可见动脉内膜表面出现黄色的斑点或条纹，即脂斑和脂纹（fatty streak）。肉眼，脂斑一般约为帽针头大小。脂纹一般宽 1～2mm，长短不等，均平坦或微隆起于内膜表面。光镜下，脂斑、脂纹是在动脉内膜内有吞噬了大量脂质胞质呈泡沫状的细胞（称作泡沫细胞，foamy cell）聚集而形成（图 7-1）。泡沫细胞呈圆形，体积较大，在石蜡切片上见胞质内大量小空泡。苏丹Ⅲ染色呈红色，显示含有脂质。

泡沫细胞一部分为肌源性的，主要来

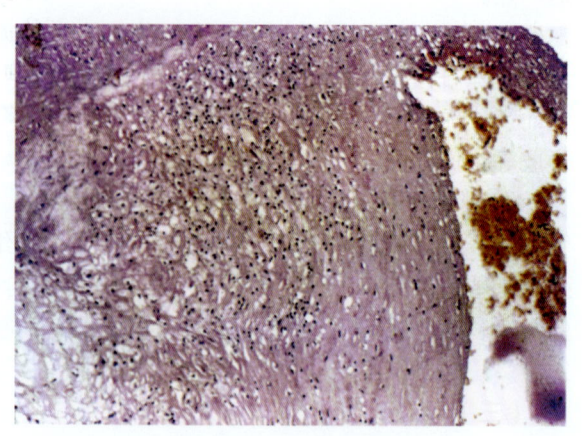

图 7-1 动脉粥样硬化

粥样硬化中大量泡沫细胞形成，核小且圆，胞体宽大，呈泡沫状

自内膜原有的平滑肌和通过内弹力板的网孔游走进入内膜的中膜平滑肌，它还可产生胶原纤维、弹力纤维、结缔组织基质等，为脂斑、脂纹期病变的继续发展。电镜下，肌源性泡沫细胞保持平滑肌细胞的特点，多呈长形，或有突起，胞质中可见肌丝和致密体，胞质内脂质空泡多少不定，一般稍大，免疫荧光方法显示其胞质内含有肌凝蛋白和肌纤凝蛋白，这些均证明该类泡沫细胞为肌源性的。另一部分为单核细胞源性泡沫细胞，主要为血液中的单核细胞进入动脉粥样硬化病灶内，吞噬、分解脂质而形成。电镜观察该类细胞表面富有突起，形成丝状伪足，胞质内含有大量较小的脂质空泡和溶酶体以及吞噬的胆固醇结晶。也有人用免疫荧光方法进一步证明该类细胞为巨噬细胞源性。泡沫细胞含脂质较多时，可发生变性、坏死、崩解，脂质被释放于组织内，促进粥样硬化病变的发展。此期病变一般对机体、器官的功能无明显影响，病因消除后，脂斑、脂纹可以完全消退。

（二）纤维斑块期

纤维斑块（fibrous plaque）由脂斑、脂纹病变继续发展而来。肉眼，纤维斑块为隆起于内膜表面的淡黄色或灰黄色斑块。随着斑块表层的胶原纤维不断增加及玻璃样变，脂质被埋于深层，斑块逐渐变为灰白色，且略带光泽，如蜡滴状。若病变反复发作，脂质沉积与纤维组织增生交替出现，这时在其切面上呈层状结构。光镜下，斑块表层有一层纤维组织帽，由多层特殊形状的平滑肌细胞、胶原纤维、蛋白聚糖构成，胶原纤维可发生玻璃样变。其下有不等量的增生的平滑肌细胞、巨噬细胞及两者所形成的泡沫细胞，深层可见针状的胆固醇结晶。

（三）粥样斑块期

随着病变的发展，纤维斑块深层的组织、细胞发生坏死、崩解并与脂质混合，形成黄白色黏稠的粥样物质，称为粥样斑块（atheromatous plaque），又称为粥瘤（atheroma）。肉眼，动脉内膜面见灰黄色斑块，既向内膜隆起，又向深部压迫中膜。其切面可见斑块表面为一层纤维帽，深层为黄色粥糜样物质（图7-2）。光镜下，典型的粥样斑块表面为纤维结缔组织（可有玻璃样变性），深层可见无定形的坏死崩解物质（图7-3），内有胆固醇结晶，石蜡切片上呈针形或菱形裂隙（图7-4），在坏死组织内可见钙盐沉积，底部和边缘可有肉芽组织增生，外周可见少许泡沫细胞和淋巴细胞浸润。病变严重者内弹力板可以断裂，中膜可有不同程度的萎缩。

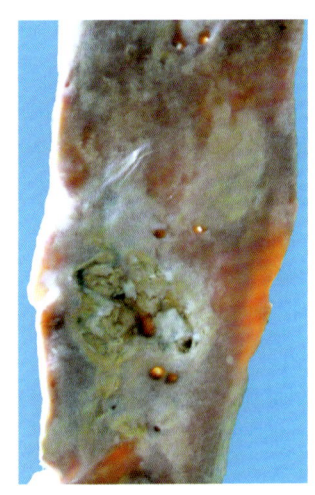

图7-2 动脉粥样硬化粥样斑块期

腹主动脉内膜不光滑，可见大小不一的黄色隆起斑块，表面粗糙，并有溃疡形成

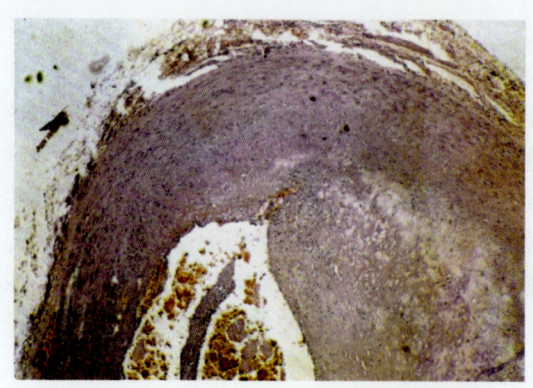

图7-3 动脉粥样硬化斑块造成管壁明显增厚

冠状动脉横切面，显示动脉粥样硬化斑块造成一侧管壁明显增厚，向腔内突出呈月牙状。管腔明显狭窄，不规则

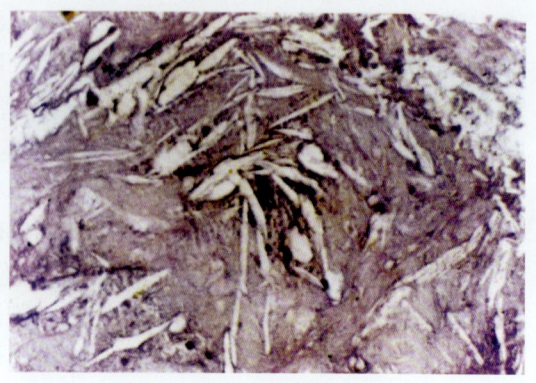

图7-4 胆固醇结晶

动脉粥样硬化斑块中大量胆固醇结晶析出，形成菱形裂隙

★动脉粥样硬化斑块的形成对血管的影响因血管类型不同而不同。如果发生在大动脉，对血管管腔大小的影响不大，主要是使血管壁弹性下降，血管顺应性减弱，在血流的冲击下向外膨出，形成动脉瘤。如果发生在中动脉，主要是使血管管腔狭窄，血流量减少，如冠状动脉粥样硬化发生将引起心肌供血不足。

（四）粥样斑块的继发性改变

1. 斑块内出血　为常见的并发症。出血可来自斑块底部和边缘新生的薄壁血管破裂，也可由动脉腔的血液经斑块破裂处进入斑块。出血可迅速形成血肿，使斑块进一步增大并突出管腔，使病变的动脉更加狭窄甚至完全阻塞，引起相应组织和器官的严重缺血。以后，血肿机化，纤维斑块增大。

2. 斑块破裂或溃疡形成　为粥样斑块最危险的并发症。由于斑块表面纤维结缔组织层发生坏死、破溃，脂质和坏死组织脱落，斑块局部形成溃疡，而脱落的粥糜样物进入血液常造成胆固醇性栓塞。

3. 血栓形成　斑块表面，特别是溃疡形成处内膜粗糙，极易继发血栓形成。血栓形成后，可进一步加重血管腔的狭窄，甚至完全阻塞，造成器官功能的血流中断而发生器官梗死（如脑梗死、心肌梗死）。血栓可以机化，也可以脱落成为血栓栓子，引起栓塞。

4. 钙化　可发生在粥样斑块和纤维性斑块内。表现为在增厚的内膜深部、坏死组织区和斑块的周围有钙盐沉积。钙化使病变的动脉壁进一步变硬、变脆，容易发生破裂。

5. 动脉瘤形成　严重的动脉粥样硬化病变，中膜可呈不同程度的萎缩，以致在血管内血压的作用下而扩张，局部膨出，形成动脉瘤。较大的动脉瘤（直径常达5cm以上）可自发或因外力而破裂，导致严重后果。另外，血液从斑块溃疡处侵入主动脉中膜，或中膜内血管破裂出血形成动脉壁内夹层动脉瘤。

★动脉粥样硬化的斑块内出血、斑块破裂、血栓形成、钙化、动脉瘤形成等合并症将加重血管病变，严重影响局部供血。

三、重要器官动脉的病变

1. 主动脉粥样硬化　病变多见于主动脉后壁和其分支开口处，以腹主动脉最重，其次为胸主动脉、主动脉弓和升主动脉。由于主动脉管径大、血流急，尽管内膜粗糙，也不易继发血栓形成或引起血流障碍。病变严重者，病变部位中膜萎缩，弹力板断裂，局部管壁变薄弱，在血压的作用下局部管壁向外膨出而形成主动脉瘤。如动脉瘤破裂，可发生致命性大出血。有时病变重而广泛，中膜萎缩和变性，中膜营养血管破裂出血，使变形的中膜撕裂而形成夹层动脉瘤。有时主动脉根部内膜病变严重，可累及主动脉瓣，使瓣膜增厚、变硬甚至钙化，造成主动脉瓣膜病。

2. 冠状动脉粥样硬化　详见本章第二节。

3. 脑动脉粥样硬化　脑动脉也常发生粥样硬化，但发病年龄较晚，一般在45岁以后出现。病变以Willis环和大脑中动脉最显著。内膜呈不规则增厚，管壁变硬，管腔狭窄甚至闭塞，血管伸长、弯曲。

脑动脉粥样硬化可以导致脑萎缩，表现为大脑皮质变薄，脑回变窄，脑沟变宽、加深，脑重量减轻，患者智力减退。这主要是因为脑动脉病变较广泛，管腔狭窄，脑组织长期供血不足，脑实质细胞萎缩而造成。

脑动脉粥样硬化还可以导致脑软化。脑软化一方面可以由于脑动脉粥样硬化继发血栓形成，或血栓脱落致栓塞而引起急性脑动脉阻塞，脑组织因急性缺血而发生梗死（脑梗死是一种液化性坏死）即脑软化。另一方面可由于脑动脉（特别是大脑中动脉）病变严重，管腔明显狭窄或闭塞而致相应脑组织梗死，最多见的是颞叶、内囊、尾状核、豆状核的丘脑等部位。小的软化灶可以被吸收，由胶质细胞增生修复。大的软化灶，坏死组织被液化吸收，周围胶质纤维和胶原纤维增生围绕形成囊腔。严重的脑软化可引起患者失语、偏瘫甚至死亡。发生在延脑的脑软化，可引起呼吸、心跳中枢麻痹，后果严重。

脑动脉粥样硬化可继发小动脉瘤形成，患者可因血压突然升高等引起小动脉瘤破裂而发生脑出血。

4. 肾动脉粥样硬化　病变好发于肾动脉开口处、叶间动脉和弓形动脉，由于病变的动脉管腔狭窄，使肾实质因缺血而发生萎缩，间质纤维组织增生，也可因血管阻塞而发生相应区域的肾梗死。梗死灶机化而形成凹陷性瘢痕，梗死可发生于一侧肾或双侧肾。瘢痕较多时，肾体积缩小，称动脉粥样硬化性固缩肾。

5. 四肢动脉粥样硬化　病变以下肢动脉多见，由于四肢动脉吻合支较丰富，较小的动脉管腔狭窄甚至闭塞一般不致发生严重后果，血液可以通过代偿扩张的侧支循环供给。当较大的动脉管腔明显狭窄时，可因肢体在行走时出现疼痛而休息后缓解，产生间歇性跛行症状。长期缓慢的缺血可引起肢体萎缩。当肢体动脉病变严重或继发血栓形成、管腔明显狭窄，且侧支循环又不能有效代偿的情况下，肢体可因血流中断而发生缺血性坏死（梗死），甚至发展为坏疽。

不同部位血管病变和病变的程度不同导致对局部组织影响不同，从而对全身的影响也不同，尤其需要与细动脉硬化所造成的组织损伤鉴别。

第二节 冠状动脉粥样硬化及冠状动脉粥样硬化性心脏病

一、冠状动脉粥样硬化

冠状动脉粥样硬化（coronary atherosclerosis）是冠状动脉病变中最常见的疾病，占后者的 95%～99%，其余可为冠状动脉的炎性疾病及畸形，例如风湿性动脉炎、梅毒性动脉炎等。

冠状动脉粥样硬化是动脉粥样硬化中对人类威胁最大的疾病，一般较主动脉粥样硬化晚发生 10 年。在 20～50 岁组，男性多见于女性，北方多于南方。在 35～55 岁组，检出率以年平均 8.6% 的速度递增。

冠状动脉粥样硬化最常见于左冠状动脉的前降支，其次为右主干，再次为左冠状动脉的左旋支，重症者可有一支以上的动脉受累，但各支的病变程度可以不同。病变常呈多发性、阶段性分布。由于血流冲击的缘故，通常靠近心肌一侧的动脉壁病变更为严重，在横切面上斑块多呈半月形，管腔发生不同程度的狭窄。根据斑块引起管腔狭窄的程度，可将其分为四级：Ⅰ级，管腔狭窄≤25%；Ⅱ级，管腔狭窄在 26%～50%；Ⅲ级，管腔狭窄在 51%～75%；Ⅳ级，管腔狭窄≥76%。

冠状动脉粥样硬化常伴发冠状动脉痉挛，后者可使原有的管腔狭窄程度加剧，甚至导致供血的中断，引起心肌缺血及相应的心脏病变（如心绞痛、心肌梗死等），并可成为心源性猝死的原因。

冠状动脉粥样硬化是动脉粥样硬化最严重的病变部位，对机体的影响也最大。病变累及的血管部位和严重程度与心肌梗死的程度和预后密切相关。

二、冠状动脉粥样硬化性心脏病

冠状粥样硬化动脉性心脏病（coronary atherosclerosis heart disease）简称冠心病，由于是冠状动脉缺血所引起，也称为缺血性心脏病。严格地说，它是所有冠状动脉病的结果，但因冠状动脉粥样硬化占冠状动脉症病的绝大多数，因此，习惯上把冠心病视为冠状动脉粥样硬化性心脏病（coronary atherosclerotic heart disease）的同义词。

目前倾向于只有当冠状动脉狭窄>50%、有临床症状，或有下列证据，如心电图、放射性核素心肌显影或病理检查显示有心肌缺血表现者，才属于冠心病。

由于冠状动脉管腔较小，故一旦发生粥样硬化即可引起冠状动脉管壁增厚、变硬、弹性减弱和管腔狭窄，特别是在有激发血栓形成或粥样斑块内出血等继发改变时，常可迅速造成管腔完全阻塞，导致心肌缺血。这是冠状动脉粥样硬化引起冠心病的根本原因。

冠心病常见的临床病理类型有心绞痛、心肌梗死、心肌纤维化和冠状动脉性猝死等。

（一）心绞痛

心绞痛是心肌急性、暂时性缺血、缺氧所引起的临床综合征。表现为突然发作的心前区、胸骨后压榨性疼痛或紧迫感，疼痛常放射到左肩和左臂，有时可以表现为胃部不适。一般只持续 3～5 分钟，可数日 1 次，也可 1 日数次，休息或用硝酸甘油可以缓解。心绞痛的发作常有明确的诱因，如体力活动、情绪激动、寒冷及暴饮暴食等。心绞痛的发生多数是在冠状动脉粥样硬化基础上心肌耗氧量暂时增加或冠状动脉痉挛，引起心肌缺血、缺氧及酸性代谢产物堆积，刺激感觉神经末梢所产生的反射性症状，一般无心肌的组织形态学改变。心绞痛一般历时短暂，发作后心肌的代谢和功能可恢复正常。但如反复发作，心肌也可发生灶状坏死。

心绞痛时一般心肌无明显器质性改变。

（二）心肌梗死

心肌梗死是指心肌由于严重而持久的缺血、缺氧所引起的较大范围坏死。

1. 原因　①冠状动脉粥样硬化并发血栓形成；②冠状动脉持续痉挛；③斑块内出血致斑块急性增大而阻塞管腔；④在冠状动脉粥样硬化基础上，心脏过度负荷。上述原因均可导致心肌供血不足甚至阻断，引起心肌梗死。

2. 好发部位　心肌梗死的部位与病变血管的供血区域一致。50% 心肌梗死发生于左心室前壁、心尖部及室间隔前 2/3，相当于左冠状动脉前降支供血区；25% 心肌梗死发生于左心室后壁、室间隔后 1/3 及右心室，相当于右冠状动脉供血区，少数发生于左心室侧壁，相当于左旋支的供血区。

3. 范围　心肌梗死的范围与受阻冠状动脉分支的大小或阻塞的部位有关系。按梗死所占心壁的厚度，可将心肌梗死分为三种：①薄层梗死（心内膜下心肌梗死）：此型较少见，其特点是梗死范围限于心内膜下心室壁内层 1/3 的心肌，可波及肉柱和乳头肌。常表现为多发性小灶状坏死，坏死灶大小为 0.5～1.5cm，不规则地散布于左心室各处。最严重者可累及整个左心室心内膜下，称为环状梗死。②厚层梗死：梗死范围超过心壁厚度的一半，但未达全层。③全层梗死（透壁性梗死）：最常见，梗死累及心壁全层，梗死面积也较大。

4. 病理变化　心肌梗死属于贫血性梗死，形态表现与患者发病后存活的时间有关。一般在梗死发生 6 小时后肉眼才能辨认。用组织化学方法可以协助早期诊断。

肉眼：6 小时后梗死心肌呈苍白色；8～9 小时后呈土黄色，较干燥，失去光泽；梗死 24 小时后周边出现充血、出血带。2～3 周后周围肉芽组织向病灶内增生而呈红色，5 周后梗死区逐渐被瘢痕组织取代，呈灰白色，成为陈旧性梗死灶，梗死灶形状不规则，呈地图样外观（图 7-5）。

光镜：心肌梗死属凝固性坏死，梗死灶边缘可见充血、出血带，梗死的灶中也可见中性粒细胞的浸润（图 7-6），2～3 周后肉芽组织长入梗死灶，5 周后变为瘢痕组织。

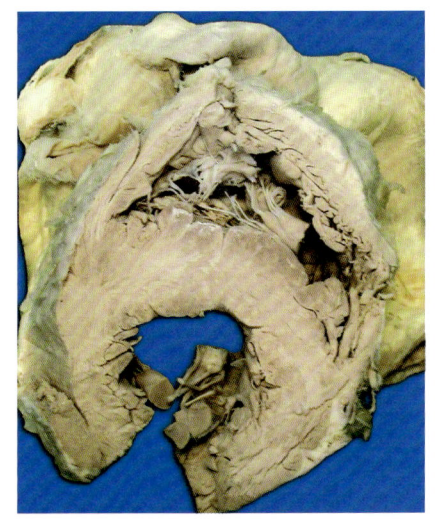

图 7-5　心肌梗死（大体）
左心室壁内可见不规则片状分布梗死灶，呈灰白色

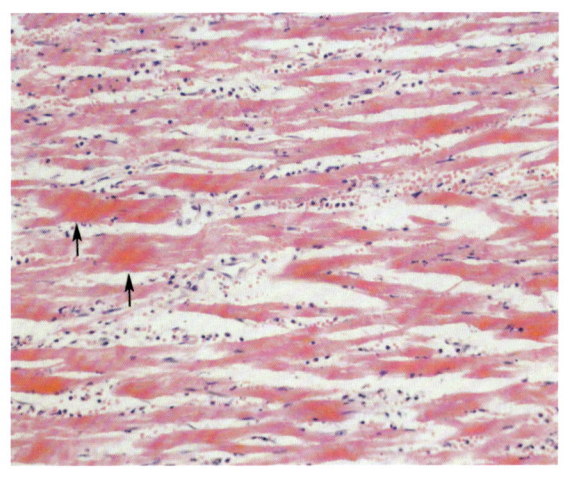

图 7-6　心肌梗死（光镜）
梗死处心肌细胞核及横纹消失，胞质嗜酸性增强。梗死处心肌纤维之间及边缘部可见中性粒细胞为主的炎症细胞反应

5. 生化改变　心肌梗死1小时后细胞膜的通透性增高，钠和钙离子移入，钾离子溢出。心肌缺血早期可引起心肌细胞肌红蛋白丢失，释放入血并经尿液排出，因此，急性心肌梗死时，能较早地从血液和尿液中检出肌红蛋白增高。心肌梗死时，细胞内部的各种酶释放入血，使血清中某些酶的浓度先后增高，以后下降并再恢复正常，如肌酸磷酸激酶、谷草转氨酶及乳酸脱氢酶等。故在一定时间内检查血清酶活性有助于对心肌梗死的诊断，尤以肌酸磷酸激酶意义最大。

★心肌缺血的程度导致心肌细胞损伤的程度不同，累及血管的范围和梗死的范围一致。心肌坏死的表现随时间的延长表现在酶水平、组织学水平和肉眼可以辨认的不同特点。炎症细胞在心肌细胞坏死后6小时左右出现，是病理诊断心肌梗死的可靠证据。

6. 合并症及后果

（1）心脏破裂：较少见，在心肌梗死死亡的病例中，10%死于心脏破裂。心脏破裂多发生在心肌梗死后1～3周，以1周左右最多。主要由于病变部位中性粒细胞浸润，使梗死的心肌软化所致。好发部位为左心室前壁下1/3处，心脏破裂后血液流入心包腔，引起心包填塞而致急性死亡和室间隔破裂造成穿孔，左心室血液流入右心室，引起急性右心衰竭。

（2）乳头肌功能失调。

（3）室壁瘤：较多见，占心肌梗死病例的10%～38%，可发生于心肌梗死的急性期，但更常发生在愈合期。由于梗死期坏死组织或瘢痕组织在心腔内血液压力的作用下，局部组织向外膨出而形成。多发生于左心室前壁近心尖处，可引起心功能不全或室壁瘤内继发附壁血栓形成。

（4）附壁血栓：约30%的心肌梗死病例心腔内有附壁血栓形成，多见于左心室。这是由于梗死部位内膜受损，以及心室纤维性颤动、室壁瘤形成等所导致。血栓可以机化或脱落，引起远处器官的栓塞。

（5）心力衰竭及休克：梗死的心肌收缩力减弱或丧失，故常引起急性充血性心力衰竭，以左心衰竭最常见，是患者死亡最常见的原因之一。当梗死范围达到40%时，心肌收缩力极度减弱，心输出量显著减少，血压下降，可造成心源性休克。心肌梗死患者约9%死于心源性休克。

（三）心肌纤维化

心肌纤维化（myocardial fibrosis）是由于冠状动脉粥样硬化造成心肌长期慢性缺血，使心肌萎缩、间质纤维结缔组织增生所致。心肌纤维化影响心脏的收缩和舒张能力，严重时可引起慢性充血性心力衰竭。肉眼，心脏增大，所有心腔扩张；心室壁厚度可正常，伴有多灶性白色纤维条块，甚至透壁性瘢痕；心内膜增厚并失去正常光泽，有时见机化的附壁血栓。光镜下，可见广泛性、多灶性心肌纤维化，伴邻近心肌纤维萎缩和（或）肥大，部分心肌纤维肌质空泡化，尤以内膜下明显。

（四）冠状动脉性猝死

冠状动脉性猝死是指由于冠状动脉的改变而引起的出乎意料的突发性死亡，通常是由于心室纤颤而发生。多见于40～50岁患者，男性多见于女性。可发生于某种诱因后，如饮酒、吸烟、劳累、运动后，患者突然晕倒，四肢抽搐、小便失禁，或突然发生呼吸困难、口吐白沫、迅速昏迷。患者可立即死亡或在1至数小时后死亡。但有不少病例在无人觉察的情况下死于夜间。

心源性猝死仍居国内猝死原因的首位，且心肌纤维化的病例越来越年轻化，需引起我们的重视。冠状动脉粥样硬化性心脏病导致的心肌梗死常合并室壁瘤、附壁血栓、心脏破裂及急性心源性休克，是造成死亡的常见原因，及早采取预防措施对减少发生率、提高治愈率尤为重要。

案例 7-1

王某，女，58岁。半年前，与儿子吵架时突然感觉心前区疼痛，同时感觉左上臂、左肩疼痛，伴气急、面色苍白、出冷汗，经休息、治疗后缓解。以后，每当劳累后，心前区疼痛等上述症状时有发生。今天上午买菜上5层楼后，患者心前区剧痛，冷汗淋漓，之后出现呼吸困难、咳嗽、咳粉红色泡沫样痰等症状，自服药物症状略有减轻。晚饭后做家务时突然昏倒，神志不清，经抢救无效死亡。

尸检所见：

身高159cm，体重70kg。心脏体积明显大于尸拳，重350g。左冠状动脉前降支和右冠状动脉管腔狭窄（Ⅱ～Ⅲ级）。大脑左半球内小动脉粥样硬化，小动脉瘤形成，左侧内囊见核桃大坏死灶（软化灶）1个，并见多量出血。双肺体积增大，切面暗红色，大量泡沫状液体自切面流出。

问题：

1. 对本病例应如何诊断？
2. 请按疾病发展过程、结合尸检所见，解释上述各种临床表现。
3. 对于存在类似症状的患者，请提出可供参考的日常生活规律及注意事项。

案例 7-2

患者，女，68岁，患有原发性高血压20余年，一直服用西药，药物治疗后病情时好时坏。患者平时容易激动。6个月前出现胸闷、憋气，诊断为心绞痛，服用硝酸甘油后1分钟左右即可缓解。最近1个月来患者时常出现胸闷、胸痛、憋气，且服用硝酸甘油后不能缓解。1天前再次发作，胸痛呈压榨样，伴大汗、濒死感，遂来医院。住院后做心电图检查，可见部分导联有病理性Q波和ST段升高。

问题：

1. 请您描述一下该患者的诊断可能是什么？
2. 请描述该疾病中，光镜下冠状动脉可出现什么病理变化？

第三节 高血压病

高血压病（hypertensive disease）是以体循环动脉血压长期持续性升高[收缩压≥140mmHg（18.4kPa）和（或）舒张压≥90mmHg（12.0kPa）]为主要临床表现的独立疾病。正常人的血压在不同的生理状态下有一定的波动幅度，且收缩压会随年龄的增长有所升高，但舒张压一般比较稳定。

高血压可分为原发性高血压和继发性高血压，前者占高血压总数的80%～90%，病因尚不完全明了。后者由某些疾病引起，高血压是其中症状之一，如慢性肾小球肾炎、肾动脉狭窄和肾上腺肿瘤时，患者的血压可以升高，因此，又称为症状性高血压。本节只讨论原发性高血压，即高血压病。

原发性高血压病变主要累及全身细小动脉以及心、脑、肾等重要器官，并可以造成严重后果。本病是一种常见病，多见于中老年人，一般呈慢性经过。

一、病因与发病机制

原发高血压病的病因至今尚未明确。从生理学的角度考虑，决定动脉血压的因素主要是心输出量和外周阻力，凡能够增强心肌收缩力、增加血容量和（或）引起全身细小动脉痉挛的各种因素均可引起高血压，因此，目前所知的有关这类因素的学说主要有以下几种。

1. 遗传因素　临床资料发现，在有高血压病家族史的家族中，高血压病的发病率高达59%。分子生物学研究证明：有原发性高血压倾向者，常有一种以上的与血压调节相关的基因或相关的遗传标记物异常。

2. 精神神经源学说　由于不良情绪（如忧郁、恐惧、悲伤等）或长期精神过度紧张、疲惫等外界和内在环境的不良刺激，使大脑皮质的抑制和兴奋过程发生紊乱，皮质功能失调，失去对皮质下中枢的控制和调节，皮质下血管舒缩中枢（自主神经中枢）功能发生紊乱。当血管舒缩中枢长期产生缩血管冲动占优势的兴奋灶时，即可引起全身细、小动脉痉挛，使外周阻力增加，从而导致血压升高。持久的细小动脉痉挛可发展为细、小动脉硬化，而形成不可复性的高血压病变。

3. 内分泌学说　肾上腺素能加强心肌收缩力，使心输出量增加；去甲肾上腺素能引起全身细、小动脉痉挛；肾上腺皮质激素（包括去氧皮质酮、醛固酮、皮质醇等）可引起钠、水潴留和血管收缩；近来有人提出前列腺素F2a能使血管收缩，因此，凡能引起上述内分泌激素分泌增加的各种因素都可引起血压升高。

4. 肾源学说　肾血流减少时，肾小球旁器细胞受刺激，或低血钠、低血钾时，使致密斑细胞受刺激，两者结果均可使肾素分泌增加，使肾素-血管紧张素-醛固酮系统活性增强，引起全身细、小动脉收缩，外周阻力增加，血压升高，醛固酮分泌增加，引起钠、水潴留，血容量增加，也使血压升高。

另外，近年来有人提出，肾髓质产生的前列腺素A_2和E_2具有调节肾血流分布和扩张肾外小动脉的作用，肾等产生的激肽酶可作用于激肽原使其转化为激肽。激肽有扩张血管、利钠利水的作用，两者均可使血压下降，构成肾的降压系统，对维持机体正常血压起着重要作用。但当某种原因使肾受损（如炎症、肿瘤等），前列腺素或激肽酶产生不足，肾降压系统失去活性可促进血压升高。

5. 摄钠过多学说　流行病学研究发现，在食盐摄入量高的人群中，高血压的发病率比食盐摄入量低的人群发病率高。限制盐的摄入量或服用利尿剂增加钠的排泄可降低增高的血压。这是由于钠的潴留可使血容量增加，并可增加血管对血管紧张素的敏感性，从而引起高血压。

综上所述，高血压病可能是多种因素综合作用的结果，但究竟是哪一种因素起决定作用与个体有关。近几年来遗传因素受到较大重视。

二、类型和病理变化

高血压病根据起病和病程进展的缓急及病程的长短分为两型：良性高血压和恶性高血压。

（一）良性高血压

良性高血压又称缓进型高血压病，多发生在中年以后，有家族史者发病年龄可较轻，临床起病隐匿，经过缓慢，早期血压波动。随着病情进展，血压逐步升高并呈持续性，继而出现多个脏器的继发病变。晚期可因心、肾衰竭或脑出血而死亡。合并冠状动脉粥样硬化者易发生心肌梗死。高血压病时主要的病理变化为：

1. 功能紊乱期　此期是高血压病早期，表现为全身细、小动脉痉挛，常呈间断性。故血压升高亦呈波动性，当血管痉挛时血压升高，血管痉挛缓解后，血压即可恢复正常。心血管系统没有明显的器质性改变，血压升高。患者多无明显症状，偶尔有头痛、头晕等。经过适当的休息和治疗，可以完全治愈。此期亦可持续多年。

2. 动脉病变期　此期病变主要累及全身细、小动脉，表现为细、小动脉硬化，大、中动脉很少受累。极少数可表现有动脉粥样硬化的某些病变，这些病变实质上是高血压促进动脉粥样硬化病变的发生和发展所致，因此，临床上常见到高血压病与动脉粥样硬化症合并存在。

（1）细动脉硬化：发生于全身各器官的细动脉，如肾小球入球和出球小动脉，及脾小结中央动脉等，表现为细动脉管壁的玻璃样变性（图7-7）。其发生是由于细动脉长期或反复痉挛，管壁受压而缺血、缺氧，内皮细胞收缩，细胞间连接开放，甚至内皮细胞脱落，基底膜受损，造成动脉内膜通透性增加，血浆蛋白，有时还有脂质，渗入内皮下间隙，进而凝固成为均质的玻璃样物质。另外，近年还发现，长期血压升高和细动脉反复痉挛使内皮细胞和平滑肌细胞合成基底膜样物质增多，并与渗入到管壁的血浆蛋白等融合。随着病变的进展，内皮下玻璃样物质愈积愈多，管壁增厚、变硬，管腔狭窄，中膜平滑肌受压萎缩，细动脉管壁弹性减弱，失去原有的舒缩能力，即细动脉硬化。

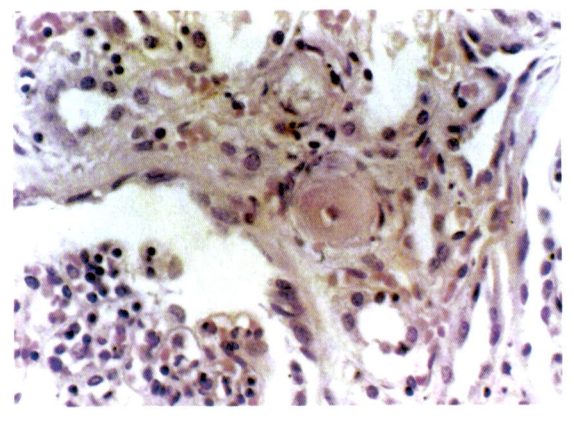

图7-7　肾小球入球小动脉玻璃样变性

肾小球入球小动脉内膜下无结构粉红染物质沉积，管壁不规则增厚，管腔狭窄

（2）小动脉硬化：主要累及肌型小动脉，如肾小叶间动脉、弓形动脉和脑的小动脉。由于动脉血压持续升高，小动脉在长期承受较高压力的情况下，内膜纤维组织和弹力纤维呈弥漫性增生，内膜弹力板分离、断裂，中膜平滑肌细胞增生、肥大，结果使小动脉管壁增厚、弹性减弱、管腔狭窄。

★细、小动脉硬化是良性高血压的基本病理改变,也是外周阻力增加、血压持续升高的病变基础。

此期,由于全身细小动脉广泛硬化,致使外周阻力持续增加,心脏负荷加重,尤其是左心室可出现轻度的代偿性肥厚以克服增加的外周阻力,维持正常的心输出量。由于小动脉病变广泛而呈不可复性,外周阻力持续增加,使血压持续升高并相对恒定,舒张压多在110mmHg(14.6kPa)以上,患者症状明显,常有头痛、眩晕、心悸、疲乏、健忘、注意力不集中等表现。

3. 内脏病变期 为高血压病的晚期。由于血压的持续升高,特别是全身细、小动脉的硬化,使组织供血不足,导致全身各器官特别是心、脑、肾等脏器的病变。

(1) 心脏的病变:心脏的主要改变为左心室肥大。早期,由于血压长期升高,左心室加强收缩,以克服外周阻力,维持正常的心输出量。久而久之,左心室代偿性肥大,心脏体积明显增大,重量增加一般均在400g以上(正常在250g左右),甚至可达900~1000g。左心室壁肥厚,可达1.5~2cm(正常<1.2cm),左心室肉柱和乳头肌亦明显增粗。此时,心腔无扩张甚至有时因心壁增厚而略缩小,心肌收缩力则明显增强,心肌处于代偿期,称向心性肥大。光镜下,心肌纤维肥大、增粗,细胞核深染,形状不规则。左心室的这种代偿作用可维持相当长的时间。随着疾病的发展,晚期,由于心肌纤维过度的代偿肥大,而冠状动脉的血液供应不能相应地增多,造成单位体积内心肌的毛细血管数量相对减少,心肌缺血、缺氧,常发生点状、灶状坏死,并逐渐发展,出现心肌纤维化及小瘢痕形成。

高血压病发展到晚期,血压的持续升高可以促进动脉粥样硬化的发生与发展,因此,高血压病的晚期常伴有冠状动脉粥样硬化,从而加重心肌缺血,心肌收缩力减弱,逐渐出现心腔被动性扩张(称为肌源性扩张),心脏进入失代偿期,最终引起左心衰竭。反复的左心衰竭使肺组织明显淤血、水肿,肺循环阻力增加,右心负荷加重,久而久之,造成右心衰竭。这种由于高血压病而引起的心脏病称为高血压性心脏病。

此期患者临床上常表现为血压升高且固定于较高水平,舒张压可达120mmHg(16kPa),收缩压常在180mmHg(24kPa)以上,心脏(主要是左心室)增大,叩诊心界向左、向下扩大,X线检查显示左心明显肥大。当出现左心衰竭时患者出现肺淤血、肺水肿的临床表现,如呼吸困难、咳粉红色泡沫状痰、出现肺内水泡音等。当右心衰竭时患者出现全身淤血的表现,如下肢水肿、腹水、肝和脾大等。

(2) 脑的病变:高血压时,脑细、小动脉的痉挛和硬化常引起局部脑组织缺血,毛细血管通透性增高,出现脑水肿和脑软化,脑血管破裂形成脑出血。

1) 脑水肿:由于高血压病时脑内细、小动脉的硬化和痉挛,局部缺血,毛细血管通透性增加,发生脑水肿。临床上可出现头痛、头晕、眼花和呕吐等表现。严重时可出现高血压脑病和高血压危象。

2) 高血压脑病:指高血压病患者在血压突然或短期内明显升高的同时,出现中枢神经系统功能障碍征象。此时,脑内细、小动脉发生广泛而剧烈的痉挛,管壁缺血、缺氧,通透性明显增加,引起脑水肿和颅内压增高。患者常出现严重的头痛、呕吐、抽搐、神志改变甚至昏迷。

3) 高血压危象:是指高血压患者在短期内病情显著恶化,血压急剧升高,收缩压可达260mmHg(33.8kPa),舒张压达120mmHg(15.6kPa)以上,患者出现交感神经活性亢进、儿茶酚胺过多的征象如心悸、多汗、烦躁、头痛等，并出现各器官受损的相应表现，如视网膜受压出现视物模糊，甚至失明。颅内压增高出现恶心、呕吐、头痛等。

高血压脑病和高血压危象可出现在高血压病的各期。

4) 脑软化：高血压病引起的脑软化多表现为小灶状、多发性，常见于基底节、视丘、丘脑、脑桥和小脑等部位，也可见于大脑灰质和白质。小软化灶坏死组织可通过小胶质细胞吞噬等途径被吸收，周围胶质细胞增生、修复，形成胶质瘢痕。高血压病时脑软化的发生是由于脑细、小动脉痉挛、硬化，管腔狭窄，致使局部脑组织缺血、缺氧而发生小灶状液化性坏死。由于脑软化灶一般较小，常不引起严重后果。

5) 脑出血：是高血压病晚期最严重、最常见的并发症，也是高血压病最常见的死亡原因。

出血常发生于大脑基底节和内囊部（图7-8），其次为大脑白质、脑桥和小脑。常为较大的出血灶。其病变特点为出血区域的脑组织完全被破坏，形成囊腔状，其内充满坏死的脑组织和凝血块。当出血范围大时，可破入侧脑室。脑出血后幸存的患者，出血灶内坏死的脑组织及血凝块逐渐被分解、液化、吸收。若出血灶较小，溶解液化的坏死组织及血凝块可被小胶质细胞吞噬或吸收，周围的胶质细胞增生，病变区形成胶质瘢痕。若出血灶较大，溶解液化的坏死组织及血凝块不能被吸收，则周围的胶质细胞、胶质纤维及少量胶原纤维增生、包绕形成囊腔。

临床上脑出血患者常突然昏迷，呼吸加深，脉搏加快，严重时可出现陈-施（潮式）呼吸。瞳孔反射、角膜反射消失，肢体弛缓，大、小便失禁。当出血扩展到内囊时，则出现对侧肢体偏瘫和

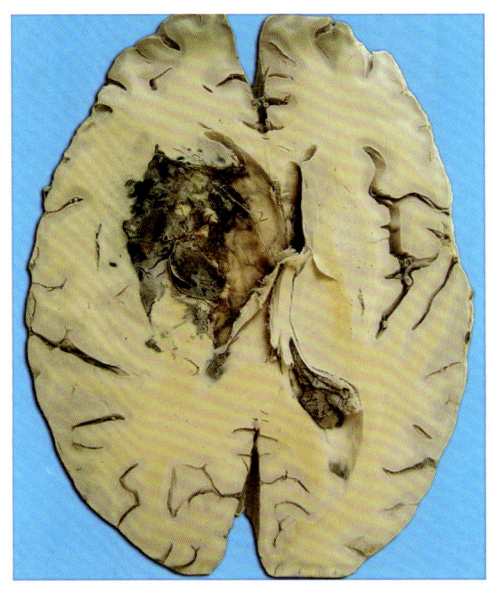

图 7-8 脑出血

脑组织切面内囊区可见黑褐色片状区，周边不规则，并已破入侧脑室

感觉丧失。出血灶破入侧脑室则呈血性脑脊液，患者常迅速发生昏迷、死亡。脑桥出血可有同侧面神经麻痹及对侧上、下肢瘫痪等。

高血压病容易并发脑出血是由于脑血管比较薄弱又易发生痉挛，脑组织疏松，缺乏足够的支持力量，容易出血。发生出血的机制可归纳为三种情况：①脑内细、小动脉的痉挛和硬化，使局部脑组织缺血、缺氧，酸性代谢产物堆积，导致细、小动脉管壁通透性增加，同时，血管内血液压力较高，从而发生漏出性出血或管壁破裂出血。②细、小动脉硬化，管壁脆弱，或因缺氧及周围组织坏死而受损伤，可局部扩张膨出形成微小动脉瘤。此类动脉瘤常为多发性，好发部位和脑出血的好发区域一致。在血管分支处，动脉瘤部位管壁更加薄弱，随着血压不断升高，可破裂出血。老年高血压病患者60%～90%有脑内微小动脉瘤形成。③供应大脑基底节区域的豆纹动脉从大脑中动脉呈直角分出，管壁平滑肌少，血管口径突然变细，在受到大脑中动脉压力较高的血流冲击时，豆纹动脉尤其在分支处常破裂出血。

(3) 肾的病变：高血压病时，肾的改变主要表现为原发性颗粒性固缩肾。

肉眼，肾表现为双侧对称性缩小，表面呈均匀、弥漫分布的细小颗粒状。肾重量减轻，每侧均小于100g（正常150g左右）（图7-9）。切面，肾皮质变薄，一般仅0.2cm左右（正

常为 0.3～0.5cm)，在皮、髓质交界区，常可见到管壁增厚的叶间动脉或弓形动脉。光镜下，主要是肾内细、小动脉硬化所致的病理改变。表现为肾小叶间动脉、弓形动脉等管壁纤维组织增生而致管壁增厚，其中以内膜增厚更为明显，管腔狭窄。肾小球入球小动脉玻璃样变性（图7-7），管腔明显狭窄，肾小球因缺血、缺氧发生变性、坏死，逐渐发展为纤维化和玻璃样变，相应的肾小管因缺血而萎缩、消失，有间质纤维组织增生和淋巴细胞浸润。纤维化的肾小球和增生的纤维组织收缩凹陷，而相对正常的肾小球代偿性增生肥大，相应的肾小管代偿性地扩张，这些部分向肾表面凸出，因此，肉眼所见肾表面呈颗粒状。晚期，部分肾小管腔内可见数量不等的管型。电镜下，肾小球毛细血管基底膜增厚。玻璃样变的细动脉内皮下可见高电子密度的物质聚集。增厚的叶间动脉内膜中含有增生的弹性纤维、平滑肌和胶原纤维。

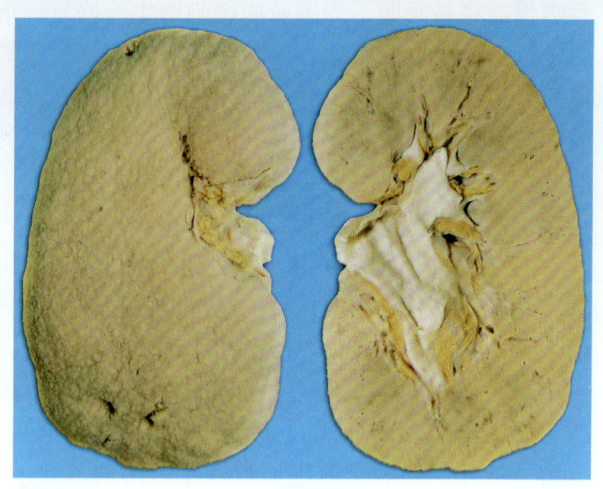

图7-9 颗粒性萎缩肾

肾体积缩小，重量减轻，表面有大小较一致的细颗粒状突起

由于病变的肾单位越来越多，肾血流量逐渐减少，肾小球过滤逐渐降低，终将出现肾功能不全，临床上表现为水肿、蛋白尿、管型尿、多尿、低比重尿等，甚至可出现尿毒症。

★良性高血压最终导致大心（左心肥大）、小肾（原发性颗粒性固缩肾）、脑出血。

(4) 视网膜的病变：高血压时，视网膜中央动脉经常受累，其病变与高血压各期细、小动脉的变化一致，按其发展过程将视网膜中央动脉及其分支的病变分为四级：Ⅰ级，视网膜中央动脉及其分支痉挛，管腔狭窄，血管变细，呈可复性；Ⅱ级，表现为血管硬化，管腔狭窄，走行迂曲，颜色苍白，反光增强，似银丝样改变，动静脉交叉处呈静脉受压现象；Ⅲ级，眼底有出血或絮状渗出物；Ⅳ级，视盘水肿。

由于上述改变，临床上患者可出现不同程度的视力障碍，甚至失明。另外，观察眼底的改变是临床判定高血压严重程度和预后的有价值的指标。

★视网膜中动脉是人体内唯一能够用肉眼观察到的动脉，可以根据动脉硬化的程度判断高血压的严重程度。

（二）恶性高血压

恶性高血压又称急进型高血压病。本型较少见，占原发性高血压的1%～5%，主要见于中青年。未经治疗的良性高血压患者中约1%可恶化进展为恶性高血压病，也可起病即为急进型。病理上以细小动脉管壁的纤维素样坏死和增生性小动脉内膜炎为特征。全身各器官血管均可受累，但以肾小球入球动脉和脑的细、小动脉病变尤为严重。在肾，细、小动脉病变还常并发血栓形成，可引起出血及微梗死。脑的血管病变常造成局部缺血、微梗死和脑出血。

临床特点是血压显著升高，舒张压常持续在130～140mmHg（17.3～18.6kPa）或更高。可发生高血压脑病，常有持续的蛋白尿、血尿和管型尿。本病病程短、预后差，约65%的患者于几个月至1~2年内出现严重的肾、脑、心损害,发生尿毒症、脑出血或心力衰竭,最后多因尿毒症而死亡,也可因脑血管意外或心力衰竭而死亡。

恶性高血压病临床病程较短,进展快,又无特异性病理改变,诊断难度较大。心脏病变不明显,常因肾功能异常、心力衰竭死亡。

案例 7-3

患者,男,45岁。2年前出现头痛、头晕、健忘等症状,血压(145~150)/(90~95)mmHg,服用降压药后,上述症状有缓解。血压稳定在(135~140)/(85~90)mmHg。2天前由于生气出现剧烈头痛,继而视物模糊、呕吐及右侧面部感觉异常,左侧上、下肢活动不便。紧急前往医院诊治。急诊检查:急性病容,神志清,血压160/100mmHg,双下肢水肿,颈静脉怒张,尿蛋白(+)。

问题:
1. 患者可能患有的疾病是什么?
2. 分析各种临床表现与病理的联系。
3. 需要注意可能还会出现何种异常?

第四节 风 湿 病

风湿病(rheumatism)是一种与A组乙型溶血性链球菌感染有关的变态反应性疾病,可累及全身结缔组织,表现为胶原纤维的变性、坏死,继而出现细胞增生,形成具有诊断特征的风湿性肉芽肿。本病常侵犯心脏、关节、皮肤、浆膜、脑和血管等,其中以关节病变最为常见,但以心脏病变后果更为严重。本病急性期称为风湿热,临床上常出现反复发作的多发性关节炎、皮肤环形红斑、皮下结节、心肌炎和小舞蹈症等,并伴有发热、红细胞沉降率加快和抗链球菌溶血素"O"抗体滴度增高等表现。慢性期可见程度轻重不等的心脏病变,特别是心脏瓣膜的器质性改变,形成瓣膜病。

风湿病在发达国家的发病率持续下降,与经济发展、生活水平改善有关,也与青霉素对链球菌的有效控制、致病微生物感染的普遍下降有关。风湿病多发生于寒冷地区,在我国东北和华北地区发病率最高。本病可发生于任何年龄,但多始发于5~14岁,发病高峰为6~9岁,出现心瓣膜变形多在20~40岁。女性多于男性。本病复发率高,尤以心脏累及者易复发,复发多在初发后3~5年内。

一、病因和发病机制

(一)致病因素

一般认为其发生与A组乙型溶血性链球菌感染后的变态反应有关,并非链球菌本身直接引起。其主要依据是:①本病多发生于寒冷、潮湿地区,与链球菌感染盛行地区、季节一致。②风湿病常发生于咽峡炎后10~15天,患者血清抗链球菌抗体滴度明显升高。③广泛使用抗生素后,风湿病发病率下降。④病灶内未能检测或分离出链球菌。

近年研究证明,A组溶血性链球菌菌体壁上含有M蛋白和C蛋白,有特异的抗原性。A

组溶血性链球菌能产生一些酶，也具有抗原性，并能破坏相应的底物，如链球菌溶血素"O"能分解血红蛋白。在链球菌感染时，初次接触抗原后 7~10 天即有抗体滴度明显升高，故临床上以检测抗链球菌溶血素"O"作为诊断指标。

（二）发病机制

关于风湿病的发病机制有多种学说，主要有链球菌直接感染学说、链球菌毒素学说、变态反应学说和自身免疫学说等，其中以自身免疫学说的支持者最多。该学说的依据是：在大多数风湿热患者可检出对心肌层（或心肌纤维）、平滑肌、心内膜等起反应的自身抗体。已证明链球菌与组织成分之间存在交叉反应，如 M 蛋白与心肌抗原之间、链球菌多糖与心肌糖蛋白之间、链球菌透明质酸与软骨的蛋白多糖之间的交叉反应。免疫荧光检查显示，在活动性风湿病患者心肌内有弥漫的免疫球蛋白沉积，心瓣膜（主要在闭锁缘）有 IgG 沉积，然而是否有自身抗体性质尚无定论。总之，本病的发病机制比较复杂，体液免疫和细胞介导免疫等都可能参与发病环节。

二、基本病变

风湿病的病变主要累及全身结缔组织，按其发展过程可分为三期：

1. 变质渗出期 (alterative and exudative phase)　是风湿病的早期改变，病变部位的结缔组织发生黏液变性，即结缔组织基质内蛋白聚糖（主要是氨基葡聚糖）增多。胶原纤维肿胀，继而，肿胀的胶原纤维断裂、崩解成为无结构的颗粒状物，与基质中的氨基葡聚糖及渗出的纤维蛋白、免疫球蛋白混合在一起形成无结构、嗜伊红染色的物质（染色性质颇似纤维素），称为纤维素样坏死。同时，病灶内还有少量浆液渗出和炎症细胞（淋巴细胞、浆细胞、少数中性粒细胞和单核细胞）浸润。此期病变持续约 1 个月。

2. 增生期或肉芽肿期（proliferative phase or granulomatous phase）　此期病变特点是形成风湿小体，又称为阿少夫小体（Aschoff body）或风湿小体（图 7-10），对本病具有诊断意义。

风湿小体体积很小，多呈梭形，在显微镜下才能看见，常见于心肌间质（以小血管旁多见）、心内膜下和皮下结缔组织。风湿小体的中心部位为纤维素样坏死灶，周围有各种细胞成分：①风湿细胞，细胞体积较大，胞质丰富，嗜碱性，单核或多核，核大，空泡状，核膜清楚，核染色质集中在中央并向外伸出细丝，核的横切面状似鹰眼，纵切面上，染色质状如毛虫，这种细胞为阿少夫首先描述，故又称为阿少夫细胞。关于阿少夫细胞的来源尚有争议，一般认为来自心肌间的组织细胞。②成纤维细胞和少量浸润的炎症细胞（淋巴细胞、浆细胞、个别中性粒细胞），此期持续 2~3 个月。

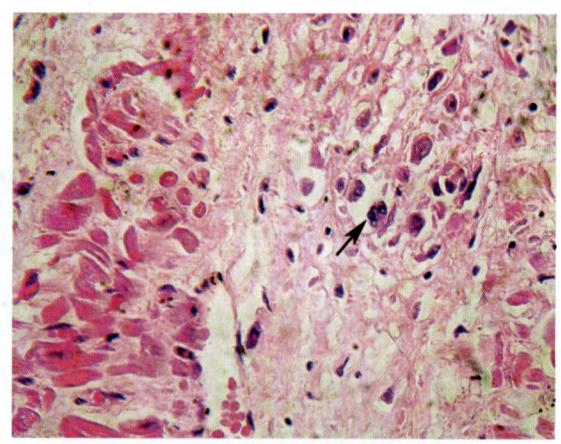

图 7-10　风湿小体

心肌间质内可见风湿小体，由纤维素坏死及风湿细胞（箭头所示）构成

3. 纤维化期或愈合期（fibrous phase or healed phase）　风湿小体发生纤维化是本期的特点。病变经过 3~4 个月后，纤维素样坏死物质被吸收，细胞成分减少，风湿细胞和成纤维细胞相

继转变为纤维细胞，产生胶原纤维，使整个风湿小体成为梭形小瘢痕，此期持续 2~3 个月。

风湿病病变的自然病程为 4~6 个月，但由于风湿病常反复发作，因此，在同一个受累的组织或器官中，新旧病变常同时存在。随着病变的纤维化、瘢痕不断增多，可导致器官的功能障碍。另外，发生在不同部位的风湿病，其病变常有所不同，如发生于浆膜的风湿病变，常以浆液和（或）纤维素渗出为主。愈合时，浆液可以完全吸收，但纤维素渗出过多，常难以完全吸收而发生机化，导致器官、组织的粘连。

★风湿病是累及全身结缔组织的一种变态反应性疾病，是以增生为主的炎症。风湿小体是风湿病的典型病理改变，具有诊断意义。

三、各器官的病理变化

（一）心脏病变

风湿病时以心脏的损害最为严重，可以累及心内膜、心肌、心外膜，常表现为风湿性心内膜炎、风湿性心肌炎、风湿性心外膜炎。若心脏各层同时受累，则表现为风湿性全心炎（rheumatic pancarditis）。初次发作的风湿热患者约 1/3 可以发生风湿性心脏病。

1. 风湿性心内膜炎（rheumatic endocarditis） 为在风湿性心脏病中最常见的病变，主要累及心瓣膜，导致瓣膜变形及功能障碍。虽然各瓣膜均可受累，但以负荷最重的二尖瓣受累最常见，其次为二尖瓣和主动脉瓣联合受累，三尖瓣和肺动脉瓣极少受累。病变除累及瓣膜外，尚可侵犯腱索和左心房后壁等处的心内膜。

（1）病变早期：瓣膜肿胀、增厚，失去正常的光泽。继而，在瓣膜的闭锁缘上出现粟粒状单行排列的疣状赘生物（verrucous vegetation）。这种赘生物呈灰白色，半透明，直径 1~2mm，与瓣膜粘连紧密，不易脱落。常位于受血流冲击较重的二尖瓣的心房面及主动脉瓣的心室面的闭锁缘（图 7-11）。赘生物的形成首先是因为瓣膜肿胀，间质出现黏液样变及纤维素样坏死；病变的瓣膜尤其是闭锁缘不断受到血流的冲击和瓣膜开闭时的碰撞，致使瓣膜表面的内皮细胞受损、脱落，暴露内皮下的胶原纤维。血液中的血小板和纤维蛋白黏附凝聚于胶原纤维的表面，继而形成白色血栓。光镜下观察，瓣膜闭锁缘的赘生物是由血小板与纤维素构成的白色血栓，基底部与瓣膜粘连处有少数白细胞浸润，其下方有瓣膜水肿。瓣膜内的结缔组织有浆液渗出，结构疏松，胶原纤维发生黏液变性和纤维素样坏死。随着病变的进展，在纤维素样坏死灶周围可见风湿细胞呈栅栏状排列，但很少形成风湿小体。

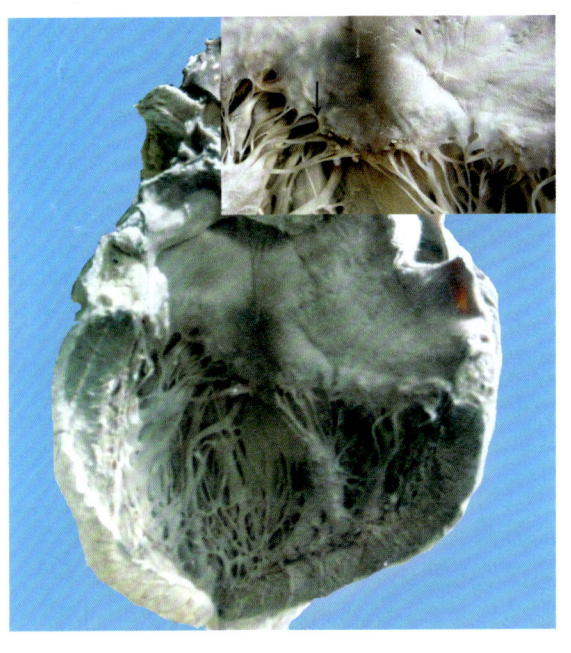

图 7-11 风湿性心内膜炎
二尖瓣瓣膜闭锁缘表面颗粒状小隆起（↓），平行排列，与瓣膜连接紧密。瓣膜基本正常。右上角图示高倍像

（2）病变后期：心内膜下的风湿病灶

发生纤维化，瓣膜上的赘生物被机化，形成少量瘢痕，瓣膜炎症逐渐消退，可有轻度纤维组织增生。初次发作者一般不致引起瓣膜变形及功能障碍。由于风湿病变常反复发作，机化瘢痕越来越多，大量纤维组织增生，瓣膜因此增厚、变硬、卷曲、缩短、瓣叶相互粘连；受累的腱索亦可增粗、缩短、相互粘连、融合，使瓣膜口狭窄或关闭不全，成为慢性心瓣膜病。

风湿病也常侵犯心壁内膜，尤以左心房后壁的心内膜最常受累，表现为内膜增厚、粗糙、皱缩，称为马氏斑（McCallum's plaque）。左心房有时可继发附壁血栓形成。

2. 风湿性心肌炎（rheumatic myocarditis） 可单独发生，但常与心内膜炎合并发生。病变主要累及心肌间质的结缔组织，特别是小血管周围。病变早期，表现为心肌间质水肿，心肌小动脉旁的结缔组织发生黏液变性和纤维素样坏死，继而形成风湿小体。风湿小体常灶性分布，呈梭形，大小不一，各病例多少不等，可发生于心肌各处，但以左心室后壁、室间隔、左心房及左心耳等处较多。心肌纤维可有不同程度的变性。病变后期，风湿小体纤维化，在心肌间质内形成梭形小瘢痕。

在少数病例（主要见于儿童），风湿性心肌炎以渗出性改变为主，心肌间质明显出现浆液渗出及弥漫性炎症细胞浸润，主要为中性粒细胞和淋巴细胞，形成风湿性浆液性心肌炎，严重者常引起急性心力衰竭。

肉眼，风湿性心肌炎心脏改变不明显，可有轻度扩张，心肌稍苍白，质地变软。

风湿性心肌炎可影响心肌的收缩力，临床上表现为心率加快、第一心音低钝，严重者导致心功能不全。心电图常表现为 PR 间期延长。如病变累及心脏传导系统，可发生传导阻滞。

3. 风湿性心外膜炎（rheumatic pericarditis） 常与风湿性心内膜炎、风湿性心肌炎同时发生。病变主要累及心包脏层，表现为浆液和纤维素渗出，其中含有少量淋巴细胞、单核细胞和中性粒细胞。心外膜结缔组织可发生轻度纤维素样变性。在急性期有大量浆液渗出，聚集在心包腔内，形成心包积液。临床上叩诊可发现心界向左右扩大，听诊心音遥远，X线检查见心脏呈烧瓶状。随着炎症的消退，渗出的浆液一般均可完全被吸收。若有大量纤维素渗出时，渗出的纤维素黏附在心外膜表面，因心脏搏动，脏层及壁层心包摩擦，致心脏表面呈绒毛状（图 7-12），称绒毛心（cor villosum），此时临床听诊常出现心包摩擦音。纤维素也可被溶解吸收。若渗出的纤维素过多，不能完全被吸收，则发生机化。少数病例，心包脏层和壁层发生广泛粘连，形成缩窄性或闭塞性心包炎（obliterative pericarditis），导致心功能障碍。

风湿性心内膜炎形成疣状赘生物，从而导致瓣膜变形，影响瓣膜功能。风湿性心外膜炎病变会致心包粘连，甚至闭锁。风湿性心肌炎病变具有诊断意义，但对心脏功能影响不大。风湿性心脏病往往同时累及心内膜和心肌层，或心肌层和心外膜。

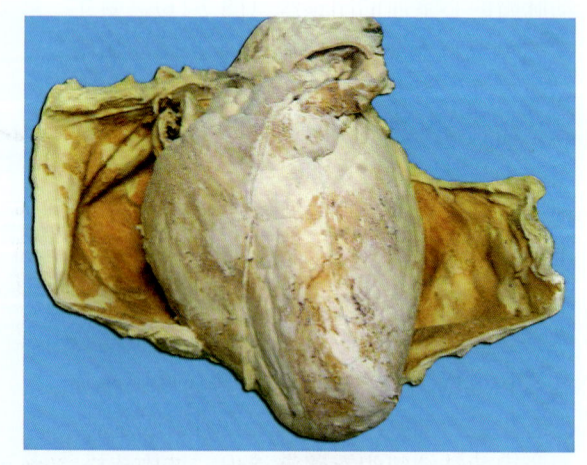

图 7-12 绒毛心

心包脏层可见明显片状或颗粒状灰白色纤维素渗出，心包表面的纤维素因受心包的牵扯而呈绒毛状突起，故称为绒毛心

（二）心脏外其他器官的风湿病变

1. 关节病变 约75%的风湿病患者早期可以出现风湿性关节炎（rheumatic arthritis），主

要累及大关节，如膝、踝、肩、腕、肘等关节。常为几个关节先后受累，并反复发作，呈游走性。受累关节局部出现红、肿、热、痛和功能障碍。光镜下，主要为关节滑膜的浆液性炎症，滑膜及关节周围组织充血、水肿，胶原纤维发生黏液样变性及纤维素样坏死，有时可见少数风湿小体形成，关节腔内可有浆液及纤维素渗出。关节软骨一般不受侵犯。愈合时，渗出物被吸收，一般不留后遗症，预后良好。

2. 皮肤病变　风湿病时皮肤的病变表现为环形红斑（erythema annulare）或皮下结节（subcutaneous nodule）。环形红斑是风湿热急性期皮肤的渗出性病变，主要见于躯干及四肢的皮肤，呈淡红色环形或半球形红晕，1~2日即可消退。光镜下，可见真皮浅层血管充血，血管周围水肿及炎症细胞（淋巴细胞、单核细胞、中性粒细胞）浸润。皮下结节是风湿病时皮肤的增生性改变，多出现在腕、肘、膝、踝等关节的伸侧皮下，单发或多发，直径0.5~2cm，圆形或椭圆形，质较硬，活动，压之不痛。光镜下，结节中心为大片纤维素样坏死，周围为增生的成纤维细胞和风湿细胞呈栅栏状排列，外周有少量炎症细胞（主要为淋巴细胞）浸润。数日至数周后结节逐渐纤维化而形成瘢痕。这两种皮肤病变均出现于风湿病的活动期，临床上对风湿病具有诊断意义。

3. 动脉病变　风湿病如累及动脉则形成风湿性动脉炎（rheumatic arteritis），多发生于冠状动脉、肾动脉、肠系膜动脉、脑动脉、主动脉等处。病变早期，血管壁结缔组织发生黏液样变性和纤维素样坏死，伴有炎症细胞浸润，可有风湿小体形成。病变后期，血管壁因瘢痕形成而不规则增厚，管腔狭窄，常可继发血栓形成。

4. 中枢神经系统病变　多见于5~12岁儿童，女孩多于男孩。病变主要累及大脑皮质、丘脑及小脑皮质，表现为风湿性动脉炎、皮质下脑炎、病变局部充血、血管周围淋巴细胞浸润、神经细胞变性及胶质细胞增生等改变。由于锥体外系受累，患儿常出现肢体的不自主运动，临床上称为小舞蹈症（chorea minor）。

第五节　感染性心内膜炎

感染性心内膜炎（infective endocarditis）是指由病原微生物直接侵袭心内膜而引起的炎症性疾病。病原微生物包括各种细菌、真菌、立克次体等，以细菌最为多见，所以也称细菌性心内膜炎（bacterial endocarditis）。这些细菌（如链球菌、肠球菌、淋病奈瑟菌）可通过产生内毒素或溶组织性外毒素（如葡萄球菌）使心内膜受损，特别是心瓣膜闭锁缘处，由于血流的冲击与瓣膜开闭时的摩擦，可能会有轻微的机械性损伤，最容易受到细菌的侵犯。细菌性心内膜炎多继发于机体某局部化脓性炎症所致的败血症或菌血症。根据病原菌毒力的强弱、病程长短、临床经过的缓急、病理变化的特点将其分为急性和亚急性两类。

一、急性感染性心内膜炎

急性感染性心内膜炎（acute infective endocarditis）是心内膜的一种急性化脓性炎症，由于被累及的心内膜常有溃疡形成，又称为溃疡性心内膜炎（ulcerous endocarditis）。此类心内膜炎起病急剧，主要由致病力强的化脓菌（如金黄色葡萄球菌、溶血性链球菌、肺炎链球菌等）引起，常为严重化脓性感染（如急性化脓性骨髓炎、痈、产褥热等）引起败血症时的重要并发症。

此型心内膜炎大多发生在原来正常的心内膜上，常单独侵犯二尖瓣或主动脉瓣。病变多发生在二尖瓣的心房面或主动脉瓣的心室面,与血流冲击瓣膜发生机械性损伤有关。三尖瓣和肺动脉瓣很少受累。受累瓣膜主要表现为化脓性炎症。瓣膜表面有污秽、黄色脓性渗出物覆盖,甚至组织坏死脱落形成溃疡并继发血栓形成。血栓、坏死组织和大量细菌菌团混合在一起形成疣状赘生物。此种赘生物体积较大,质地松软,灰黄色,极易脱落形成带有化脓菌的栓子。由此类栓子栓塞形成的多发性梗死灶常发展为栓塞性小脓肿,引起脓毒败血症。病变严重者瓣膜可有穿孔、破裂。腱索也可受累,严重时腱索断裂,导致急性心瓣膜关闭不全而猝死。光镜下,赘生物主要由血小板、纤维素、坏死组织及细菌菌团构成。病变部位瓣膜组织坏死,有大量中性粒细胞浸润及肉芽组织形成。

此型心内膜炎比较少见,但起病急、病情重,患者多在数周或数月死亡。近年来由于诊断技术的提高,获得早期诊断的比例增加及抗生素的广泛应用,死亡率已经大大下降,治愈后常形成大量瘢痕组织而导致心瓣膜病。

二、亚急性感染性心内膜炎

亚急性感染性心内膜炎(subacute infective endocarditis, SBE)远比急性感染性心内膜炎多见。大多由致病力较弱的草绿色链球菌引起(约占75%),少数由其他病原菌引起,而且近年来由其他病原菌(如肠球菌、其他链球菌、葡萄球菌、革兰阴性杆菌等)引起的病例相对增多,这可能与抗生素的应用有关。病原菌多从机体内某一感染灶(如扁桃体炎、咽炎、喉炎、牙周炎、骨髓炎、气管炎等)侵入血流,亦可为医源性感染(如病原菌通过拔牙、腹部或泌尿道手术、静脉导管术等)侵入血流,引起败血症并侵犯心内膜。也有人提出除细菌直接感染心内膜外,免疫复合物形成也参与了此型心内膜炎的发生。

(一)病理变化

亚急性感染性心内膜炎常发生在已有病变的心瓣膜上,最常见的是在风湿性心内膜炎的基础上(占50%~80%),其次是并发于先天性心脏病(如室间隔缺损等),仅少数病例发生于正常心瓣膜。病变最常侵犯主动脉瓣、二尖瓣及其他部位的心内膜,三尖瓣和肺动脉瓣极少受累。受累瓣膜除原有病变外,主要为赘生物形成。该赘生物大小不一,单个或多个,灰黄色、干燥、质脆,呈菜花状或息肉状分布于瓣膜的表面(图7-13),颇易脱落而引起栓塞。病变瓣膜呈不同程度的增厚、变形、变硬,部分可发生钙化,也可有溃疡形成,但较急性细菌性心内膜炎者浅,严重时瓣膜也可穿孔。病变亦可累及腱索。光镜下,赘生物由血小板、纤维素、细菌菌团、炎症细胞及少量坏死组织构成,常有钙盐沉积,细菌菌团常位于赘生物的中央而被包裹。赘生物基底部瓣膜内可见不同程度的肉芽组织增生或纤维化和淋巴细胞、单核细胞、少量中性粒细胞浸润。有时

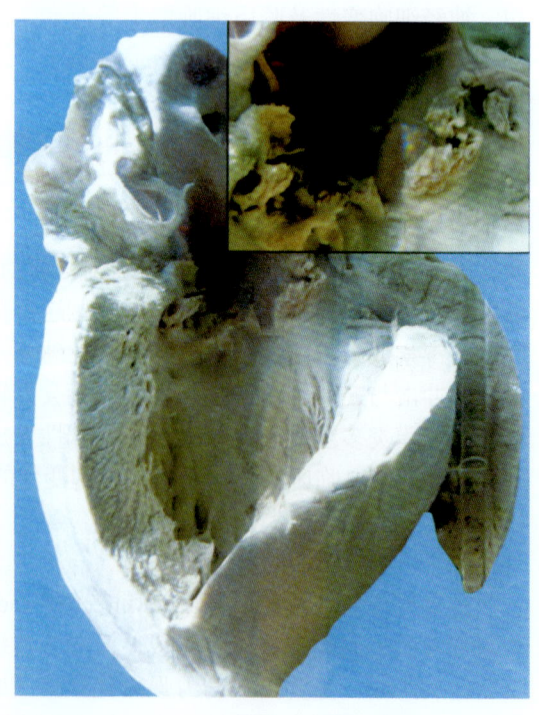

图7-13 亚急性感染性心内膜炎
主动脉瓣的两个瓣膜上浅褐色破碎赘生物附着,瓣膜结构破坏。右上角图显示高倍像

可见原有的风湿病变。

★亚急性感染性心内膜炎与风湿性心内膜炎均可在瓣膜上形成赘生物，但病因、位置、形态、性质及对机体的影响均不同。

（二）结局和并发症

1. 瓣膜损害　亚急性感染性心内膜炎89%可治愈。但由于愈复过程中瘢痕形成，极易造成瓣膜的变形，导致瓣膜口狭窄和（或）关闭不全，形成慢性心瓣膜病。少数病例可因瓣膜穿孔或腱索断裂导致急性瓣膜功能不全而猝死。

2. 栓塞　由于心瓣膜上的赘生物颇易脱落，形成栓子，可引起各器官的栓塞，最多见的是脑、肾、脾和心脏动脉的栓塞，形成局灶性梗死。此时与急性感染性心内膜炎不同，因为感染的细菌致病力尚弱，很少形成脓肿。

3. 败血症、血管炎及其他炎症　若赘生物内的病原菌侵入血流，可引起败血症，患者可有发热、脾大、贫血、皮肤黏膜出血点等临床表现。若机体抵抗力低，细菌可在栓塞的血管内缓慢繁殖，形成血管炎。此外，约2/3的患者并发局灶性坏死性肾小球肾炎，极少数并发弥漫性肾小球肾炎，也可并发皮下小动脉炎，表现在指（趾）端形成粟粒大小、紫红色的压痛结节，称为Osler结节。有人提出肾和皮肤的病变与免疫复合物性脉管炎和感染性变态反应有关。

临床上血液的病原菌培养阳性是确诊本病的直接证据之一，但由于细菌菌团常被包裹在赘生物深部，不能进入血液，血培养也可呈阴性。

第六节　心瓣膜病

心瓣膜病（valvular vitium of the heart）是指由各种原因引起的心瓣膜的慢性器质性病变而导致瓣膜功能障碍。它不是一种独立的疾病，主要表现为瓣膜口狭窄和（或）关闭不全，并因此造成血流动力学改变，最终导致心功能不全。心瓣膜病大多为风湿性心内膜炎及细菌性心内膜炎的结局，也可由动脉粥样硬化和梅毒性主动脉炎引起（主要累及主动脉瓣），少数由瓣膜钙化或先天性心脏发育异常所致。

瓣膜口狭窄（valvular stenosis）是指瓣膜口在开放时不能充分张开，造成血流通过障碍。主要由于相邻瓣膜之间互相粘连、瓣膜增厚、弹性减弱或丧失、瓣膜环缩窄和硬化等引起。

瓣膜关闭不全（valvular insufficiency）是指心瓣膜关闭时不能完全闭合，使一部分血液发生反流。瓣膜关闭不全是由于瓣膜增厚、变硬、卷曲、缩短，或由于瓣膜的破裂、穿孔，亦可因腱索增粗、缩短和粘连而引起。

瓣膜口狭窄或关闭不全均可单独发生，但经常两者合并存在。瓣膜病变最常见于二尖瓣，其次为主动脉瓣。三尖瓣和肺动脉瓣极少受累。病变可累及一个瓣膜，亦可两个以上瓣膜同时或先后受累。几个瓣膜同时或先后受累称联合瓣膜病。

一、二尖瓣狭窄

大多数二尖瓣狭窄（mitral stenosis）由风湿性心内膜炎所致，少数可由感染性心内膜炎引起。瓣膜炎症反复发作，纤维组织增生，瘢痕形成，致使瓣叶交界处粘连，瓣膜增厚、变形或瓣膜环缩小，瓣膜口变窄（图7-14）。正常成人二尖瓣口开大时，其面积约为5cm^2，可通过2个手指。当瓣膜狭窄时，可缩小到1~2cm^2，甚至到0.5cm^2，或仅能通过医用探针。根据瓣膜口狭窄的程度，病理学将其分为隔膜型、增厚型和漏斗型三型，以供临床选择手术治疗时参考。

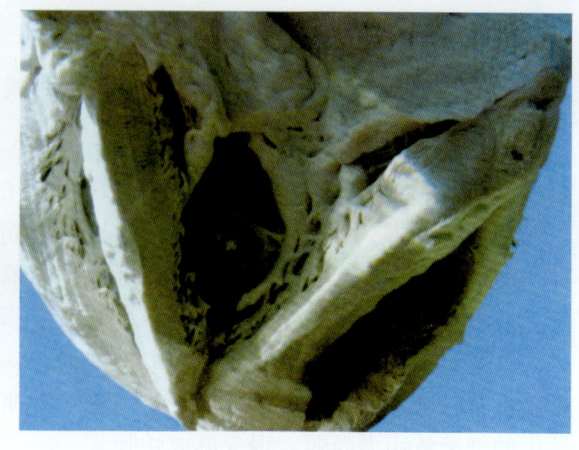

图7-14 二尖瓣狭窄

二尖瓣瓣膜增厚粘连，腱索及乳头肌增粗缩短，造成二尖瓣狭窄合并关闭不全

> **知识链接**
>
> 先天性或后天性心脏结构异常均可以通过手术达到修复的目的，并能获得功能的完全或部分恢复。若为后天性时，不论是风湿性心瓣膜病，还是感染性心瓣膜病导致不同的类型的瓣膜狭窄对于手术的选择和疗效有差异。如：①隔膜型：病变最轻，仅在瓣叶相邻处发生粘连，瓣膜口缩小，瓣膜轻度增厚，但活动尚好，仍有一定的弹性。临床最宜行瓣膜分离术。②增厚型：病变较重，瓣膜明显增厚，弹性明显减弱，瓣叶间明显粘连，活动受限，瓣膜口更加狭窄。③漏斗型：病变最严重，瓣膜极度增厚，瓣叶广泛纤维粘连，瓣膜环缩小，腱索硬化、增粗、缩短、融合，瓣叶完全丧失弹性。狭窄的瓣膜口呈鱼口状或漏斗状，不宜手术分离，可行瓣膜置换术。

二尖瓣狭窄可引起血流动力学和心脏的改变，主要有以下表现：

1. **左心房代偿与衰竭** 由于二尖瓣狭窄，舒张期血液由左心房流入左心室受阻，以致舒张末期仍有部分血液滞留于左心房内，加上肺静脉回流的血液，使左心房内血量比正常增多，此时，左心房心肌纤维拉长以增加收缩力，心腔扩大（即代偿性扩张）以容纳更多的血液。随着心房收缩力加强，心肌代谢亦增强，心肌纤维增粗，形成左心房代偿性肥大，以维持相对正常的血液循环，即左心房代偿期。疾病后期，左心房代偿失调。由于左心房内血量不断增多，负荷逐渐加重，超过心肌代偿极限，发生心肌劳损，左心房收缩力减弱而呈高度扩张（肌源性扩张）。舒张期时，左心房内的血液不能被充分排入左心室，造成左心房淤血，肺静脉回流受阻，导致肺淤血。临床上表现为左心衰竭，实为左心房衰竭期。

2. **肺动脉高压与右心衰竭** 由于肺淤血，肺静脉压升高，通过神经反射性引起肺内小动脉收缩，使肺动脉血压升高（可由正常的15mmHg上升到40~49mmHg）。长期肺动脉高压使右心室负荷加重而代偿性扩张、肥大，心肌纤维增粗。当右心室代偿失调而高度扩张时，右心房室瓣环随之扩大,可出现三尖瓣相对性关闭不全。当心脏收缩时,右心室内的部分血液反流至右心房,加重了右心房的负担,最终导致右心衰竭,发生体循环淤血。此时,为右心衰竭期。

二尖瓣狭窄时,左心室含血量减少,左心室腔一般无明显变化,当严重狭窄时,左心室可轻度缩小。二尖瓣狭窄可引起左心房、右心室、右心房的肥大,而左心室一般无明显变化,有时甚至缩小。

临床病理联系:二尖瓣狭窄时,临床听诊在心尖区可听到舒张期隆隆样杂音。其形成主要是由于舒张期左心房的血流通过狭窄的二尖瓣口造成涡流所致。当肺动脉高压形成时,肺动脉瓣区第二心音增强,P2>A2。由于血流动力学的改变,二尖瓣狭窄的心脏除左心室无改变或轻微萎缩外,其他三个心腔均可发生肥大与扩张,特别是左心房的扩张更为明显,故X线检查可见心底部增宽,称"梨形心"或二尖瓣形心。由于肺淤血可致肺水肿及漏出性出血,肺内气体交换受到影响,患者出现呼吸困难、发绀、咳嗽、咳带血丝的泡沫状痰或因支气管黏膜高度淤血、破裂而出现咯血。左心房高度扩张时,可引起心房颤动,则左房血流缓慢或涡流形成,易在左心房后壁或在左心耳内形成附壁血栓,血栓可脱落引起栓塞。右心衰竭时,患者可出现颈静脉怒张、肝淤血性肿大、下肢水肿及体腔积液等体循环淤血的症状和体征。

二、二尖瓣关闭不全

二尖瓣关闭不全(mitral insufficiency)也常为风湿性心内膜炎反复发作的结果,其次可由细菌性心内膜炎引起。主要由于二尖瓣呈不同程度的增厚、变硬、畸形、弹性减弱或消失,腱索增粗、缩短、融合所致。二尖瓣关闭不全时,在收缩期,左心室部分血液通过关闭不全的二尖瓣口流入左心房,加上肺静脉输入的血液,左心房内血量增多,内压升高,逐渐发生代偿性肥大;舒张期,左心室因接受左心房内较正常多的血液,也逐渐发生代偿性肥大和扩张。由于左心室代偿能力很强,可以较长时间维持正常血液循环。最后,左心室和左心房均可发生代偿失调(左心衰竭),从而依次出现肺淤血、肺动脉高压、右心室和右心房代偿性肥大,继而出现右心衰竭、体循环淤血。与二尖瓣狭窄比较,二尖瓣关闭不全时左心室肥大及扩张明显。X线检查,左右房室四个腔都发生扩张与肥大,心脏呈球形。临床听诊时,在心尖区可听到收缩期吹风样杂音,其他症状和体征如肺循环和体循环淤血等表现与二尖瓣狭窄相同。

二尖瓣瓣膜病的后期,瓣膜口狭窄和关闭不全常合并发生。左心房、肺循环、右心及体循环的变化与前述相同,而左心室的增大主要随二尖瓣关闭不全的严重程度而愈加明显。

三、主动脉瓣狭窄

主动脉瓣狭窄(aortic stenosis)多由风湿性心内膜炎引起,常与风湿性二尖瓣病变合并发生,少数由先天性发育异常或主动脉粥样硬化引起。主动脉瓣发生粘连、增厚、变硬甚至钙化。

主动脉瓣狭窄使左心室射血阻力增大,左心室血液排出受阻,左心室出现代偿性肥大,表现为左心室壁、室间隔肥厚,但无心脏扩张,称为向心性肥大。疾病后期,左心室代偿失调而发生肥厚性扩张;左心室内血量增加,左心室内压增高,心脏舒张时,左心房向左心室排血阻力增加,加之左心室高度扩张,左心房室瓣环扩大而出现二尖瓣相对性关闭不全,在收缩期部分血液反流至左心房,左心房负荷增加,继而依次出现左心房衰竭、肺淤血、右心衰竭和体循环淤血。

临床病理联系：主动脉瓣狭窄时，左心室肥大是主要病变，故 X 线检查呈靴形。临床听诊时，主动脉瓣听诊区可闻及吹风样收缩期杂音。若主动脉瓣口严重狭窄，心输出量减少，可致血压降低，冠状动脉或脑动脉供血不足，出现心绞痛或晕厥。

四、主动脉瓣关闭不全

主动脉瓣关闭不全（aortic insufficiency）主要由风湿性心内膜炎引起，少数由感染性心内膜炎、梅毒性主动脉炎和主动脉粥样硬化累及主动脉瓣所致。病变瓣膜出现增厚、变硬、缩短、缺损或瓣膜环扩大（如梅毒性主动脉炎）。

由于主动脉瓣关闭不全，在舒张期，主动脉内部分血液反流至左心室，使左心室血量增多、负荷加大而逐渐发生代偿性肥大。疾病后期，代偿失调，左心室发生肌源性扩张，继而出现左心衰竭、肺淤血，以及右心衰竭、体循环淤血。

临床病理联系：主动脉瓣关闭不全听诊时，在主动脉瓣区可闻及舒张期杂音。由于舒张期主动脉内血液反流，舒张压下降，脉压加大，患者出现水冲脉、血管枪击音、毛细血管搏动现象，也可出现冠状动脉供血不足，导致心绞痛发作。

第七节　心 肌 炎

心肌炎（myocarditis）是指各种原因引起的心肌局限性或弥漫性炎症。引起心肌炎的原因很多，诸如病毒、细菌、寄生虫、真菌、免疫反应、理化因素等。心肌炎的分类方法颇不一致，类型也不同。常用的分类方法有三种：

一、按病变来源分类

按病变的来源分为原发性心肌炎（包括原因不明的心肌炎）和继发性心肌炎。前者指病变原发于心肌，多由病毒引起。后者比较多见，常为全身性疾病的一部分，如风湿性心肌炎、系统性红斑狼疮引起的心肌损害，以及白喉、麻疹、伤寒、脊髓灰质炎等疾病时心肌的各种炎症性改变。

二、按病变特点分类

按病变的特点分为浆液性心肌炎（serous myocarditis）、化脓性心肌炎（purulent myocarditis）、非化脓性心肌炎（nonpurulent myocarditis）、淋巴组织细胞型心肌炎、肉芽肿性心肌炎（granulomatous myocarditis）及原因不明的孤立性心肌炎（isolated myocarditis）。浆液性心肌炎病变以心肌纤维广泛变性、心肌间质明显的浆液渗出和少量淋巴细胞等炎症细胞浸润为特点；化脓性心肌炎常由各种化脓菌（如葡萄球菌、链球菌等）引起，病变特点是心肌层弥漫性中性粒细胞浸润和多发性小脓肿形成，心肌纤维有变性、坏死；非化脓性心肌炎包括由病毒及细菌毒素（如白喉毒素等）或药物引起的以心肌纤维各种变性（嗜酸性变、肌浆凝聚、脂肪变性）和进行性肌浆溶解、心肌坏死为特点的变质性心肌炎；淋巴组织细胞型心肌炎的病变以心肌间质内淋巴-组织细胞弥漫性浸润为特点，多由病毒引起；肉芽肿性心肌炎由寄生虫、结核分枝杆菌等病原体引起，病变以形成特异性肉芽肿为特点。

三、按病因学分类

心肌炎按病因学分为四种类型，这是目前临床和病理常用的分类方法。

1. 病毒性心肌炎（viral myocarditis） 病毒性心肌炎甚为常见，是由亲心肌病毒引起的一种原发性心肌炎。

（1）病因和发病机制：可引起心肌炎的病毒种类很多，其中最常见的是柯萨奇病毒、艾柯病毒（即人肠孤病毒）、风疹病毒、流感病毒、肝炎病毒、麻疹病毒等。尤其是柯萨奇病毒和风疹病毒可以引起成人心肌炎症性病变，若孕妇在妊娠早期感染这些病毒，还可以引起胎儿的先天性心脏畸形。关于病毒引起心肌病变的机制可能是直接破坏心肌细胞或者是通过免疫反应间接破坏心肌细胞。

（2）病理变化：在成人，此类型心肌炎多累及心房后壁、室间隔和心尖区，有时可累及传导系统。光镜下，为心肌散在的灶性坏死或单一心肌纤维的坏死，心肌间质水肿，有淋巴细胞、单核细胞浸润。晚期出现明显的间质性心肌纤维化，伴有代偿性心脏肥大。新生儿病毒性心肌炎可见心肌细胞坏死及中性粒细胞浸润，晚期可以有巨噬细胞、淋巴细胞、浆细胞浸润及肉芽肿形成。

2. 细菌性心肌炎（bacterial myocarditis） 细菌性心肌炎常指由化脓菌直接感染所引起的心肌局限性或弥漫性化脓性炎症。另外，细菌感染机体后其毒素引起心肌的中毒性反应也常归为细菌性心肌炎。

（1）病因与发病机制：引起细菌性心肌炎的化脓菌主要是葡萄球菌、链球菌、肺炎链球菌、脑膜炎奈瑟菌等。它们可以来源于化脓性栓子（如细菌性心内膜炎赘生物脱落、脓毒败血症等），其中的细菌直接感染心肌。由细菌毒素引起的心肌炎常见的有白喉性心肌炎，其发生是由于白喉外毒素可以阻断心肌细胞核糖体的蛋白质合成，还可以阻断肉碱介导的长链脂肪酸运入线粒体，一方面使心肌细胞内脂肪不能被利用而过多堆积，另一方面心肌细胞功能活动的能量不足，心肌细胞出现变性、坏死。

（2）病变特点：肉眼，细菌性心肌炎的心脏切面可见散在的灰黄色小脓肿。光镜下，可见心肌层内弥漫性中性粒细胞浸润，常有多发性小脓肿形成。脓肿内心肌细胞变性、坏死和溶解，混有大量脓细胞和数量不等的细菌菌落。由细菌毒素引起的心肌炎，心肌细胞变性、坏死常呈灶状，容易出现的变性有嗜酸性变、肌浆凝聚、脂肪变性和肌浆溶解。病灶内常为淋巴细胞和单核细胞浸润，也可见少量中性粒细胞。少数患者有弥漫性心肌坏死，常出现猝死。白喉性心肌炎以右室壁受累最多，愈复后形成细网状心肌小瘢痕。

3. 免疫反应性心肌炎 免疫反应性心肌炎常是全身免疫反应性疾病的一部分，如风湿病、系统性红斑狼疮、结节性多动脉炎等都可以同时伴有心肌的损害，最常见的是风湿性心肌炎。

此外，某些药物可引起过敏反应性心肌炎，如磺胺类、抗生素（青霉素、链霉素、四环素等）、吲哚美辛（消炎痛）、保泰松、抗抑郁药（如阿密曲替林）以及抗癫药（苯妥英钠）等，病变主要累及左心室、室间隔。光镜下，常表现为间质性心肌炎，心肌细胞溶解、坏死，嗜酸性粒细胞、淋巴细胞、浆细胞浸润。

4. 原因不明的心肌炎 原因不明的心肌炎常指孤立性心肌炎，又称为特发性心肌炎（idiopathic myocarditis）。因其首先由 Fiedler 所描述，故又称为 Fiedler 心肌炎。多发生于青年人，病因不明，常突然发病，可短期内死于心力衰竭。

肉眼，可见心脏肥大及心腔扩张，有时可见附壁血栓形成，心肌切面见灰黄色或灰白色条纹。光镜下，常有两种类型：

(1) 弥漫型：此期主要表现为心肌间质和小血管周围有多量淋巴细胞、浆细胞和巨噬细胞浸润，有时可见到嗜酸性粒细胞和少量中性粒细胞。心肌细胞较少发生变性、坏死。晚期心肌间可见纤维化及瘢痕形成，所以，又称为弥漫性间质性心肌炎（diffuse interstitial myocarditis）。

(2) 肉芽肿型：病变特点是心肌内有局灶性坏死及肉芽肿形成，病灶中心部可见红染、无结构的坏死物，周围有淋巴细胞、浆细胞、单核细胞和嗜酸性粒细胞浸润，混有许多多核巨细胞。巨细胞可为朗汉斯巨细胞或异物巨细胞。此型又称为特发性巨细胞性心肌炎（idiopathic giant cell myocarditis）。

若以上各型心肌炎病变累及心包，则同时表现有心包炎，其中以病毒性心包炎最多。

心肌炎的类型繁多，临床表现极不一致，典型的心肌炎常有心前区疼痛、心悸、突发性心动过速或心律失常等。由于心肌收缩力降低，使第一心音减弱。心腔扩张，使相应瓣膜关闭不全（其中二尖瓣最多）而出现收缩期杂音。若病变累及传导系统可出现传导阻滞。少数重症病例起病后迅速出现心力衰竭。

案例 7-4

患者，女，23岁，电话员。上班时突发晕倒，被送医院诊治，救治无效死亡。家属认为死亡与单位有关，要求明确死因。单位及就医医院申请进行尸体解剖，目的是明确死因及病因。尸解所见：体表未见异常。心脏大小无异常，重300g。心腔无明显扩张。左室壁厚1.4cm，右室壁厚0.4cm。切面室间隔心肌呈灰白色。肺有淤血及水肿。肝、脾淤血。子宫大，如妊娠3个月大小，质软，壁厚1.5cm，后壁见一约3cm×2cm粗糙出血区。显微镜下可见室间隔中部心肌消失，代之为纤维细胞、小血管。子宫壁粗糙出血区可见渗出的纤维素、蜕膜细胞，偶见滋养叶细胞。

问题：
1. 如何解释死者心脏的病理改变？
2. 子宫壁的病理改变提示什么？
3. 试分析患者的死亡原因。

第八节 心 肌 病

心肌病（cardiomyopathy）是指除风湿性、冠状动脉性、高血压性、肺源性和先天性心脏病以外以心肌病变为主要表现的一组非炎症性疾病，表现为心肌结构和功能的损害。心肌病占心脏所有疾病的5%左右，可分为原发性心肌病和继发性心肌病两大类。继发性心肌病的原因明确，种类繁多，常是某些全身性疾病的一部分，而不是一种单独的疾病（如代谢性疾病、结缔组织病、营养不良性疾病等所致的心肌病）。原发性心肌病原因不明，常常缓慢发生，病变主要局限于心肌并可导致心力衰竭。一般所称的心肌病，实际上常指原发性心肌病。我国的地方性心肌病——克山病，属于原因不明但有独特的流行病学和病理学改变的一种特殊类型的心肌病。

一、原发性心肌病

1. 扩张型心肌病（dilated cardiomyopathy, DCM）　以心脏高度扩张和明显的充血性心力衰竭为特征，所以又称为充血性心肌病。可发生于任何年龄，男性多于女性，男女之比为2:1。在该病患者中有的有习惯性饮酒史，有的发生在分娩前后，有的有家族史，还有些病例可查出抗心肌内膜的自身抗体，因此，提示充血性心肌病可能是多种原因引起的。

肉眼，心脏各房、室均有不同程度的扩张。心尖部变薄，呈钝圆形，心脏重量增加，可达400～500g，心壁常无明显增厚，心腔内可有附壁血栓。晚期由于心脏高度扩张，常导致二尖瓣和三尖瓣相对性关闭不全。光镜下，心肌纤维肥大、伸长，肌浆变性（浊肿或空泡变性）并失去收缩成分，胞核增大，浓染或呈畸形核。有时可见灶性肌溶性坏死。心肌间质纤维化，可见散在的纤维化瘢痕或血管周围、心肌纤维周围有纤细的胶原纤维束。间质纤维化通常以左心室心内膜心肌为重，内膜增厚。心肌间质偶见少量淋巴细胞浸润。电镜下，心肌细胞线粒体肿大、变性，数量增多，高尔基复合体增大，糖原颗粒及核糖体增多。肌原纤维增多或溶解。

临床上，患者主要表现为原因不明的充血性心力衰竭，主要是左心衰竭。患者常死于进行性加重的心力衰竭或因心力衰竭而猝死。

2. 肥厚型心肌病（hypertrophic cardiomyopathy, HCM）　肥厚型心肌病的基本特征是左心室肥厚，心室腔变小。可发生于任何年龄，男性多于女性。一般情况下，患病年龄越小，病情越重，约一半患者有家族史，可能与常染色体显性遗传有关。

肉眼，心脏体积增大，重量增加，达正常心脏重量的1～2倍，左心室壁明显增厚，尤以流出道和室间隔心肌肥厚明显。部分病例室间隔呈不均等性增厚。在主动脉瓣下方呈球形隆起，向左心室突出，致使流出道明显狭窄，发生左心室流出道梗阻，称特发性肥厚性主动脉瓣下狭窄（idiopathic hypertrophic subaortic stenosis, IHSS）。临床上表现为主动脉瓣狭窄的症状。部分病例室间隔呈均匀性增厚，无明显的流出道梗阻，称非梗阻性肥厚性心肌病。光镜下，心肌纤维普遍肥大，严重者心肌横径可达60μm（正常不超过15μm），核大而浓染，排列紊乱，甚至呈漩涡状或交错杂乱的多中心排列。心肌间质常有多少不等的纤维增生和瘢痕形成，一般无炎症细胞浸润，心内膜可见轻度增厚。电镜下改变与扩张型心肌病类似，并可见肌细胞侧面出现细胞间连接的闰盘，肌原纤维排列紊乱。

临床上，患者常无症状或用力后出现主动脉瓣狭窄的症状如气急、胸痛、心悸、晕厥等。约1/3患者死于进行性或急性心力衰竭。

3. 限制型心肌病（restrictive cardiomyopathy, RCM）　是以心肌僵硬、心室舒张、充盈受限制为特点的一组罕见的心肌病。主要有心内膜心肌纤维化、心内膜弹力纤维增生症、心脏淀粉样物沉积症。

（1）心内膜心肌纤维化（endomyocardial fibrosis）：该病主要发生于非洲热带地区，多见于儿童及青少年，我国广西地区有报道。其病变特点是心内膜和心内膜下大片纤维组织增生，致使内膜增厚，瓣膜变形。增厚的内膜表面可有附壁血栓形成。光镜下，心内膜下大片纤维组织增生，甚至伸入肌层。

（2）心内膜弹力纤维增生症（endocardial fibroelastosis）：本病少见，多发生于婴幼儿，特别是1周岁以内的婴儿，约1/3患儿合并有先天性心脏畸形。其病变特点是心内膜明显增厚，可达正常心内膜的 15～30 倍，呈弥漫性或斑块性增厚，以左心室最重，增厚的内膜呈毛玻璃样，灰白色，不透明，常有附壁血栓形成。光镜下，心内膜增厚，主要为增生的弹力纤维和胶原纤维，心肌纤维肥大，心内膜下心肌发生灶性坏死。

（3）心脏淀粉样物质沉积症：主要见于欧美一些国家，发病年龄常在 70 岁以上。淀粉样物质沉积可以是全身性的，也可以是局部性的。其病变特点是心脏增大，心肌切面可见粉红色或灰白色针尖大小的结节状隆起，似露珠样外观。淀粉样物质可沉积在心内膜下及心肌间质，过多的淀粉样物质沉积使相应的心肌因受压而萎缩。

本组疾病的共同特点是心肌僵硬，影响心脏舒缩，特别是心室充盈受限制，静脉回流受阻，表现为颈静脉怒张，肝、脾淤血性肿大，腹水等。预后差，常死于进行性加重的心力衰竭。

二、克山病

克山病（Keshan disease）是一种以心肌变性、坏死和瘢痕形成为主的心肌病，其发病有明显的地方性，亦称为地方性心肌病（endemic cardiomyopathy）。1935 年在我国黑龙江省克山县首先发现，当时对该病的本质认识不清，故以地方命名，并一直沿用至今。本病主要流行于我国东北、西北、华北及西南一带交通不方便的山区或丘陵地带，其他许多省市也有散发病例。临床上常有急性或慢性心功能不全的表现。

（一）病因

克山病的病因迄今尚未阐明，主要有两类学说：

1. 水土学说（亦即地球化学学说） 认为病区水土内某些元素或化合物过多、不足或比例失常，通过食物和饮水作用于人体，干扰心肌代谢而引起发病。其根据是通过流行病学调查发现克山病的发生有明显的地区性，常发生于山区和丘陵地带，新迁入病区的居民发病者多在 1 年以后，而离开病区后，心肌就不再形成新鲜病变。另一方面，从病变的性质上看，此病心肌呈非炎症性变性、坏死，常与地方性甲状腺肿、大骨节病等地方病同时发生。这些均支持本病的发生与水土有关。

在水土与发病的关系中，有关研究者提出两种看法，即中毒学说和缺乏学说。中毒学说目前主要主张与亚硝酸盐、腐殖酸等中毒有关，但尚缺乏确切的证据，有待进一步验证。缺乏学说主要主张营养缺乏，某种或数种化学元素缺乏。对硒（Se）缺乏与克山病的发病进行了大量的研究，发现：①病区居民发硒较非病区要低；②应用硒制剂（如亚硒酸钠）预防克山病的发生有一定的效果；③病区居民发硒含量不随季节变化，而克山病发病则有明显的季节性，这说明硒缺乏并不是克山病发病的唯一因素，也可能有其他因素共同作用。

2. 传染学说 克山病的发病有明显的地区性，平原地区很少。另外，克山病的发生还有明显的季节性和年度发生现象，而各流行的间隔年限长短不一，因此，有人推测克山病是一种自然疫源性疾病，病原体可能为病毒，但至目前尚未证实。还有人提出可能是 A 组链球菌引起的变态反应性疾病。

（二）病理变化

根据克山病的临床特点，常将其分为急性型、亚急性型、慢性型和潜在型四种临床类型。但各型病变主要在心肌，表现为心肌不同程度、不同速度的变性、坏死和瘢痕形成。骨骼肌可有轻度类似心肌的病变，全身其他器官的病变多为克山病引起心功能不全而出现的继发改变。

1. 心脏改变 肉眼观察，心脏呈不同程度的增大，大者可达正常心脏的 2~3 倍，心脏重量增加，重者可超过 500g，外观近于球形（图 7-15）。剖面看，心腔明显扩张，以心室尤其是左心室更为显著。严重病例，心腔扩张使心脏横径显著增大甚至超过心脏的纵径，因此，心脏增大主要由心腔扩张所造成。严重的心腔扩张使心壁变薄，尤以心尖部明显，乳头肌及肉柱变扁平，少数病例心腔内可有附壁血栓形成，血栓多发生在左心室肉柱之间及左右心耳。心内膜的改变常与病程长短有关，急性及亚急性者常无明显改变，而慢性者可呈灰白色、斑片状增厚，病程越长增厚越明显。心肌内可见散在的、数量不等的变性、坏死及瘢痕病灶。根据其特点可以归纳为三类：

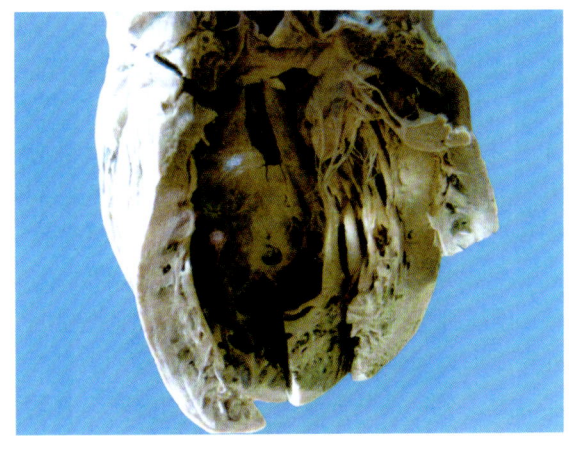

图 7-15 克山病心脏

心脏体积增大，外观近于球形。剖面左心室明显扩张，心室壁变薄，乳头肌及肉柱变扁平，心腔内附壁血栓形成，心肌间散在数量不等的坏死灶

（1）病灶为灰黄色，无光泽，不凹陷，与正常心肌界限不清，常呈片状、斑块状或条纹状分布，为新鲜的变性、坏死灶，常见于急性重型患者。

（2）病灶灰暗，微透明，稍凹陷，呈斑点或短索状，属于坏死吸收病变，为早期修复阶段，多见于亚急性型病例。

（3）陈旧型瘢痕病灶，为灰白色、凹陷，境界清楚，呈不整齐的星状或树枝状条纹，互相连接，有的呈较大的片块状或蒂状，为慢性病变。

心肌的新鲜病变与陈旧性瘢痕以不同的比例同时存在，而致心壁切面呈橘红色、灰黄色、灰白色交错，色泽斑驳。心脏各部的心肌均可发生病变，但左心室及室间隔的病变一般重于右心室，心室重于心房，肌壁中层重于外层，乳头肌及肉柱最为严重。

光镜下，心肌纤维变性、坏死及瘢痕形成（图 7-16）。主要表现为凝固性坏死和肌浆溶解液化性坏死，以及水样变性和脂肪变性。心肌纤维肌膜保存，而肌原纤维崩解为粗大颗粒，并进一步凝集形成许多与肌纤维长轴垂直、宽窄不等的横带，或胞质呈透明变性、细胞核浓缩、溶解破裂。溶解液化性坏死则由水泡变性演变而成。开始肌原纤维肿胀，胞质内出现多数大小不一、界限不清的空泡，继而，小泡融合扩大，肌原纤维逐渐溶解，整个心肌纤维变成一空壳。心肌间质保留，成为网状空架。溶解液化性坏死常位于凝固性坏死灶的周边部，也可以单独散布于心肌各处。心肌的纤维变性是可复性的，而坏死是不可复性的，坏死的心肌纤维可被吞噬细胞吞噬、消化或自溶吸收。随后，间质网状纤维增生及胶

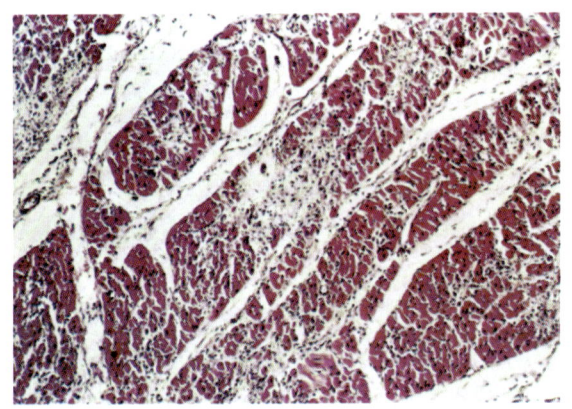

图 7-16 克山病心脏纤维化病灶

心肌内散在分布大小、形状不一的纤维化病灶，其内可见残存的心肌纤维

原化形成瘢痕，修复坏死灶，呈现一种无细胞性硬化。在胶原化的早期，胶原纤维少而细，形成疏松的瘢痕。以后胶原纤维逐渐增粗，终于形成比较致密的陈旧性瘢痕。

上述坏死灶常形状不一、大小不等，可为点状、粟粒状或带状病灶，也可以融合，病灶弥漫分布于心肌各处，且与心肌内冠状动脉分支走向密切相关。有的病变围绕冠状动脉分支发生，沿血管呈套袖状分布。病变累及心脏间隔，特别是心内膜下心肌，则导致左右传导束支坏死及纤维化，尤以纤细的右束支更易受累，造成右束支完全性传导阻滞。

克山病急性发作时，心肌间质有不同程度的炎症反应，心肌坏死灶间质内常有少量单核-巨噬细胞、嗜酸性粒细胞、淋巴细胞浸润，早期可见中性粒细胞浸润，但很快消失。坏死严重时，炎症反应不明显。

2. 其他器官组织的病变　克山病时，骨骼肌可见小灶性变性、坏死及瘢痕形成，但较心肌轻。合并心力衰竭时，可见肺淤血、水肿，甚至合并支气管肺炎、肝淤血、脂肪变性等。

（三）临床病理联系

克山病根据其发病缓急、病程长短、心功能情况将其分为四型：①急性型：以心肌广泛而严重的变性、坏死为主，所以，心肌收缩力明显减弱，心输出量减少，常有心音减弱，血压急剧下降，心律失常，甚至出现心源性休克。②亚急性型：病程进展稍缓慢，心肌变性、坏死较急性型轻，心肌收缩力也明显减弱，临床上常有心率加快、心音减弱，出现明显的心力衰竭尤其是急性左心衰竭，患者咳嗽、呼吸困难、肺部有水泡音等。③潜在型：病变多为较小范围的坏死或瘢痕形成，心脏代偿功能尚好而无明显的症状，常有心电图的改变。④慢性型：病情发展缓慢，多由潜在型发展而来，少数由急性型和亚急性型转化而来。病变主要表现为心肌较广泛的陈旧性瘢痕形成、心脏代偿性肥大及心腔明显扩张。临床上主要表现为慢性心功能不全的一些症状和体征。

综上所述，克山病各型之间病变的性质相同，只是病变的范围和程度有所区别。

第九节　先天性心脏病

先天性心脏病（congenital heart disease）是胚胎时期心脏和大血管发育异常，又称先天性心脏畸形。

先天性心脏病是新生儿和儿童时期最常见的心脏病，占小儿心脏病的10%~20%。先天性心脏病的发病率随着年龄的增长而逐渐减少，因为重症患者多在生后数日或数月内死亡。

先天性心脏病的病因迄今尚不完全清楚，目前认为是在遗传缺陷的基础上，受到环境因素的影响而形成的。胚胎早期（妊娠5~8周为胚胎发育的最重要时期）宫内病毒感染、细胞毒性药物、酗酒、放射线照射等，都可以影响心脏的正常发育，甚至造成先天性心血管发育异常。

先天性心脏病的种类很多，常见的有下列几种类型：

1. 房间隔缺损（atrial septal defect）　房间隔缺损相当常见，胚胎时期房间隔由两个单独发生的膜（原发性房间隔和继发性房间隔）合并形成。其中任何一部分发育不全或未能很好合并，则可在房间隔的前下方形成半月形缺损或在房间隔的后上方形成多数小孔状、单一大孔状缺损。前者由原发隔发育不全引起，常合并室间隔膜部缺损。房间隔缺损可出现在左心房向右心房的血液分流。

2. 室间隔缺损（ventricular septal defect） 室间隔缺损可单独发生，或与其他类型的心脏畸形合并发生。缺损多位于室间隔上方的膜部，极少数病例在室间隔肌部出现小孔。室间隔缺损可以引起左心室向右心室的血液分流。

3. 法洛四联症（tetralogy of Fallot） 本型因首先由Fallot（1888年）描述而得名，具有四个特点：①肺动脉狭窄；②室间隔膜部巨大缺损；③主动脉右移，骑跨在室间隔上方；④右心室高度肥大及扩张。

4. 动脉导管开放（patent ductus arteriosus） 是指胚胎时期连接肺动脉和主动脉的一条动脉管道，出生时或出生后仍完全未闭或部分未闭而形成，可出现主动脉向肺动脉的血液分流。

5. 完全性大血管移位（complete transposition of the great vessels） 是主动脉和肺动脉在胚胎发育转位过程中出现了异常交换，使主动脉从右心室发出，肺动脉从左心室发出。常于出生后很快死亡。

6. 主动脉狭窄症（coarctation of the aorta） 可发生在主动脉的任何部位，但以峡部最多。有人认为其形成是由于婴儿出生后，原来较细的主动脉峡部没有扩张而致；也有人认为可能是婴儿出生后动脉导管闭锁过程中峡部肌组织受累增厚而致狭窄。临床上可以出现相应组织、器官供血不足的表现。

（李玉红　郑纪宁）

第八章

呼吸系统疾病

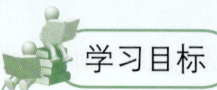学习目标

1. 掌握慢性支气管炎的概念、病理变化和临床病理联系。
2. 掌握肺气肿的概念、病因、病理变化、分型、临床病理联系及结局。
3. 掌握肺心病的概念、病因、发病机制、病理变化和临床病理联系。
4. 掌握大叶性肺炎的病因、各期变化、并发症及临床病理联系。
5. 掌握小叶性肺炎的病因、病变特点和常见的并发症。
6. 掌握肺癌的分型、病理变化。
7. 熟悉肺硅沉着病的病因、各期病变特点及并发症。
8. 熟悉鼻咽癌的类型、转移及并发症。
9. 了解病毒性肺炎的病理变化。

鼻、咽、喉直至环状软骨下端称为上呼吸道，气管、支气管及其在肺内的分支称为下呼吸道。终末性细支气管以上为通气部分，呼吸性细支气管以下为换气部分。肺内呼吸管道直径小于2mm的气道称为小气道，包括终末性细支气管和呼吸性细支气管。3～5个终末细支气管连同其各级分支及分支末端的肺泡组成肺小叶（lobule）。肺小叶呈大小不等的锥体形。气管、支气管壁由黏膜、黏膜下层和外膜组成。黏膜上皮为假复层纤毛柱状上皮和分泌黏液的杯状细胞所组成。黏膜下层为疏松结缔组织，内有黏液腺和浆液腺。外膜由透明软骨、纤维组织和平滑肌构成，呼吸道黏膜上皮、杯状细胞和腺体共同组成纤毛黏液排送系统，使呼吸道具有自净和防御功能，但在病理情况下，如慢性支气管炎，黏液腺过度分泌，纤毛损伤，以致黏液不易排出，过量黏液可阻塞小支气管，使呼吸道引流不畅，可导致呼吸系统疾病的发生。

> **知识链接**
>
> 虽然呼吸性细支气管以下就有气体交换功能，但肺泡才是气体交换的主要部位。肺泡为多面型薄壁囊泡，它的一面与肺泡囊、肺泡管相通，其他各面则与相邻的肺泡彼此紧密相连。肺泡由肺泡上皮覆盖，其中Ⅰ型肺泡上皮占多数，呈扁平形，胞质扁阔，核呈扁圆形，覆盖90%以上的肺泡内表面，与气体弥散功能有关。Ⅰ型肺泡上皮和毛细血管内皮细胞及基底膜共同组成肺泡毛细血管膜，构成气血屏障，是肺泡与血液交换的场所。Ⅱ型肺泡细胞数量较少，镶嵌在Ⅰ型上皮细胞之间，呈立方形，胞体大，凸向肺泡腔，能分泌肺表面活性物质。肺表面活性物质为一种磷脂蛋白，具有降低肺表面张力、维持肺泡直径和小气道通畅、防止肺萎陷的作用。Ⅱ型肺泡细胞有很强的再生能力。肺泡壁上有小孔，称肺泡间孔（Cohn孔），为沟通或均衡邻近肺泡内气体的孔道，但在某些病理情况下如大叶性肺炎时，肺泡腔内的细菌可经肺泡孔侵入邻近的肺泡，使病变范围扩大。

按照临床上常见的呼吸系统疾病有：①感染性疾病：为主要由致病微生物引起的疾病，如鼻炎、咽喉炎、肺炎和肺结核等。②阻塞性肺病：是多种原因引起的一组以气道慢性阻塞、肺功能不全为特征的疾病，如慢性阻塞性肺病，包括慢性支气管炎、肺气肿、支气管哮喘和支气管扩张。③限制性肺病：因胸廓畸形或各种原因致使肺的弹性减弱，肺膨胀受限性疾病，如呼吸窘迫综合征、硅肺沉着病和弥漫性肺间质纤维化。④肿瘤性疾病：鼻咽癌、喉癌、鼻咽部淋巴瘤和肺癌等。

第一节　慢性阻塞性肺疾病

慢性阻塞性肺疾病（chronic obstructive pulmonary disease, COPD）是一组以肺实质和小气道受损导致慢性气道阻塞、呼吸阻力增强及肺功能不全，包括慢性支气管炎、肺气肿、支气管扩张、支气管哮喘等疾病。

一、慢性支气管炎

慢性支气管炎（chronic bronchitis）是指气管、支气管黏膜及其周围组织的慢性非特异性炎症。其病变特点是支气管腺体增生、黏液分泌增多，临床上以咳嗽、咳痰或伴喘息症状为特征，如果每年发病时间大于3个月，连续发生2年以上即可诊断为慢性支气管炎。早期症状轻，多在冬季发作，春季缓解，晚期炎症加重。症状常年存在，可并发阻塞性肺气肿和慢性肺源性心脏病。

（一）病因和发病机制

慢性支气管炎是多种因素长期综合作用所致。大气污染、吸烟、感染、过敏原等是外源性因素。机体抵抗力下降，尤其是呼吸系统的免疫系统功能降低是本病的内源性因素。

1. 理化因素　污染气体中的二氧化硫、二氧化氮、氯气等化学气体对支气管黏膜有刺激作用和细胞毒性作用，其他粉尘如二氧化硅、煤尘、棉屑等也刺激支气管黏膜，使黏膜水肿、上皮细胞损伤,为细菌入侵创造了条件。此外,气温骤变,特别是寒冷空气能引起黏液分泌增加、支气管纤毛运动减弱而成为慢性支气管炎发作的重要原因或诱因。

2. 吸烟　吸烟是慢性支气管炎最主要的致病因素。香烟的烟雾中含有的焦油、尼古丁、镉等有害物质,可损伤呼吸道黏膜和刺激腺体分泌增加。吸烟能使纤毛变短且不规则,引起纤毛运动障碍,使吞噬细胞作用降低,气道净化作用减弱。经调查,吸烟者慢性支气管炎的患病率比不吸烟者高2~8倍,且开始吸烟年龄越早、日吸烟量越大,患病率越高。戒烟可使病情减轻。

3. 感染　呼吸道病毒和细菌感染是慢性支气管炎发病和加剧的重要因素。病毒感染对本病发生、发展起重要作用。在慢性支气管炎患者鼻咽部分泌物分离的病毒以鼻病毒、流感病毒、腺病毒、呼吸道合胞病毒为多见。病毒感染造成呼吸道上皮损伤,有利于细菌的继发感染。目前认为上呼吸道常驻细菌中肺炎链球菌、流感嗜血杆菌、奈瑟球菌等可能是慢性支气管炎急性发作的最主要致病菌。

4. 过敏　过敏与慢性支气管炎的发生也有一定的关系,尤其是喘息型慢性支气管炎患者,有过敏史者较多。患者痰内嗜酸性粒细胞数量与组胺含量都有增高倾向,许多抗原物质如尘埃、细菌、真菌、寄生虫、花粉以及化学气体等都可成为过敏因素而致病。除上述因素外,呼吸道局部及免疫功能降低可为慢性支气管炎发病的内在条件。老年人因呼吸道免疫功能减退、性腺及肾上腺皮质功能衰退、喉头反射减弱、呼吸道防御功能退化,也可使慢性支气管炎发病增加。

（二）病理变化

慢性支气管炎病变可累及各级支气管,早期病变主要累及气管、大中支气管,病变较轻。随病情发展,病变沿支气管向纵深发展,可累及较小的支气管和细支气管,引起小支气管炎与细支气管炎,累及的细支气管数量越多,气道阻力增高和肺损伤的程度就越严重。

1. 呼吸道黏膜病变　由于炎症反复发作,呼吸道黏膜上皮细胞首先损伤,即上皮细胞发生变性或坏死、脱落,变性、坏死的上皮细胞通过再生修复导致杯状细胞增多,并可发生鳞状上皮化生（图8-1）,严重影响纤毛黏液排送系统功能。

2. 腺体病变　慢性支气管炎病变的管壁内黏液腺明显增多,浆液腺泡化生为黏液腺。由于支气管壁黏液腺体增生、肥大,黏液腺体分泌功能亢进,黏液分泌量增加,使分泌物变黏稠,加之上皮纤毛运动减弱,不易咳出,故黏液易潴留于支气管内,特别易在细支气管内形成黏液栓子,造成支气管腔完全性或不完全性阻塞。黏液栓子常是形成呼吸性阻塞的主要因素之一。

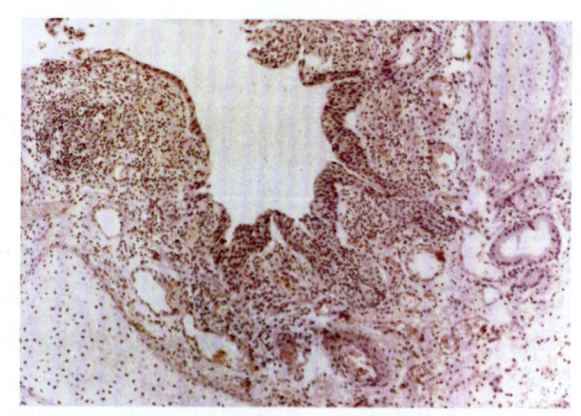

图8-1　慢性支气管炎（鳞状上皮化生）

支气管纤毛柱状上皮结构消失,代之以鳞状上皮,但细胞排列紊乱。管壁淋巴细胞浸润,血管扩张,腺体增生

3. 管壁病变　支气管管壁充血、水肿,有不等量淋巴细胞、浆细胞浸润和纤维组织增生。炎症细胞主要分布于黏液腺周围。有时支气管黏膜发生溃疡及肉芽组织形成。如果病变反复发作,炎症由支气管黏膜扩散到黏膜下层和外膜。黏膜下层平滑肌束可断裂,弹力纤维

也遭破坏。少数病例，管壁软骨萎缩、变性、骨化或钙化，部分被结缔组织所取代。慢性支气管炎易于反复发作，结果使病变程度逐渐加重，炎症向末梢呼吸道蔓延至细支气管及肺泡，长期反复感染导致细支气管周围炎。细支气管炎及细支气管周围炎是引起慢性阻塞性肺气肿的病变基础。

（三）临床病理联系

慢性支气管炎的主要临床表现为咳嗽、咳痰、气喘。由于支气管黏膜充血、水肿及分泌物增多引起咳嗽；炎症刺激支气管黏膜使其分泌功能增强，导致咳痰。黏痰呈白色黏液泡沫状，较黏稠，不易咳出。当并发感染时，咳嗽加重并出现脓性黏液或脓性痰。因支气管黏膜水肿及黏稠渗出物附着，可致气道狭窄，当气流通过时可产生干啰音。如小气道有稀薄渗出液，则气流通过时可产生湿啰音。喘息性支气管炎患者由于支气管平滑肌痉挛或黏液分泌物阻塞而伴有喘息，患者气急而不能平卧，两肺充满哮鸣音。有的患者因黏膜和腺体萎缩分泌物减少，痰量减少甚至无痰。

（四）并发症

慢性支气管炎的病变轻重不一，多数病变较轻，患者如能预防感冒、戒烟或不接触有害气体，同时控制感染，注重身体锻炼，不仅能阻止病情的发展，还能促进病变组织的恢复。如疾病反复发作，发生支气管黏膜炎性水肿，管壁增厚，管腔内黏液潴留或黏液栓形成阻塞支气管管腔，末梢肺组织过度充气并发肺气肿，进而发展成为慢性肺源性心脏病。支气管管壁的长期炎性破坏导致管壁组织的弹性支撑作用减弱，久之则形成支气管扩张。年老体弱患者机体抵抗力差，易合并肺部感染，严重威胁患者的生命。

二、肺气肿

肺气肿（pulmonary emphysema）是指呼吸性细支气管、肺泡管、肺泡囊和肺泡因含气量过多，呈持久性扩张，并伴肺泡间隔破坏、肺组织弹性减弱，导致肺容积增大的一种病理状态。其发病率在 45 岁以后随年龄的增长而增加，是老年人的一种常见病和多发病。

（一）病因和发病机制

肺气肿是支气管和肺疾病常见的并发症，其发病机制与慢性支气管炎、吸烟、肺尘埃沉着症、空气污染、小气道感染、遗传因素等密切相关，尤其以慢性细支气管炎引起肺气肿最为多见。

1. **阻塞性通气障碍**　阻塞性肺气肿发生的关键是小气道的炎症，尤其是细支气管炎及其周围炎影响较大。慢性支气管炎累及细支气管，引起细支气管管壁纤维组织增生，管壁增厚、管腔狭窄，管腔内炎性渗出物和黏液栓造成细支气管阻塞，使空气进出肺组织的通路发生阻塞不全，吸入肺泡内的气体排出不畅，肺泡内残气量增多，末梢肺组织扩张，肺泡间隔破裂，形成肺气肿。此外，正常细支气管壁的弹力纤维呈放射状分布在肺泡壁上，肺泡壁上的弹力纤维对细支气管起重要的支撑作用，当炎症破坏肺泡壁弹力纤维时，细支气管失去了支撑作用，细支气管塌陷，气体受阻于肺泡内，形成阻塞性通气障碍而发生肺气肿。

2. **蛋白酶、抗蛋白酶失平衡**　蛋白酶和抗蛋白酶的平衡是维持正常肺组织结构免于破坏的重要因素，体内的一些蛋白酶对肺组织有破坏溶解作用，而抗蛋白酶对弹性蛋白酶等多种蛋白酶有抑制作用，与肺气肿发生有关的内源性蛋白酶主要是中性粒细胞和单核细胞释放的弹性蛋白酶。如此酶增多或活性增强，肺内弹力组织可遭到破坏而发生肺气肿。慢性支气管炎伴有肺部感染或长期吸烟者，肺组织内中性粒细胞和单核细胞渗出增多，这些细胞释放多量的弹性蛋白酶，导致肺组织结构受损伤。

α₁-抗胰蛋白酶是肝细胞产生的一种糖蛋白。正常情况下，α₁-抗胰蛋白对多种蛋白水解酶如弹性蛋白酶、胶原酶等有抑制作用，具有保护弹力纤维免遭损伤作用。如α₁-抗胰蛋白酶缺乏，肺组织易遭蛋白酶作用而引起肺气肿。α₁-抗胰蛋白酶缺乏的家族，肺气肿的发病率比正常人群高15倍。遗传性α₁-抗胰蛋白酶缺乏是引起原发性肺气肿的原因，临床上常无慢性支气管炎病史、无吸烟史，发病年龄较早，多见于白种人群，我国少见。

★阻塞性通气障碍和弹性蛋白酶增多、活性增强是肺泡性肺气肿发病的两大重要机制。小气道的炎症及肺泡间隔的破裂是肺泡性肺气肿发生的关键环节。

（二）类型和病理变化

根据病变的解剖学部位将肺气肿分为肺泡性肺气肿和间质性肺气肿。由于肺泡性肺气肿常导致小气道的阻塞性通气功能障碍，故又称为阻塞性肺气肿（obstructive emphysema）。

1. 肺泡性肺气肿（alveolar emphysema）　临床上最为常见，此型肺气肿病变发生在肺腺泡，即呼吸性细支气管及其所属肺组织。肺泡性肺气肿的病理变化为：肺体积显著膨大，可达正常的2倍，边缘钝圆。由于相对缺血，色泽变浅，呈灰白色，肺弹性减弱而柔软，指压后的压痕不易消退，肺表面常可看到肋骨对气肿肺压迫的痕迹，切面可见扩张的肺泡囊腔。严重者可见直径超过1cm的气肿囊腔，甚至2cm以上的肺大泡。光镜下，肺泡显著扩张，肺泡间隔变窄或断裂，相邻肺泡融合成较大的囊腔（图8-2）。腺泡中央型肺气肿的囊壁上可见呼吸性细支气管上皮及平滑肌束残迹，全腺泡型肺气肿的囊壁上偶见残存的平滑肌束。由于肺泡壁受压变薄，肺泡壁毛细血管数目显著减少，肺小动脉内膜纤维组织增生，小动脉壁增厚及管腔狭窄。小支气管及细支气管常伴有慢性炎症病变。

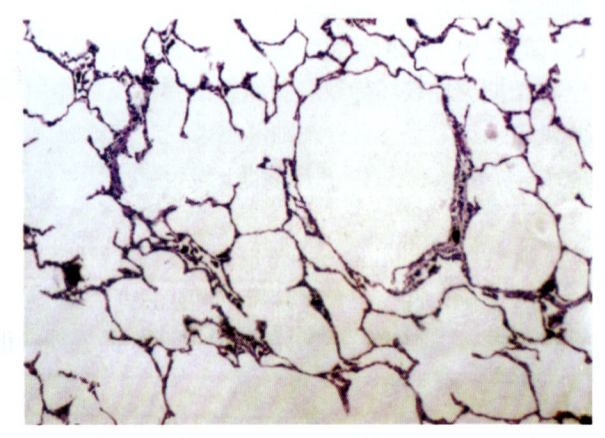

图8-2　肺气肿
肺泡腔弥漫性扩张，间隔变窄，部分肺泡隔断裂，肺泡互相融合成大泡

★肺泡性肺气肿的肺肉眼呈白色，体积显著增大，质软、弹性差，光镜下见肺泡扩张，肺泡间隔变窄、断裂。

根据其发生部位和范围的不同，肺泡性肺气肿可分为腺泡中央型肺气肿、全腺泡型肺气肿和腺泡周围型肺气肿。

（1）腺泡中央型肺气肿（centriacinar emphysema）：最常见，病变以肺尖段为多见。终末性细支气管因炎症致管腔狭窄，其远端的呼吸性细支气管呈囊性扩张，肺泡管、肺泡囊未见明显变化，由于囊性扩张的呼吸性细支气管位于肺腺泡的中央区，故称腺泡中央型肺气肿（图8-3）。随病情进展，可发展为全腺泡型肺气肿。

（2）全腺泡型肺气肿（panacinar emphysema）：由呼吸性细支气管狭窄引起，病变累及肺腺泡的各个部位，从呼吸性细支气管至肺泡囊和肺泡均弥漫扩张（图8-4），一般气肿囊腔较小。若肺泡间隔破坏严重，气肿囊腔融合成直径超过 1cm 的较大囊泡而形成大泡性肺气肿。此型多见于青壮年，其发生可能与遗传性 α_1- 抗胰蛋白酶缺乏有关。

（3）腺泡周围型肺气肿（periacinar emphysema）：也称间隔旁肺气肿，肺腺泡远端的肺泡管和肺泡囊扩张，而近端的呼吸性细支气管基本正常。

2.间质性肺气肿（interstitial emphysema）
因剧烈咳嗽、哮喘等原因引起肺泡内压急剧升高，肺泡壁或细支气管壁破裂，空气进入肺间质所致。肉眼可见气体呈网状分布于肺膜下、小叶间隔内，形成串珠状小气囊。气体也可沿细支气管和血管周围组织间隙扩展到肺门、纵隔，甚至可在颈部和胸部皮下形成皮下气肿。

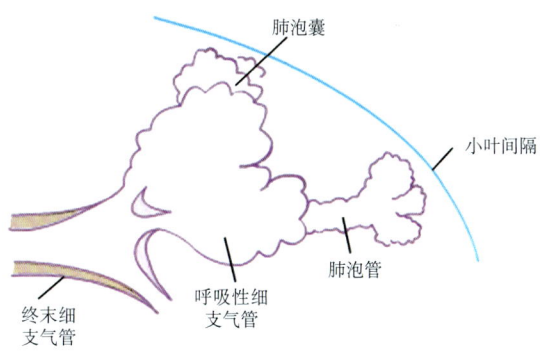

图 8-3　腺泡中央型肺气肿

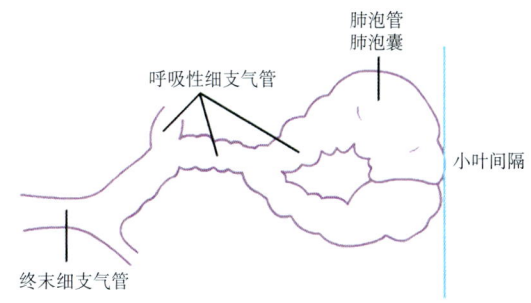

图 8-4　全腺泡型肺气肿

（三）临床病理联系

肺气肿临床症状轻重不一，早期肺气肿常无临床症状或体征，肺功能检查多数正常或轻微改变。当出现临床症状时，病变已达相当程度。肺气肿症状主要表现为气急，活动后加重。随着病变的进展，逐渐出现呼吸困难、胸闷、发绀等症状。重度肺气肿患者的体征可表现为桶状胸，呼吸动度减弱，语音震颤减弱，肋间隙增宽，横膈降低，肺因过度充气而膨胀，残气量增加，叩诊呈过清音。心浊音界缩小，肺下界和肝浊音界下降。X 线胸部透视检查显示两肺野透光度增强，横膈下降。长期严重的肺气肿可导致的并发症有肺源性心脏病、呼吸衰竭及肺性脑病。

三、支气管扩张症

支气管扩张症（bronchiectasis）是指以肺内支气管管腔的持久性扩张为特征的慢性呼吸道疾病，扩张的支气管常因分泌物潴留而继发化脓性炎症。临床表现为咳嗽、咳大量脓痰及反复咯血等症状。

（一）病因和发病机制

支气管扩张症多继发于慢性支气管炎，支气管和肺组织的感染造成支气管管壁支撑组织的破坏和管腔阻塞。此外，少数与支气管先天性发育缺陷和遗传因素有关。

1.支气管管壁的炎性损伤　婴幼儿麻疹和百日咳后支气管肺炎、慢性支气管炎、肺结核等疾病时，因反复感染和化脓性炎症导致管壁平滑肌、弹力纤维和软骨等支撑结构破坏，或细支气管周围肺组织纤维化，牵拉管壁使管壁不能完全回缩，支气管管腔逐渐发展为持久性扩张。肿瘤、异物的吸入可造成支气管管腔阻塞，而发生阻塞性支气管炎，使支气管管壁遭到炎性破坏。吸入腐蚀性气体也可损伤支气管管壁，导致支气管扩张。

2.支气管先天性发育缺陷和遗传因素　当支气管壁先天性发育缺陷时，管壁平滑肌、弹力纤维及软骨等支撑组织薄弱或缺陷，支气管管壁弹性降低，容易导致支气管扩张。常染色体隐性遗传性胰腺囊性纤维化病的患者常合并肺囊性纤维化。由于末梢肺组织发育不全而弹性较差，细小支气管常呈囊状或圆柱状扩张，分泌物潴留在支气管腔内，常继发肺部感染和间质纤维化而发生支气管扩张。

★支气管扩张症多继发于慢性支气管炎，支气管管壁的炎性损伤以及支气管先天性发育缺陷和遗传因素与支气管扩张症的发生有关。

（二）病理变化

1. 肉眼　病变的支气管呈囊状或圆柱状扩张，常累及一个肺段和肺叶，也可累及双侧肺，以左肺下叶最常见。病变的支气管、细支气管呈节段性扩张，数量多少不等，多者肺切面可呈蜂窝状。扩张的支气管管腔内常含有黏液脓性渗出物或血性渗出物，若继发腐败菌感染可散发恶臭。扩张的支气管周围肺组织常有不同程度的萎陷、纤维化或肺气肿。

2. 光镜下　支气管管壁呈慢性炎症改变，管壁肥厚，黏膜上皮增生，同时伴鳞状上皮化生，也可有糜烂和小溃疡形成。黏膜下血管扩张、充血，可见淋巴细胞、浆细胞及中性粒细胞浸润，管壁腺体、平滑肌、弹力纤维及软骨萎缩、变性，甚至消失，管壁被肉芽组织所取代。邻近肺组织常发生纤维化和淋巴组织增生。

★支气管扩张症呈节段性囊状或圆柱状扩张，支气管管腔内常含有黏液脓性渗出物或血性渗出物。光镜下见支气管管壁呈慢性炎症改变，管壁腺体、平滑肌、弹力纤维及软骨萎缩、变性，由肉芽组织取代。

（三）临床病理联系

临床上典型的支气管扩张症表现为慢性咳嗽伴有大量脓痰及反复咯血。咳嗽、咳脓痰主要是由于慢性炎性渗出物和黏液分泌增多刺激支气管并继发感染所致；反复咯血是由于支气管管壁血管遭受炎症破坏的结果，大量的咯血可致失血过多或血凝块阻塞气道，严重者可危及生命。反复继发感染可引起乏力、食欲不振、发热、消瘦、贫血等全身症状。慢性重症患者常伴严重的肺功能障碍，出现呼吸困难、发绀和杵状指（趾），晚期可并发肺动脉高压和慢性肺源性心脏病。临床上可借助CT或支气管造影确诊。

案例 8-1

患者，男，65岁，吸烟史40年，慢性咳嗽20余年。患者每年冬天出现咳嗽，持续时间约为4个月，有时有咳痰、气喘，但不影响日常活动，遇感冒时候咳嗽加重。最近5年患者除了咳嗽外，还出现活动后呼吸困难，逐渐发展到爬楼或休息时也出现呼吸困难。住院后检查见患者的胸部呈桶状，叩诊呈过清音。X线检查见肋间隙增宽，两肺野透亮度增加。

问题

1. 患者的诊断是什么？
2. 请分析患者的病情在发展的过程中临床表现与病理的联系？
3. 该患者的支气管和肺镜下可能出现哪些病理变化？

★支气管扩张症临床表现为咳嗽、咳大量脓痰及反复咯血,晚期可并发肺动脉高压和慢性肺源性心脏病。

第二节　慢性肺源性心脏病

慢性肺源性心脏病（chronic cor pulmonale）简称肺心病,是由于慢性肺疾病、肺血管疾病及胸廓运动障碍性疾病引起的肺循环阻力增加、肺动脉压力升高,导致以右心室肥厚、心腔扩大,甚至右心衰竭为主要特征的心脏病,故也可称为肺动脉高压性心脏病。肺心病是我国常见的一种心脏病。据统计,在北方地区各种住院患者器质性心脏病的构成比中,仅次于风湿性心脏病和冠状动脉粥样硬化性心脏病。本病发病率随年龄增长而增加,多在寒冷季节发病,且死亡率高,严重地危害人民群众的健康。

一、病因和发病机制

引起肺心病的原因很多,但发生本病的关键环节是肺血管阻力增加所致的肺动脉高压,因此,凡能引起肺循环阻力持续增高而致肺动脉高压的任何因素均可引起本病的发生。常有以下三类疾病。

1. 支气管、肺部疾病　慢性支气管炎并发阻塞性肺气肿为最常见原因,占80%～90%。其次为支气管哮喘、支气管扩张症、慢性纤维空洞型肺结核、肺尘埃沉着症、慢性弥漫性肺间质纤维化、结节病等。这些疾病可引起阻塞性通气障碍,破坏肺的血气屏障结构,使气体交换面积减少,导致换气功能障碍,使肺泡氧气分压显著降低,二氧化碳分压增高,引起低氧血症。低氧血症、酸中毒促使肺小动脉痉挛收缩,肺小动脉中膜肥厚,肺循环阻力增大,形成肺动脉高压。此外,支气管和肺部的慢性炎性病变累及肺小动脉,导致动脉管壁炎症及管壁增厚,管腔狭窄、闭塞或肺毛细血管床减少,进一步使肺循环阻力增大,引起肺动脉高压,最终导致右心室肥厚、扩张。

2. 胸廓运动障碍性疾病　较少见。严重的脊柱后侧突、脊柱结核、类风湿性脊柱炎、胸膜广泛粘连、胸廓成形术后造成的胸廓畸形,引起限制性通气障碍,肺血管受压、扭曲,肺循环阻力增大、肺动脉高压,从而引起肺心病。

3. 肺血管病　甚少见。原发性肺动脉高压及广泛而反复发生的肺小动脉栓塞等均可引起肺动脉高压而发生肺心病。

★肺心病的病因包括多种阻塞性和限制性肺疾病、肺血管疾病和胸廓运动受限性疾病。

二、病理变化

引起肺源性心脏病的病因不同,故患者各具有原发性疾病的病理变化。在我国,肺心病绝大多数由慢性支气管炎并发阻塞性肺气肿发展而来,两者的病理变化已在前面叙述,在此仅叙述肺血管和心脏病变。

1. 肺部病变　肺心病时肺血管病变主要是肺小动脉的病变,表现为肺小动脉中膜增生、肥厚。肺小动脉是直径小于1mm,具有内、外两层弹力膜的肌型动脉。肺小动脉中膜平滑肌细胞增生、肥大和细胞外基质合成过多,导致中膜肥厚。内膜下出现纵行肌束,肺小动脉内膜下胶原纤维增生，中膜平滑肌细胞穿越内弹力膜窗孔，进入内皮下间隙形成内膜下纵行肌束。无肌细动脉肌化，细动脉仅有单层弹力膜，无中膜平滑肌层。肺动脉高压时，细动脉出现中膜肌层和内、外两层弹力膜，称无肌细动脉肌化。还可表现为肺小动脉炎、肺小动脉血栓形成和机化、肺泡壁毛细血管数量减少等改变。

2. 心脏病变　心脏病变表现为右心室肥厚、心腔扩张，肺动脉圆锥显著膨隆，心尖区钝圆，并主要由右心室构成。肥厚、扩大的右心室推压左心室使之向左、后移位，右心室乳头肌和肉柱显著增粗，室上嵴增厚。通常以肺动脉瓣下 2cm 处右心室肌壁厚超过 0.5cm（正常为 0.3～0.4cm）作为肺心病的病理诊断标准。光镜下，可见心肌纤维肥大、增宽，以及间质纤维化等病变，也可见缺氧所致的心肌纤维萎缩、肌浆溶解、横纹消失。

★肺原发性疾病、肺小动脉中膜肥厚、内膜下出现纵行肌束、无肌细动脉肌化、右心室肥厚是肺心病的基本病变。

三、临床病理联系

慢性肺源性心脏病病程进展缓慢，临床上除原有肺、胸廓疾病所致的各种症状和体征外，主要是逐渐出现呼吸功能不全和右心衰竭的症状和体征。表现为呼吸困难、心悸、气急、发绀、下肢水肿、肝大、腹水等。这些临床表现因呼吸道感染而加重。呼吸道感染使通气障碍加剧，引起严重的缺氧和二氧化碳潴留导致呼吸衰竭。有时可引起脑神经功能障碍，患者出现头痛、烦躁不安、言语障碍、抽搐以至嗜睡或昏迷，称为肺性脑病。这主要是由于缺氧和二氧化碳潴留诱发的脑缺氧、水肿所致。

第三节　肺　炎

肺炎（pneumonia）通常是指肺的急性渗出性炎症，是呼吸系统的常见病、多发病。肺炎可发生于任何年龄，但以儿童和老年人为多见。肺炎可因多种不同致病因素引起，如从外界直接吸入的各种致病微生物，有些则是呼吸道内的常驻寄生菌。

肺炎有不同的分类，如根据病因可分为细菌性肺炎、病毒性肺炎、支原体性肺炎、真菌性肺炎、寄生虫性肺炎以及理化因子引起的肺炎。根据病变累及的部位及范围，将肺炎分为：大叶性肺炎，病变累及一个或多个肺大叶；小叶性肺炎，病变范围以支气管为中心，小叶为单位；间质性肺炎，病变累及肺间质。根据病变性质不同，可分为浆液性、纤维素性、化脓性、出血性、干酪性及肉芽肿性肺炎等。肺炎的病变性质与损伤范围取决于病因的性质和毒力以及机体状态。如肺炎链球菌引起的肺炎 95% 为纤维素性炎或大叶性肺炎；金黄色葡萄球菌引起的肺炎绝大多数为化脓性炎或小叶性肺炎；病毒性肺炎大多数表现为间质性肺炎。机体抵抗力或免疫力也影响着肺炎的病变性质和反应程度，如抵抗力降低，纤维素性炎可转变为化脓性炎；婴幼儿、老年人及体力衰弱的人与青年人相比更易患小叶性肺炎。

★肺炎是指肺的急性渗出性炎症，按病因、解剖部位、病变性质的不同有多种分类，目前多倾向于按病因分类，将肺炎分为细菌性、病毒性和支原体性肺炎等类型。

一、细菌性肺炎

细菌性肺炎是指细菌引起的肺实质的渗出性炎症，多引起肺实变，肺实变可呈散在的斑块状或累及整个肺叶。临床上细菌性肺炎最为常见。

（一）大叶性肺炎

大叶性肺炎（lobar pneumonia）主要是指由肺炎链球菌引起的以肺泡内弥漫性纤维素渗出为主的炎症。病变始于肺泡，进展迅速，常累及一个肺段以上肺组织。本病好发于冬春季节，多见于青壮年，临床上起病较急，以寒战、高热开始，继而出现胸痛、咳嗽、咳铁锈色痰等症状，并常伴严重的全身反应，外周血白细胞计数升高。8～9天后，体温下降，症状消退，一般状况改善。

1. 病因和发病机制　引起大叶性肺炎的病原菌绝大多数为肺炎链球菌，故又称肺炎链球菌性肺炎，少数病例由溶血性链球菌、肺炎杆菌、金黄色葡萄球菌、流感嗜血杆菌等引起。肺炎链球菌寄生在健康人的鼻咽部，传染源为患者及健康带菌者，通常肺炎链球菌被吸入上、下呼吸道后，常被吞噬细胞或呼吸道其他防御功能所清除，不引发肺炎。当机体过度疲劳或有感冒、醉酒和麻醉等诱因时，使呼吸道防御功能降低，肺炎链球菌可从上呼吸道侵入肺泡并在肺泡内迅速繁殖，肺泡内出现白细胞、红细胞、浆液和纤维蛋白原渗出。含菌的渗出物经肺泡间孔呼吸性细支气管迅速向邻近肺组织蔓延，从而波及一个肺段或整个肺大叶。

2. 病理变化和临床病理联系　大叶性肺炎病变表现为肺泡内急性纤维素性炎症，病变常由近肺门部开始，迅速累及一个肺叶或肺段，偶尔波及两个以上肺叶。病变以左肺下叶为常见，其次是右肺下叶。典型的自然发生过程可分为四期。

（1）充血水肿期：为发病第1～2天的变化。肺炎链球菌进入肺泡后引起肺泡壁毛细血管充血和浆液渗出，渗出的浆液是细菌良好的培养基，细菌在此处迅速繁殖。借助于咳嗽或重力作用，这些带菌液体经由肺泡间孔或通过呼吸性细支气管而侵入邻近的肺泡内，使病变范围迅速扩大，波及整个肺段或大叶，并直达胸膜边缘。肉眼：病变的肺叶肿胀，呈暗红色，重量增加，切面湿润并能挤出较多量的浆液。光镜下：可见肺泡壁毛细血管显著扩张、充血，肺泡腔内可见较多的浆液性渗出液中混有少量红细胞、中性粒细胞、巨噬细胞。临床上患者有高热、寒战、咳嗽、呼吸急促，外周血白细胞计数增高。临床检查胸廓呼吸幅度减弱、呼吸音降低。因肺泡腔内有渗出液，听诊可听到捻发音或湿啰音。X线检查示肺纹理增多或呈片状分布稍模糊的阴影。

（2）红色肝样变期：自发病的第3～4天进入此期。肉眼：病变肺叶进一步肿大，重量增加，呈暗红色，质地变实如肝，故称为红色肝样变期。切面呈粗颗粒状，这是由于肺泡内渗出物凝结凸出于肺切面所致。病变肺叶胸膜上常有纤维素性渗出物。光镜下：肺泡壁毛细血管仍扩张、充血，肺泡腔内充满大量红细胞及一定量的纤维素、中性粒细胞及少量巨噬细胞的渗出物。纤维素交织成网，常穿过肺泡间孔与相邻肺泡内的纤维素网相连。纤维素网的形成既有利于限制细菌的扩散，也有利于吞噬细胞吞噬病原菌。由于大量渗出物充填肺泡致使肺组织变实，影响肺泡的换气功能，此期渗出物中仍能检出肺炎链球菌。临床上患者有咳嗽，常咳出铁锈色痰。这是由于肺泡腔内的红细胞崩解后，血红蛋白分解所产生的含铁血黄素混入痰中，致使痰液呈铁锈色。病变累及胸膜时，则引起纤维素性胸膜炎。患者常感胸痛，并随呼吸或咳嗽时加重，或有少量胸腔积液。病变肺叶实变，叩诊呈浊音，触觉语颤增强，听诊可听到支气管呼吸音。X线检查可见大片均匀致密的阴影。如病变范围广，通气/

血流比例降低，患者出现气急、发绀等缺氧症状。

（3）灰色肝样变期：发病后第5～6天进入此期。肉眼：病变肺叶仍肿胀，因充血减退，病变由红色转为灰白色，切面干燥粗糙、质实如肝，故称灰色肝样变期（图8-5A）。光镜下：肺泡腔内纤维素性渗出物较第二期增多，纤维素网中有大量中性粒细胞及巨噬细胞（图8-5B），相邻肺泡腔内的纤维素经肺泡间孔的相互连接较第二期更为显著，肺泡腔内的肺炎链球菌大部分被消灭，故不易检出。肺泡壁毛细血管受压以致管腔狭窄或闭塞，肺泡壁呈贫血状态。此期病变肺叶实变，肺泡通气减少，但因肺泡壁毛细血管受压，血液流经病变肺叶有些减少，通气/血流比例趋于正常，故患者缺氧症状有所改善。临床上叩诊、听诊及X线检查所见与第二期基本相同。临床症状开始减轻，咳出的痰液由铁锈色渐变为黄色黏性脓痰。

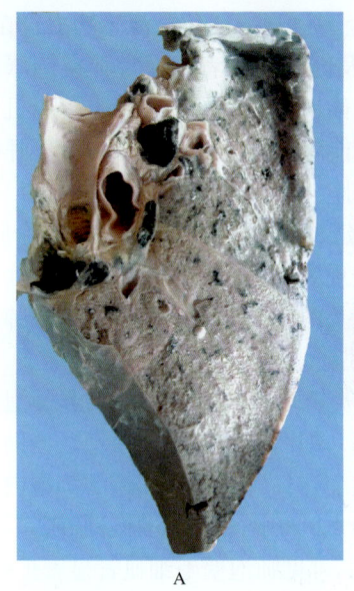
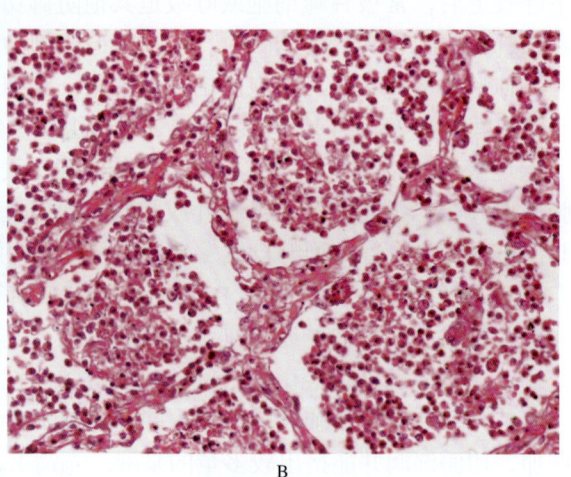

图8-5 大叶性肺炎灰色肝样变期

A.大叶性肺炎标本，左肺上叶呈暗红色，明显充血、出血，下叶为灰白实变，累及整叶，为灰色肝样变期；B.肺泡腔扩张，腔内充以粉染纤维素，并可见大量中性粒细胞及巨噬细胞

（4）溶解消散期：在发病后1周左右进入此期。肉眼：病变肺组织质地变软，切面颗粒状外观已消失，挤压切面时有少量脓样混浊液体溢出。光镜下：肺泡内中性粒细胞大多已变性、坏死，数量减少，巨噬细胞明显增多，纤维素被中性粒细胞坏死释放的蛋白溶解酶作用逐渐溶解，溶解物经由淋巴管吸收或经气道咳出，细胞碎屑被巨噬细胞吞噬清除，病变肺组织逐渐恢复正常，肺泡重新充气。胸膜的纤维素性渗出物被吸收或产生轻度粘连。肺内炎症完全吸收消散需1～3周。临床上体温降至正常，症状及体征逐渐消失，由于肺泡腔内渗出物溶解液化，患者痰液较多，听诊时可闻及湿啰音。X线检查病变区实变阴影逐渐消散，密度降低，直至完全消失。

以上所述的是大叶性肺炎的典型经过，病程进展是连续的过程，各期并无绝对界限，同一病变肺叶的不同部位病期可不一致。病程短、无并发症的大叶性肺炎，未经特殊治疗，患者也可在发病5～10天后体温骤降或逐渐减退，症状好转。近年来，由于抗菌药物的广泛使用,大叶性肺炎的典型经过已少见,临床上以轻型或不典型者为多见。

3. 结局和并发症　目前大叶性肺炎绝大多数经及时治疗均可治愈,并发症已少见。在极少数情况下,因机体抵抗力低、细菌毒力强或合并其他细菌混合感染时引起并发症的发生。常见的并发症有:

(1) 肺肉质变:少数病例由于肺泡内中性粒细胞渗出过少,释出的蛋白溶解酶不足以全部及时溶解肺泡内纤维素性渗出物,而由肉芽组织机化,使病变肺组织呈褐色肉样外观,称肺肉质变。光镜下:肺泡间隔存在,肉芽组织充满肺泡腔内,逐渐成熟并转变为纤维组织。肉质变仅限于某一部分区域,一般不累及全部病变肺组织。

(2) 肺脓肿、脓胸:主要见于毒力较强的致病菌感染,如第Ⅲ型肺炎链球菌感染伴有金黄色葡萄球菌、链球菌混合感染时,肺组织坏死、液化形成脓肿,若病变波及胸膜可引起化脓性胸膜炎或脓胸。

(3) 败血症及脓毒败血症:大叶性肺炎并发败血症比小叶性肺炎者为多。因细菌毒力强或机体免疫功能低下,细菌经血液扩散引起全身败血症及脓毒败血症,因此,可并发肺炎链球菌性脑膜炎、心内膜炎或关节炎等。细菌通过血液扩散后发生脓毒血症而致心、肝、肾、脑等多发性小脓肿形成。

(4) 感染中毒性休克:是大叶性肺炎的一种严重并发症,临床上并不少见。由于严重的毒血症引起严重的全身中毒症状和微循环衰竭,临床表现为尿少、烦躁或嗜睡、皮肤和黏膜发绀、四肢厥冷、血压下降,如不及时抢救可危及生命。

★大叶性肺炎的致病菌主要是肺炎链球菌,病变以左肺下叶为常见,典型病变分为四期。大叶性肺炎的结局较好,极少数可并发肺脓肿、败血症或中毒性休克而危及生命。

(二) 小叶性肺炎

小叶性肺炎 (lobular pneumonia) 是以细支气管为中心,并向周围肺组织扩展,形成以肺小叶为单位的急性化脓性病变。病变呈多发性分布,病灶常以细支气管为中心,故又称支气管肺炎 (bronchopneumonia)。小叶性肺炎主要由化脓菌感染引起,大多数继发于其他疾病,尤其是消耗性疾病晚期或长期卧床的重症患者。少数病例为原发性肺炎。临床上患者有发热、咳嗽、咳痰,病变广泛者可有呼吸困难等症状,肺部可闻及湿啰音。

1. 病因和发病机制　凡能引起支气管炎的细菌都能引起小叶性肺炎的发生,其中最常见的病原菌为致病性较弱的肺炎链球菌 (如第Ⅳ型),其次为葡萄球菌、链球菌、流感嗜血杆菌、铜绿假单胞菌及大肠埃希菌等。小叶性肺炎往往是多种病原菌混合感染引起的,这些病原菌绝大多数经气道进入肺组织,偶尔也可在败血症时细菌经血道引起肺炎。因为病原菌多数系健康人上呼吸道的常驻细菌,只有当机体抵抗力降低,尤其是呼吸道局部抵抗力降低时引起本病的发生,如呼吸道急性传染病(流感、麻疹、百日咳、白喉等),寄生于上呼吸道内的致病菌易于侵入肺内繁殖,引起小叶性肺炎。长期卧床不起或慢性心力衰竭患者,由于肺部血液循环缓慢,导致肺淤血、水肿,为侵入肺内的致病菌提供了生长繁殖的条件,易于合并小叶性肺炎。脑出血、尿毒症、肝性脑病等昏迷的患者,因吞咽和咳嗽反射减弱或消失,易将上呼吸道内含菌分泌物或呕吐物吸入肺内,从而引起小叶性肺炎。

2. 病理变化　小叶性肺炎的病理特征是以细支气管为中心的肺组织化脓性炎。肉眼:病变分布于两肺各叶,偶尔也可累及一侧肺或局限于一肺叶内。肺内出现多发性、散在的实变病灶,通常以两肺下叶及背侧病变较严重。病灶大小不一,一般直径在 1cm 左右(相当于小叶范围），形状不规则，灰白色或略带浅黄色，质地实，略隆起（图8-6A）。切面挤压可见淡黄色脓性渗出物，病灶周围肺组织充血。病变严重者，若干个病灶相互融合成大片状病灶，甚至累及整个肺叶，形成融合性小叶性肺炎。光镜下：受累的细支气管壁充血、水肿，大量中性粒细胞浸润，管腔内充满大量中性粒细胞以及脱落坏死的黏膜上皮细胞。肺泡腔内最初含有浆液性渗出物，随即出现中性粒细胞、少量红细胞、脱落的肺泡上皮细胞和纤维素，后期中性粒细胞渗出增多，渗出物变为脓性，肺泡壁充血、水肿及少量炎症细胞浸润，病灶附近肺组织呈不同程度的代偿性肺气肿（图8-6B）。肺组织内各病灶可呈炎症的不同发展阶段，病变表现和严重程度亦不一致。

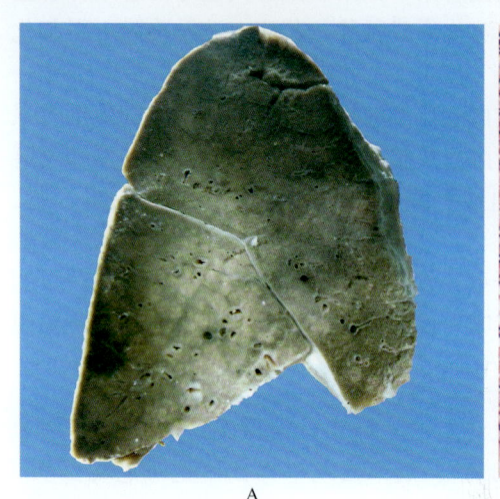
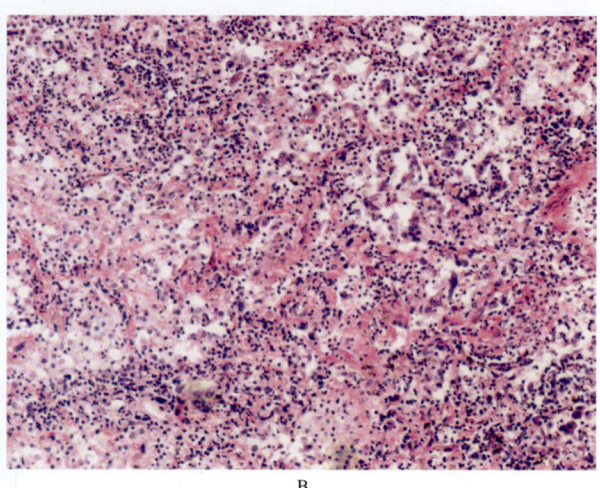

图8-6 小叶性肺炎

A. 儿童肺标本，肺体积增大，中下叶肺组织点片状灰白实变，界限不清，呈云雾状外观；B. 病灶内各肺泡腔内渗出物不均一，有的以纤维素为主，有的以中性粒细胞为主，肺泡隔有破坏

★小叶性肺炎是以细支气管为中心的化脓性炎症，呼吸道急性传染病、肺淤血、昏迷等是小叶性肺炎发生的重要诱因。病变特征为化脓性炎症，轻者病灶小，相当于肺小叶范围，严重者病灶融合成片或形成多发性小脓肿。

3. 临床病理联系　临床上由于支气管黏膜受炎症刺激而黏液分泌增多，炎性渗出使患者出现咳嗽、咳痰，痰液常为黏液脓性。在严重病例，病灶数量多、范围广，病灶可发生融合，患者常因肺泡腔内含有多量渗出物、肺泡通气减少或气体交换障碍，引起呼吸困难和发绀。除融合性小叶性肺炎外，肺实变体征不明显，听诊可闻及两肺散在的湿啰音。X线检查可见两肺分布不规则的片状阴影，边缘密度淡而模糊。

4. 并发症　小叶性肺炎如能及时有效治疗，多数能治愈。小叶性肺炎的并发症远较大叶性肺炎多见，尤以年老体弱、幼儿，特别是营养不良、麻疹、百日咳以及其他疾病并发的小叶性肺炎多见。预后差，严重者可危及生命。临床上常见的并发症有：

（1）呼吸衰竭：因病变部位的细支气管及肺泡腔内充满大量渗出物，影响肺泡通气和换气功能，若病变广泛则引起呼吸衰竭。

（2）心力衰竭：由于肺部炎症，肺组织淤血、缺氧，使肺小动脉痉挛，导致肺循环阻力增加,加重右心负担。此外,严重缺氧和毒血症可使心肌细胞变性,心肌收缩力降低,而导致心力衰竭的发生。此并发症多见于婴幼儿,常危及生命。

(3) 肺脓肿:多见于葡萄球菌以及其他化脓性细菌混合感染引起的小叶性肺炎,肺组织坏死液化形成脓肿,脓液破入胸腔引起脓胸。

★小叶性肺炎作为小儿的原发性疾病多数可治愈,但发生在老年人和体弱多病者多以继发性疾病或并发症多见。

(三) 军团菌肺炎

军团菌肺炎(legionella pneumonia)是由革兰阴性嗜肺军团杆菌引起的一种以肺炎为主要表现的全身性疾病。1976 年美国退伍军人协会在费城的旅馆集会时,发生暴发流行,当时病因不清,后经接种培养获得一种特殊致病菌,命名为嗜肺军团杆菌(*Legionella pneumophila*)。嗜肺军团杆菌广泛存在于自然界,如土壤、河水中,可从空调冷凝水、供水系统或雾化吸入器中分离出此菌。通过呼吸道感染,潜伏期一般为 2~10 天,夏秋季发病较多。此病可以流行,也可常年散发。年老体弱、患有慢性肺或心脏疾患以及肾病、糖尿病、恶性肿瘤、艾滋病、免疫缺陷病者等易患本病。军团菌肺炎是一种严重的肺部感染,病变广泛,严重者易并发感染中毒性休克、败血症、脓毒败血症等而致命。

1. 病理变化 可见两肺广泛分布的炎性病灶,病变区质地变实、表面粗糙,肺重量增加,其表现与小叶性肺炎或融合性小叶性肺炎相似,细支气管管壁大量中性粒细胞浸润,组织坏死、化脓,形成化脓性支气管炎或化脓性纤维素性支气管肺炎。严重时病变波及整个大叶,呈大叶性肺炎的红色肝样变或灰色肝样变改变,肺泡腔内充满大量中性粒细胞、巨噬细胞、纤维蛋白以及脱落的肺泡上皮细胞。中性粒细胞内或渗出物内有无数的嗜肺军团杆菌。部分区域坏死形成散在的小脓肿或伴有纤维素性、化脓性胸膜炎。肺炎性病变可以恢复,但炎性渗出物吸收不完全时,可引起肺间质纤维化。

严重军团菌肺炎时病变可为肺叶实变,外观似大叶性肺炎的红色肝样变期,但病变无分期特点,病灶中可见大量中性粒细胞、纤维蛋白渗出,可见散在的小脓肿,常伴纤维素性、化脓性胸膜炎,有别于大叶性肺炎。

除上述炎症性病变外,少数病例嗜肺军团杆菌感染还可以引起弥漫性肺损伤,导致急性肺功能不全或呼吸窘迫的症状。

2. 临床病理联系 军团菌肺炎可呈急性或慢性经过,初发症状为乏力、肌痛、头痛和高热、寒战。呼吸道症状有咳嗽、咳痰,痰呈黏液性或血性,少数为脓性痰,严重者出现呼吸急促、发绀现象,部分患者出现恶心、呕吐和水样腹泻等症状。早期肺部听诊有湿啰音,随病情进展出现肺实变体征。严重病例可伴有中枢神经、精神症状或发生呼吸衰竭。X 线检查早期为单叶斑片状肺内浸润,继而肺实变,以下叶多见。病变进展迅速,3~4 天内病灶发展至多叶肺段,甚至成白肺改变,导致在严重急性呼吸综合征流行季节临床上曾将军团菌肺炎误诊为严重急性呼吸综合征。本病主要靠病原学诊断,呼吸道分泌物、气管、胸腔或肺活检组织嗜肺军团杆菌培养查到嗜肺军团杆菌便可确诊。呼吸道分泌物直接荧光检查阳性,血间接荧光法滴度增高。

★嗜肺军团菌肺炎多数起病急,全身症状严重,呼吸道症状有咳嗽、咳脓痰或血痰,严重者发生呼吸衰竭,呼吸道分泌物等检测到嗜肺军团杆菌可确诊。

二、支原体肺炎

支原体肺炎（mycoplasmal pneumonia）是由肺炎支原体感染引起的一种急性间质性肺炎，以淋巴细胞、单核细胞为主的炎症细胞浸润肺间质为特征。各种支原体中仅肺炎支原体对人体致病，导致呼吸道感染。肺炎支原体存在于患者呼吸道分泌物中，发病前2周可在呼吸道分泌物中查到，主要经飞沫传播，感染者多为青少年，成年人由于隐性感染获得一定免疫力而很少发病。病原体主要侵犯呼吸道，在支气管黏膜表面繁殖，使纤毛活动减弱或丧失，产生局部炎性反应，一般不侵犯肺实质，其致病性可能与患者对病原体及其代谢产物的变态反应有关，感染后引起体液免疫。

1. 病理变化　肺炎支原体感染可累及整个呼吸道黏膜，引起气管炎、支气管炎和肺炎。肺部病变常累及一叶肺组织，以下叶多见。肉眼：病变呈灶状或节段性分布，暗红色，切面可见少量泡沫样液体溢出，支气管、细支气管壁充血、水肿，管壁增厚，管腔内可见黏液性渗出物，因病变发生于肺间质，故肺无明显实变。光镜下：病变区肺泡间隔明显增宽，肺泡壁毛细血管扩张、充血，单核细胞、淋巴细胞浸润。肺泡腔常无渗出液或仅有少量浆液性液体和单核细胞浸润。支气管、细支气管及其周围组织也有单核细胞、淋巴细胞浸润，严重病例呼吸道黏膜上皮细胞坏死脱落，伴有细菌感染者，可见中性粒细胞浸润。

2. 临床病理联系　发病初多有乏力、发热、咽痛、头痛、肌肉酸痛和食欲减退等症状，之后出现明显的呼吸道症状，阵发性刺激性咳嗽为最突出症状。由于肺泡腔内渗出物较少，故为干咳或伴有少量黏痰。肺部一般无异常体征或仅闻及细小湿啰音。X线检查，早期显示肺纹理增加，以后肺部出现斑点状或模糊的阴影，以肺下叶多见。因肺炎支原体存在于患者呼吸道分泌物中，故痰、喉拭子培养可检测到肺炎支原体。支原体肺炎经过一般良好，常在1~2周内恢复，死亡病例少见，极少数病例可伴发中枢神经系统症状，如脑膜炎、脑膜脑炎、多发性神经根炎等疾病。

★支原体肺炎是间质性肺炎，病变以肺间质充血、水肿和单核细胞、淋巴细胞浸润为特征，阵发性干咳为常见症状。

三、病毒性肺炎

病毒性肺炎（viral pneumonia）是由呼吸道病毒感染向下蔓延所致的肺炎。引起病毒性肺炎的病毒主要有流感病毒、副流感病毒、冠状病毒、腺病毒、麻疹病毒、巨细胞病毒、鼻病毒和呼吸道合胞病毒等。多通过飞沫吸入传播，由上呼吸道病毒感染向下蔓延，当机体免疫力低下时引起肺部病变。因病毒侵入的门户是呼吸道，病毒性肺炎常伴有不同程度的支气管、细支气管上皮细胞损伤。本病多发生于冬春季节，一般为散发，少有流行。患者多为儿童，成人相对少见。临床上以流感病毒性肺炎最严重。腺病毒是引起病毒性肺炎最常见的原因。

1. 病理变化　病毒性肺炎的基本病变表现为间质性肺炎。炎症自气管、支气管、细支气管向肺间质蔓延。肉眼：病变常不明显，肺组织因充血、水肿而体积轻度肿大。光镜下：支气管、细支气管管壁及其周围组织和肺泡间隔等肺间质内见充血、水肿及淋巴细胞、单核细胞浸润，肺泡腔内一般无明显炎性渗出物或仅见少量浆液（图8-7）。较严重病例，除上述病变外，支气管、细支气管管壁广泛破坏，黏膜上皮细胞脱落，黏膜发生糜烂或溃疡，管壁可见中性粒细胞浸润。肺泡腔内可出现浆液、纤维素、巨噬细胞及红细胞组成的渗出物。肺泡腔内浆液纤维素性渗出物浓缩，在肺泡腔内形成一层红染膜样物，即透明膜。另外，支气管上皮和肺泡上皮细胞常增生、肥大，细胞体积增大呈立方状，或形成多核巨细胞。如麻疹性肺炎时出现较多巨细胞，故又有巨细胞性肺炎之称。在增生的支气管、肺泡上皮细胞以及多核巨细胞内可检出病毒包涵体。包涵体呈圆形或椭圆形，红细胞大小，普通HE染色呈嗜酸性，其周围常有一清晰的透明晕（图8-8）。这种病毒包涵体可出现于增生的上皮细胞核内如巨细胞病毒、腺病毒感染时；也可出现于增生的细胞胞质内如呼吸道合胞病毒感染；麻疹肺炎时胞核和胞质内均可出现。病毒包涵体的检出是病理组织学诊断病毒性肺炎的重要依据。

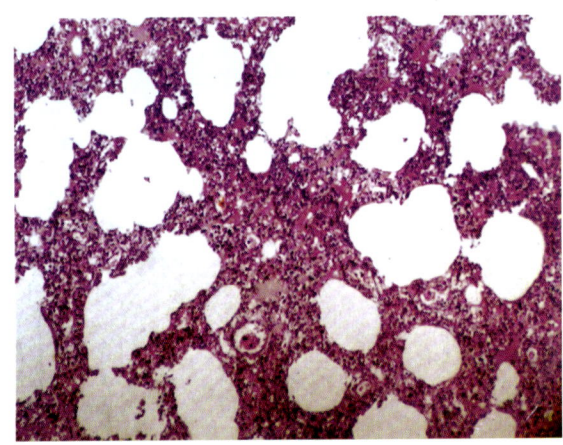

图8-7 间质性肺炎
肺泡间质明显增宽，毛细血管扩张充盈。肺间质内有大量的淋巴细胞、单核细胞浸润，肺泡腔内无渗出物

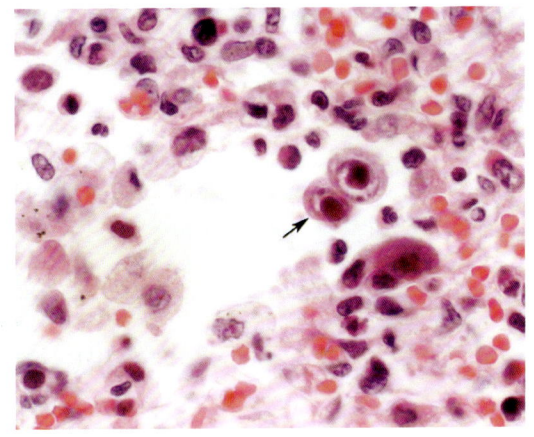

图8-8 病毒性肺炎之病毒包涵体
增大的肺泡上皮细胞核内圆形、红染的包涵体（↑）

★病毒性肺炎常表现为呼吸道病毒感染所致的肺部炎症，多通过飞沫传播。病理表现为间质性肺炎。病毒包涵体是病理组织学诊断的重要依据。间质性肺炎没有特异性，病原学诊断是很重要的。

2.临床病理联系　患者主要表现为干咳、发热、呼吸困难、发绀等症状，肺部体检在早期可正常或稍有异常，如呼吸音减弱和偶尔有散在啰音，一般不见肺实变体征。外周血白细胞计数正常或稍高。X线检查肺部有斑点、片状阴影。无并发症的病毒性肺炎预后较好，严重病例或合并有细菌感染的病例，肺部病灶可呈小叶性或大叶性分布，肺部可出现实变体征，全身中毒症状、缺氧更加严重，可导致心力衰竭、休克，预后较差。

近十年来流行的新型传染病，如SARS、H1N1、H5N1、H7N9就是一类病毒感染的严重的呼吸系统疾病，多与活禽接触有关，也有人传染人的情况。早期造成肺间质炎症，后期出现肺纤维化。临床上患者出现严重的肺功能障碍（详见"传染病和寄生虫"一章）。

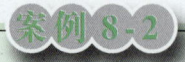

> 患者，男，4岁。发热、咳嗽、咳痰10天，近2天加重，并出现哮喘。体检：体温39℃，呼吸25次/分，脉搏160次/分。患儿呼吸急促，面色苍白，口唇发绀，精神萎靡，鼻翼扇动，双瞳孔等大正圆。颈软，双肺散在中、小水泡音。心音钝，心律齐。实验室检查：白细胞$21×10^9$/L，分类：杆状核白细胞0.05，中性分叶核白细胞0.78，淋巴细胞0.17。X线检查：左、右肺下叶可见灶状阴影。临床诊断：小叶性肺炎，心力衰竭。入院后曾肌内注射青霉素、链霉素，静脉输入红霉素等，病情逐渐加重，治疗无效死亡。尸检摘要：左右肺下叶背部散在实变区，切面可见散在粟粒至蚕豆大小形状不整的灰黄色病灶。光镜下：病灶中可见细支气管管壁充血并有中性粒细胞浸润，管腔中充满大量中性粒细胞及脱落的上皮细胞，其周围肺泡腔内可见浆液和炎症细胞。
>
> 讨论题：
> 1. 临床诊断是否正确？根据是什么？
> 2. 如何进行死因分析？

第四节 硅 肺 病

硅肺病（silicosis）曾称为矽肺，是因在生产环境中长期吸入大量含有游离二氧化硅（SiO_2）粉尘，沉着于肺组织所引起的以硅结节形成和肺广泛纤维化为主要病变的肺疾病。游离的二氧化硅在地壳中分布极广，约70%的岩石含有多量二氧化硅。长期从事开采矿石、坑道作业、玻璃、水泥、陶瓷业配料等工作，如在工作中防护措施不当，易患硅肺病。硅肺病程进展缓慢，自开始接触粉尘到发病需6~12年。一般来说，粉尘中游离的二氧化硅微粒浓度越高，发病经历的时间就越短。即使在脱离硅尘作业后，肺部病变仍可继续进展，晚期可并发肺源性心脏病。严格按照操作规程作业、采取有效防尘措施是预防或减少硅肺病发生的关键。

一、病因和发病机制

游离的二氧化硅粉尘是硅肺病发生的主要原因。硅肺病的发生与硅尘中游离的二氧化硅的含量、粉尘颗粒大小、接触时间及机体防御功能等因素有关。被吸入呼吸道内的二氧化硅粉尘绝大部分随呼吸而呼出，或者黏附在各级支气管黏膜上，随咳嗽、咳痰而排出。能进入肺泡的硅尘粒绝大多数小于5μm，大于5μm者极少能进入肺泡。因为大于5μm的硅尘粒在空气中沉降速度较快，吸进肺内的机会较少。小于5μm硅尘粒才能被吸入肺泡，并进入肺泡间质引起病变，尤其以1~2μm的硅尘微粒致病性最强。

游离的二氧化硅微粒即使被吸入肺泡，也可通过不同途径被清除，如肺泡内二氧化硅微粒被巨噬细胞吞噬后，可以移动到细支气管处，通过纤毛黏液系统被排出。但长期吸入二氧化硅粉尘，超过了肺对其清除能力或患者患有呼吸系统疾病，肺清除能力降低，如慢性支气管炎、肺气肿等，均有利于二氧化硅在肺内沉积下来，逐渐发展成硅肺病。

总之，硅肺病的病因明确，发病机制复杂，在发病过程中可能有多种因素参与，相互影响，共同促进硅肺病的发生。

> **知识链接**
>
> 关于硅肺病的发病机制尚未完全阐明,目前主要有两种说法。
>
> 1. 化学毒性学说　具有毒性作用的游离的二氧化硅粉尘吸进肺内被巨噬细胞吞噬后,与溶酶体相融合,硅尘表面层中二氧化硅逐渐与水聚合成硅酸,其羟基基团与溶酶体膜磷脂或蛋白质形成氢键,改变了溶酶体膜的通透性或稳定性并使其破裂。溶酶体破裂并释放出多种水解酶,引起巨噬细胞自溶崩解。巨噬细胞崩解后,释出的硅尘又被其他巨噬细胞吞噬,如此反复进行。已知崩解的巨噬细胞可释放致纤维化因子和多种炎症介质,如巨噬细胞生长因子、白细胞介素-1和纤维连结蛋白等,均可促进巨噬细胞增生聚集、成纤维细胞增生和胶原形成,导致纤维化。
>
> 2. 免疫学说　关于硅肺病免疫的研究表明,免疫因素在硅肺病的病变发生上也具有作用。对硅结节玻璃样变组织的生化分析发现,其中球蛋白含量明显高于胶原蛋白含量。动物实验表明,硅肺病病变的纤维化程度与浆细胞反应强度呈正相关,提示硅肺病纤维化与抗原抗体反应有关。硅肺病患者血清中免疫球蛋白IgG和IgM浓度升高。关于硅肺病免疫的抗原物质,目前尚未提取出来。

二、病理变化

硅肺病最主要的病理变化是硅结节(silicotic nodule)形成和肺间质弥漫性纤维化。肉眼:早期病变不明显,晚期两肺呈灰褐色,重量和硬度均增加,弹性丧失。较为特征的病变为硅结节,双肺弥漫分布、数量不等,直径2~5mm。结节境界清楚,呈圆形、灰白色、质硬,触之有沙粒感(图8-9),许多小结节可融合成大结节或相互融合成团块状,较大结节中心由于缺血、缺氧而坏死、液化,形成硅结节空洞。光镜下:早期硅结节主要由吞噬硅尘微粒的巨噬细胞聚集形成,即细胞性结节。结节以血管为中心,血管周围由巨噬细胞层层环绕而成。继而细胞性结节逐渐转化为纤维性结节,由成纤维细胞、纤维细胞及胶原纤维构成。胶原纤维纤细,尚未发生玻璃样变。纤维性结节从中央开始逐渐向外发生玻璃样变。结节由玻璃样变的胶原纤维构成,成为玻璃样结节。典型的硅结节由玻璃样变的胶原纤维呈同心圆状或漩涡状排列而成。结节中心常见内膜增厚、管腔狭窄的血管。除硅结节外,肺组织还有不同程度的弥漫性纤维化,其范围达全肺的2/3以上。此外,胸膜可因硅尘微粒沉着、纤维组织增生而广泛增厚、粘连,难以剥离,胸膜厚度可达1~2cm,质地明显变硬。

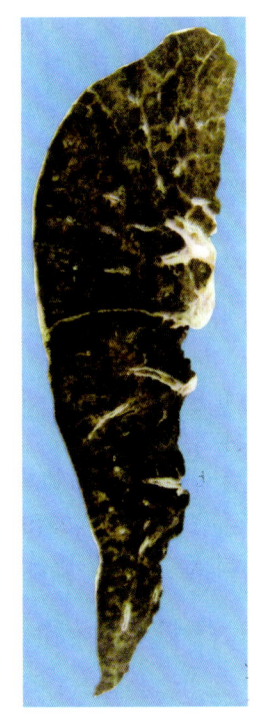

图8-9　硅肺病

肺皱缩实变,切面见大小不一呈同心圆状的硅结节,界限较清且硬,大量炭末沉积

三、临床病理分期及特征

硅肺病患者一般在早期无症状，随病变发展出现气短、胸闷、咳嗽和胸痛等症状。根据肺内硅结节的数量、分布范围、大小及肺纤维化程度，将硅肺病分为三期：一期硅肺、二期硅肺、三期硅肺。

1. 一期硅肺病　硅结节主要局限于肺门淋巴系统。肺门淋巴结内硅结节形成最早，致使肺门淋巴结肿大变硬。肺组织中硅结节数量较少，而且体积小，结节直径大多为 1～3mm，主要分布在两肺中下叶近肺门处。肺膜也有硅结节病变，肺体积、重量和硬度无明显改变。X 线胸片显示肺门阴影增大、密度增加，肺野有一定数量的类圆形小阴影。

2. 二期硅肺　硅结节由肺门淋巴结扩散到肺内，硅结节数量增多、体积增大，可散布于全肺，但仍以中、下肺叶近肺门处较密集，总病变范围不超过全肺的 1/3。X 线胸片可见除肺门阴影增大外，肺野内有较多的直径小于 1cm 的阴影。此外，胸膜增厚，肺重量、硬度均有一些增加。

3. 三期硅肺　也称重症硅肺。硅结节密集融合成团块状，肺重量、硬度显著增加。切开时阻力较大并有砂粒感，沉浮实验全肺入水下沉，团块中央可有空洞形成，硅结节之间有明显肺气肿，胸膜增厚、粘连。X 线胸片显示有较大的团块状阴影出现，直径可达 2cm。临床上出现肺功能障碍。

四、并发症

1. 硅肺结核病　硅肺病合并肺结核病称硅肺结核病，是硅肺病患者常见而严重的并发症之一。并发肺结核后，不但促使硅肺病变恶化，肺结核病变往往迅速发展而难于控制。肺结核并发率随病程进展而增高，三期硅肺的并发率可达 75%。硅肺病患者易合并肺结核，可能是硅肺病患者抵抗力下降而易受结核分枝杆菌感染。肺间质广泛纤维化，造成肺内血液循环和淋巴循环障碍，降低了肺组织对结核分枝杆菌的防御功能。二氧化硅对巨噬细胞有一定的毒性作用，减弱了巨噬细胞的吞噬和灭菌能力，使进入肺内的结核分枝杆菌易于生长播散。硅肺病变和肺结核病变可混合存在，也可分别单独存在。

2. 慢性肺源性心脏病　晚期硅肺病患者并发慢性肺心病的比例较高，据统计占 60%～75%，这是因为硅肺病引起肺组织广泛纤维化，肺毛细血管床减少及肺组织缺氧引起的肺小动脉痉挛，以及纤维组织增生、硬化及硅结节挤压肺动脉分支等原因，使肺循环阻力增大，导致肺动脉高压和右心室壁肥厚，心腔扩张。严重者可发生右心衰竭而死亡。

3. 肺部感染和肺气肿　由于硅肺病引起肺结构破坏、气道的阻塞，患者机体免疫力下降，易并发肺部感染和肺气肿。肺部感染可诱发呼吸衰竭。硅肺病并发的肺气肿易继发肺大疱。肺大疱破裂形成自发性气胸。

★硅肺病是一种常见的职业病，是由于长期吸入游离的二氧化硅粉尘而引起的肺纤维化为主要特点的疾病，发病机制不清。基本病变为硅结节形成和肺组织广泛性纤维化。硅肺结核病、慢性肺源性心脏病和肺气肿是其主要并发症。

第五节　呼吸窘迫综合征

呼吸窘迫综合征（respiratory distress syndrome, RDS）是一种急性弥漫性肺泡损伤，临床上有进行性呼吸困难、呼吸短促、发绀、缺氧等表现。呼吸窘迫综合征的病理及病理生理变化复杂，病理组织学上常有特殊变化即透明膜形成。

一、急性呼吸窘迫综合征

急性呼吸窘迫综合征（acute respiratory distress syndrome, ARDS）是指严重感染、创伤、休克等肺内外疾病导致的以肺泡上皮及毛细血管弥漫性损伤为主要病理变化、以进行性呼吸窘迫和难治性低氧血症为临床特征的急性呼吸衰竭综合征。ARDS曾有多个名称，如休克肺、创伤性湿肺、弥漫性肺泡损伤等。为了与新生儿呼吸窘迫综合征区分，还曾被称为成年人呼吸窘迫综合征（adult respiratory distress syndrome, ARDS）。实际上这种综合征不仅见于成年人，也可见于儿童和青少年，因此，用"急性呼吸窘迫综合征"代替"成人呼吸窘迫综合征"更为合适。

（一）病因和发病机制

急性呼吸窘迫综合征的基本损伤是肺泡毛细血管损伤，临床上凡是能引起该损伤的疾病均可伴发该病的发生，其常见原因和疾病有严重休克、严重创伤（粉碎性骨折、胸肺部损伤、脂肪栓塞、大面积烧伤、大面积心肌梗死等）、感染（败血症、病毒性肺炎、细菌性肺炎、真菌性肺炎、粟粒性肺结核）、吸入有害气体（高浓度氧、烟雾、光气、氨）、淹溺时吸入的水或污水、药物（海洛因、美沙酮、水杨酸类药物、秋水仙碱等）、大量输血、各种原因引起的弥散性血管内凝血、子痫、急性胰腺炎等。引起急性呼吸窘迫综合征的病因和疾病多种多样，虽然发病机制尚未完全阐明，但基本确认它是系统炎性反应的一部分，即肺泡毛细血管的损伤是由炎症细胞和炎症介质介导的急性炎性反应的结果。一般认为在上述多种病因作用下，中性粒细胞在肺毛细血管内大量聚集并黏附于内皮细胞。中性粒细胞和聚集的巨噬细胞释放大量蛋白水解酶（如胶原酶、弹性硬蛋白酶等）、氧自由基和血管活性物质（如花生四烯酸代谢产物），引起肺泡毛细血管弥漫性损伤和通透性增加而导致肺水肿发生。此外，在肺毛细血管内聚集的血小板阻塞肺毛细血管以及血小板释放血管活性物质，在引起急性呼吸窘迫综合征的发病机制中也起着重要作用。

（二）病理变化

肉眼：两肺表面湿润肿胀，呈暗红色或暗紫红色，肺弥漫性水肿、出血，可见肺局灶性实变区和肺萎缩区，重量明显增加，弹性减弱。组织学变化分为三期：①渗出期，见于发病后第1周，主要表现为肺毛细血管充血、水肿，肺间质和肺泡腔内有大量蛋白水肿液及中性粒细胞和巨噬细胞浸润，在肺泡内、肺泡管及呼吸性细支气管内有透明膜形成。透明膜为一层均匀红染的膜状物，紧贴上述气道壁。此外，肺间质可见点状出血、坏死及淋巴管扩张，肺毛细血管内常见透明血栓和白细胞阻塞现象。②增生期，发病1～3周后，Ⅱ型肺泡上皮细胞及间质的成纤维细胞大量增生，透明膜发生机化和胶原沉着，肌性小动脉出现纤维细胞增生致管腔狭窄。③纤维化期，肺泡间隔和肺泡壁广泛增厚，结缔组织增生致弥漫性不规则纤维化，肺血管壁纤维性增厚，动脉变形、扭曲。部分病例合并支气管肺炎。

（三）临床病理联系

临床表现为突发性进行性呼吸困难、发绀，可发展为肺外多系统器官衰竭。多数病例有严重的肺水肿，两肺可闻及湿啰音。X线检查显示弥漫性肺泡浸润。本综合征治疗困难，病情进展迅速，死亡率达 50%。死亡原因为呼吸功能不全，部分患者可完全康复；部分患者可残留肺纤维化，其中部分病例因肺纤维化继发肺动脉高压等并发症。

★引起急性呼吸窘迫综合征的疾病有多种，以弥漫性肺毛细血管损伤为基础，以肺水肿、肺泡内和肺泡管表面透明膜形成为主要病理变化，晚期可发生肺纤维化。这种综合征可发生于任何年龄，临床上出现突发性进行性呼吸困难、呼吸急促、发绀，治疗困难，死亡率高。

二、新生儿呼吸窘迫综合征

新生儿呼吸窘迫综合征（neonatal respiratory distress syndrome, NRDS）是指新生儿出生后经过短暂的自然呼吸后，继而发生呼吸短促、发绀、呼吸窘迫和呼吸衰竭症状。NRDS 以在肺内形成透明膜为主要特征，故又称肺透明膜病。本病较常见于早产儿、体重过低儿、过期产儿等。临床起病急，大多数在 24 小时内发病，死亡率较高，发病时出现严重的呼吸困难及发绀，输氧不能缓解，是新生儿常见的致死性疾病之一。

（一）病因和发病机制

新生儿呼吸窘迫综合征的病因不甚清楚，可能与肺泡发育不全、肺泡表面活性物质缺乏有关。肺泡表面活性物质由 II 型肺泡上皮细胞合成和分泌，具有降低肺泡表面张力的作用。肺泡发育不全，表面活性物质缺乏，使肺泡表面张力增加，肺顺应性降低，导致肺泡萎陷及气体交换障碍。气体交换障碍进一步引起缺氧、二氧化碳潴留、酸中毒和肺缺血，从而损伤毛细血管内皮细胞，使其通透性增加，造成血浆蛋白漏出。进入肺泡腔内的血浆蛋白凝集为透明膜，进一步影响气体交换，更加重了缺氧、二氧化碳潴留和酸中毒，肺血流灌注量更为减少，进一步影响肺表面活性物质的形成，引起恶性循环。

（二）病理变化

肉眼：两肺呈暗红色，含气量少，质地变实，投水下沉，肺重量和体积无明显改变，肺切面呈淤血和水肿状。光镜下：大部分肺泡萎陷，在部分呼吸性细支气管、肺泡管和肺泡的腔面贴附一薄层条带状、均匀红染无结构透明物（透明膜）。透明膜由血浆蛋白及崩解的上皮细胞构成。此外，有些病例肺间质和肺泡腔内有明显的出血。

★新生儿呼吸窘迫综合征的发生可能与肺泡发育不全、肺表面活性物质缺乏有关。病理变化以肺泡管及肺泡壁形成透明膜为主要病变特征。各肺叶均有不同程度的肺不张。

第六节 呼吸系统常见肿瘤

一、鼻咽癌

鼻咽癌（nasopharyngeal carcinoma）是鼻咽部黏膜上皮发生的恶性肿瘤。在我国属常见恶性肿瘤之一。本病可见于世界各地，我国以广东、广西、湖南、福建及台湾等省发病率最高，具有明显的地区性。男性多于女性，男女比例大约为 2∶1，发病年龄多在 40～50 岁，临床上患者常有鼻出血、鼻塞、耳鸣、听力减退、颈部肿块、复视和头痛等症状。

(一)病因和发病机制

鼻咽癌的病因不明,可能与环境、饮食、病毒感染、遗传因素有关。

1. **环境、饮食中的致癌物质** 在广东鼻咽癌高发区,水和粮食中的微量元素镍含量高于低发区。高发区居民食用咸鱼、鱼干、腊肠、腌肉、吸烟等直接接触或经体内合成亚硝酸盐类物质,可能与鼻咽癌发生有关。

2. **EB病毒感染** 大量证据显示,鼻咽癌的发生与EB病毒(Epstein-Barr Virus, EBV)感染有非常密切的关系。如在鼻咽癌细胞内检测到EB病毒DNA和EB病毒核抗原(Epstein-Barr virus nuclear antigen, EBNA)的存在,用EB病毒编码RNA探针、原位杂交法检测鼻咽癌细胞的EB病毒感染是一个非常敏感又能定位的方法(图8-10),尤其对以转移为首发的鼻咽癌病例,可以提高判断原发部位的准确性。鼻咽癌患者的血清中可出现高效价的抗EB病毒各种抗原的抗体,尤其是抗EB病毒壳抗原IgA抗体阳性率可达97%,因此,检测高危

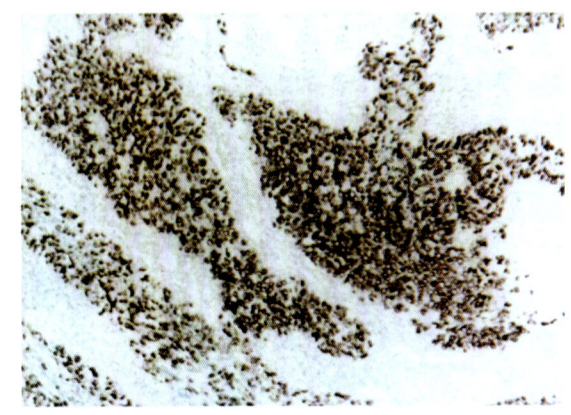

图8-10 鼻咽癌(EB病毒原位杂交)

EB病毒原位杂交阳性信号位于肿瘤细胞核上,呈深紫蓝色

人群中EB病毒壳抗原IgA抗体有助于鼻咽癌的诊断。但是EB病毒在鼻咽癌发生中是具有启动作用还是协助作用的问题,目前尚不清楚。

3. **遗传因素** 据调查,鼻咽癌的发病有明显的家族聚集性,与遗传因素有密切关系,如患者的兄弟、姊妹或父母也患或曾患鼻咽癌,孪生兄弟相继患鼻咽癌,移居国外的中国南方高发区居民仍有较高的发病率,这些现象提示鼻咽癌与遗传因素有关。国内成功地定位了鼻咽癌易感基因的精细位点,发现人类4号染色体4p15.14q12区域存在鼻咽癌的易感基因。

★鼻咽癌与环境、EB病毒感染、遗传因素有关。检测高危人群的EB病毒壳抗原IgA抗体有助于鼻咽癌的早期发现。

(二)病理变化

鼻咽癌的发生以鼻咽顶部最多见,其次是外侧壁和咽隐窝,前壁发生者少见,有时可多发。

肉眼:鼻咽癌呈结节型、菜花型、黏膜下浸润型及溃疡型四种形态。鼻咽癌以结节型最常见,黏膜下浸润型次之,溃疡型少见。早期常表现为局部黏膜粗糙或稍隆起,临床检查时不易被发现。黏膜下浸润型,癌组织在黏膜下浸润性生长,黏膜轻度隆起或完整无缺,原发癌难于被发现,甚至当颈部淋巴结转移癌已发生,鼻咽部原发癌仍未检出。

光镜下:鼻咽癌绝大部分起源于鼻咽黏膜柱状上皮的储备细胞。该储备细胞是一种原始的多能性细胞,既可分化为柱状上皮,也可分化为鳞状上皮。由正常鼻黏膜柱状上皮发展为浸润癌过程复杂,柱状上皮可经增生、非典型性增生、原位癌发展为浸润癌。

由于鼻咽癌组织结构复杂,以致分类意见不统一,现将较常见的组织学类型介绍如下:

1. **鳞状细胞癌** 依据细胞分化程度又分为角化型和非角化型鳞状细胞癌两类。角化型

鳞状细胞癌的癌巢细胞分层明显，棘细胞和细胞内角化清晰，并可见大量的角化珠。非角化型鳞状细胞癌多见，癌巢细胞分层多不明显，异型性大，大小、形状不一，呈多角形、卵圆形、梭形，胞质丰富，境界清楚，巢内无明显角化现象，少数细胞可见细胞间桥。

2. 未分化癌　较为多见。主要有两个亚型，一型癌细胞胞质丰富，癌细胞境界不清，往往形成合体状癌细胞巢。癌巢大小不等，形状不规则，与间质的界限不很清楚，癌巢内常有淋巴细胞和浆细胞浸润。癌细胞核较大，圆形或卵圆形，核内染色质少，使核呈空泡状，核内有一个或多个肥大清晰的核仁。核分裂象不多见（图8-11）。有时可找到巨大泡状核的癌细胞。另一型癌细胞弥漫性分布，癌巢不明显。癌细胞较小而且胞质少，呈圆形或短梭形，核圆形或卵圆形，浓染，核仁不明显。有时肿瘤组织主要由短梭形癌细胞组成，颇似小细胞肺癌。

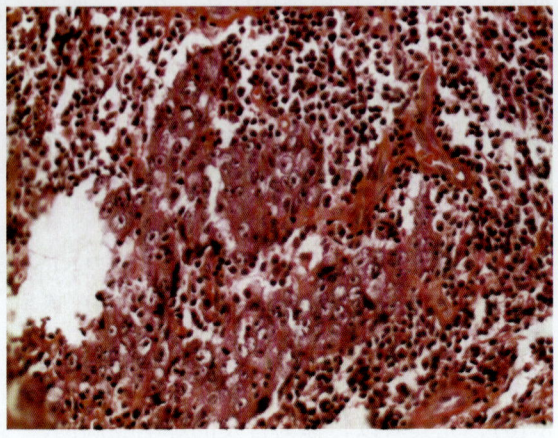

图 8-11　鼻咽未分化癌

癌巢不规则，境界不明显。癌细胞境界不清晰。核大，呈圆形或卵圆形，空泡状，有1～2个大的核仁

3. 腺癌　多数来源于鼻咽黏膜的柱状上皮，也可来源于鼻咽黏膜的浆液黏液混合腺的细胞。癌细胞排列成腺泡状或管状，根据腺体结构和细胞异型性可分为高分化、中分化和低分化三型。高分化腺癌极少见，包括柱状细胞腺癌、腺泡状腺癌，癌细胞排列成腺泡状或管状。低分化腺癌癌细胞呈不规则条索或片状排列，有时可见到腺腔样结构或围成腺腔的倾向。

★鼻咽癌有结节型、菜花型、黏膜下浸润型和溃疡型。溃疡型鼻咽癌易于发现，黏膜下浸润型不容易被发现。在鼻咽癌组织类型中，低分化鳞状细胞癌最常见，其次为泡状核细胞癌，其他类型均少见。

（三）扩散和转移

1. 直接蔓延　鼻咽腔与颅底骨毗邻，癌组织向上蔓延可破坏颅底骨，以卵圆孔处破坏最多见，其次为岩骨、斜坡、翼突等。晚期可破坏蝶鞍，并可经破裂孔侵入颅内，使第Ⅱ～Ⅵ对脑神经受累；向前扩展则侵入鼻腔甚至侵入眼眶；向后扩展则穿过鼻咽后壁侵犯上段颈椎；向外侧扩展可侵犯耳咽管而进入中耳。

2. 淋巴道转移　鼻咽黏膜固有层有丰富的淋巴管，故鼻咽癌早期可经淋巴道转移。约半数以上鼻咽癌患者以颈部淋巴结肿大而就诊，而原发癌尚小或不能查出。鼻咽癌淋巴道转移是先到咽后淋巴结，然后转移到颈深上淋巴结。咽后淋巴结和颈深上淋巴结的肿大可压迫第Ⅸ～Ⅻ对脑神经和颈交感神经，引起相应的症状。颈淋巴结转移常为同侧，其次为双侧，晚期转移也可见于腋窝淋巴结、纵隔淋巴结等。

3. 血道转移　较少见，常是较晚期转移的现象。可经血道转移到肝、肺、骨、肾和胰腺等处，也可转移到肾上腺、甲状腺及脑膜。

（四）临床病理联系

发病隐匿是鼻咽癌的临床特点之一。早期因肿瘤体积小，患者常无症状，易被忽略或误诊。常因同侧颈深上淋巴结转移，在胸锁乳突肌上段前缘出现质硬的无痛结节。随着肿瘤增长和浸润，侵犯及破坏颅底骨或压迫脑神经时，出现头痛、鼻塞、鼻出血、耳鸣和听力减退等症状。原发于鼻咽顶部的肿瘤较易引起鼻塞或涕血。原发于鼻咽腔侧壁，特别是咽隐窝时，可出现耳鸣、听力下降，检查时可发现分泌性中耳炎。头痛是最早出现的症状，常为持续性，偏于一侧头部，部位较固定，颅底骨或脑神经受侵犯时，头痛更加剧烈。鼻咽癌颈淋巴结转移率很高，晚期可因脑神经被压迫或侵犯出现相应症状，如视物模糊（视神经）、眼睑下垂（动眼神经）、面部麻木（三叉神经）、复视（主要为展神经）、吞咽困难（舌咽神经和迷走神经）、舌偏（舌下神经）等。鼻咽癌的治疗以放射治疗为主，疗效显著。

★鼻咽癌起病隐匿，容易在早期发生淋巴道转移。可出现头痛、鼻塞、鼻出血、耳鸣等症状。多数鼻咽癌分化程度低，对放射治疗敏感，疗效显著。EB病毒编码RNA探针检测对转移性鼻咽癌有诊断价值，对分析鼻咽癌的发病原因有重要意义。

案例 8-3

患者，男，56岁。既往身体健康。最近去看朋友，朋友无意中发现他右耳下明显大于左耳下同部位，触摸实性，界限似清楚，无压痛。患者前往医院检查。耳鼻喉科检查：鼻咽部黏膜光滑，未发现糜烂和溃疡，无肿物。口腔黏膜完整，无渗出，无溃疡。医生建议行肿物穿刺活检，以了解肿物性质。在全身检查后，进行了肿物局部的粗针穿刺活检。取材2针，固定在10%福尔马林液中送病理科进行检查。病理切片显示：送检组织中见脂肪、血管、纤维细胞，其内散在小团状增生的细胞。细胞体积大，胞质丰富，淡染，核大，类圆形，核膜厚，核仁大。医生考虑为转移性癌，进一步对肿瘤细胞进行了检查，获得增生细胞表达上皮细胞标记物如细胞角蛋白（cytokertin, CK）和上皮膜抗原（epithelial membrane antigen, EMA），细胞增生活跃，Ki-67标记指数高表达。关键是肿瘤细胞核表达EB病毒编码RNA（Epstein-Barr virus-encoded RNA, EBV-EBER）。医生考虑患者可能为鼻咽癌转移，除了局部检查外，对全身也进行了检查，均未发现异常。反复对鼻咽部进行检查，随访至3个月时，发现鼻咽部黏膜小灶性粗糙区，微白色。并取了活检，发现了与案例活检相似的异常细胞团，并获得CK、EMA及EB病毒编码RNA阳性表达。

问题
1. 患者所患疾病是什么？
2. 如何解释耳下肿块与鼻咽部病变的关系？
3. 对耳下肿物活检所见应该给出的病理诊断是什么？
4. EB病毒编码RNA阳性的意义何在？

二、肺癌

肺癌（carcinoma of the lung）是来源于支气管黏膜上皮、支气管腺体和肺泡上皮的恶性肿瘤，因绝大多数起源于支气管黏膜上皮，故肺癌实际上为支气管癌。肺癌是常见的恶性肿瘤之一。许多国家统计资料显示，近半个世纪以来，肺癌的发病率和死亡率呈明显的上升趋势，在工业发达国家大约每10年增加1倍。近年来，我国肺癌的发病率和死亡率也有明显的上升趋势，发病年龄绝大多数在40～75岁，并且随着年龄增长而发病率上升。男性多于女性，但近年来女性肺癌的发病率也有所增加。

（一）病因和发病机制

肺癌的病因学研究一直受到高度重视。目前认为，肺癌的病因较为复杂，肺癌发生与下列因素有关。

1. 吸烟　吸烟是目前国际公认的引起肺癌发生的最危险因素之一。国内外大量研究和流行病学资料表明，吸烟者比不吸烟者的肺癌发生率高25倍，80%～90%的男性肺癌与吸烟有关。开始吸烟的年龄越早，日吸烟量越大，发生肺癌的危险性越大。戒烟后患肺癌的危险性随戒烟时间的延长而逐渐降低。用烟草焦油涂抹动物支气管或暴露于纸烟燃烧的烟雾中均可诱发动物发生肺癌。烟雾中含有20多种致癌物，如烟碱、焦油、3,4苯并芘、亚硝胺以及镍、砷等，与肺癌的发生有关。

2. 大气污染　国内外统计资料表明，空气污染程度与居民肺癌发生有一定关系。在大城市和工业区肺癌的发病率和死亡率较高。城市大气污染主要来自工厂排出的废气、煤炭、柴油、汽油等大量燃烧后的烟尘以及生活废气。污染的空气中含有苯并芘、二乙基亚硝胺等致癌物。我国曾对恶性肿瘤地区分布进行调查，发现所有的工业城市居民肺癌死亡率高出其附近农村的2～4倍。肺癌的死亡率与空气中3,4苯并芘含量呈正相关。在房屋装修时使用的低劣装饰材料中，含有氡和氡子体，这些物质可被吸入肺内，成为肺癌发病的危险因素。

3. 职业因素　肺癌的发生与某些职业有关，如长期从事橡胶、石棉、铀矿、锡矿工人肺癌发生率较高，这与长期接触某些化学致癌物和放射性物质有关。此外，EB病毒、人乳头状瘤病毒与肺癌发生的关系目前受到重视。

★肺癌实际是支气管癌，是一种常见的、发病率逐渐增高的恶性肿瘤，病因虽然不明确，但是吸烟、大气污染与肺癌发生有密切关系。

（二）病理变化

1. 肉眼类型　肺癌的肉眼形态多种多样。根据肺癌发生的部位将其分为三种类型。

（1）中央型：最为常见，占肺癌的60%～70%。肿瘤位于肺门部（图8-12），由主支气管或叶支气管发生，肿瘤自管壁长出，呈息肉状、乳头状突向管腔，或浸润管壁，围绕管壁生长并向周边扩展，形成巨大肿块，使支气管管壁局部增厚，管腔狭窄或闭塞。周围肺组织被肿瘤侵犯而变实，呈灰白色，肿块与肺组织分界不清楚，病变远端支气管常扩张，管腔充满黏液，此型肺癌可较早转移到肺门淋巴结。

（2）周围型：占肺癌的30%～40%。肿瘤位于肺叶周边部（图8-13），常发生于肺段或以下支气管，在近胸膜的肺周边组织形成孤立的癌结节，直径2～8cm。因肿瘤接近脏胸膜，进一步发展可侵犯脏胸膜。

（3）弥漫型：此型肺癌临床上较少见，占肺癌的2%～5%。癌组织沿肺泡弥漫性浸润，累及肺大叶或大叶的一部分。肿瘤呈灰白色，无数小结节密布于肺组织，外观类似于小叶性肺炎的外观。

2. 组织学类型　肺癌的组织学分型方法较多。世界卫生组织（World Health Organization，WHO）的分类标准将肺癌分为鳞状细胞癌、腺癌、小细胞癌、大细胞癌、腺鳞癌、类癌及其他七种类型，其中还分为许多亚型，与近年来肺癌分子生物学的研究成果更趋于一致。根据组织学来源更具体地划分出各种类型，对肺部肿瘤的诊断、治疗和预后判断将起到重要的

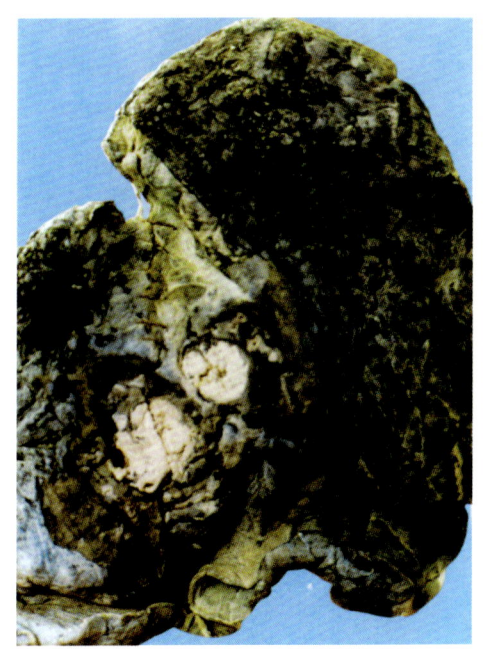

图 8-12　中央型肺癌

肺叶切除标本。支气管旁 2 个灰白结节，界限欠清，质硬

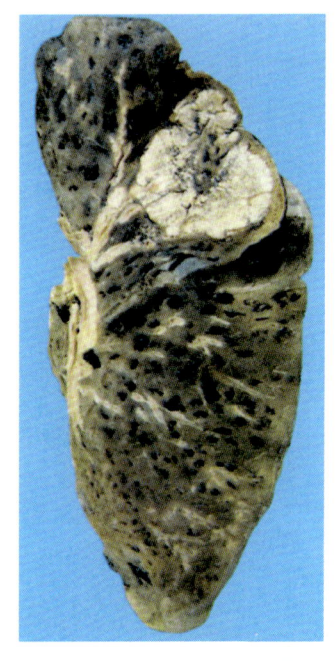

图 8-13　周围型肺癌

肺内近脏胸膜处的界限清楚的肿瘤结节，灰白色

指导作用。实际上，40%～50% 的肺癌表现为单一的组织学形态，其余为不同类型癌的混合体。现分别介绍常见类型的肺癌。

（1）鳞状细胞癌：为最常见类型，占肺癌的 40%～50%。在中央型肺癌中肺鳞癌占 80%～90%，患者多有吸烟史，老年男性占绝大多数。肿瘤好发于肺门处较大的支气管，由该处支气管黏膜上皮在上皮增生、鳞状上皮化生的基础上癌变而来。肿瘤通常呈灰色或白色，实性程度依据纤维化的程度而不同。中央有局部碳素颗粒沉着，肿瘤可长至很大，形成空洞。此型肺癌生长缓慢，转移较晚，预后相对较好。根据分化程度不同可分为高分化、中分化和低分化三种类型。高分化鳞癌癌巢内角化珠明显，细胞间桥清楚。中分化鳞癌癌巢界限尚清楚，有角化现象，但不见角化珠形成。低分化鳞癌癌细胞排列紊乱，不形成明显癌巢，癌细胞异型性明显，无角化珠形成，细胞间桥不明显。

（2）腺癌：占肺癌的 25% 左右，女性多见，与吸烟关系较小。腺癌多数为周围型，肿瘤常在肺边缘部形成直径 2～4cm 的肿块，与肿块相近的胸膜常被累及。高分化腺癌由柱状或立方上皮细胞组成腺腔样结构，也可增生呈乳头状结构，可伴有黏液分泌。低分化腺癌的瘤细胞排列成实性团块或条索，偶见黏液或腺腔样结构。细支气管肺泡细胞癌也称肺泡细胞癌，为特殊类型腺癌，具有单纯的细支气管肺泡样生长方式，并且无间质、血管或胸膜侵犯。癌细胞呈单层或多层高柱状，细胞核大小均匀，无明显异型性，位于细胞基底部，胞质丰富。癌细胞多沿细支气管和肺泡壁生长，形成腺样结构（图 8-14），肺泡结构保持完整不被破坏。此型肺癌临床治疗效果及预后常不如鳞癌。

（3）小细胞癌：为肺癌恶性程度最高的一型，发病率仅次于肺鳞癌和腺癌，占肺癌的 15%～20%。患病年龄较轻，多有吸烟史。肿瘤好发于肺门附近的大支气管，生长迅速，远处转移发生得早，存活期大多不超过 1 年。癌细胞体积小，大小较一致，似淋巴细胞，有些细呈短梭性或多角形，胞质极少，形似裸核（图8-15）。有些癌细胞一端稍尖，形似燕麦，又称燕麦细胞癌。癌细胞常密集成群，由纤维结缔组织分隔，有时癌细胞围绕小血管排列，可出现假菊形团结构。电镜下，癌细胞内可见大量神经内分泌颗粒，具有神经内分泌细胞特点，属肺神经内分泌癌，故认为小细胞癌起源于支气管黏膜和腺上皮的嗜银细胞（Kulchitsky细胞）。临床上，肺小细胞癌可产生多种激素如促肾上腺皮质激素、抗利尿激素、降钙素、5-羟色胺等。免疫组化显示瘤细胞神经烯醇化酶、嗜铬素A、突触素等阳性。此型癌易转移，对化疗较敏感。

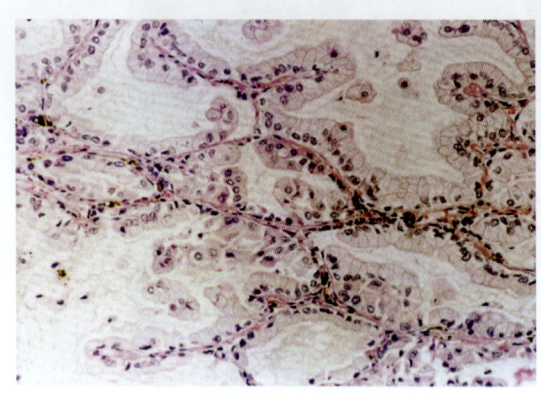

图8-14 肺腺癌

肺泡管和肺泡异常扩张，内壁衬以单层或多层柱状癌细胞，形成腺样结构。肺泡间隔完整。癌细胞大小相近，胞质丰富，大部分核位于基底。细胞异型性较小

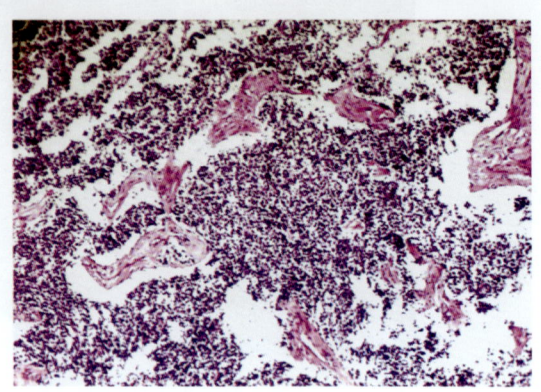

图8-15 肺小细胞癌

癌细胞呈短梭形，胞质少，癌细胞密集成群，由结缔组织分隔

（4）大细胞癌：又称大细胞未分化癌，占肺癌的10%左右，恶性程度高，早期发生转移。主要特点是癌细胞体积大、胞质丰富，癌细胞高度异型性，核深染或核奇异，可见畸形核、多核及巨核的瘤巨细胞（图8-16）。光镜下癌组织无任何小细胞癌、腺癌和鳞癌分化的组织学形态特征。

（5）腺鳞癌：较少见，占肺癌总数的10%左右。此型肺癌通常发生于肺的周围，肺癌组织中含有腺癌和鳞癌两种成分，且在数量上大致相等。

（6）肉瘤样癌：少见，癌组织分化差，高度恶性。根据其细胞形态特点和构成成分不同可分为多形性癌、梭形细胞癌、巨细胞癌、癌肉瘤和肺母细胞瘤等亚型。

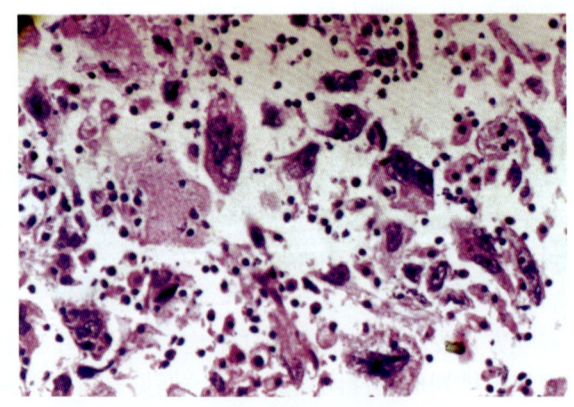

图8-16 肺大细胞癌

肿瘤由胞质丰富的大细胞组成，癌细胞异型性明显，可见多核瘤巨细胞

★中央型肺癌最常见，占肺癌的60%~70%，以鳞癌和小细胞癌多见。周围型肺癌占30%~40%，以腺癌为主。小细胞癌来源于嗜银细胞，属神经内分泌癌，恶性程度高，转移早，对化疗、放疗敏感。鳞状细胞癌与吸烟关系密切，腺癌多为非吸烟者。

（三）扩散途径

肺癌的扩散途径有直接蔓延、淋巴道转移和血道转移三种途径。

1. 直接蔓延　主要向纵隔、心包、横膈和胸膜等处直接侵犯。肺癌部位不同，蔓延的部位及后果不同。中央型肺癌可侵及纵隔、心包、肺动静脉、食管等处，或沿支气管向同侧或对侧肺组织蔓延。肺尖部肺癌可侵犯或压迫颈交感神经、臂丛神经，可引起颈交感神经丛综合征（霍纳综合征）和臂痛等症状。周围型肺癌易侵胸膜、胸壁，可引起胸腔积液。

2. 淋巴道转移　为肺癌的主要转移途径。癌细胞侵入淋巴管，然后转移到肺门淋巴结、纵隔气管旁淋巴结，还可转移到锁骨上、腋窝、颈部淋巴结。有时癌细胞到达胸膜下淋巴丛，引起胸膜广泛转移。因癌细胞大量侵入淋巴管，形成大量的淋巴管癌栓，在胸膜下形成实体性癌条索。

3. 血道转移　肿瘤组织破坏静脉系统后，瘤细胞进入体静脉，可引起血道转移。小细胞癌比鳞癌和腺癌更易发生血道转移。有时血道转移癌引起的症状先于原发癌症状。肺癌血道转移最常见的部位是脑、肾上腺、骨以及肝、肾、脾等脏器。

★肺癌易发生淋巴道转移，首先转移至肺门淋巴结，再扩散到锁骨上等部位淋巴结；血道转移的常见部位是脑。

（四）临床病理联系

肺癌的临床表现主要为癌在局部浸润生长、蔓延扩散引起的症状和少见的肺外表现。肿瘤在局部浸润生长引起的局部症状因肿瘤生长部位、大小、发展阶段不同而异。周围型肺癌早期无症状，而中央型肺癌症状出现较早，最常见症状为癌组织刺激支气管黏膜引起的阵发性刺激性呛咳。如肿瘤体积增大压迫或阻塞支气管，可引起局限性肺萎陷或并发肺部感染。癌组织破坏支气管黏膜出现痰中带血或咯血。肿瘤侵及胸膜可引起胸腔血性积液。位于肺尖部肺癌侵及或压迫颈交感神经时，表现为眼睑下垂、眼球凹陷、瞳孔缩小、患侧无汗和感觉障碍（霍纳综合征）。脑转移可引起头痛、呕吐和偏瘫。骨转移可引起剧烈疼痛。有些肺癌，尤其是肺小细胞癌可有异位内分泌作用，引起一些特殊的肺外症状。小细胞肺癌可因5-羟色胺分泌过多引起类癌综合征，表现为哮喘样支气管痉挛、皮肤潮红、阵发性心动过速、水样腹泻等。肺癌还可引起骨关节肥大和杵状指（趾）。

★肺癌主要表现为肿瘤局部浸润或压迫引起的症状。患者可有咳嗽、痰中带血、胸腔血性积液。肺尖部肺癌可引起霍纳综合征。有些肺癌可有异位内分泌作用。小细胞肺癌可引起类癌综合征。

（五）早期诊断

肺癌患者预后大多不良，早发现、早诊断和早治疗对于提高治愈率和生存率至关重要。早期肺癌可分为：①管内型，肿瘤呈息肉样突向管腔；②管壁浸润型，肿瘤浸润支气管及其周围组织，支气管结构仍可辨认；③管壁周围型，肿瘤呈球性，直径小于3cm，肿瘤与周围分界清楚，与支气管关系密切。以上三型均无淋巴结转移。对于40岁以上的成年人，特别是有长期吸烟史伴咳嗽、痰中带血、胸痛等症状者，要提高警惕，及早做痰液脱落细胞学检查、影像学检查或纤维支气管镜检查，对肺癌早期诊断有重要价值。

★早期肺癌分为管内型、管壁浸润型和管壁周围型。对高危人群定期做痰液脱落细胞学检查或纤维支气管镜检可提高早期肺癌的诊断率。

> **知识链接**
>
> 　　肺癌的临床进展在于靶向治疗。靶向治疗依赖于靶向检测。如非小细胞肺癌时需要检测 ALK 基因重排，其是酪氨酸激酶抑制剂克唑替尼疗效预测指标。BRAF 基因突变（exon 15）为 BRAF 抑制剂如维罗非尼（vemurafenib）及表皮生长因子受体单抗如西妥昔单抗（爱必妥）的疗效预测指标；V600E 突变与甲状腺乳头状癌预后相关。KRAS 基因突变（exon 2）是酪氨酸激酶抑制剂如易瑞沙（吉非替尼）、特罗凯（厄罗替尼）的疗效预测指标。酪氨酸激酶抑制剂如吉非替尼（易瑞沙）、厄罗替尼（特罗凯）及表皮生长因子受体单抗如西妥昔单抗的疗效预测指标。KRAS 基因热点突变（codon 12、13）提示酪氨酸激酶抑制剂如易瑞沙（吉非替尼）、特罗凯（厄罗替尼）及表皮生长因子受体单抗如爱必妥（西妥昔单抗）的疗效预测指标。以上检测所需费用大部分已在国家医保范围之内。

（关真民　段旭艳）

第九章

消化系统疾病

> **学习目标**
>
> 1. 掌握消化性溃疡的病因和病理变化；病毒性肝炎的病因及基本病理变化；门脉性肝硬化的病理变化；原发性肝癌的病理类型和病理变化。
> 2. 熟悉消化性溃疡的并发症；病毒性肝炎的临床病理类型及病变特点；门脉性肝硬化的临床病理联系。
> 3. 了解门脉性肝硬化的病因和发病机制；原发性肝癌的病因及发病机制。

消化系统由消化管和消化腺组成。消化管包括口腔、食管、胃、肠及肛门。消化腺包括涎腺、肝、胰及消化管的黏膜腺体等。消化系统与外界直接相通，可成为多种病原微生物和毒素侵入人体的门户，所以消化系统是人类疾病发病率较高的一个系统。消化系统的常见病、多发病主要有胃炎、溃疡病、肠炎、肝炎、肝硬化、胰腺炎、胆管炎、胆石症等。消化系统肿瘤中的食管癌、胃癌、大肠癌及肝癌都属于我国常见肿瘤。本章主要讲述消化系统常见疾病。

第一节 慢性胃炎

慢性胃炎（chronic gastritis）是一种常见病、多发病，其发病率在胃病中居首位。慢性胃炎是由各种致病因素引起的胃黏膜慢性非特异性炎症，病变部位以胃窦为主。

一、病因和发病机制

慢性胃炎常见病因包括：①幽门螺杆菌（helicobacter pylori, Hp）感染：幽门螺杆菌为从慢性胃炎患者胃黏膜上皮表面或腺体内的黏液层中分离出的一种微弯曲的棒状革兰阴性杆菌，经研究证明它可破坏胃黏膜的防御屏障，故认为它是慢性胃炎的一种病原因素；②长期慢性刺激：如烫食、烈酒、浓碱食物、辛辣食物、水杨酸类药物等；③幽门括约肌功能失调：其导致的十二指肠液反流破坏了胃黏膜的屏障；④自身免疫损伤：部分萎缩性胃炎（A型）患者血清中有抗壁细胞抗体和抗内因子抗体，因而认为某些萎缩性胃炎的发生与自身免疫有关；⑤急性胃炎的经久不愈；⑥吸烟。

二、类型和病理变化

根据病变的不同，慢性胃炎可分为浅表性、萎缩性、肥厚性和疣状胃炎四类。

（一）慢性浅表性胃炎

慢性浅表性胃炎（chronic superficial gastritis）又称慢性单纯性胃炎，为胃黏膜最常见的病变，国内胃镜检出率高达 20%～40%。病变常发生在胃窦部，胃镜可见病变呈多灶性或弥漫性分布，黏膜充血、水肿、深红色，表面有灰白或灰黄色黏液性分泌物，有时可见点状出血或糜烂。光镜下见病变位于黏膜浅层（黏膜层的上 1/3），有水肿、点状出血及局部黏膜上皮坏死脱落，浸润的炎症细胞主要为淋巴细胞、浆细胞，有时可见少量嗜酸性粒细胞及中性粒细胞。

（二）慢性萎缩性胃炎

根据慢性萎缩性胃炎（chronic atrophic gastritis）的发生是否与自身免疫有关分为 A、B 两型。A 型的发病与自身免疫有关，又称为自身免疫性胃炎，多伴有维生素 B_{12} 吸收障碍及恶性贫血，病变主要位于胃底和胃体。B 型的发病与自身免疫无关，不伴有维生素 B_{12} 吸收障碍及恶性贫血，病变主要在胃窦部，为我国常见类型。两型胃黏膜病变基本相同。

胃镜下可见黏膜由正常的橘红色变为灰色或灰绿色；胃黏膜变薄；皱襞变平或消失，与周围正常胃黏膜界限清楚；病变处因黏膜变薄，黏膜下小血管清晰可见。光镜下见腺体萎缩，腺体变小并有囊状扩张，腺体数目减少或消失，常出现上皮化生。在胃底和胃体病变区壁细胞和主细胞消失，由类似幽门腺的黏液分泌细胞所取代，称为假幽门腺化生。在幽门窦病变区，胃腺体上皮细胞被杯状细胞、肠吸收上皮细胞和潘氏细胞所取代，形态酷似肠黏膜腺体，称为肠上皮化生（图 9-1）。黏膜固有层内有淋巴细胞和浆细胞浸润。上皮化生的细胞可出现异型性，目前认为肠上皮化生与肠型胃癌的发生关系密切。

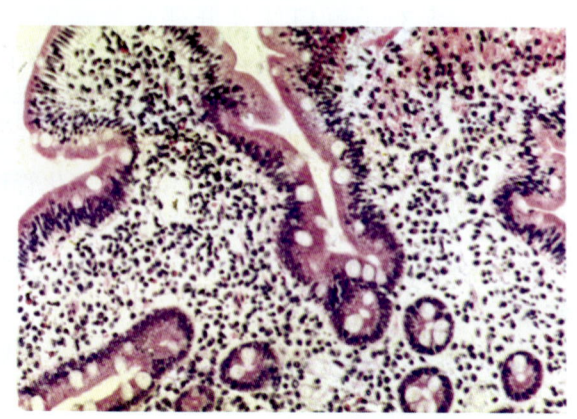

图 9-1 慢性萎缩性胃炎伴肠化生

胃黏膜腺体减少，被覆上皮和腺体内出现杯状细胞，即肠上皮化生。间质内大量浆细胞、淋巴细胞浸润

（三）慢性肥厚性胃炎

慢性肥厚性胃炎（hypertrophic gastritis）病变发生于胃底和胃体部。胃镜可见黏膜层增厚，皱襞肥大、加深似脑回。光镜下见胃腺体增生肥大，有时见增生腺体穿过黏膜肌层，增生的腺体有时以黏液细胞为主，有时以壁细胞为主，有时是两者的混合。腺体间有淋巴细胞和浆细胞浸润。

（四）慢性疣状胃炎

慢性疣状胃炎（gastritis verrucosa）是指胃黏膜表面有很多结节状、痘疹状突起的一种慢性胃炎。病变多见于胃窦部，突起为圆形、卵圆形或不规则形，直径 0.5～1.0cm，高约 0.2cm，中心有凹陷，形如痘疹。病变活动期光镜下可见突起中央的胃黏膜上皮变性、坏死和脱落，并有急性炎性渗出物覆盖其表面。病变修复时局部黏膜上皮再生修复，有时可见再生修复的上皮呈不典型增生。

三、临床病理联系

慢性浅表性胃炎患者因病变较轻，常无明显症状，有时可出现轻度的消化不良、上腹部不适或隐痛。慢性萎缩性胃炎由于胃腺萎缩，胃液分泌减少，患者可出现明显的食欲下降、消化不良、上腹部不适或疼痛等。A型慢性萎缩性胃炎患者因内因子缺乏，维生素B_{12}吸收障碍，常发生恶性贫血。慢性肥厚性胃炎由于腺体增生肥大，分泌大量胃酸，患者常有上腹部烧灼感、疼痛及反酸。有肠上皮化生的萎缩性胃炎可发生癌变。

第二节　溃疡病

溃疡病是以胃或十二指肠黏膜形成慢性溃疡为特征的一种常见病、多发病。因其发生与胃液消化有关，故又称慢性消化性溃疡（chronic peptic ulcer）。一般十二指肠溃疡较胃溃疡多见，前者占70%，后者仅占25%，两者并存的复合性溃疡较少见，约占5%。患者多为青壮年，即20～50岁，男性多于女性，男女发病比例约为3.9∶1～8.1∶1。主要临床表现为周期性上腹部疼痛、反酸、嗳气、上腹部饱胀感等。本病呈慢性经过，常反复发作。

一、病因和发病机制

溃疡病的病因和发病机制目前尚未完全明了。多数人认为溃疡的形成是由于胃液的消化能力增强和（或）胃、十二指肠黏膜防御屏障功能的破坏引起，尤其是后者可能起主要作用。

在正常情况下，胃、十二指肠黏膜具有很强的防御屏障功能。胃黏膜防御屏障功能包括下列几个方面：①胃黏膜表面有碱性黏液层，能中和胃酸，同时也可避免胃酸、胃蛋白酶直接接触黏膜，防止对黏膜的侵蚀；②胃黏膜表层细胞具有两层类脂和蛋白分子组成的细胞膜，能防止胃酸回渗；③胃黏膜浅层细胞之间的紧密连接也能防止胃酸侵入；④黏膜细胞在损伤后具有较强的再生能力，能保证黏膜的完整性和屏障功能；⑤健全的黏膜血液循环可维持旺盛的细胞代谢和再生能力；⑥黏膜合成前列腺素，有利于维持良好的黏膜血液循环。当各种因素造成上述黏膜防御屏障的破坏时均可导致消化性溃疡的发生。近年来发现幽门螺杆菌感染和非类固醇药物如阿司匹林等均可导致黏膜上皮细胞的损伤及黏膜缺血。吸烟也可损害黏膜的血液循环，降低黏膜防御屏障的作用。在这些情况下，正常的胃酸水平，甚至于低于正常者也可引起溃疡。

伴有高胃酸的溃疡病患者其发病可能和胃液的消化能力增强有关。卓-艾综合征（Zollinger-Ellison syndrome）的患者由于其胰岛细胞瘤分泌大量胃泌素而使胃酸分泌高达正常的10～20倍，此类患者常伴有溃疡的形成，说明胃酸分泌过多在胃、十二指肠溃疡的发病中也起重要作用，甚至在黏膜防御屏障正常时也可形成溃疡。

在精神紧张、忧郁、长期过度脑力劳动等情况下，大脑皮质功能失调，自主神经、内分泌功能紊乱，可导致：①下丘脑垂体前叶肾上腺皮质活动增强，释放皮质激素增多，导致胃酸、胃蛋白酶分泌过多，黏液分泌减少；②迷走神经兴奋性异常，可导致胃泌素分泌增多或胃蠕动减弱，最终导致胃酸分泌增加；③交感神经兴奋性增高，使胃、十二指肠平滑肌和血管痉挛，黏膜缺血，黏膜更易被消化而发生溃疡。因此，认为精神因素是溃疡病发病和复发的一个重要因素。

有报道O型血的人群胃溃疡的发病率高于其他血型1.5～2倍，体外实验也证实了幽门螺杆菌易于攻击表面有 O 型血抗原的细胞。

★溃疡的形成是由于胃液的消化能力增强和（或）胃、十二指肠黏膜防御屏障功能的破坏引起。精神因素是溃疡病发病和复发的一个重要因素。

二、病理变化

肉眼：胃溃疡多发生于胃小弯侧近幽门部，胃窦部尤为多见。常为一个，呈圆形、椭圆形，直径多小于 2cm，边缘整齐，形如刀切，黏膜皱襞从溃疡向周围呈放射状，底部平坦洁净，溃疡深浅不一，可穿过黏膜下层，深达肌层甚至浆膜层。溃疡处的黏膜至肌层可完全被破坏，由肉芽组织或瘢痕组织取代（图 9-2）。有些溃疡切面呈斜漏斗状，贲门侧较深，呈潜掘状，幽门侧较浅，呈阶梯状，其形成与胃蠕动方向有关。

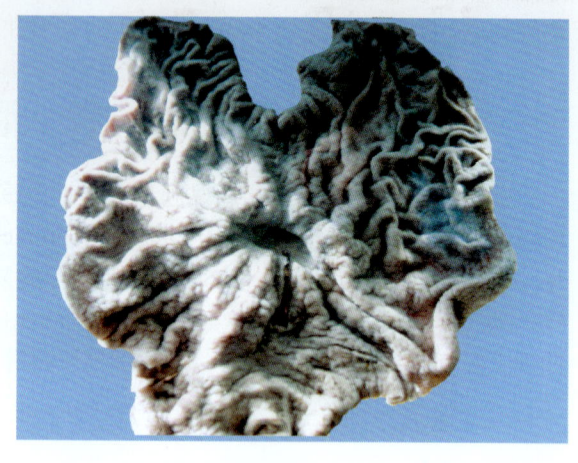

图 9-2 胃溃疡（大体）

胃小弯侧中部可见一个不规则溃疡，溃疡边缘整齐，黏膜平坦

光镜：慢性溃疡底部从表面向深部依次由四层构成（图 9-3）。第一层是溃疡表面的渗出层，主要由中性粒细胞和纤维素构成。第二层为坏死层，由红染的无结构坏死组织构成。第三层为肉芽组织层，主要由成纤维细胞和毛细血管组成。第四层为瘢痕组织层，主要由胶原纤维和纤维细胞组成（图 9-4）。在瘢痕组织中常见小动脉发生增殖性动脉内膜炎，使小动脉管壁增厚，管腔狭窄，并常伴血栓形成。此种病变可防止溃疡出血，但却造成局部供血不足而妨碍溃疡愈合。另外，在溃疡边缘常可见到黏膜肌层与肌层粘着。溃疡底部的神经节细胞及神经纤维常发生变性和断裂，有时神经纤维断端可呈小球状增生（创伤性神经瘤），这是溃疡病疼痛的主要原因。

十二指肠溃疡多发于十二指肠球部近幽门环处前后壁，形态与胃溃疡相似，但一般较小，直径多在 1cm 之内，较浅。

第九章 消化系统疾病

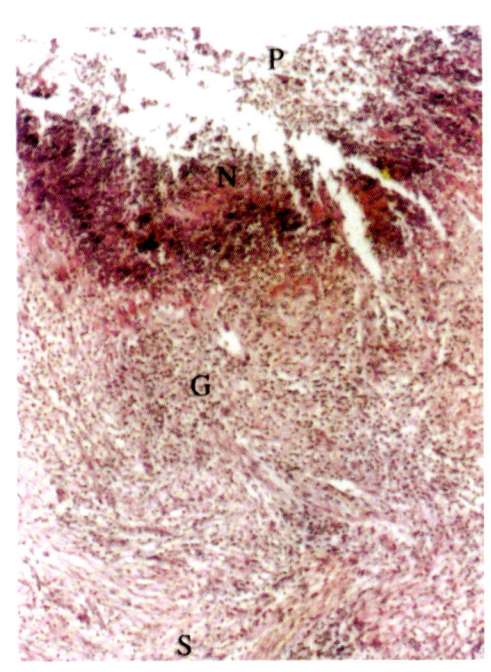

图 9-3　胃溃疡（光镜下）
显示溃疡病典型的四层结构。表面为中性粒细胞及纤维素渗出（P），其下为坏死带（N），第三层为增生的肉芽组织（G），基底为瘢痕层（S）

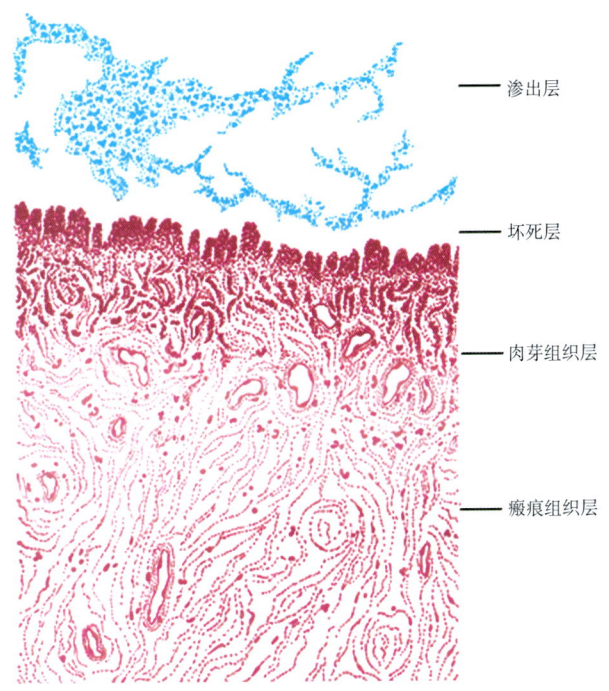

图 9-4　溃疡病的四层结构模式图

渗出层
坏死层
肉芽组织层
瘢痕组织层

三、结局和并发症

（一）愈合

多数患者溃疡可愈合。溃疡表层的渗出及坏死物质被吸收和排除后，底部肉芽组织增生填满溃疡，周围黏膜上皮再生，覆盖溃疡面而愈合。

（二）并发症

1. 溃疡出血　是最常见的并发症，约有 1/3 的患者发生出血。十二指肠溃疡出血较胃溃疡略多，是由于溃疡侵蚀较大血管或溃疡底部肉芽组织内较小血管的破裂所致。当溃疡底部的毛细血管破裂时，可造成小量出血，大便潜血试验可呈阳性。较大血管破裂时，可导致黑便或呕血，甚至失血性休克危及生命。

2. 穿孔　由溃疡穿透胃壁或十二指肠壁所致，发生率为 5%。十二指肠壁较薄，穿孔比胃溃疡多见。发生急性穿孔时，如穿孔孔径较大，胃肠液溢入腹腔，导致弥漫性腹膜炎。若为慢性穿孔，因穿孔前溃疡底部已与周围组织或器官粘连，故穿孔后常引起局限性腹膜炎。

3. 幽门梗阻　发生率为 3%。因溃疡经久不愈，形成的瘢痕组织可导致幽门狭窄、梗阻。十二指肠溃疡或幽门前溃疡亦可因组织炎性水肿或幽门括约肌痉挛使胃内容物暂时性通过困难，但此种梗阻经保守治疗后可缓解。

4. 癌变　很少见，发生率约为 1%。多为经久不愈的胃溃疡，溃疡边缘黏膜上皮和腺体反复遭受刺激导致增生癌变。十二指肠溃疡几乎不发生癌变。

四、临床病理联系

本病症状以上腹部疼痛、嗳气、反酸和呕吐为特征。尤以上腹部疼痛为主。疼痛呈钝痛、刺痛或烧灼痛。部分患者疼痛与饮食有关,胃溃疡的疼痛常发生于餐后0.5~2小时,至下一餐前消失。十二指肠溃疡的疼痛发生在餐后3~4小时或夜间空腹时。疼痛主要是胃酸刺激溃疡面暴露的神经末梢以及引起胃壁平滑肌痉挛所致。疼痛呈周期性发作,常与气候变化有关,如冬末春初时易发病。嗳气、反酸和呕吐是由于胃酸刺激引起胃幽门括约肌痉挛、胃逆蠕动以及胃内容物排空困难而发酵有关。

案例 9-1

患者,男,47岁。1年前开始间断性出现上腹部疼痛,呈钝痛,空腹时加重,进食后可缓解,无夜间痛,同时伴有反酸、嗳气、烧心,未服药。3天前饮酒后腹痛加重,呈绞痛,向后背部放射,伴有恶心,无呕吐。行胃镜检查示十二指肠球部溃疡,为求进一步诊治入院。

体格检查:体温36.8℃,脉搏84次/分,呼吸16次/分,血压120/80mmHg。神志清,语言流利,皮肤、黏膜未见异常,浅表淋巴结未触及肿大。双肺呼吸音清晰,未闻及干湿啰音,心率84次/分,节律规整,腹平软,上腹部压痛,无反跳痛及肌紧张,墨菲征阴性,肝肋下未触及。双下肢无水肿。胃镜检查:食管黏膜光滑;胃窦、胃体黏膜光滑,色泽红白相间,以红为主;十二指肠球部前壁可见1.0cm×1.2cm大小的溃疡,底覆厚白苔,周边充血水肿明显。

问题:
1. 此患者的诊断依据是什么?
2. 此患者所患疾病需与哪些疾病相鉴别?

第三节 非特异性肠炎

非特异性肠炎(nonspecific bowel disease)病因不明,病理学上无特异性改变,且有一些共同的临床特征,如呈慢性经过、反复发作等,因而又称为非特异性炎症性肠病。

一、局限性肠炎

局限性肠炎(regional enteritis)是一种原因未明的、主要侵犯消化道的全身性疾病,又称克罗恩病(Crohn disease)。好发于青壮年,病变主要累及回肠末段,其次为结肠、近段回肠及空肠等处,消化管其他部位及口腔亦可受累。病变常呈节段性局限性肠炎。此病可发生在任何年龄,20~40岁和60~70岁为两个年龄高峰。

(一)病因与发病机制

病因及发病机制尚未完全明了,近年发现本病伴有免疫异常现象。在患者的血液中可检测到抗结肠抗体。在病变部位用免疫荧光和酶标方法证明有这种免疫复合物的存在,并有补体 C_3 的沉积,临床使用糖皮质激素可使本病缓解。

（二）病理变化

肉眼：肠壁充血水肿、隆起、增厚变硬，黏膜呈铺路卵石样改变，可伴有多发性息肉形成；裂隙状溃疡形成，溃疡之间黏膜正常；肠腔狭窄，以回肠末端形成长管状狭窄最典型，狭窄处肠壁弥漫性增厚；肿块形成，由于肠浆膜与肠系膜的炎症和纤维组织增生，常导致与邻近脏器粘连，肠袢因粘连扭曲而形成"肿块"，易误诊为肿瘤。

光镜：肠壁水肿，以黏膜下层最为明显。肠壁各层有大量淋巴细胞、浆细胞和中性粒细胞浸润，有时黏膜下层可形成淋巴滤泡。裂隙状溃疡表面覆以坏死组织，溃疡可深达肌层甚至浆膜层，常并发肠瘘。约半数以上病例有肉芽肿形成。肉芽肿由类上皮细胞、多核巨细胞及炎症细胞构成，但无干酪样坏死，据此可与结核性肉芽肿鉴别。

（三）临床病理联系

患者有腹痛、腹泻、腹部肿块等临床表现，部分患者可出现肠穿孔、肠瘘形成及肠梗阻。患者常有免疫异常，血液中有抗结肠抗体，故认为其发病可能与免疫损伤有关。

二、慢性溃疡性结肠炎

慢性溃疡性结肠炎（chronic ulcerative colitis）是发生于结、直肠的慢性复发性炎症。本病多见于中青年，男女均见。病变多累及直肠、乙状结肠，亦可出现肠外病变，如口腔黏膜溃疡等。初起为急性过程，以后反复发作转为慢性，临床上有腹痛、腹泻、黏液和脓血便等症状，缓解和加重交替进行，持续数年。

（一）病理变化

肉眼：病变初期，结肠黏膜充血，有点状出血及小脓肿形成。脓肿扩大，黏膜表层坏死脱落形成表浅小溃疡。病变进一步发展，黏膜大片坏死，形成大溃疡。残存的肠黏膜充血、水肿和增生，形成假息肉。

光镜：炎症限于黏膜层和黏膜下层，有中性粒细胞、淋巴细胞、浆细胞、嗜酸性粒细胞浸润及隐窝脓肿形成。溃疡底部可见急性血管炎，血管壁呈纤维素样坏死，边缘黏膜有不典型增生。晚期肠壁有大量纤维组织增生。

（二）临床病理联系

患者有腹痛、腹泻、黏液便和血便，可发生结肠周围脓肿、腹膜炎、中毒性巨结肠及癌变等并发症。发病早、病程长者癌变率高。本病的病因不明，现多认为是一种自身免疫性疾病。

第四节 阑 尾 炎

阑尾炎（appendicitis）是发生于阑尾的一种化脓性炎症。临床上有右下腹部疼痛、发热、呕吐、白细胞计数增多、麦氏点压痛、反跳痛等表现。根据病程分为急性和慢性两种。

一、病因和发病机制

细菌感染和阑尾腔的阻塞是阑尾炎发病的两个主要因素。阑尾是一条细长的盲管，管腔狭小，加之阑尾壁富含神经组织，阑尾根部有类似括约肌的结构，故受刺激时易于收缩，使管腔更为狭窄。一旦肠内容物进入阑尾腔，很容易阻塞潴留，导致黏膜损伤。

★当阑尾黏膜受损伤后,细菌侵入引起炎症反应,但无特定的病原菌,常为肠腔内的大肠埃希菌、肠球菌和链球菌等。阑尾遭受炎症刺激后,管腔更加狭窄,腔内压力增加,静脉回流受阻,组织缺血、缺氧,更加重了黏膜损伤和细菌的感染。

二、病理变化

(一)急性阑尾炎

急性阑尾炎有三种主要类型。

1. 急性单纯性阑尾炎(acute simple appendicitis) 为早期病变。病变以阑尾黏膜和黏膜下层较重。肉眼:阑尾外形正常或轻度肿胀,浆膜面轻度充血并失去正常光泽,腔内有少量渗出液。光镜:黏膜上皮可见一个或多个缺损,黏膜层内有中性粒细胞浸润和纤维素渗出,黏膜下各层有炎性水肿。

2. 急性蜂窝织炎性阑尾炎(acute phlegmonous appendicitis) 亦称急性化脓性阑尾炎。常由单纯性阑尾炎发展而来。肉眼:阑尾明显肿胀,浆膜明显充血,表面覆以灰黄色脓苔,阑尾壁增厚伴腔内积脓,阑尾周围的腹腔内有局限性腹膜炎改变。光镜:阑尾各层均有充血、水肿,大量中性粒细胞弥漫浸润及纤维素渗出。阑尾浆膜层有纤维素和中性粒细胞渗出(图9-5)。

3. 急性坏疽性阑尾炎(acute gangrenous appendicitis) 为一种重型的阑尾炎。随着炎症的加剧,阑尾因腔内阻塞积脓,腔内压力增高及系膜静脉受累而发生血栓性静脉炎等,可引起阑尾壁血液循环障碍,阑尾壁发生坏死,继发腐败菌感染,形成坏疽。肉眼:阑尾呈暗红色或紫黑色,质脆,常导致穿孔。

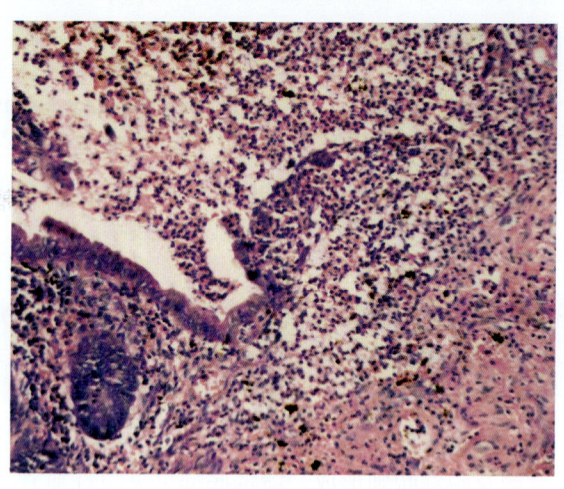

图9-5 急性蜂窝织炎性阑尾炎

阑尾黏膜部分坏死脱落,溃疡形成,阑尾腔内、黏膜下及肌层可见多量中性粒细胞浸润

★急性阑尾炎依病变累及的深度和程度分为单纯性、蜂窝织炎性和坏疽性阑尾炎三种,后两者易合并穿孔。

(二)慢性阑尾炎

慢性阑尾炎多由急性阑尾炎转变而来,也可一开始呈慢性经过。肉眼:阑尾细小,质硬,浆膜纤维性增厚或呈纤维粘连。阑尾壁厚薄不等,少数阑尾腔内有异物。光镜:固有层腺体稀少,淋巴组织增生,阑尾壁纤维组织增生,慢性炎症细胞浸润。

三、临床病理联系

急性单纯性阑尾炎由于炎症未累及浆膜,只有阻塞、痉挛和阑尾腔内压力增高等变化,故临床上只有恶心、呕吐及不定位的上腹部疼痛或脐周疼痛。急性蜂窝织炎性阑尾炎由于炎症已累及浆膜层甚至壁腹膜,患者除有全身表现外,右下腹麦氏点处出现剧烈的压痛、反跳痛及肌紧张。坏疽性阑尾炎表现更加剧烈，当合并穿孔时，可出现弥漫性腹膜炎的表现。慢性阑尾炎患者可无不适或仅有隐痛，当急性发作时，可出现明显的右下腹部疼痛。

★急性单纯性阑尾炎临床症状较轻，有上腹部疼痛或脐周疼痛。急性蜂窝织炎性阑尾炎患者除有全身表现外，麦氏点剧烈的疼痛、压跳痛、反跳痛及肌紧张为其特点。坏疽性阑尾炎表现更加剧烈，当合并穿孔时，可出现弥漫性腹膜炎的表现。

四、结局和并发症

急性阑尾炎如能及时治疗，预后良好，少数因治疗不及时或机体抵抗力过低可出现并发症或转变为慢性阑尾炎。并发症中主要有因阑尾穿孔而引起的弥漫性腹膜炎和阑尾周围脓肿，炎症迁延可形成阑尾周围炎性包块。少数可因并发阑尾系膜血栓性静脉炎，含菌血栓脱落并沿门静脉血流入肝而发生栓塞性肝脓肿。如阑尾腔近端闭塞，可形成阑尾积水、积脓或形成阑尾黏液囊肿。

第五节 病毒性肝炎

病毒性肝炎（viral hepatitis）是由肝炎病毒引起的以肝实质变性、坏死为主要病变的一种传染病。目前已知的肝炎病毒有甲型、乙型、丙型、丁型、戊型、庚型。世界各地均有散发和流行，我国是发病率较高的地区之一。其中乙型肝炎较多见，约占50%。男女发病率无明显差异。任何年龄均可发病，但甲型肝炎多见于青少年；乙型和丙型肝炎多见于成人；戊型肝炎则多见于孕妇。

一、病因及发病机制

目前对肝炎病毒已比较清楚，包括由甲型到庚型六种肝炎病毒。其特性及传播途径见表9-1。

表9-1 各型肝炎病毒的特点

肝炎病毒	病毒类型	传播途径	发生肝硬化	潜伏期（周）
甲型（HAV）	RNA	消化道	无	2~6
乙型（HBV）	DNA	血液及体液	有	4~26
丙型（HCV）	RNA	血液及体液	有	2~26
丁型（HDV）	RNA	血液及体液	有	4~7
戊型（HEV）	RNA	消化道	无	2~8
庚型（HGV）	RNA	血液及体液	无	不详

乙型病毒性肝炎血清标记物检测的临床意义见表9-2。

表 9-2　乙型病毒性肝炎血清标记物检测的临床意义

检测指标	临床意义
表面抗原（HBsAg）阳性 e 抗原（HBeAg）阳性 核心抗体（抗 HBc）阳性	即大三阳，表明病毒复制活跃，传染性强
表面抗原（HBsAg）阳性 e 抗体（抗 HBe）阳性 核心抗体（抗 HBc）阳性	即小三阳，表明病毒复制减少，传染性弱
表面抗体（抗 HBs）阳性 e 抗体（抗 HBe）阳性 核心抗体（抗 HBc）阳性	过去感染或感染后期

肝炎病毒引起肝细胞损伤的机制尚未完全明确。甲型肝炎病毒可能通过细胞免疫机制而导致肝细胞损伤。乙型肝炎病毒导致肝细胞损伤的机制比较复杂。许多研究表明 HBV 主要通过细胞免疫反应引起肝细胞损伤，病毒在肝细胞内进行复制后逸出肝细胞入血。HBV 的一部分抗原结合于肝细胞膜，使肝细胞表面的抗原性发生改变。致敏的 T 细胞与肝细胞表面的抗原结合，发挥淋巴细胞毒性作用，溶解破坏肝细胞膜及与其结合的病毒抗原，因此，细胞免疫反应的强弱是决定肝细胞损伤程度的重要因素。如病毒毒力相同，免疫反应正常的人发生急性肝炎；免疫反应过强的人发生重型肝炎；免疫反应低下的人发生慢性肝炎；缺乏细胞免疫功能的人则成为病毒携带者。

二、基本病理变化

各型肝炎的基本病变基本相同，都是以肝细胞的变性、坏死为主，同时伴有不同程度的炎症细胞浸润，以及肝巨噬细胞增生、肝细胞再生及纤维组织增生。

（一）肝细胞变性、坏死

1. 肝细胞胞质疏松化和气球样变　开始时肝细胞内水分增加，细胞体积增大，胞质疏松、淡染，称胞质疏松化。进一步发展，肝细胞胀大呈球形，胞质几乎完全透明，称为气球样变（ballooning degeneration）。

2. 肝细胞嗜酸性变和嗜酸性坏死　常累及单个或数个肝细胞。肝细胞胞质水分减少而浓缩，嗜酸性染色增强，胞质颗粒性消失，称嗜酸性变。进一步发展，胞质更加浓缩，嗜酸性染色更强，胞核亦浓缩消失，最后形成红染的圆形小体，称为嗜酸性小体（acidophilic body 或 Councillman body）。

3. 肝细胞的溶解性坏死　由严重气球样变发展而来，细胞核固缩、核溶解消失，胞质溶解液化，最后细胞解体，称溶解性坏死（lytic necrosis）。根据坏死的范围及发生的部位不同分为：①点状坏死（spotty necrosis）：肝小叶内散在的灶状肝细胞坏死累及一个或几个肝细胞（图 9-6）。②碎片状坏死（piecemeal necrosis）：在肝小叶周边的肝细胞界板及汇管区出现的带片状或灶状坏死（图 9-7）。③桥接坏死（bridging necrosis）：小叶中央静脉与汇管区之间或两个小叶中央静脉之间出现肝细胞的带状坏死（图 9-8）。④大片状坏死：指几乎累及整个肝小叶的大范围的坏死，坏死多自小叶中央开始，向四周扩延，仅小叶周边部残留少数变性的肝细胞。

★病毒性肝炎的基本病变是以肝细胞的变性、坏死为主，同时伴有不同程度的炎症细胞浸润、肝细胞再生及纤维组织增生。点状坏死、碎片状坏死和桥接坏死是病毒性肝炎的典型坏死病变。

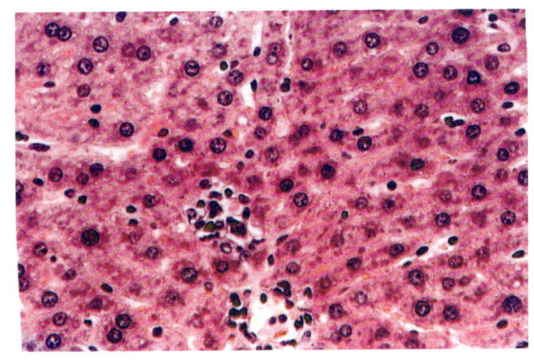

图 9-6　病毒性肝炎（点状坏死）

肝细胞胞质疏松化，中央为点状坏死，由炎症细胞浸润取代

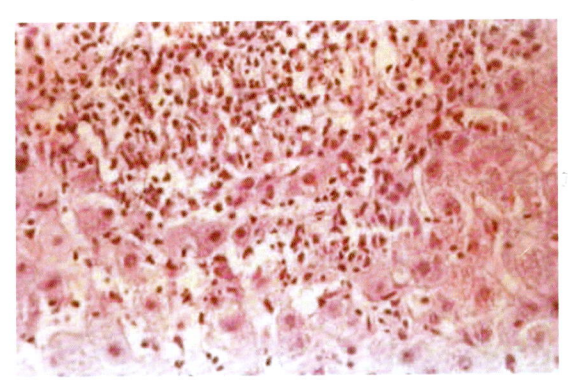

图 9-7　病毒性肝炎（碎片状坏死）

肝小叶周边的界板及汇管区肝细胞坏死

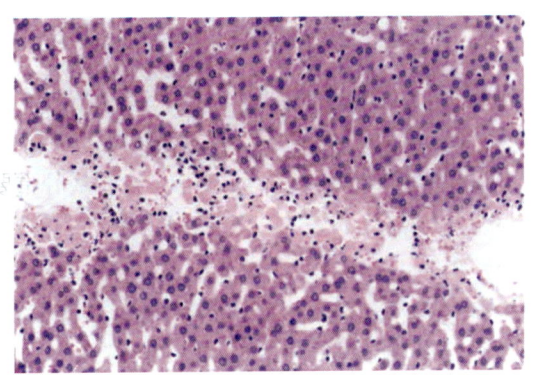

图 9-8　病毒性肝炎（桥接坏死）

显示两个小叶中央静脉之间的桥带状坏死

（二）炎症细胞浸润

在汇管区或小叶内常有不同程度的炎症细胞浸润。浸润的炎症细胞主要为淋巴细胞、单核细胞及少量的浆细胞、中性粒细胞。

（三）肝巨噬细胞增生、间叶细胞及成纤维细胞增生、肝细胞再生等

1. 肝巨噬细胞增生　增生的细胞胞质丰富，呈梭形或多角形，突出于窦壁或脱落于肝窦内，成为游走的吞噬细胞。

2. 间叶细胞及成纤维细胞增生　间叶细胞分化为组织细胞参与炎症细胞浸润，后期分化为成纤维细胞，参与损伤的修复。在反复发生严重坏死的病例，大量纤维组织增生可导致肝纤维化或肝硬化。

3. 肝细胞再生　当肝细胞坏死时，邻近的肝细胞可再生修复，再生的肝细胞体积较大，核染色深，有时可见双核。如肝细胞坏死而网状纤维支架存在，肝细胞可实现完全再生；如果肝细胞坏死重，网状纤维支架塌陷，再生的肝细胞排列紊乱而形成再生的肝细胞结节，称结节状再生。

4. 慢性患者在汇管区可见细小胆管的增生。

三、临床病理分型

目前病毒性肝炎的分型如下：

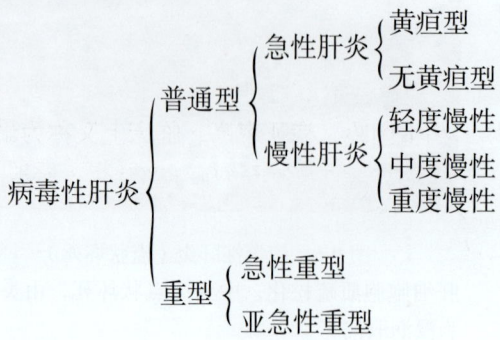

四、各型病毒性肝炎的病理变化、临床病理联系及转归

（一）急性（普通型）病毒性肝炎

最常见，临床上分为黄疸型和无黄疸型。两型病变基本相同。我国以无黄疸型居多，多为乙型肝炎，部分为丙型肝炎。黄疸型肝炎多为甲型、丁型、戊型，病变较无黄疸型略重。

肉眼：肝体积增大，包膜紧张，质软。光镜：①广泛的肝细胞胞质疏松化、气球样变和肝细胞的点状坏死为其特点。②可见单个或灶性的肝细胞嗜酸性变和嗜酸性小体的形成。③汇管区内及肝小叶内有淋巴细胞及单核细胞浸润。④可见再生的肝细胞。⑤黄疸型毛细胆管内有小胆栓形成，肝细胞胞质内可见胆色素沉积。

★急性病毒性肝炎是最常见的临床病理类型。广泛的肝细胞胞质疏松化、气球样变和肝细胞的点状坏死为急性病毒性肝炎的病变特点。

由于肝体积增大，肝被膜紧张，临床上可出现肝大、肝区疼痛和压痛。由于肝细胞坏死，肝细胞内的酶类释放入血，故血清谷丙转氨酶升高，同时还会引起多种肝功能异常。肝细胞坏死较严重时，肝细胞对胆红素的摄取、结合和分泌发生障碍，加之毛细胆管受压或胆栓形成等可引起黄疸。

急性肝炎大多在半年内可逐渐恢复。少数病例可发展为慢性肝炎，多为乙型和丙型肝炎。

（二）慢性（普通型）病毒性肝炎

病毒性肝炎病程超过半年者即为慢性。其中以乙型肝炎占绝大多数。丙型及丁型肝炎也可转为慢性。目前，我国将慢性肝炎分为轻、中、重三型。

1. 轻度慢性肝炎　光镜：肝细胞轻度变性、坏死，主要为点状坏死，偶见轻度的碎片状坏死；汇管区及肝小叶内有淋巴细胞及单核细胞浸润。汇管区周围纤维组织增生，肝小叶结构完整。

2. 中度慢性肝炎　光镜：肝细胞变性、坏死明显。出现特征性桥接坏死及中度的碎片状坏死。汇管区及肝小叶内炎症细胞浸润明显，且有纤维间隔形成，但小叶结构尚存。

3. 重度慢性肝炎　光镜：肝细胞坏死严重且广泛，有重度的碎片状坏死和桥接坏死。坏死区有肝细胞的结节状再生。小叶内坏死区和小叶周边部之间增生的纤维间隔互相连接，并分割肝小叶，开始有假小叶形成倾向。此型肝炎如不及时治疗，大部分转为肝硬化。少数病例在原有病变的基础上出现大片的肝细胞坏死可转变为重型肝炎。

★重度慢性肝炎的肝细胞坏死严重且广泛，有重度的碎片状坏死和桥接坏死，大部分转为肝硬化。

（三）重型病毒性肝炎

病情严重，根据起病急缓及病变程度的不同分为急性重型和亚急性重型两种类型。

1. 急性重型肝炎　少见。起病急，进展快，病情凶险，病死率高。临床上又称为暴发型或电击型肝炎。肉眼：肝体积明显缩小，尤以左叶为甚，重量减至600～800克，质地柔软，被膜皱缩。切面呈黄色或红色，故称为黄色或红色肝萎缩。光镜：肝细胞坏死严重、广泛，肝索解离，肝细胞溶解，出现弥漫性大片状坏死，呈现"一片荒凉"。肝血窦明显扩张充血并出血，肝巨噬细胞增生，并吞噬细胞碎屑及色素。小叶内和汇管区有多量淋巴细胞、单核细胞浸润，无明显的肝细胞再生。

★急性重型肝炎以肝细胞出现大片状坏死为特点。起病急，进展快，病情凶险，病死率高。患者主要死于肝衰竭，其次为消化道大出血、急性肾衰竭。

由于肝细胞的大片坏死，临床上可出现肝细胞性黄疸。凝血因子的合成障碍导致出血倾向。肝细胞对各种代谢产物的解毒功能发生障碍可导致肝衰竭。由于肝细胞坏死，释放大量组织因子可导致弥散性血管内凝血的出现。由于弥散性血管内凝血及胆红素代谢障碍还可导致肾衰竭（肝肾综合征，hepatorenal syndrome）。

急性重型肝炎多数在2周内死亡。死因主要为肝衰竭，其次为消化道大出血、急性肾衰竭等。幸存者可发展为亚急性重型肝炎。

2. 亚急性重型肝炎　多数是由急性重型肝炎迁延而来，或一开始病变就比较缓和，呈亚急性经过。少数病例可能由慢性肝炎转变而来。病程可达一至数月。肉眼：肝有不同程度的缩小，包膜皱缩，病程长者可形成大小不等的结节，质地变硬，切面呈黄绿色，其中可见红褐色或黄色坏死区。光镜：既有大片状坏死，又有肝细胞的结节状再生，坏死区网状纤维支架塌陷、融合及胶原化，形成较宽的纤维组织间隔，小叶内外有明显的炎症细胞浸润，小叶周边部小胆管增生，肝细胞和小胆管内有淤胆现象。本型肝炎如治疗及时，病变可停止；如继续发展，可发展为坏死后肝硬化或死于肝衰竭。

第六节　肝硬化

肝硬化（liver cirrhosis）是由多种原因引起的一种常见的慢性进行性肝病。其基本病变是肝细胞发生弥漫性的变性、坏死，继而出现纤维组织增生和肝细胞结节状再生。三种病变反复交错进行，使肝的正常小叶结构和血液循环途径逐渐被破坏和改建，形成假小叶，最后导致肝变形、质地变硬，形成肝硬化。临床上早期无症状，后期可出现不同程度的门静脉高压和肝功能障碍的表现。

★肝细胞弥漫性变性、坏死，继而出现纤维组织增生和肝细胞结节状再生为肝硬化的病变基础。

肝硬化目前尚未有统一分类。肝硬化按病因分类为：病毒性肝炎性、酒精性、胆汁性和隐源性。按形态分类为：小结节型、大结节型、大小结节混合型及不全分隔型（为肝内小叶结构尚未完全改建的早期硬变）。目前我国多使用结合病因、病变特点及临床表现的综合分类法，主要类型有：门脉性（相当于小结节型）、坏死后性（相当于大结节型或大小结节混合型）、胆汁性、淤血性、寄生虫性肝硬化等。其中门脉性肝硬化最常见，其次为坏死后性肝硬化，其他类型少见。

一、门脉性肝硬化

门脉性肝硬化（portal cirrhosis）属于小结节性肝硬化。

（一）病因和发病机制

1. **病毒性肝炎** 在我国病毒性肝炎是引起门脉性肝硬化的主要原因，尤其是乙型和丙型肝炎。国内资料统计，肝硬化患者 HBsAg 阳性率可达 76.7%。慢性乙型肝炎演变为肝硬化的年发生率为 0.4%～14.2%；慢性丙型肝炎患者中 20%～30% 的患者最终可发展为肝硬化。

2. **慢性酒精中毒** 是欧美国家引起肝硬化的主要原因。目前认为，酒精引起肝硬化，主要是由于其对肝细胞的直接毒性作用。酒精进入肝细胞会引起肝细胞脂肪变性和不同程度的肝细胞坏死及纤维组织增生，最终发展为肝硬化。

3. **营养缺乏** 动物实验表明，缺乏胆碱和蛋氨酸食物的动物可引起肝细胞脂肪变性，在此基础上可发展为肝硬化。

4. **毒物中毒** 许多毒性物质（砷、四氯化碳、磷、亚硝胺等）和药物（异烟肼、辛可芬、氯仿等）对肝细胞有损害作用，这些毒物长期作用可导致肝硬化。

上述各种因素导致了广泛的肝细胞变性、坏死及炎症，以后增生的成纤维细胞、局部的贮脂细胞产生胶原纤维，加之因肝细胞坏死，局部的网状纤维支架塌陷、融合胶原化而形成胶原纤维间隔。初期形成的纤维间隔尚未互相连接形成假小叶，称为肝纤维化，为可复性病变，病因消除后纤维化可被逐渐吸收。如果继续发展，小叶内和汇管区的纤维间隔互相连接，破坏和改建肝小叶的结构和血液循环途径，出现假小叶而形成肝硬化。

（二）病理变化

肉眼：在肝硬化的早中期，肝体积正常或稍大，质地正常或稍硬。肝硬化后期，肝细胞有不同程度的坏死和纤维组织增生，因此，肝体积缩小，重量减轻至 1000 克以下，质地变硬，包膜增厚，表面呈结节状，结节大小较一致，直径多在 0.1～0.5cm。切面可见圆形或椭圆形岛屿状的结节弥漫分布，结节周围有灰白色的纤维组织包绕，结节呈黄色（伴有脂肪变）或黄绿色（伴淤胆）（图 9-9）。

光镜：正常的肝小叶结构被破坏，由广泛增生的纤维组织将原来的肝小叶重新分割包绕，形成大小较一致的圆形或椭圆形的肝细胞团，称为假小叶（false lobule）。假小叶内肝细胞可发生不同程度的变性和坏死，也可见到肝细胞再生结节，肝细胞排列紊乱，小叶中央静脉偏位、缺如或出现两个以上的中央静脉，有时在假小叶内可见被包绕的汇管区，在周围包绕的纤维间隔内可见增生的小胆管、无明显管腔的假胆管及少量的慢性炎症细胞浸润（图 9-10）。

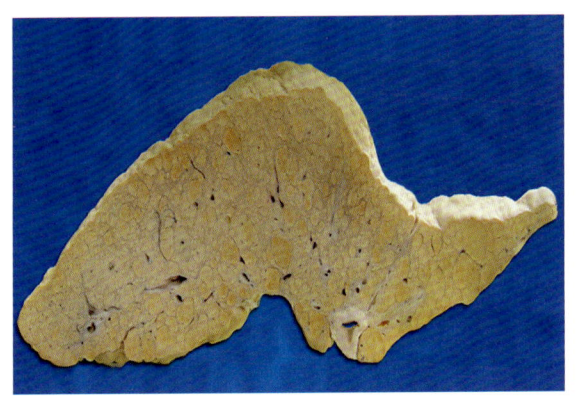

图 9-9　门脉性肝硬化（大体）

肝体积明显缩小，表面呈粗颗粒状。切面肝组织被分隔成大小不等的岛屿状，间隔较窄

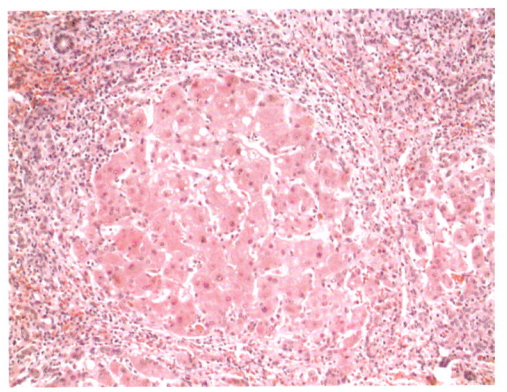

图 9-10　门脉性肝硬化（光镜下）

显示假小叶，假小叶内肝细胞排列紊乱，中央静脉消失。周围增生的结缔组织间隔厚薄不均

★门脉性肝硬化的光镜下改变是正常的肝小叶结构破坏，出现大小较近的圆形或椭圆形的假小叶，由纤维间隔均匀分割。

假小叶的形成及广泛的纤维组织增生使肝内的血液循环途径遭到破坏和改建，肝内血管网减少并形成异常的吻合支，导致门静脉血液回流受阻，肝细胞缺血、缺氧，加重肝细胞损伤，随之形成新的纤维间隔，使肝的病变反复进行性加重，最终导致临床上出现不同程度的门静脉高压和肝功能不全。

（三）临床病理联系

在肝硬化早期，肝功能处于代偿期，常无明显异常。临床表现不明显，亦可出现乏力、食欲下降、肝脾轻度肿大等症状。晚期进入失代偿，患者可出现不同程度的门静脉高压和肝功能不全。

1. 门静脉高压　正常的门静脉压力为 7～10mm/Hg。当压力超过 20～40mm/Hg 时即称为门静脉高压。门静脉血经小叶间静脉进入肝窦，肝窦中的血液经中央静脉进入小叶下静脉到肝静脉。肝硬化时出现如下病变：①广泛的纤维组织增生使肝窦闭塞，门静脉循环受阻（窦性阻塞）；②假小叶形成及纤维组织的压迫使小叶下静脉、中央静脉受压、闭塞，使肝窦内血流出受阻，致门静脉回流受阻（窦后性阻塞）；③肝动脉和门静脉之间形成异常吻合支，压力高的动脉血流入门静脉，致门静脉压力升高。

门静脉压力升高后首先引起胃、肠、脾淤血，继而形成侧支循环，出现腹水。

★门静脉高压时可出现脾大、胃肠道淤血、腹水和侧支循环的形成。

（1）脾大：门静脉高压出现后，脾静脉血液回流受阻，导致慢性脾淤血。脾大，质硬，被膜增厚，切面呈红褐色。光镜：脾窦扩张充血，脾索增宽，纤维化，脾小体萎缩。患者可出现脾功能亢进引起的贫血或出血等表现。

（2）胃肠道淤血、水肿：胃肠静脉回流受阻，黏膜淤血、水肿，导致消化、吸收功能障碍，患者出现食欲不振、消化不良、腹胀、腹泻等症状。

（3）腹水形成：腹水为草绿色清亮的漏出液，为肝硬化晚期最突出的症状。形成机制为：①门静脉高压，肠壁、肠系膜等处的毛细血管内压升高，血管壁的通透性也升高，使水、电解质及血浆蛋白漏入腹腔；②肝细胞受损，肝细胞合成血浆蛋白的功能降低，致使血浆胶体渗透压降低；③由于假小叶的形成及增生的纤维组织压迫小叶下静脉及淋巴管网，使窦内压升高，淋巴液生成增多而回流减少，过多的淋巴液从肝表面漏入腹腔；④由于肝细胞损伤，肝对醛固酮和抗利尿激素的灭活能力下降，使血液内醛固酮和抗利尿激素增多，导致水、钠潴留，促进腹水形成。另外，有效循环血量减少，醛固酮和抗利尿激素分泌增多，可进一步加重腹水形成。

（4）侧支循环的建立：正常时，门静脉的血流入肝并经肝静脉流入下腔静脉。门静脉高压形成以后，门静脉的血液回流受阻，此时门静脉和腔静脉系统间的吻合支逐渐扩张形成侧支循环，使部分门静脉的血经侧支循环回流入腔静脉。主要侧支循环有（图9-11）：①门静脉分支→胃冠状静脉→食管下段静脉丛→半奇静脉→上腔静脉→右心。这条侧支循环的形成常导致食管静脉丛曲张，破裂后可引起上消化道大出血，是肝硬化患者死亡的常见原因之一。②门静脉分支→脐静脉→脐旁静脉丛→一条经腹壁上静脉入上腔静脉，另一条经腹壁下静脉入下腔静脉。这条侧支循环的形成常导致脐旁静脉丛曲张形如"海蛇头"，胸壁静脉和腹壁静脉亦明显扩张、充盈，是门静脉高压的重要体征。③门静脉分支→肠系膜下静脉→直肠静脉丛→髂内静脉→下腔静脉。这条侧支循环的形成常导致直肠静脉丛曲张，破裂可引起便血，长期便血可引起贫血。

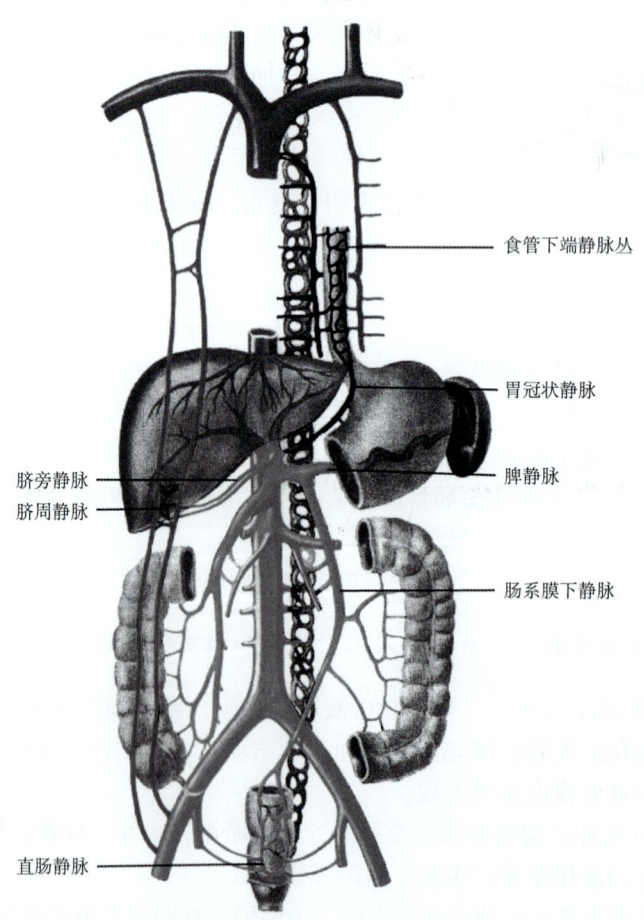

图9-11　肝硬化时侧支循环模式图

2.肝功能不全主要是肝细胞长期反复受损伤的结果，可引起下列临床表现。

（1）出血倾向：主要原因是肝合成凝血酶原、凝血因子和纤维蛋白原减少及脾功能亢进所导致的血小板破坏。临床上可出现鼻出血、牙龈出血、皮肤黏膜出血等。

（2）内分泌紊乱：由于肝细胞受损，对激素的灭活能力下降，使雌激素和雄激素的比例失调，引起性激素的紊乱。男性患者出现乳房发育、睾丸萎缩、性功能减退、不育等。女性患者可出现月经不调、不孕等。目前认为患者在面部、颈、上胸部、前臂、手背等处皮肤出现的蜘蛛痣及肝掌均与雌激素增多有关。

（3）黄疸：是晚期肝硬化患者重要的临床表现之一，多因肝内胆管的不同程度阻塞及肝细胞坏死引起。

（4）白蛋白合成障碍：肝硬化时肝细胞受损，导致血浆白蛋白含量明显减少，白蛋白与球蛋白的比值下降或倒置。

（5）肝性脑病：出现在肝硬化的晚期，是肝功能不全的严重后果，也是肝硬化患者的常见死因之一。

★肝功能不全时可出现出血、内分泌紊乱、黄疸、低蛋白血症和肝性脑病。

（四）结局

肝硬化是肝的一种慢性进行性疾病。早期应积极治疗、消除病因。某些患者肝内病变可以静止，增生的纤维组织可以消退，肝功能有所改善。即使肝硬化发展到相当程度，从形态结构上难以恢复正常，但由于肝有强大的代偿能力，只要及时治疗，可使病变停止发展，患者可在很长的时间内不出现症状。当肝硬化发展到晚期常预后不良，常出现一系列合并症而死亡。主要死因有肝性脑病、食管下段静脉丛曲张破裂大出血、肝癌及感染。

★肝硬化的主要死因有肝性脑病、食管下段静脉丛曲张破裂大出血、肝癌及感染。

二、坏死后肝硬化

坏死后性肝硬化（postnecrotic cirrhosis）多在肝细胞大片坏死的基础上形成，形态学表现为大结节型和大小结节混合型。

（一）病因

1.肝炎病毒感染　是此型肝硬化的主要原因。多由亚急性重型肝炎病程迁延数月至一年以上发展而来。少数慢性肝炎病例，肝实质反复破坏，坏死严重，在此基础上也可形成坏死后肝硬化。

★坏死后肝硬化多由亚急性重型肝炎发展而来。

2.毒物中毒　四氯化碳、砷、磷或某些药物中毒可引起肝实质的广泛、严重的坏死，进而出现纤维组织增生而发展为肝硬化。

（二）病理变化

肉眼：肝体积缩小，尤以左叶显著，重量减轻，质地变硬。表面有较大且大小不一的结节，最大者直径可达6cm，切面见结节周围有较宽的且宽窄不均的纤维条索包绕。严重者肝左叶极度缩小，使肝严重变形。光镜：正常的肝小叶结构破坏，代之出现大小不等的假小叶，在较大的假小叶内可见完整的肝小叶。假小叶内的肝细胞常有不同程度的变性、坏死和胆色素的沉积,假小叶周围的纤维间隔较宽且宽窄不一,其中炎症细胞浸润、小胆管增生较显著。

坏死后肝硬化病程较短,肝功能障碍比较明显,癌变率较高,预后较差。

★坏死后肝硬化多在肝细胞大片坏死的基础上形成。形态学表现为大结节型和大小结节混合型。病程较短,肝功能障碍比较明显,癌变率较高,预后较差。

三、胆汁性肝硬化

胆汁性肝硬化(biliary cirrhosis)是由肝内或肝外胆道阻塞,胆汁淤积引起的肝硬化,较少见。按原因不同分为原发性和继发性两类。

(一)原发性胆汁性肝硬化

原发性胆汁性肝硬化由肝内小胆管的慢性非化脓性坏死性胆管炎引起,很少见,多见于中老年女性。病因不明,目前认为本病可能与自身免疫反应有关,因为患者血液中 IgM、IgG 水平升高,血清中可检测出自身抗体,常伴有其他自身免疫性疾病。肉眼:早期肝增大,表面光滑,晚期肝体积缩小,呈细小颗粒状,黄绿色,中等硬度。光镜:早期汇管区小叶间胆管上皮细胞水肿、坏死、脱落,周围有淋巴细胞浸润及结核样肉芽肿形成,继而出现小胆管增生、淤胆,纤维组织增生,小叶周边的肝细胞常发生碎屑样坏死。晚期增生的纤维组织自汇管区经破坏的界板向小叶内延伸,并分割肝小叶,形成假小叶。临床上,因小胆管受阻而发生阻塞性黄疸。由于肠内胆汁减少,患者常出现脂肪泻、脂溶性维生素缺乏症。因脂肪代谢紊乱可引起皮肤黄色瘤。晚期可出现门静脉高压和肝功能障碍。

★原发性胆汁性肝硬化是由肝内小胆管的慢性非化脓性坏死性胆管炎引起的。

(二)继发性胆汁性肝硬化

继发性胆汁性肝硬化是由于肝外胆管阻塞,胆汁淤积,损害肝细胞引起的。肝外胆管阻塞的原因有胆结石、胆道肿瘤、胆道先天畸形等。另外,细菌逆行性感染引起胆管炎和胆道周围炎也是本病常见的原因。肉眼观和原发性胆汁性肝硬化相同。光镜:早期肝细胞肿胀,胞质疏松、透亮,呈网状,核消失,称网状或羽毛状坏死。毛细胆管扩张、淤胆、胆栓形成。有时毛细胆管坏死,胆汁外溢并充满坏死区,形成棕黄色的"胆汁湖"。汇管区小胆管及纤维组织增生,淋巴细胞和浆细胞浸润。增生的纤维组织连接邻近的汇管区,仅有少量的纤维组织向小叶内延伸、包绕,因此,假小叶形成不甚明显,肝小叶结构改建较门脉性肝硬化轻。因胆管感染所致的肝硬化汇管区可见明显的中性粒细胞浸润。

★继发性胆汁性肝硬化是由于肝外胆管阻塞,胆汁淤积,损害肝细胞引起。

四、寄生虫性和淤血性肝硬化

1. 寄生虫性肝硬化　寄生虫性肝硬化是由血吸虫及血吸虫卵寄生于门脉系统,肝内汇管区结缔组织增生所致。血吸虫成虫主要寄生于门脉系统,虫卵随血流阻塞门静脉的小分支,因此,病变主要分布在汇管区,肝左叶严重。慢性血吸虫病的慢性虫卵结节主要沉积于汇管区,使汇管区纤维组织增生十分显著,沿门静脉分支呈树枝状分布,称"干线型或管道型肝纤维化"。早期小叶结构破坏不明显。晚期,肝体积缩小,质地变硬,表面有浅沟纹形成,将肝分割成大小不等的区域,故又称"地图状分叶肝"。临床上,由于汇管区增生的纤维组织压迫了门静脉的分支，使血管腔狭窄闭塞，引起门静脉回流受阻，因此，门静脉高压出现早且严重。但由于肝细胞坏死轻，肝功能损害轻，肝性脑病少见。

2. 淤血性肝硬化　是由慢性充血性心力衰竭引起的慢性肝淤血所导致。早期，肝内中央静脉和肝血窦扩张充血，继而出现小叶中央部的肝细胞受压而萎缩消失，肝细胞索变窄或断离，小叶周边部的肝细胞发生脂肪变性甚至坏死，汇管区结缔组织增生，晚期出现肝硬化。

案例 9-2

患者，男，58岁。食欲不振5年，呕咖啡样物1天，意识错乱5小时。近5年来常有食欲不振、厌油食。1天前患者呕咖啡样物2次，呈喷射状，含有血凝块，总量约800ml，未排黑便。5小时前患者烦躁不安，衣冠不整，乱扔东西，随地便溺。1小时前患者处于熟睡状态，可以唤醒，但不能正确回答问题。

既往史：14年前患者患有乙型病毒性肝炎，经治疗后痊愈。5年前复查肝功能和肝炎病毒标志，除表面抗原、核心抗体及e抗体阳性外，其余结果均正常。4年前行腹部超声检查提示肝硬化。2年前行胃镜检查提示食管静脉曲张。无长期大量饮酒史。

体格检查：体温 37.0℃，脉搏90次/分，呼吸18次/分，血压100/60mmHg。嗜睡状态，压眶反射存在。面色灰暗黝黑，巩膜黄染。可见肝掌，颈部及前胸可见数枚蜘蛛痣。心、肺查体正常。腹部膨隆，肝肋下未触及，脾肋下3cm，移动性浊音阳性，肠鸣音正常。腱反射亢进及肌张力增强，扑翼样震颤（+）。

问题：
1. 该患者的临床诊断有哪些疾病？
2. 该患者的病史有何特点？是怎样演变的？目前发展到什么程度？

第七节　胆管炎、胆石症和胆囊息肉

一、胆管炎

胆道炎症多由细菌引起，主要累及胆管者称胆管炎（cholangitis），主要累及胆囊者称胆囊炎（cholecystitis）。两者又各分为急性和慢性。

（一）病因和发病机制

各种原因导致的胆汁淤积是本病的发病基础。淤胆时，胆汁的理化性质发生改变，可刺激胆管黏膜使其抵抗力降低，有利于细菌的侵入，同时淤胆还有利于侵入细菌的停留、繁殖，引起胆道的急性炎症。急性炎症如治疗不彻底或机体的抵抗力降低，可反复发作导致慢性炎症。细菌主要由肠腔经十二指肠乳头逆行进入胆管，感染的细菌多为大肠埃希菌、副大肠埃希菌；亦可经淋巴道或血液到达胆道，但较少见，感染的细菌主要为葡萄球菌。

（二）病理变化

1. 急性胆管炎和胆囊炎　两者病变基本相同。黏膜坏死、脱落，壁内有不同程度的中性粒细胞浸润。在胆囊者常伴有黏膜腺分泌亢进（卡他性胆囊炎）。病变继续发展，各层均有中性粒细胞弥漫浸润，浆膜面常有纤维素脓性渗出物覆盖（蜂窝织炎性胆囊炎）。如胆囊管阻塞，可引起胆囊积脓。如因痉挛、水肿、阻塞及淤胆等导致胆囊壁或胆管壁的血液循环障碍时，可引起局部出血、坏死（并继发腐败菌感染，引起坏疽性胆囊炎），甚至发生穿孔，引起胆汁性腹膜炎。

2. 慢性胆管炎及胆囊炎　多由急性反复发作迁延而来。胆管和胆囊黏膜多发生萎缩，各层组织中均有慢性炎症细胞浸润和纤维组织增生。有时由于胆囊壁反复受损伤，在修复过程中，黏膜上皮向囊壁内凹陷性生长，有时深达肌层，形成 Rokitansky-Aschoff 窦，在此基础上可发生癌变。

二、胆石症

在胆道系统中，胆汁的某些成分（胆色素、胆固醇、黏液物质及钙等）在各种因素的作用下析出、凝集，可形成结石。发生于胆管者称胆管结石，发生于胆囊者称为胆囊结石，统称胆石症（cholelithiasis）。

（一）病因和发病机制

胆结石形成的基本因素有胆汁理化性状的改变和感染，一般常为这两种因素联合致病。

1. 胆汁理化性质的改变　胆汁理化性状改变的最常见的原因为胆汁淤滞，游离的胆红素浓度增高，与胆汁中的钙结合形成不溶性的胆红素钙而析出。正常胆汁中的胆红素多与葡萄糖醛酸结合成酯类而不游离。大肠埃希菌等肠道细菌的葡萄糖醛酸酶可分解上述形成的酯类，使胆红素游离。胆汁中胆固醇含量过多呈过饱和状态则易析出形成胆固醇结石。正常情况下，胆汁中的胆固醇和胆盐、卵磷脂、蛋白质组成混合体胶粒混悬于胆汁中不易析出，如果长期进食高蛋白、高脂肪饮食使体内胆固醇增加，或由于某些肠道疾病丧失了胆盐，均会使胆汁中的胆固醇处于过饱和状态，促进胆固醇的析出形成结石。

2. 胆道炎症　细菌感染胆道导致的炎性水肿、炎症细胞浸润及纤维组织增生可使胆道壁增厚。炎症刺激还可导致胆道痉挛，两者均可引起胆道狭窄甚至闭塞，从而引起胆汁淤滞。此外，炎性渗出物、坏死脱落的细胞、细菌、寄生虫的虫卵及虫体等常作为结石的核心，促进结石的形成。

（二）结石的种类和特点

按组成成分可将结石分为色素性、胆固醇性及混合性结石三类。

1. 色素性结石　主要由胆红素钙组成，可含少量胆固醇，有泥沙样和砂粒状两种。后者常由多个 1~10mm 砂粒组成，多见于胆管。

2. 胆固醇性结石　主要由胆固醇组成，结石呈圆形或椭圆形，黄色或黄白色，表面光滑，剖面呈放射状，质轻软，常为单个，体积较大，直径可达数厘米，多见于胆囊。此类结石在我国较欧美少见。

3. 混合性结石　由两种以上主要成分（胆色素和胆酸）组成，以胆红素为主的混合性结石在我国最常见。结石常为多面体，少数呈球形，多种颜色，外层很坚硬，表面光滑或粗糙，切面成层。多见于胆囊和较大的胆管内，大小、数目不等，常为多个。

三、胆囊息肉

胆囊息肉（gallbladder polyp）多数属于非肿瘤性。胆囊息肉可有多种，有炎性、代谢性和增生性等，现分述如下。

（一）胆固醇性息肉

胆固醇性息肉（cholesterol polyp）为胆囊内局限性胆固醇沉着症。肉眼可见为胆囊黏膜多个小结状突起，直径为 1～15mm，质软，黄色，有蒂。光镜下显示病灶内有大片泡沫细胞，多分布于黏膜固有膜内。

（二）增生性息肉

增生性息肉（hyperplastic polyp）的息肉直径小于 5mm，呈棕灰色，有或无蒂，表面如绒毛状或颗粒状，常为多发性。光镜下为乳头状增生上皮，其发生率占胆囊息肉的 40%～90%。

（三）炎性息肉

炎性息肉（inflammatory polyp）的息肉直径为 3～15mm，呈灰红色或棕色，单个，无蒂。光镜下见固有膜内有慢性炎症、肉芽组织，伴间质水肿，表面覆以上皮或上皮已脱落。

（四）淋巴组织增生性息肉

淋巴组织增生性息肉也称慢性滤泡性胆囊炎，较少见。息肉直径小于 5mm，呈灰白色、圆形小结节，可为多个性，多达 20 多个。光镜下为增生的淋巴细胞，包括淋巴滤泡形成。

第八节　胃肠息肉

一、胃息肉

胃息肉（gastric poly）指胃黏膜局限性良性上皮性隆起性病变，是一种描述性术语。组织学分类主要分为增生性息肉和腺瘤性息肉，前者占 80%～90%。

（一）增生性息肉

增生性息肉（hyperplastic polyp）是一种黏膜再生性息肉，可发生于胃的任何部位，一般直径不超过 2cm，多数为单发，少数可为多发，部分有蒂，部分为广基。增生的腺管不发生不典型增生，一般无癌变倾向。

（二）腺瘤性息肉

腺瘤性息肉（adenomatous polyp）实际上是腺瘤，占息肉的 10%～25%，多数为单发，少数为多发，其直径不超过 3cm，好发部位为胃窦部。肉眼：呈有蒂、无蒂或扁平状。光镜：为肠上皮化生的腺管并伴有不同程度的不典型增生。息肉周围黏膜显示萎缩性胃炎改变。腺瘤性息肉有恶变倾向，尤其息肉直径超过 2cm、呈乳头状增生、伴有不典型增生者容易恶变。

二、肠息肉

肠息肉（intestine poly）分为腺瘤性息肉、乳头状息肉和结肠多发性息肉病。

（一）腺瘤性息肉

腺瘤性息肉（adenomatous poly）又称息肉样腺瘤，较为常见。胃肠道的息肉样腺瘤多发生在大肠，其中大约有 75% 发生在直肠及乙状结肠。多为单发，少数为多发。肉眼（图 9-12）：息肉直径一般在 2cm 以内，大多有蒂，呈圆形、椭圆形，表面光滑或分叶，色灰红或红，易出血。广基者体积较大。光镜：由增生的肠黏膜腺体组成。上皮细胞一般分化良好，偶尔细胞有异型性。但增生的腺上皮细胞并不侵入黏膜肌层，此型发展为癌者并不多见。

（二）乳头状腺瘤

乳头状腺瘤（papillary adenoma）亦称绒毛状腺瘤或绒毛状息肉，少见。可发生在肠的各

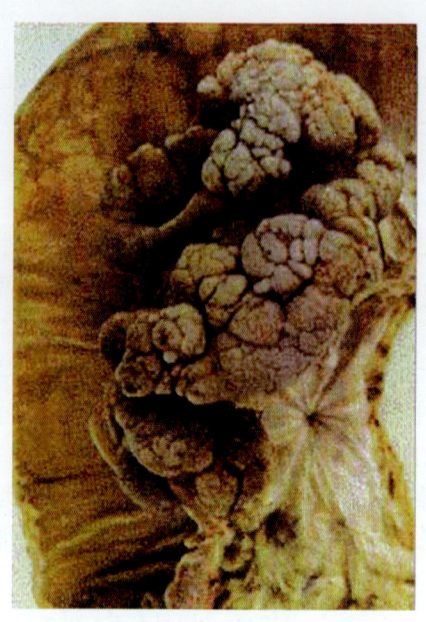

图 9-12 结肠腺瘤性息肉
结肠黏膜表面单发性息肉样隆起，息肉呈分叶状、桑葚样外观

段，但多见于直肠。常单发，体积一般比腺瘤样息肉大。肉眼：表面呈乳头状或绒毛状。基底部较宽，无蒂或有极短的蒂。乳头状或绒毛状突起的表面由一层或多层柱状上皮被覆，有不同程度的异型性。此型恶变率高于腺瘤样息肉。在有些腺瘤中，可见乳头状腺瘤和腺瘤性息肉的结构并存，称之为混合型腺瘤，其生物学行为与乳头状腺瘤近似。

（三）结肠多发性息肉病

结肠多发性息肉病（polyposis coli）又称先天性息肉病、遗传性息肉病、家族性息肉病、家族性腺瘤病，为少见的家族性显性遗传病，常发生于青年。肉眼：可见在结肠黏膜上有许多散在的约黄豆粒大的小息肉群。息肉有蒂或无蒂，其数目可达数十个、数百个，乃至数千个。以结肠的左半部最多，其次为右半部，直肠内最少。光镜：结构与腺瘤样息肉相同。临床症状均为腹痛、腹泻及便血，易于恶变。据报道常在出现息肉症状大约15年后发生结肠癌。

第九节　胰腺炎和胰腺癌

一、胰腺炎

胰腺炎（pancreatitis）是胰酶的自身消化作用所引起的胰腺疾病，系胰液内的胰蛋白酶原被激活成蛋白酶，后者又激活其他的酶，从而对胰腺发生自身消化作用，引起胰腺组织出血、坏死和炎症反应。

（一）病因

激活胰蛋白酶原的原因有：

1. 胆汁反流　当有胆石、蛔虫引起壶腹部阻塞或括约肌痉挛时，胆汁反流进入胰管，将无活性的胰蛋白酶原激活成胰蛋白酶。

2.胰液分泌亢进　暴饮暴食和酒精的刺激可引起胰液分泌增多，胰管内压增高，严重者可致胰腺小导管及腺泡破裂，释放出细胞溶酶体内的蛋白水解酶，激活胰蛋白酶原。

3.病毒感染、外伤、药物或休克供血不足可造成腺泡细胞损伤。

（二）分类

根据病程，胰腺炎可以分为急性和慢性两种。

1.急性胰腺炎（acute pancreatitis）　好发于中年男性，发病前常有暴饮暴食、酗酒或胆道疾病史，后者多见于女性。根据病变特点，急性胰腺炎分为两种：①急性水肿性（间质性）胰腺炎：较多见，多累及胰尾。胰腺肿大、变硬，间质充血、水肿及中性粒细胞、单核细胞浸润，腺泡细胞肿胀，导管扩张，有时可见局限性脂肪组织坏死，但无出血。此型预后好，经治疗可痊愈。②急性出血性胰腺炎：较少见，预后较差。胰腺肿大、质软，呈暗红色，分叶结构不清。胰腺、大网膜及肠系膜等处有散在黄白色脂肪坏死灶。胰腺组织大片坏死，间质小血管坏死、出血，胰腺内外脂肪组织坏死，可出现钙化。坏死灶周围可见中性粒细胞及单核细胞浸润，病情急者可无炎症细胞浸润。临床表现有腹痛、呕吐、休克（仅见于急性出血性胰腺炎）、血清和尿中淀粉酶和脂酶升高（可协助诊断），以及血清中钙、钾、钠离子降低及急性腹膜炎等。

2.慢性胰腺炎（chronic pancreatitis）　多由急性胰腺炎反复发作所致，亦有急性症状隐匿，发现时即为慢性。胰腺呈结节状，质较硬，胰管扩张，管内偶见结石。胰腺实质萎缩，有时仅见残余的胰岛，纤维组织大量增生，有淋巴细胞和浆细胞浸润。患者有上腹痛、脂肪泻。

二、胰腺癌

胰腺癌（carcinoma of pancreas）为发生在胰腺外分泌部位的恶性肿瘤，主要来自胰腺导管上皮细胞，少数来自腺泡细胞，是较少见的消化系统恶性肿瘤，但近年发病有增高的趋势。患者年龄多在40～70岁，男多于女。肿瘤的发生可能与吸烟、饮食因素及化学致癌物有关。近年发现一些患者有 *Kras* 基因点突变、*Cmyc* 过度表达及 *p53* 基因突变。

胰腺癌可发生于胰腺的头、体、尾部或整个胰腺，发病率分别为60%、15%、5%和20%。肿瘤大小不一，有的边界清楚，有的弥漫浸润，肉眼上很难与慢性胰腺炎相鉴别。组织学类型主要为腺癌（呈腺管样或腺泡样），少数为未分化癌或鳞状细胞癌。

胰腺癌可直接蔓延到邻近器官（胆管、十二指肠），经淋巴道转移到局部或远处淋巴结，经血道转移到肺。

患者最常见的初发症状为腹痛，以后因胆总管阻塞而出现进行性加重的黄疸，因癌侵入门静脉引起腹水、脾大及进行性消瘦。由于此癌难以早期发现，所以预后较差。

第十节　食　管　癌

食管癌（carcinoma of esophagus）是由食管黏膜上皮或腺体发生的恶性肿瘤，占食管肿瘤的绝大多数。发病年龄多在40岁以上，尤其以50～60岁居多，男多于女。在我国食管癌的发生有地区性分布特点，华北地区特别是太行山区附近，食管癌的发生率和死亡率在各种肿瘤中居首位。河南省林州（原称林县）是主要高发区之一。主要症状是哽噎和进行性吞咽困难，故祖国医学称之为噎膈。

一、病因

目前食管癌的病因尚未完全确定。可能与下列因素有关。

1. 饮食因素　在本病的病因中较为重要，曾认为过量饮酒、吸烟及食用过热饮食的习惯与本病的发生有关。

2. 化学致癌物　目前认为一些化学致癌物，特别是亚硝胺类化合物为食管癌发生的重要原因。在我国食管癌高发区调查发现，粮食及某些食品中亚硝胺及其前身物质的检出率明显高于非高发区。

3. 微量元素和维生素缺乏　我国食管癌高发区土壤中钼、锌、铜等微量元素比非高发区低，特别是钼的含量明显偏低。当地成年人体内某些维生素的水平也较低。目前认为这些物质的缺乏可能起促癌作用。

二、病理变化

食管癌以食管中段最常见，下段次之，上段最少。根据食管癌的发展过程，分为早期和中晚期食管癌。

（一）早期食管癌

指组织学上局限于食管黏膜表皮内或仅侵及黏膜层或黏膜下层的癌，尚未累及肌层。按侵入深度可分为原位癌、黏膜内癌和黏膜下癌，镜检几乎均为鳞癌。按肉眼形态学特征可分为隐伏型、糜烂型、斑块型和乳头型。早期食管癌无明显的症状，钡餐检查可见食管黏膜基本正常或局部轻度僵硬。经及时治疗预后较好，5年生存率达90%以上。近些年来，对高发区居民进行食管拉网收集食管黏膜上皮细胞进行细胞学检查，使早期食管癌患者获得了早期诊断和治疗。

★食管癌以食管中段最常见。局限于食管黏膜表皮内或仅侵及黏膜层或黏膜下层，尚未累及肌层的癌，称为早期食管癌。

（二）中晚期食管癌

指侵及食管肌层以外的癌，肉眼形态分为四型（图9-13）：

1. 髓质型　最多见。肉瘤组织向食管壁内浸润生长，使食管壁均匀增厚，管腔狭窄。切面癌组织为灰白色，质地较软，似脑髓组织，表面可形成浅表溃疡。

2. 蕈伞型　肿瘤为卵圆形扁平肿块，如蘑菇状突入食管腔内。切面灰白，浸透肌层者较

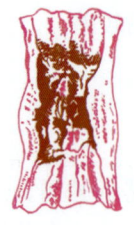
髓质型
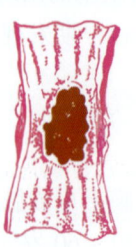
蕈伞型
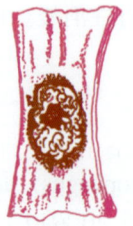
溃疡型
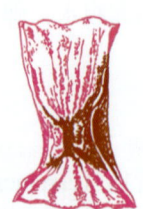
缩窄型

图9-13　食管癌肉眼分型模式图

其他类型少见。

3. 溃疡型　肿瘤表面形成溃疡，溃疡外形不整，边缘隆起，底部凹凸不平，深达肌层。

4. 缩窄型　癌组织在食管壁内呈浸润性生长，累及食管全周，形成明显的狭窄，其上端食管腔明显扩张。

光镜：中晚期食管癌的组织学类型有鳞状细胞癌、腺癌、小细胞癌及腺棘皮癌等类型。其中以鳞状细胞癌最常见。根据分化程度不同分为高分化鳞癌、中分化鳞癌、低分化鳞癌。腺癌次之。

★中晚期食管癌大体分为髓质型、蕈伞型、溃疡型和缩窄型，其中以髓质型最常见。光镜下以鳞状细胞癌最常见。

三、扩散方式

（一）直接浸润

癌组织可穿透食管壁直接侵入邻近组织和器官。食管上段癌可侵入喉、气管和颈部软组织；食管中段癌可侵入支气管、肺，当侵入支气管合并坏死后可形成食管气管瘘。食管下段癌可累及贲门、膈、心包等处。侵入食管黏膜下层的癌细胞可通过淋巴管网在管壁内扩散，在远离原发灶（可达 8cm）的黏膜下形成微小转移灶，因此，应仔细检查两侧切缘。

（二）淋巴道转移

为常见的转移方式，沿食管淋巴引流途径转移。上段癌常转移至颈及上纵隔淋巴结；中段癌常转移至食管旁或肺门淋巴结；下段癌常转移至食管旁、贲门旁或腹腔上部淋巴结。晚期，各段食管癌均可转移到锁骨上淋巴结。

（三）血道转移

主要见于晚期患者，以肝、肺转移最常见，也可转移到肾、骨或肾上腺等。

★淋巴道转移为食管癌的常见转移方式。

四、临床病理联系

早期食管癌多无明显症状，有时出现胸骨后疼痛、烧灼感、哽噎感，但均较轻微，易被忽视。随着病变发展，中晚期出现典型症状：进行性吞咽困难，以缩窄型最常见。晚期由于进食困难，逐渐出现恶病质，最后因全身衰竭死亡。少数患者可死于并发症。

★中晚期食管癌典型症状为进行性吞咽困难，以缩窄型最常见。

第十一节　胃　癌

胃癌（carcinoma of stomach）是消化系统中最常见的恶性肿瘤，也是我国最常见的恶性肿瘤之一，我国高发地区主要分布在西北及沿海各省。胃癌的好发年龄为 40～60 岁，男性多于女性，男女之比约为 3∶1 或 2∶1。

一、病因

至今未明。由于胃癌有明显的区域性分布，故认为胃癌的发生与环境因素和居民的生活、饮食习惯有关，如水土中缺乏某种元素；长期食用含黄曲霉毒素及亚硝胺或其前体物的食品；习惯食用肉类熏制食品、滑石粉处理过的大米、过热的食物等。另外，胃溃疡、腺瘤、慢性萎缩性胃炎伴不完全性大肠上皮化生和腺体不典型增生等病变均与胃癌的发生有关，目前已将它们视为癌前病变。

二、病理变化

胃癌的好发部位为胃窦部，特别是小弯侧，约占75%，其余位于胃底或胃体。根据胃癌的发展过程分为早期胃癌和进展期胃癌。

★胃癌是消化系统中最常见的恶性肿瘤，也是我国最常见的恶性肿瘤之一。胃癌的好发部位为胃窦部，特别是小弯侧。

（一）早期胃癌

癌组织浸润仅限于黏膜层及黏膜下层者均属于早期胃癌。判断早期胃癌的标准是侵袭深度，而不是面积。早期胃癌可由纤维胃镜活检发现，及时手术治疗预后良好，5年存活率可达80%~100%。根据早期胃癌凸出或凹陷于黏膜表面的程度分为以下三型：

Ⅰ型（隆起型）：癌组织肿明显高出周围黏膜，可呈息肉状。

Ⅱ型（表浅型）：癌组织比较平坦，较周围黏膜有轻度隆起或凹陷。该型按凹凸程度又分为三个亚型。Ⅱa（表浅隆起型）：略高出周围黏膜；Ⅱb（表浅平坦型）：与周围黏膜平行；Ⅱc（表浅凹陷型）：较周围黏膜凹陷，但不超过黏膜厚度。

Ⅲ型（凹陷型）：较周围黏膜明显凹陷，溃疡较深，但仅局限在黏膜下层。

早期胃癌可表现为多中心性发生。由于固有膜及黏膜下层中有丰富的淋巴管，故早期胃癌可发生淋巴结转移，转移率达12.4%。一部分早期胃癌的病灶很小，直径在10mm以下，被称为微小型胃癌。

早期胃癌组织学类型以管状腺癌最常见，其次为乳头状腺癌。

★癌组织浸润仅限于黏膜层及黏膜下层者均属于早期胃癌。判断早期胃癌的标准是侵袭深度，而不是面积。

（二）进展期胃癌（中晚期胃癌）

指癌组织浸润深度超过黏膜下层达肌层或胃壁全层的胃癌。癌组织浸润越深，预后越差。肉眼形态学类型分为四型。

1. 蕈伞型或息肉型　癌组织主要向黏膜表面生长，呈蕈伞状或息肉状，突入胃腔内。

2. 溃疡型　癌组织坏死，形成边缘隆起似火山口状的较深溃疡，直径多超过2cm，溃疡底部凹凸不平，常有出血和坏死（图9-14），需注意与良性溃疡（胃溃疡病）相鉴别（表9-3）。

3. 浸润型　癌组织向胃壁内局限性或弥漫性浸润生长，与周围正常组织无明显界限，不形成明显肿块。当癌组织弥漫性浸润伴大量纤维组织增生时，胃壁增厚、变硬，胃腔缩小，黏膜皱襞消失，似皮革袋状，称革囊胃（linitis plastica）。

表 9-3　良、恶性溃疡的肉眼形态鉴别

	良性溃疡（胃溃疡病）	恶性溃疡（溃疡型胃癌）
外形	圆形或椭圆形	不规则、皿状或火山口状
大小	直径一般 <2cm	直径一般 >2cm
深度	较深	较浅（早期）或较深（晚期）
边缘	平整，不隆起	不规则，隆起
底部	较平坦、清洁	凹凸不平，坏死、出血常见
周围	黏膜皱襞向溃疡集中	黏膜皱襞中断，呈结节状

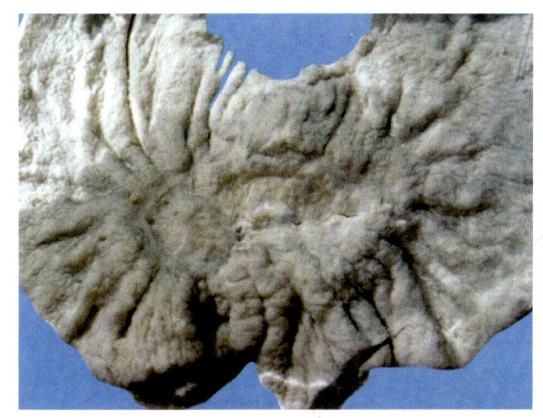

图 9-14　溃疡型胃癌

胃小弯侧一溃疡性肿物，边界欠清，呈火山口样外观，可见出血坏死

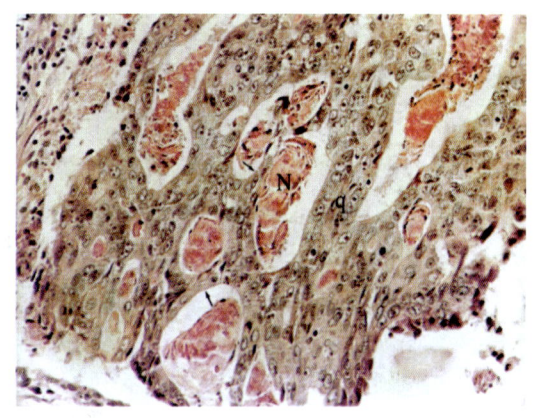

图 9-15　胃腺癌

肿瘤性腺体浸润于黏膜下层及肌层，甚至达浆膜层。肿瘤性腺体异型性明显，核分裂象多见，并可见坏死（N）。癌细胞团周围为纤维化的癌性间质（q）

4. 胶样癌　以上任何一种类型如因癌组织产生大量黏液而呈胶冻状外观时，称为胶样癌。

★进展期胃癌大体分为蕈伞型、溃疡型和浸润型。浸润型胃癌进展期，当癌组织弥漫性浸润伴大量纤维组织增生时，胃壁增厚、变硬，胃腔缩小，黏膜皱襞消失，称革囊胃。

WHO 将胃癌的组织学类型分为乳头状腺癌、腺癌（或管状腺癌，高、中、低分化）、黏液腺癌、印戒细胞癌和未分化癌等。现分述如下：

1. 腺癌　最多见，癌细胞排列成腺管状结构，称管状腺癌。如腺癌出现大量乳头状结构时，称乳头状腺癌。此型癌组织分化较高，恶性度较低，转移较晚。

2. 低分化腺癌　癌细胞呈实体巢状或条索状排列，不形成腺腔，又称实体癌。根据肿瘤实质与间质的多少比例不同，又分为髓样癌和硬癌。此型恶性度较高。

管状腺癌癌组织呈腺样结构（图 9-15），分为高、中、低分化。

3. 黏液腺癌　癌细胞产生大量黏液，分泌在细胞外或间质中的黏液形成大片的"黏液湖"，癌细胞漂浮在黏液中（图 9-16）。

4. 印戒细胞癌　癌细胞胞质内含有大量黏液，将核挤向一边，似印戒状。癌细胞弥漫浸润，不形成腺管，恶性程度高（图 9-17）。

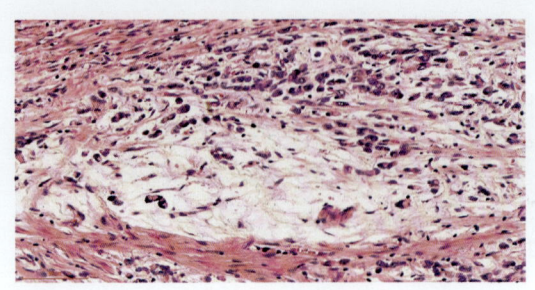

图 9-16　黏液腺癌

小团状肿瘤细胞浸润于肌纤维间。肿瘤细胞漂浮于黏液湖内，胞质淡染，核大异型

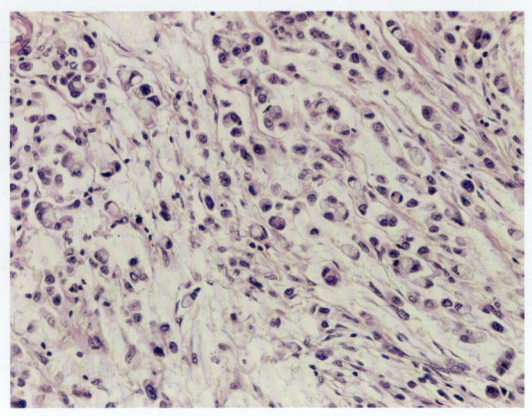

图 9-17　印戒细胞癌

癌细胞胞质内含有大量黏液，将核挤向一边，似印戒状

5. 未分化癌　癌细胞小，大小较一致，胞质少，弥漫成片，恶性度高。

除以上类型外，还有一些少见的特殊类型，如鳞癌、腺鳞癌、类癌等。

三、扩散方式

1. 直接蔓延　癌组织浸透胃壁达浆膜后可直接扩散到肝、胰、大网膜等邻近组织和器官。

2. 淋巴道转移　为胃癌的主要转移途径。癌首先转移到幽门下和胃小弯侧局部淋巴结，进而转移到腹主动脉旁、肝门及肠系膜根部淋巴结，再沿腹后壁上行至纵隔淋巴结。晚期，癌细胞可经胸导管到达左锁骨上淋巴结。

3. 血道转移　多发生在晚期。癌细胞经门静脉转移至肝，也可转移至远处的器官，如肺、骨、脑等。

4. 种植性转移　癌组织侵犯到浆膜面时，癌细胞可脱落种植到腹壁或盆腔器官腹膜上。如在卵巢形成转移性黏液癌，称库肯勃格瘤。

四、临床病理联系

早期胃癌患者多无明显的临床表现，随着肿瘤的生长及继发的出血、坏死，患者可出现上腹部不适、疼痛、食欲不振、消瘦、贫血等表现。肿瘤破溃导致大便潜血，侵袭大血管引起上消化道大出血。位于贲门、幽门等部位的肿瘤可引起梗阻症状。晚期可出现腹水、肝肿块、锁骨上淋巴结肿大、恶病质等。

第十二节　大　肠　癌

大肠癌（carcinoma of large intestine）又称结肠直肠癌，是由大肠黏膜腺上皮发生的恶性肿瘤，发生率在消化管癌中仅次于胃癌和食管癌。在西方发达国家，大肠癌是仅次于肺癌的第二位恶性肿瘤。近年来我国的大肠癌发病率呈逐年上升的趋势，为消化道常见的肿瘤之一。发病年龄高峰为 60～70 岁，但中青年发病率在逐渐上升。男女比为 2∶1。患者常有贫血、消瘦、大便次数增多、黏液血便，有时出现腹部肿块与肠梗阻症状。

一、病因

病因尚未完全明确。可能与饮食因素、遗传因素和癌前病变有关。高脂肪、少纤维素饮食的人群大肠癌发病率高。原因可能是此种膳食使大便中含胆酸和胆固醇较多，肠道内的细菌可分解这些物质产生致癌物，另外，此种膳食不利于规律排便，又延长了大便中致癌物与结肠黏膜的接触时间。在遗传方面，遗传性家族性多发性大肠息肉病癌变率极高，未治疗者癌变率为 75%～85%。此外，一些发生在大肠的疾病或病变被认为和大肠癌的发生有关，较重要的有慢性溃疡性结肠炎、较大而广蒂呈绒毛状结构的大肠腺瘤或息肉等。

二、病理变化

大肠癌的好发部位以直肠最多见（50%），其次为乙状结肠（20%），之后依次为盲肠、升结肠、横结肠和降结肠。

（一）肉眼

大肠癌的肉眼形态分为四型：

1. **息肉隆起型** 肿瘤向肠腔内突起呈菜花状、息肉状或蕈伞状，常继发出血、坏死、感染及溃疡形成（图 9-18）。本型向肠壁内浸润较浅，生长较慢，转移较晚，好发于右侧结肠。

2. **溃疡型** 肿瘤组织坏死并在局部形成溃疡为特征。有的溃疡呈火山口状，边界较清楚；有的溃疡底部较大，与周围组织分界不清（图 9-19）。

3. **环状浸润型** 肿瘤主要向肠壁深层浸润，累及肠壁全周，肠壁增厚，当伴有纤维组织增生时，肠壁变硬，肠腔形成环状狭窄，好发于左侧结肠。

4. **胶样型** 比较少见。瘤组织富于黏液，呈半透明胶冻状。

（二）光镜

大肠癌的组织学类型可分为六种：

1. **乳头状腺癌** 癌细胞呈高柱状，形成较大腺腔，表面有明显的乳头状突起。乳头内间质少，多为高分化型。

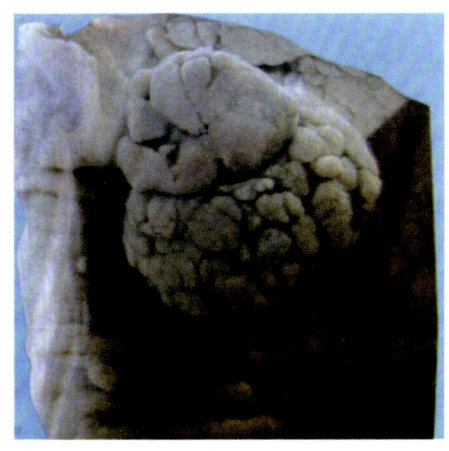

图 9-18 息肉隆起型大肠癌

肠腔一侧息肉样突起，表面分叶状，局部破溃

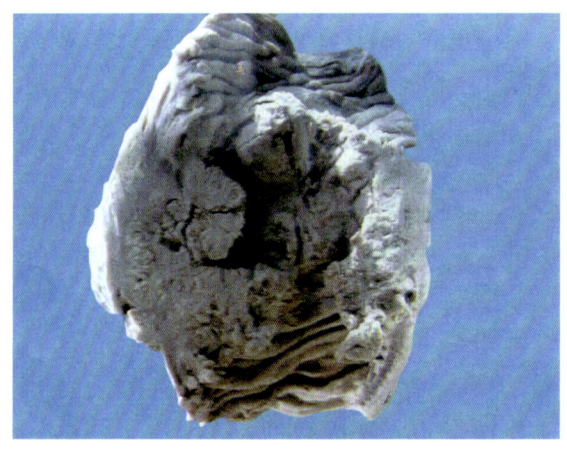

图 9-19 溃疡型大肠癌

乙状结肠溃疡型肿物。溃疡周边明显隆起，与正常组织分界欠清。溃疡底部出血坏死，切面肿瘤灰白、质硬，侵及肌层

2. **管状腺癌** 癌细胞排列成腺管状，根据其分化程度可分为高分化、中分化及低分化三级。

3. **黏液腺癌** 癌细胞产生大量黏液，聚集成黏液池，癌细胞漂浮于大片黏液中。

4. **印戒细胞癌** 癌细胞呈圆形和卵圆形，胞质内可见不等量黏液，有的含黏液量较多，将核挤压于细胞的一侧，细胞呈印戒状。癌细胞弥漫分布，不成巢。

5. **未分化癌** 癌细胞较小，形态较一致，细胞弥漫成片或成团，恶性程度最高。

6. **腺鳞癌** 肿瘤组织具有腺癌及鳞癌两种结构。

三、分期

WHO 推荐使用 TNM 分期，但最经典和简明的是 Dukes 分期。Dukes 分期方法是根据肿瘤浸润深度和淋巴结转移情况将大肠癌分为 A、B、C、D 四期，具有重要的临床意义。

A 期：肿瘤局限于黏膜层，5 年存活率为 90% 以上。

B 期：B1 期为肿瘤侵及肌层，无淋巴结转移，5 年存活率为 67%。B2 期为肿瘤穿透肌层，无淋巴结转移，5 年存活率为 54%。

C 期：C1 期为肿瘤未穿透肌层，有淋巴结转移，5 年存活率为 43%。C2 期为肿瘤穿透肠壁，有淋巴结转移，5 年存活率为 22%。

D 期：肿瘤已发生远处器官转移，5 年存活率极低。

四、扩散方式

1. **直接蔓延** 分化成熟的大肠癌生长缓慢，加之肠壁环行肌和纵行肌可在一定程度上限制肿瘤组织向深层侵袭，肿瘤组织在侵入肌层前，极少有淋巴结及静脉受累。当肿瘤组织浸润浆膜后，可直接蔓延到前列腺、膀胱、子宫、阴道、腹膜等。

2. **淋巴道转移** 结肠癌均可转移到结肠上、旁、中间和终末四组淋巴结。直肠癌首先转移到直肠旁淋巴结，以后再通过淋巴管扩散侵入盆腔和肛周组织。

3. **血道转移** 晚期大肠癌可经血道转移到肝、肺、骨等处。肝转移时，右侧结肠癌多转移到肝右叶；左侧结肠癌则可转移到肝左、右叶。

4. **腹腔种植性转移** 当肿瘤穿透肠壁浆膜后，肿瘤细胞可脱落播散，在腹腔内形成转移，常见的部位为膀胱直肠陷凹和子宫直肠陷凹。

五、临床病理联系

大肠癌的临床表现与发生部位有关。由于右半结肠肠腔较宽，右半结肠癌很少引起肠梗阻，但由于肿块较大，常在右下腹触及肿块。由于肿瘤组织继发出血、坏死、感染，患者常出现发热、贫血和消瘦等全身中毒症状。由于左半结肠肠腔较小，故左半结肠癌易发生肠梗阻，出现腹痛、腹胀、便秘和肠蠕动增强等表现。肿瘤破溃出血时，大便可带鲜血。

大肠癌细胞可产生癌胚抗原（carcino-embryonic antigen, CEA），在患者血清中可检出。但消化系统其他器官的恶性肿瘤也可产生 CEA，故 CEA 的检测不能作为确诊大肠癌的依据。但血清 CEA 的水平与肿瘤的复发、转移相一致，故监测血清中 CEA 的动态变化可作为大肠癌术后是否复发和转移的指标之一。

第十三节　原发性肝癌

原发性肝癌（primary carcinoma of liver）是由肝细胞或肝内胆管上皮细胞发生的恶性肿瘤。在亚洲和非洲国家较常见，在我国发病率较高，为常见的恶性肿瘤之一。发病年龄多在中年以上，男多于女。我国广泛应用甲胎蛋白（α-fetoprotein, AFP）检测及影像学检查，使早期肝癌的检出率明显提高。

一、病因

原发性肝癌的病因尚未确定，可能与以下因素有关。

1. 肝硬化　肝硬化与肝癌之间有密切关系。肝细胞肝癌合并肝硬化的比例很高，达80%~91%。其中以坏死后肝硬化最多，其次为门脉性肝硬化。据统计，一般经7年左右肝硬化可发展为肝癌。

2. 病毒性肝炎　现知乙型肝炎与肝癌有密切关系。肝癌病例 HBsAg 阳性率可高达93.8%。在 HBV 阳性的肝癌患者可见 HBV 基因整合到肝癌细胞 DNA 中。HBV 的基因组可编码 X 蛋白，X 蛋白可激活宿主肝细胞的原癌基因，还能与抑癌基因 $p53$ 结合使其失活，从而导致肝细胞癌变。最近发现 HCV 感染也与肝癌的发生有关。据报道，在日本有70%、在西欧有65%~75%的肝癌患者发现 HCV 抗体阳性。

3. 化学致癌物　主要有黄曲霉毒素和亚硝胺类，这两种物质均可诱发动物肝癌。经调查在肝癌高发区，食物被这两种物质污染的情况也较严重。

4. 寄生虫感染　寄生在肝内胆管的华支睾吸虫能刺激肝内胆管上皮增生，进而发展成胆管上皮癌。日本血吸虫感染与原发性肝癌的关系尚待进一步研究。

二、病理变化

（一）肉眼

1. 早期肝癌（小肝癌）　是指单个癌结节直径在3cm以下，或结节数目不超过2个，其直径总和在3cm以下的肝癌。癌组织多呈膨胀性生长，呈球形或分叶状，与周围组织分界清楚，切面均匀一致，无出血和坏死。患者常无临床症状。

2. 中晚期肝癌　中晚期肝癌分为三型：

（1）巨块型：肿瘤为一实体巨块，圆形，直径常大于10cm，多位于肝右叶，质软，切面呈杂色，常有出血和坏死。肿瘤的周围常有散在的卫星状癌结节（图9-20）。此型较少合并肝硬化。

（2）结节型：此型最常见，常在肝硬化的基础上发生。肿瘤结节多个散在，呈圆形或椭圆形，直径由数毫米至数厘米不等。肝被膜下的结节向表面隆起使肝表面凹凸不平。

（3）弥漫型：肿瘤组织弥漫于肝内，形成小的结节或无明显的结节形成。常发生在肝硬化基

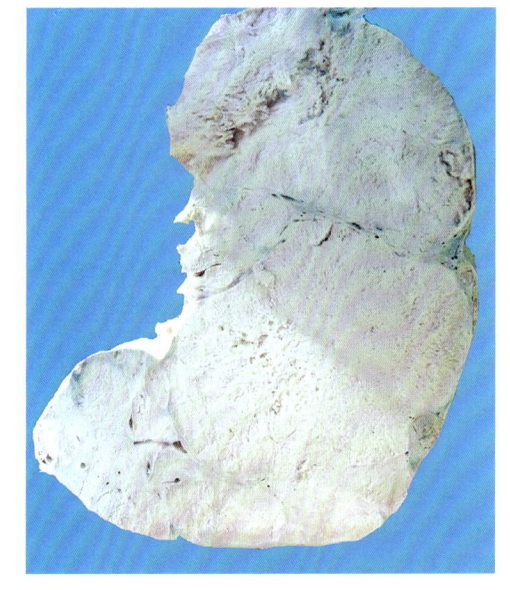

图 9-20　巨块型肝癌

肝大部被肿瘤取代，肿瘤大小不一，呈结节状，局部融合，质中，局部有坏死

础上，少见。

★中晚期肝癌大体分为巨块型、结节型和弥漫型，其中以结节型最常见。

（二）光镜

原发性肝癌的组织学类型可分为三型。

1. 肝细胞癌　最多见，由肝细胞发生。肿瘤细胞呈梁索状、腺管状或实体团块状排列（图9-21）。分化好者，肿瘤细胞与正常的肝细胞相似，可分泌胆汁。分化差者，肿瘤细胞异型性明显，常有瘤巨细胞或深染的小癌细胞。有时肿瘤组织中有大量纤维组织分割。

2. 胆管细胞癌　较为少见。由肝内胆管上皮细胞发生。肿瘤细胞多形成腺管状结构。腺腔内常有黏液，细胞呈柱状或立方形，胞核位于细胞的基底部。少数分化差者，肿瘤细胞排成实性细胞索。此型较少合并肝硬化。可继发于华支睾吸虫病。

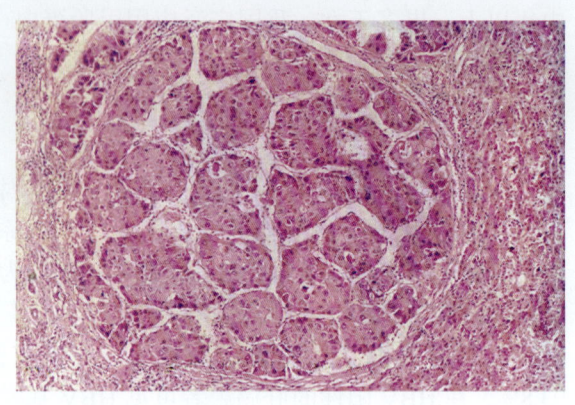

图 9-21　肝细胞癌

肝细胞排列呈实性团块状，肿瘤细胞境界不清，大小较一致，核单个、圆形，核分裂象少见

3. 混合细胞型肝癌　最少见。具有肝细胞癌和胆管上皮癌两种结构。

★原发性肝癌与HBV感染关系密切，肉眼上可呈巨块型、结节型、弥漫型。组织学类型有肝细胞癌、胆管细胞癌和混合细胞型肝癌，其中以肝细胞癌最常见。

三、扩散方式

（一）肝内蔓延扩散

肝癌首先在肝内蔓延和转移。蔓延使肿瘤范围不断扩大，转移时肿瘤细胞沿门静脉分支在肝内形成多个转移性肿瘤结节，有时还可逆行蔓延至肝外门静脉主干，形成癌栓，导致门静脉高压。

（二）肝外转移

1. 血道转移　通过肝静脉可转移至肺、肾上腺、脑及骨等处。
2. 淋巴道转移　通过淋巴道可转移至肝门、上腹部和腹膜后淋巴结。
3. 种植性转移　肝表面肿瘤细胞脱落可直接种植到腹膜和卵巢表面。

四、临床病理联系

早期肝癌可无明显的症状和体征。随着病情发展，患者有进行性消瘦、肝迅速增大、肝区疼痛、黄疸及腹水等临床表现。晚期肝癌由于肝大致使肝区疼痛。由于肿瘤压迫或侵入胆管及肝细胞广泛破坏可导致黄疸及肝功能障碍。肝癌合并肝硬化者，常有门静脉高压的症状。有时由于肝表面肿瘤结节自发破裂或侵入大血管可引起腹腔内大出血，导致失血性休克而死亡。若肿瘤组织压迫或侵入肝内外胆管，可引起阻塞性黄疸；肝组织广泛破坏，可引起肝细胞性黄疸。90%的肝细胞癌患者血清甲胎蛋白升高。原发性肝癌预后不良，多死于恶病质、消化道出血、肝衰竭或肿瘤破裂出血。手术切除对早期肝癌治疗效果较好。

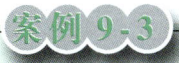

患者，男，72岁。因发热、全身黄染、腹痛住院。检查发现体温38.5℃，巩膜黄染，面部皮肤见蜘蛛痣，血甲胎蛋白增高。B超检查见肝大，肝右叶直径8cm肿物，中央似有液化。既往有肝炎病史20余年。

问题：
1. 如果进行肝活检，患者肝有哪些病理改变？
2. 8cm肿物可能是何种异常？与肝炎有何联系？
3. 肿物是原发的还是转移的？如何鉴别？

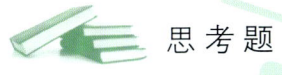

1. 消化性溃疡的病理变化特点。
2. 病毒性肝炎的病理变化特点。
3. 肝硬化的病因、病理变化特点及临床病理学联系。

（宋印利　石穆穆）

第十章

泌尿系统疾病

学习目标

1. 掌握急性弥漫性增生性肾小球肾炎、新月体性肾小球肾炎及慢性肾小球肾炎的病理变化及临床病理联系。
2. 掌握肾盂肾炎的病因、感染途径、病理变化、临床病理联系和结局。
3. 熟悉膜性肾小球肾炎、膜性增生性肾小球肾炎、系膜增生性肾小球肾炎、轻微病变性肾小球肾炎、局灶性节段性肾小球硬化及IgA肾病的病理变化及临床病理联系。
4. 熟悉肾癌和膀胱癌的病理变化和临床病理联系。
5. 了解肾小球肾炎的病因、发病、分类和结局。

泌尿系统包括肾、输尿管、膀胱和尿道四部分，其主要功能是将代谢产物和毒物通过尿液排出体外；维持体内水、电解质和酸碱平衡；肾还有内分泌功能，分泌促红细胞生成素、肾素、前列腺素等生物活性物质。本章重点介绍泌尿系统的常见病及多发病，如肾小球肾炎、肾盂肾炎、肾细胞癌及膀胱癌。

肾的基本结构单位是肾单位，由肾小球和肾小管组成，是尿液形成的结构和功能单位。肾小球包括毛细血管球和肾小囊，是尿液的滤过结构（图10-1）。

毛细血管球包括毛细血管和系膜，系膜由系膜细胞和系膜基质组成。肾小囊的脏层上皮细胞为足突细胞，壁层为单层扁平上皮细胞，脏、壁两层之间为肾小囊腔，与近端肾小管相接。

毛细血管内皮细胞、基底膜和足突细胞（肾小囊的脏层上皮细胞）构成肾小球的滤过膜。

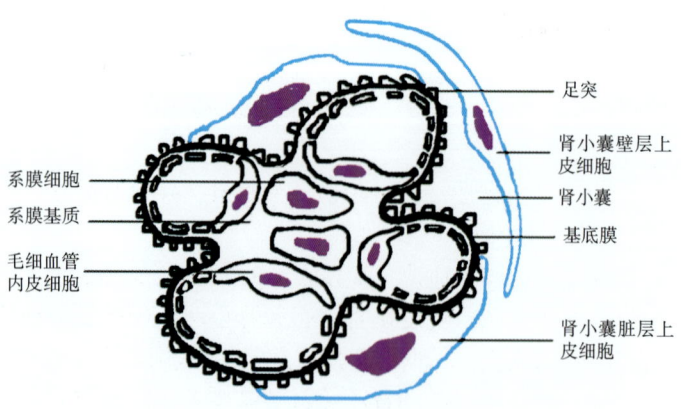

图10-1　正常肾小球及滤过屏障示意图

肾小球损伤后不能完全再生，只能由残存的肾单位肥大代偿损伤的功能，所以肾小球发生弥漫性严重损伤时，可给患者造成严重后果。肾小管的再生能力很强，发生损伤后，只要及时消除引起损伤的因素，肾小管可以完全再生，并能恢复功能。

★肾的基本结构单位为肾单位，由肾小球和肾小管组成。肾小球包括毛细血管丛和肾小囊。毛细血管壁包括内皮细胞、基底膜、足突细胞，三者共同组成肾小球的滤过膜。

第一节　肾小球肾炎

肾小球肾炎（glomerulonephritis，简称肾炎）是以肾小球损伤为主的变态反应性炎。一般早期症状不明显，容易被忽略，发展到晚期可出现肾衰竭。肾小球肾炎可分为原发性和继发性两种类型，原发性肾小球肾炎指原发于肾的独立性疾病。继发性肾小球肾炎是由于其他疾病引起的肾小球损伤，如红斑狼疮性肾炎、过敏性紫癜性肾炎等。此外，血管病变如高血压、代谢性疾病如糖尿病，都可引起继发性肾小球病变。通常所谓的肾小球肾炎一般是指原发性肾小球肾炎，是本节介绍的主要内容。

一、肾小球肾炎的病因及发病机制

肾小球肾炎的病因未明，但近年来的研究对阐明肾炎的病因和发病机制取得了很大进展。大量动物实验和临床研究证明大多数类型的肾小球肾炎都是抗原、抗体反应引起的免疫性疾病。

（一）引起肾小球肾炎的抗原

引起肾小球肾炎的抗原分为内源性和外源性两大类。

1. 内源性抗原

（1）肾小球性抗原：肾小球基底膜抗原、内皮细胞和系膜细胞的细胞膜抗原、足突细胞的足突抗原。

（2）非肾小球抗原：核抗原、DNA、免疫球蛋白、免疫复合物、肿瘤抗原、甲状腺球蛋白抗原等。

2. 外源性抗原

（1）生物性抗原：细菌如链球菌、葡萄球菌、肺炎链球菌、脑膜炎奈瑟菌等。病毒如乙型肝炎病毒、麻疹病毒、EB病毒。真菌如白假丝酵母菌等。另外，还有寄生虫如疟疾、血吸虫及丝虫等。

（2）非生物性抗原：药物、类毒素、异种血清等。

（二）肾小球肾炎的发病机制

抗原、抗体反应形成免疫复合物的方式及部位不同，与肾小球肾炎的发病和引起的病变类型有密切关系。免疫复合物引起肾小球肾炎的发病机制包括两方面：①肾小球内免疫复合物的形成或沉积；②炎症介质引起肾小球的损害。

免疫复合物引起的肾小球肾炎基本上有两种方式：①在肾小球原位结合形成免疫复合物（图10-2）；②血液循环内形成的抗原抗体复合物沉积于肾小球内（图10-3）。这两种机制是肾小球肾炎发病的基本机制。

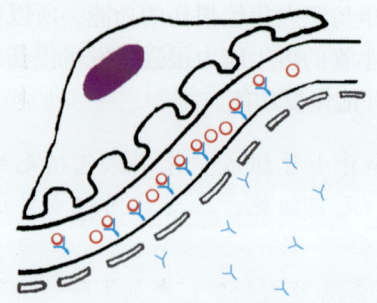
图10-2 原位免疫复合物形成
o: 抗原　Y: 抗体　♀: 抗原抗体复合物

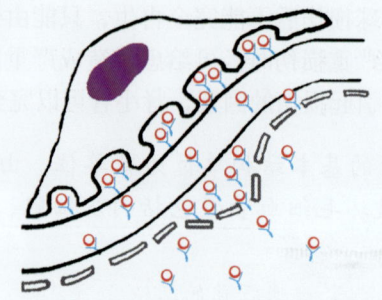
图10-3 循环免疫复合物沉积
♀: 抗原抗体复合物

1. 肾小球原位免疫复合物形成　抗体与肾小球内固有的肾小球抗原或植入在肾小球内的非肾小球抗原结合，在肾小球原位直接反应，形成免疫复合物，引起肾小球损伤。研究证明，肾小球原位复合物的形成在肾小球肾炎的发病中起着重要作用。抗原的性质不同，所引起的抗体反应不同，引起肾炎的类型也不同。

（1）肾小球基底膜抗原：肾小球毛细血管基底膜在感染或某些因素的作用下，结构发生改变，成为自身抗原，刺激机体产生抗肾小球基底膜的抗体，形成免疫复合物，并激活补体引起肾小球的损伤。用免疫荧光法可见免疫复合物沿肾小球毛细血管基底膜沉积，呈连续的线性荧光；细菌、病毒或其他物质与肾小球基底膜有相同的抗原性，刺激机体产生抗体并与肾小球毛细血管基底膜发生交叉反应，引起肾小球的损伤。抗肾小球基底膜抗体引起的肾炎称为肾小球基底膜性肾炎，是一种自身免疫性疾病，在人类较少见，约占人类肾炎的5%。

（2）植入性抗原：内源性和外源性非肾小球抗原（如免疫球蛋白、聚合的IgG等大分子物质）进入肾小球内，可与肾小球内的某种成分结合，形成植入性抗原并刺激机体产生相应抗体。抗体与植入抗原在肾小球内原位结合形成免疫复合物而引起肾小球肾炎。在大多数植入抗原引起的肾小球肾炎，用免疫荧光法检查可见免疫复合物在肾小球内呈不连续的颗粒状荧光（图10-4）。

2. 循环免疫复合物沉积　机体在内、外源性非肾小球抗原物质的刺激下，产生相应抗体，抗原和抗体在血液循环中形成抗原抗体复合物。血液流经肾时，抗原抗

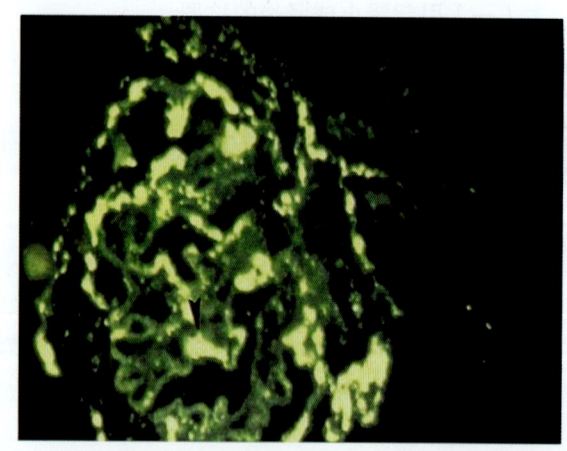
图10-4 免疫复合物形成（免疫荧光）
IgG沿毛细血管壁呈不连续的细颗粒状、团块状沉积

体复合物在肾小球内沉积引起肾小球损伤。用电子显微镜观察可见肾小球内有电子致密物质沉积，用免疫荧光法检查可见免疫复合物在肾小球内呈颗粒状荧光。

3. 引起肾小球肾炎的介质　免疫复合物在肾小球内形成或沉积并非直接引起肾小球的损伤，而是通过激活各种炎症介质引起肾小球肾炎，其中补体起着重要作用。如补体成分C3a和C5a具有过敏毒素作用，可使肥大细胞脱颗粒释放组胺，使血管通透性增加。C5a具有化

学趋化性，可吸引中性粒细胞积聚在肾小球内，中性粒细胞又可释放其溶酶体内的蛋白酶，损伤内皮细胞和基底膜；C5b～C9可直接使基底膜溶解，造成内皮细胞及基底膜损伤，胶原暴露，使血小板黏附、集聚，促进毛细血管内血栓形成，促进内皮细胞、系膜细胞和上皮细胞增生，导致肾小球肾炎的发生。

> **知识链接**
>
> 　　引起肾小球损伤的其他介质包括：①单核细胞和巨噬细胞：在抗体和细胞介导的免疫反应时单核细胞和巨噬细胞浸润至肾小球，并被激活，释放大量的生物活性分子。②血小板：聚集在肾小球内的血小板可释放二十烷类花生酸衍生物和生长因子等，促进肾小球的炎性改变。③肾小球内固有细胞（上皮细胞、系膜细胞和内皮细胞）：受炎症刺激时可释放IL-1等细胞因子、花生酸衍生物、生长因子、一氧化氮和内皮素等。④纤维素及其产物：引起白细胞浸润和肾小球内细胞增生。总之，几乎所有的炎症介质都可参与肾小球的损伤过程。
>
> 　　越来越多的证据表明，细胞免疫产生的致敏的T淋巴细胞可引起肾小球损伤。细胞免疫可能是未发现免疫复合物沉积的肾炎发病的主要机制。在肾炎发病过程中，即使有抗体存在，T细胞介导的损伤作用也不能被完全排除。
>
> 　　此外，有些肾炎的发生主要由补体替代途径的激活引起，可不伴有免疫复合物的沉积，说明补体替代途径的激活在肾炎的发生中具有一定的作用。

　　★引起肾小球肾炎的抗原分为内源性和外源性两大类。免疫复合物引起肾小球肾炎的发病机制包括两方面：①肾小球内免疫复合物的形成或沉积；②炎症介质引起肾小球的损害。

二、原发性肾小球肾炎的分类

（一）病理类型

　　肾小球肾炎的分类较为复杂，到目前为止尚没有统一的分类方法。现在，国内普遍根据肾组织活检的病理变化进行分类。较为常见的原发性肾小球肾炎分类如下：

急性弥漫性增生性肾小球肾炎

新月体性（快速进行性）肾小球肾炎

膜性肾小球肾炎（膜性肾病）

膜性增生性肾小球肾炎

系膜增生性肾小球肾炎

轻微病变性肾小球肾炎（脂性肾病）

局灶性节段性肾小球硬化

IgA肾病

慢性肾小球肾炎

（二）临床类型

　　肾小球肾炎的病变类型较多，临床表现也不相同。肾炎的病变类型与临床表现虽有密切关系,但并不完全平行。相似的症状可由不同的病变引起,而相似的病变也可引起不同的临床症状。一般可把肾炎的临床表现大致分为以下几种类型:

1. **急性肾炎综合征** 多见于急性弥漫性增生性肾小球肾炎。起病急,明显血尿,轻中度蛋白尿、水肿及高血压。病变严重者可出现氮质血症或肾功能不全。

2. **快速进行性肾炎综合征** 多见于新月体性肾小球肾炎。起病急,进展快。出现血尿和蛋白尿后,迅速出现少尿甚至无尿,快速进展为肾衰竭。

3. **肾病综合征** 表现为大量蛋白尿、严重水肿、低蛋白血症及高脂血症。这些表现之间具有内在的联系。引起肾病综合征的关键性病变是免疫复合物的沉积损伤滤过膜,使其通透性显著增高,血浆蛋白滤过增加,从而出现大量蛋白尿。长期大量蛋白尿使血浆蛋白减少,形成低蛋白血症。低蛋白血症可刺激肝合成更多的脂蛋白,从而出现高脂血症。由于低蛋白血症而引起血浆胶体渗透压降低,引起全身性水肿。由于水肿,组织间液增多,血容量减少,肾小球血流量和肾小球滤过减少,使醛固酮及抗利尿激素分泌增加而引起水、钠潴留,从而进一步加重水肿。临床上几种不同的肾小球肾炎均可出现肾病综合征。

4. **无症状血尿或蛋白尿** 表现为持续或复发性肉眼或镜下血尿,或轻度蛋白尿,一般无肾小球肾炎的其他症状。主要见于 IgA 肾病。

5. **慢性肾炎综合征** 一般为各型肾小球肾炎终末阶段的表现。起病缓慢,主要表现为多尿、夜尿、低比重尿、高血压、贫血、氮质血症和尿毒症。

三、各型原发性肾小球肾炎的临床病理特征

(一)急性弥漫性增生性肾小球肾炎

急性弥漫性增生性肾小球肾炎(acute diffuse proliferative glomerulonephritis)在临床上最常见,病变特点是肾小球弥漫受累,毛细血管内皮细胞及系膜细胞明显增生。临床表现为急性肾炎综合征。此型肾炎多见于 5~14 岁儿童。成人少见,但病变一般比儿童严重。

1. **病因和发病机制** 发病与 A 组乙型溶血性链球菌感染有关,往往患者有咽峡炎、猩红热等链球菌感染史,也称为链球菌感染后性肾小球肾炎。除链球菌外,其他细菌如葡萄球菌、肺炎链球菌和某些病毒及寄生虫也可以引起本型肾小球肾炎。发生机制是循环免疫复合物沉积。

★急性弥漫性增生性肾小球肾炎的发病与 A 组乙型溶血性链球菌感染有关。

2. **病理变化** 肉眼观,早期变化不明显。随着病变的发展,肾轻度或中度肿大、充血、包膜紧张、表面光滑、色较红,故称大红肾。如果肾小球毛细血管破裂出血,肾表面和切面均可见散在的小出血点,如蚤咬状,称蚤咬肾。

光镜下,肾小球的病变为弥漫性,两侧肾同时受累,肾小球体积增大,细胞数目显著增多。主要变化为系膜细胞和毛细血管内皮细胞增生、肿胀(图10-5),并有少量中性粒细胞及单核细胞浸润。

病变发展,肾小球内细胞数目明显增多

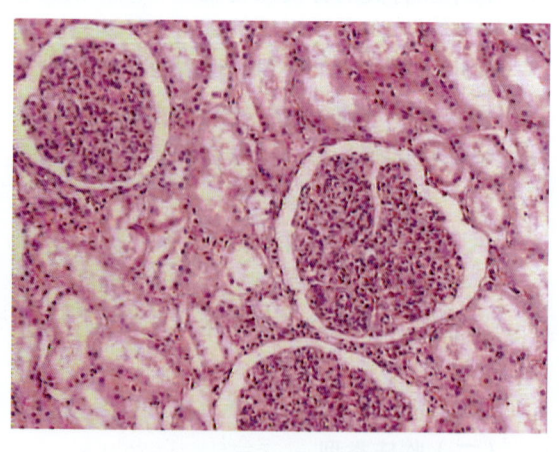

图 10-5 急性弥漫增生性肾小球肾炎

并堵塞毛细血管，使管腔狭窄甚至闭塞，肾小球呈缺血状。相应的肾小管上皮细胞因缺血常有浊肿、玻璃样变和脂肪变等表现。管腔内含有从肾小球滤过的蛋白、红细胞、白细胞和脱落的上皮细胞。这些物质在肾小管内凝集，形成各种管型。肾间质常有不同程度的充血、水肿和少量淋巴细胞、中性粒细胞浸润。

病变严重时，毛细血管管腔内血栓形成，管壁可发生纤维素样坏死，导致血管壁破裂出血，大量红细胞进入肾小囊，出现明显血尿。不同的病例病变表现形式可能不同，有的以渗出为主，称为急性渗出性肾小球肾炎；有些病变以出血为主，称为急性出血性肾小球肾炎。

电镜下可见肾小球内系膜细胞和血管内皮细胞增生、肿胀。基底膜和脏层上皮细胞间有致密物沉积，大小不等，在基底膜表面呈驼峰状或小丘状。邻近的上皮细胞足突多消失。

免疫荧光检查显示，在肾小球毛细血管壁表面有免疫球蛋白和补体沉积（主要为 IgG 和 C3），呈颗粒状荧光。

3. 临床病理联系　临床表现主要是急性肾炎综合征。

（1）尿的改变

1）少尿甚至无尿：主要由于内皮细胞及系膜细胞的增生、肿胀，压迫肾小球毛细血管，使肾小球的血流量减少，滤过率降低，而肾小管的重吸收功能基本正常，出现少尿或无尿。少数严重患者，因氮的代谢产物在血液中潴留形成氮质血症。

2）血尿、蛋白尿和各种管型尿：由于肾小球毛细血管壁的损伤，滤过膜通透性增强引起。

（2）高血压：由于水、钠潴留，引起血容量增加，多数患者表现为轻中度高血压。

（3）水肿：主要因肾小球滤过率降低，使水、钠潴留；另外，由于变态反应使毛细血管的通透性增强，导致患者出现轻中度的水肿。

4. 结局　儿童链球菌感染后肾小球肾炎的预后很好，95% 以上可在数周或数月内症状消失，病变逐渐消退，完全恢复。少数患者病变消退较慢，肾小球系膜增生，可持续数月甚至 1～2 年。也有少数患者虽然临床症状消失，而病变持续不退，以后症状可反复，逐渐发展为慢性硬化性肾小球肾炎。极少数患者病情严重，发展较快，可发展为新月体性肾小球肾炎。这些患者常迅速发生急性肾衰竭，预后差。

成人患链球菌感染后肾小球肾炎一般预后较差，发生肾衰竭和转变为慢性肾炎者较多。此外，由其他细菌感染引起的肾炎转变为慢性肾小球肾炎者，比链球菌感染后肾炎转为慢性者多见，预后较差。

★儿童链球菌感染后肾小球肾炎的预后较好。成人患链球菌感染后肾小球肾炎一般预后较差。

（二）新月体性肾小球肾炎

新月体性肾小球肾炎（crescentic glomerulonephritis）以肾小囊壁层上皮细胞增生，形成大量新月体为主要病变特点。临床上多见于青年人和中年人，起病急骤，进展迅速。临床表现为快速进行性肾炎综合征。患者常在数周至数月内发生肾衰竭，死于尿毒症，故又称快速进行性肾小球肾炎。

本病多为原因不明的原发性肾炎，也可以继发于其他疾病如严重的急性弥漫性增生性肾小球肾炎、肺出血肾炎综合征（Goodpasture 综合征）、系统性红斑狼疮、过敏性紫癜等。

★新月体性肾小球肾炎以大量新月体形成为主要病变特点，又称快速进行性肾小球肾炎。

1. 病理变化

肉眼：可见肾体积增大，颜色苍白，皮质内有时可见散在的点状出血。

光镜：主要病变是大部分肾小球内有新月体形成。病变可呈弥漫分布。新月体主要由增生的肾小囊壁层上皮细胞和渗出的单核细胞组成。有时可见中性粒细胞、纤维蛋白渗出。以上增生和渗出的成分在球囊的一侧形成月牙状或环状，故称其为新月体或环状体。纤维蛋白渗出是刺激新月体形成的主要因素。早期的新月体以细胞成分为主，故称为细胞性新月体；随病变发展，纤维成分逐渐增多，称为纤维-细胞性新月体；最后新月体纤维化，称为纤维性新月体（图10-6）。

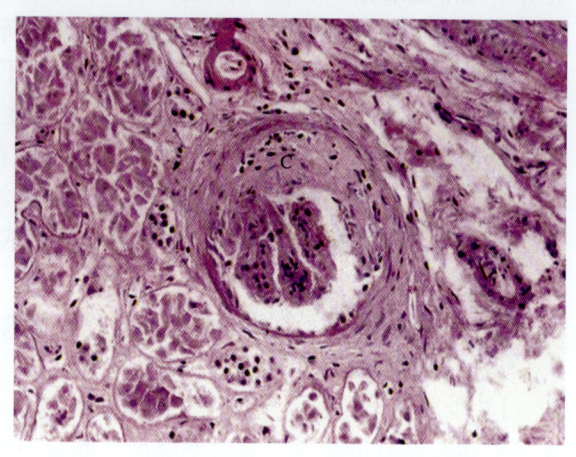

图10-6　纤维性新月体

肾小囊壁层上皮细胞增生，向腔内突出形成月牙形增厚（C）

新月体形成后，可压迫毛细血管丛，又可与毛细血管丛粘连，使肾小囊腔闭塞，肾小球的结构和功能严重破坏，最后毛细血管丛萎缩，整个肾小球纤维化玻璃样变，功能丧失。

病变严重者，肾小球毛细血管壁发生纤维蛋白样坏死和出血。

肾小管上皮细胞常有空泡及颗粒变性，管腔内有蛋白凝固而形成的蛋白管型。由于肾小球纤维化，其所属的肾小管也萎缩、纤维化甚至消失。间质内纤维组织增生，有多数淋巴细胞、单核细胞等炎症细胞浸润。

电镜：部分病例显示电子沉积物，部分病例无电子沉积物出现。肾小球毛细血管基底膜发生不规则增厚，部分变薄，并可见肾小球毛细血管基底膜出现裂孔或缺损。

用免疫荧光检查结果不一，与致病原因有关。有些病例在肾小球毛细血管基底膜下呈现连续的线性荧光，可能与抗肾小球基底膜性肾炎有关。有些在肾小球基底膜上出现不规则的粗颗粒状荧光，可能为免疫复合物性肾小球肾炎，但约半数病例免疫荧光为阴性。

★新月体性肾小球肾炎肉眼可见肾体积增大，颜色苍白；光镜下主要病变是大部分肾小球内有新月体形成，新月体主要由增生的肾小囊的壁层上皮细胞和渗出的单核细胞组成。

2. 临床病理联系　临床主要表现为快速进行性肾炎综合征。

（1）尿的改变：快速进行性肾小球肾炎发生肾小球毛细血管纤维素性坏死，基底膜出现缺损和裂孔，因此，血尿常比较明显，蛋白尿相对较轻，水肿不明显。大量新月体形成后，阻塞肾小囊囊腔，出现少尿甚至无尿。

（2）氮质血症及肾衰竭：代谢废物不能排出，在体内潴留引起氮质血症，血清尿素氮、肌酐等持续升高，酸碱平衡和水、电解质紊乱，最后发展为肾衰竭。

（3）高血压：晚期大量肾单位纤维化，玻璃样变，肾组织缺血，通过肾素-血管紧张素的作用，出现高血压的临床表现。

3. 结局　快速进行性肾小球肾炎由于病变广泛，发展迅速，预后较差，如不及时采取措施，多数患者往往于数周至数月内死于尿毒症。预后一般与病变的广泛程度及新月体的数量有关。如果双侧肾 80% 以上肾小球有新月体形成，则预后差，多死于尿毒症。如新月体形成低于 80%，则进展较慢，存留的肾小球可保留部分功能，病变维持较长时间，可发展为慢性硬化性肾小球肾炎。受累的肾小球少于 50% 者预后较好。对于多数严重或晚期新月体肾炎患者，血液透析或肾移植为临床主要采取的治疗措施。

附　肺出血肾炎综合征

肺出血肾炎综合征的主要临床表现及病变为肺出血合并肾小球肾炎。此型肾炎主要因为抗肾小球基底膜抗体可与肺泡基底膜发生交叉反应，引起肺出血。大多是抗肾小球基底膜抗体引起的新月体性肾小球肾炎。临床表现一般发病急，常为暴发性。表现为咯血和肾快速进行性肾衰竭。本病较少见，多发生于青壮年，小儿及老人较少见，男性多于女性。

（三）膜性肾小球肾炎

膜性肾小球肾炎（membranous glomerulonephritis）多见于 30~50 岁，临床上是引起成人肾病综合征的最常见原因。主要病变特点是弥漫性肾小球毛细血管基底膜增厚。由于肾小球无明显炎症反应，故又称为膜性肾病，是临床上引起成人肾病综合征的常见原因。

大多数患者原因不明，属于原发性膜性肾小球肾炎，部分患者为继发性的。与本病相关的疾病包括系统性红斑狼疮、糖尿病及慢性乙型病毒性肝炎等。诊断原发性膜性肾小球肾炎时，应注意排除各种继发性疾病。

1. 病理变化

肉眼：早期肾明显肿胀，体积增大，色苍白，故称大白肾。切面皮质明显增宽，髓质无特殊改变。晚期肾体积缩小，表面呈颗粒状。

光镜：早期病变轻，不易观察。随着病变进一步发展，肾小球毛细血管壁明显增厚并逐渐加重。用六胺银特殊染色使增厚的基底膜明显易见，并显示毛细血管基底膜上有许多与基底膜表面垂直的钉状突起，与基底膜垂直相连，形如梳齿，其染色反应与基底膜相同，呈黑色。由于肾小球毛细血管基底膜的损伤，使滤过膜通透性明显增加，大量的蛋白质由肾小球滤过进入肾小管，一部分被肾小管上皮细胞重吸收。近曲小管上皮细胞呈颗粒变性、玻璃样变和脂肪变性，细胞内可见大量脂肪空泡。发展到晚期，基底膜极度增厚，使肾小球毛细血管管腔阻塞，肾小球发生纤维化和玻璃样变，相应肾小管也萎缩，间质纤维组织增多，炎症细胞浸润。

电镜：肾小球毛细血管基底膜表面，脏层上皮细胞下有许多细小的丘状沉积物，基底膜增生伸出许多钉突，插入沉积物之间。随病变的发展，钉突逐渐从细变粗，将沉积物包埋于基底膜内，使基底膜显著增厚、不规则（图 10-7）。而后沉积物逐渐溶解，基底膜出现虫蚀状空隙。空隙又被基底膜样物质充填，使基底膜极度增厚。另外，沉积物表面的脏层上皮的足突可融合，变为扁平或完全消失。

免疫荧光法检查，可见病变各期均有 IgG 和补体 C3 沿肾小球基底膜外侧沉积，呈不连续的颗粒荧光。

★膜性肾小球肾炎光镜下肾小球毛细血管壁明显增厚，用六胺银染色显示毛细血管基底膜上有许多与基底膜表面垂直的钉状突起。

2. 临床病理联系　膜性肾小球肾炎是成人肾病综合征的最常见原因之一。由于基底膜损伤严重，小分子和大分子蛋白均可滤过，表现为非选择性蛋白尿。水肿也较严重，往往为全身性水肿，以眼睑和身体下垂部分最明显，严重者可有胸腔积液和腹水。

早期膜性肾小球肾炎，肾小球内无明显增生和炎症现象，毛细血管不狭窄，血流通畅，故血尿不多见，血压不高，无明显氮质血症。晚期，毛细血管阻塞，肾小球硬化，可引起高血压和肾衰竭。

大多数膜性肾小球肾炎患者都有明显蛋白尿或肾病综合征。

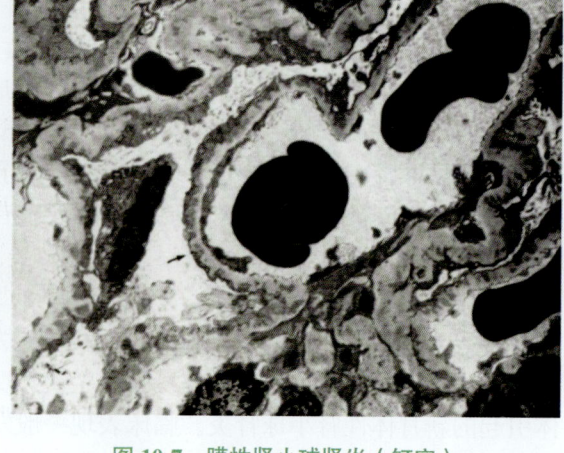

图10-7　膜性肾小球肾炎（钉突）

电镜下，毛细血管基底膜增厚，上皮下电子致密物沉积，上皮细胞足突广泛融合（↑）（电镜，×500）

3. 结局　膜性肾小球肾炎起病缓慢，病程较长。病变轻者，症状可消退或部分缓解。多数患者反复发作，对糖皮质激素治疗效果不显著。发展到晚期，大量肾单位纤维化、硬化，可导致肾衰竭和尿毒症。

（四）膜性增生性肾小球肾炎

膜性增生性肾小球肾炎（membranoproliferative glomerulonephritis）的病变特点是弥漫性的系膜细胞增生、系膜基质增多及基底膜不规则增厚，多见于中年人和青年人。

早期症状一般不明显，临床症状表现不一，常有血尿、蛋白尿，约半数患者起病时就出现肾病综合征，也常伴有高血压和肾功能不全。

膜性增生性肾小球肾炎的病变特点是弥漫性的系膜细胞增生、系膜基质增多及基底膜不规则增厚。

1. 病理变化

光镜：肾小球体积增大，系膜细胞增生，基质分泌增多，系膜区增宽，使毛细血管丛呈分叶状。在系膜区可见数量不等的中性粒细胞浸润，并且可见增生的系膜组织逐渐向周围毛细血管伸展，应用六胺银和PAS染色，增厚的基底膜呈双轨状或分层状。病变继续发展，增生的系膜组织可环绕全部毛细血管壁，使管壁显著增厚，管腔明显狭小，甚至阻塞。晚期，系膜区纤维化，肾小球硬化，转变为慢性硬化性肾小球肾炎。

电镜：可见肾小球系膜增生，增生的系膜细胞和分泌的基质插入邻近的毛细血管袢并形成系膜基质，使基底膜分离。肾小球内有大量电子致密物沉积（图10-8）。

2. 临床病理联系

（1）血清补体降低：由于Ⅰ型和Ⅱ型膜性增生性肾小球肾炎在肾小球内均有大量C3沉积，大量补体被消耗，患者血清补体降低，可作为临床诊断该病的参考指标。

（2）尿的变化：早期病变主要局限在系膜区，血管壁变化较轻，症状不明显，或仅有轻度的蛋白尿或血尿。病变逐渐发展，当侵犯毛细血管壁时，可引起肾病综合征。

（3）高血压：病变发展到晚期，系膜细胞增生、纤维化，使肾小球硬化，肾小球毛细血管管腔狭窄或阻塞，肾小球血流减少，从而导致高血压。

（4）氮质血症和尿毒症：病变发展到晚期，由于纤维化、硬化的肾小球的比例逐渐增多，代谢毒物难以排出，导致肾功能不全。

3. 结局　预后较差。本病为一种慢性进行性疾病，对糖皮质激素治疗不敏感。有的病例可转化为快速进行性肾小球肾炎。约 50% 的患者在 10 年内出现慢性肾衰竭。尤其是 II 型膜性增生性肾炎预后更差。

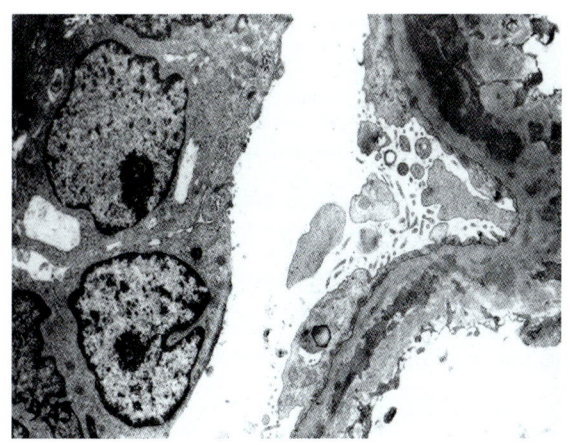

图 10-8　膜性增生性肾小球肾炎
电镜下，系膜增生及系膜插入，内皮下电子致密物沉积

> **知识链接**
>
> 根据沉积物的部位，可将膜性增生性肾小球肾炎分为三型：
>
> I 型：较多见，电子致密物沉积在基底膜内侧的内皮细胞下，聚积成大团块状。免疫荧光显示 IgG 和 C3 沿肾小球毛细血管壁和系膜区内呈颗粒状荧光。
>
> II 型：肾小球毛细血管基底膜不规则增厚。在基底膜致密层内有高电子密度的粗大呈带状的沉积物。免疫荧光显示 C3 沉积于基底膜的任一侧或系膜区。
>
> III 型：极少见，在内皮细胞下和上皮细胞下都有电子致密物沉积，并可伴有基底膜断裂。
>
> 膜性增生性肾小球肾炎主要由于肾小球系膜细胞增生，系膜区增宽，增生的系膜组织逐渐向周围毛细血管伸展，应用六胺银和 PAS 染色，增厚的基底膜呈双轨状或分层状。

（五）系膜增生性肾小球肾炎

系膜增生性肾小球肾炎（mesangial proliferative glomerulonephritis）的病变特点为弥漫性肾小球系膜细胞增生及基质增多。发病年龄多见于青少年，我国和其他东方国家比西方国家多见。本病可为原发性，机制不清。也可为继发性疾病，如系统性红斑狼疮、过敏性紫癜等也可以引起此型肾炎。

1. 病理变化

光镜：肾小球系膜细胞增生和基质增多，系膜区增宽。毛细血管壁无明显变化，管腔通畅。系膜区内可有少数单核细胞和中性粒细胞浸润。如病变严重可引起系膜硬化。

电镜：系膜区系膜细胞增生和基质增多，系膜区有电子致密物沉积。

免疫荧光法检查：在我国主要表现为系膜区有 IgG 及 C3 沉积。

★ 系膜增生性肾小球肾炎的病变特点是肾小球系膜细胞增生和基质增多，系膜区增宽；毛细血管壁无明显变化，管腔通畅。

2. 临床病理联系　因病变主要累及系膜，早期症状不明显，仅有轻度蛋白尿或复发性血尿，容易被忽视。有的患者表现为肾病综合征。

3. 结局　预后较好。有时病变可持续2～3年以后仍可消退。部分病变继续发展可导致系膜硬化，而进一步发展为肾小球硬化。晚期可发展为硬化性肾小球肾炎和慢性肾功能不全。

（六）轻微病变性肾小球肾炎

轻微病变性肾小球肾炎（minimal change glomerulonephritis）是引起儿童肾病综合征的最常见原因。在光镜下肾小球无明显变化，故称为轻微病变性肾小球肾炎，而在电镜下可见弥漫性肾小球足突细胞足突消失，又称为足突病；也由于本病肾小管上皮细胞内常有大量脂质沉积，故又称为脂性肾病。

★轻微病变性肾小球肾炎是引起儿童肾病综合征的最常见原因，又称为足突病、脂性肾病。

1. 病因和发病机制　轻微病变性肾小球肾炎与其他类型肾炎不同，电镜观察无沉积物出现，通过免疫荧光检查也未发现肾小球内有免疫球蛋白或补体，因此，关于其病因和发病机制尚不清楚。本病的发生与特异性体质或病毒感染有关。霍奇金病患者轻微病变性肾小球肾炎的发病率较高。已知霍奇金病患者常出现T细胞功能缺陷。并且本病对糖皮质激素治疗敏感，提示发病可能与T细胞功能异常有关。

2. 病理变化

光镜：肾小球基本正常，肾小管上皮细胞内有多数玻璃样小滴和脂类沉积，这是由于肾小球毛细血管通透性增加，大量脂蛋白通过肾小球滤出，由肾小管重吸收所致。

电镜：多数肾小囊脏层上皮细胞足突消失，细胞胞体扁平，可见空泡及微绒毛形成（图10-9）。

★轻微病变性肾小球肾炎的肾小球光镜基本正常；电镜下肾小球脏层上皮细胞足突消失，细胞胞体扁平，因此，又称为足突病；肾小管上皮细胞内有脂类沉积，又称为脂性肾病。

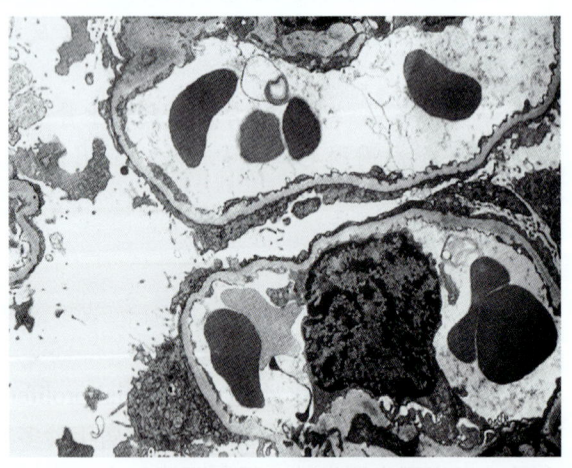

图10-9　轻微病变性肾小球肾炎
电镜下，上皮细胞足突广泛融合

3. 临床病理联系　本病多发生于2～6岁的儿童。临床上多表现为肾病综合征，尿内蛋白质主要为小分子的白蛋白，蛋白尿为高度选择性。本病可发生在呼吸道感染或预防接种后。肾小球的病变轻微，故一般无血尿和高血压，肾功能也不受影响。

★轻微病变性肾小球肾炎临床上大多表现为肾病综合征。

4. 结局　大多数患者对糖皮质激素治疗敏感，90%以上儿童可以在数周内完全恢复。成人恢复较慢，复发率较高，但预后也很好，一般不发展成慢性。

（七）局灶性节段性肾小球硬化

局灶性节段性肾小球硬化（focal segmental glomerulosclerosis）的病变特点为少数或部分肾小球的部分小叶或毛细血管袢发生硬化。临床主要表现为肾病综合征。

局灶性节段性肾小球硬化可为原发性疾病，也可以为继发性疾病，例如可为 IgA 肾病等其他肾炎的继发改变，可伴发于人类免疫缺陷病毒（human immunodeficiency virus, HIV）感染者或发生于吸毒者。

★局灶性节段性肾小球硬化的主要特点为肾小球的硬化呈局灶性、节段性，仅累及少数或部分肾小球。

1. 病理变化

光镜：病变为局灶性，早期从肾皮质深部近髓质部分的肾小球开始，其他肾小球无明显病变或病变轻微。继续发展可累及皮质全层。病变肾小球的部分毛细血管萎陷，系膜增宽、硬化、玻璃样变性（图 10-10）。病变发展到晚期，整个肾小球纤维化、玻璃样变（球性硬化）。相应的肾小管也萎缩消失。肾间质纤维组织增生，有少量淋巴细胞和单核细胞浸润。最终由于大量肾小球硬化可发展为弥漫性硬化性肾小球肾炎。

电镜：部分毛细血管基底膜增厚、塌陷，系膜区内基质增加，细胞足突消失。

免疫荧光检查：肾小球病变部位出现免疫球蛋白和补体沉积，主要为 IgM 和 C3。

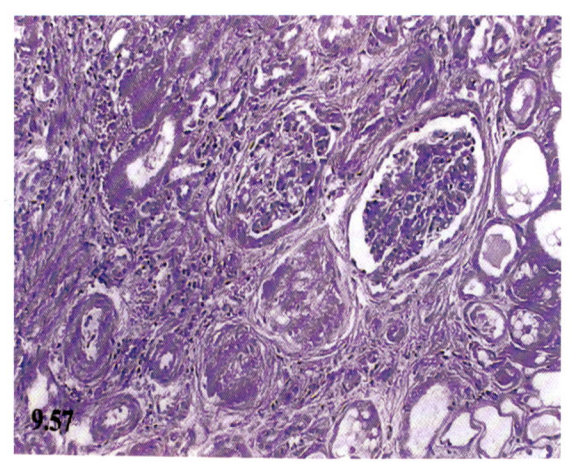

图 10-10　局灶性节段性肾小球硬化

肾小球的部分毛细血管萎陷，系膜增宽、硬化、玻璃样变，相应的肾小管也萎缩、纤维化

★局灶性节段性肾小球硬化的肾小球部分毛细血管萎陷，系膜增宽、硬化、玻璃样变。

2. 临床病理联系和结局　局灶性节段性肾小球硬化患者约 80% 表现为肾病综合征，约 2/3 的患者同时伴有血尿和高血压。蛋白尿多为非选择性。患者对糖皮质激素治疗效果不明显，表现为进行性，常继续发展，导致肾功能不全。儿童预后较好，成年人预后差。

（八）IgA 肾病

IgA 肾病（IgA nephropathy）多发生于儿童及青年，发病前常有上呼吸道感染，临床主要表现为反复发作的血尿，也是我国较常见的肾病类型。

1. 病理变化

光镜：病变呈多样性，主要表现为系膜细胞增生和系膜基质增多，也可表现为局灶节段性增生，甚至有时可见新月体形成。局灶增生性改变可发展为局灶性硬化。

电镜：可见系膜区出现电子致密物沉积。

免疫荧光检查：可见在系膜区有 IgA 沉积，是诊断本病的必要依据。

IgA 肾病的发病机制尚未明了。患者血清中 IgA 含量增高，部分患者与遗传有关。另外，本病的发生可能与先天性或后天性免疫调节异常有关。呼吸道或消化道黏膜受到细菌或食物蛋白质等环境因素刺激，黏膜合成 IgA 增多，导致 IgA 在系膜区沉积，并启动补体替代途径，引起肾小球损伤。

2. 临床病理联系和结局　临床主要表现为复发性血尿，有时伴有轻度蛋白尿，少数患者出现肾病综合征，部分患者晚期出现慢性肾衰竭。

★ IgA 肾病镜下病变呈多样性。电镜下可见系膜区出现电子致密物沉积。免疫荧光检查特征性改变为系膜区内出现 IgA 沉积。临床主要表现为反复发作的血尿。

（九）慢性肾小球肾炎（慢性硬化性肾小球肾炎）

慢性肾小球肾炎（chronic glomerulonephritis）是各型肾小球肾炎发展到晚期的病理类型，多见于成人，预后差。常出现慢性肾炎综合征。病理特征是大量肾小球纤维化及玻璃样变，与残留肾单位代偿性肥大交错并存，引起肾缩小，表面呈颗粒状，形成"颗粒性固缩肾"。

★ 慢性肾小球肾炎是各型肾小球肾炎发展到晚期的病理类型，常出现慢性肾炎综合征，形成"颗粒性固缩肾"。

1. 病因　慢性肾小球肾炎为其他肾小球肾炎演变而来的晚期变化。链球菌感染后的急性弥漫性增生性肾小球肾炎以及轻微病变性肾小球肾炎很少转变为慢性肾小球肾炎。但新月体性肾小球肾炎如果度过急性期，几乎全部发展为慢性肾小球肾炎。膜性肾小球肾炎和膜性增生性肾小球肾炎也可缓慢演变为慢性肾小球肾炎。

2. 病理变化

肉眼：两侧肾对称性缩小，苍白，质地变硬。表面呈弥漫性的细颗粒状，颗粒大小比较一致，形成颗粒性固缩肾。切面可见肾皮质萎缩、变薄，纹理模糊不清。肾盂周围脂肪组织增多。小动脉壁硬化、增厚，切面呈哆开状。

光镜：病变弥漫分布于双侧肾。由于本病多从其他类型肾小球肾炎转变而来，因此，在早期，除可见肾小球纤维化、玻璃样变性外，还可观察到原发肾炎的残存病变。例如，有的病例在部分肾小球仍可看到新月体病变（表明慢性肾小球肾炎是由新月体性肾小球肾炎演变而来）；有的可见基底膜增厚和钉状突起（表明由膜性肾小球肾炎演变而来）。

晚期，肾小球纤维化、玻璃样变，相应肾小管萎缩、纤维化；纤维化使病变肾小球相互集中；残存的相对正常的肾单位发生代偿性变化，肾小球体积增大（肥大），肾小管也扩张；间质的纤维组织增生，伴淋巴细胞、浆细胞浸润；肾内细小动脉硬化，管腔狭窄（图10-11）。

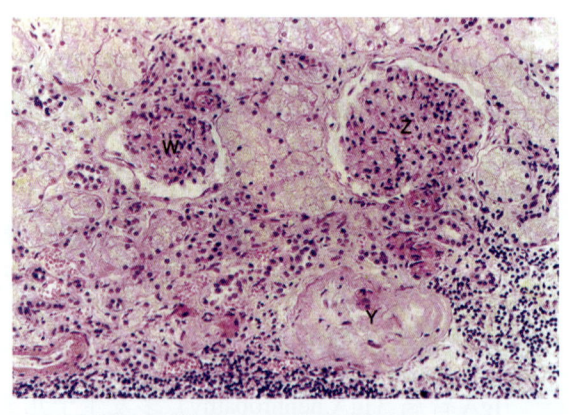

图 10-11　慢性肾小球肾炎

有相对正常的肾小球（Z）；有萎缩的肾小球（W），体积缩小，毛细血管丛变小；肾小球玻璃样变性，毛细血管丛消失（Y）。肾小管萎缩，肾间质炎症细胞浸润

由于慢性肾小球肾炎时肾组织一部分被破坏，发生纤维化和收缩，而另一部分呈代偿性肥大和扩大，形成肉眼所见肾表面的细颗粒状外观。

★慢性肾小球肾炎肉眼呈颗粒性固缩肾。光镜下肾小球发生纤维化、玻璃样变，残存的相对正常的肾单位发生代偿性变化。

3. 临床病理联系　慢性肾小球肾炎常继发于其他类型肾炎，因此，临床早期表现一般保留了原肾小球肾炎的特点，以后继续发展表现为慢性肾炎综合征。

（1）尿的变化：由于大量肾单位被破坏，血流只能通过少数残存的肾单位，因此，流速加快。肾小球的滤过速度和尿液通过肾小管的速度也加快，而肾小管的重吸收有一定限度，所以大量水分不能再吸收，肾的浓缩功能降低，从而出现多尿、夜尿、低比重尿。尿比重在1.010左右。此外，由于残留肾单位相对正常，因此，血尿、蛋白尿和管型尿不明显，水肿也较轻。

（2）高血压：由于大量肾单位纤维化，肾组织严重缺血，肾素分泌增加，患者出现明显高血压。晚期患者发生细动脉硬化可使血压保持在较高水平。长期高血压可引起左心室肥大，甚至导致左心衰竭。

（3）氮质血症和肾衰竭：由于大量肾单位破坏，残留的相对正常的肾单位逐渐减少，最后出现体内代谢废物不能排出，水、电解质代谢和酸碱平衡发生障碍，最终导致氮质血症和肾衰竭。

（4）贫血：由于肾组织大量破坏，促红细胞生成素生成减少，长期肾功能不全引起的氮质血症和自身中毒抑制造血功能，患者常出现贫血。

★慢性肾小球肾炎临床早期保留了原肾小球肾炎的特点，以后继续发展表现为慢性肾炎综合征。

4. 结局　慢性肾小球肾炎早期进行合理治疗控制疾病发展，可取得较好的治疗效果。病变发展到晚期，大量肾单位破坏，可导致肾衰竭和心力衰竭，或因肾衰竭而死亡。另外，也可因高血压、脑出血、心力衰竭或继发感染而死亡。

案例10-1

患者，男，9岁。家长偶尔发现儿子眼睑水肿、面部水肿、下肢水肿，精神状态尚可，及时前往医院诊治。追问病史：1个月前患儿曾患扁桃体炎。检查发现每日尿量不足，尿中有蛋白质，血压轻度升高。

问题：
1. 如何解释患儿的症状？
2. 患儿可能患的疾病是什么？
3. 如果进行肾活检，肾小球可能有何种病理改变？

第二节 肾盂肾炎

肾盂肾炎（pyelonephritis）是一种以肾盂、肾小管和肾间质受累为主的化脓性炎症，可发生于任何年龄，多见于女性，发病率为男性的9~10倍。临床上常有发热、腰部酸痛、血尿和脓尿等症状。根据临床表现和病理变化可分为急性肾盂肾炎和慢性肾盂肾炎两种。

★肾盂肾炎是一种以肾盂、肾小管和肾间质为主的化脓性炎症，可分为急性和慢性两种。

肾盂肾炎可由细菌感染引起，最常见的细菌为大肠埃希菌，其次为变形杆菌、产气杆菌和葡萄球菌等。

肾盂肾炎的感染途径有两种：

1. 血源性（下行性）感染　为少见的感染途径。出现败血症或感染性心内膜炎时，细菌进入血流，形成细菌性栓子栓塞于肾小球或肾小管周围的毛细血管，从而引起肾出现化脓性炎症。病原菌以葡萄球菌为多见，两侧肾可同时受累。

2. 上行性感染　多见于女性，是常见的感染途径，主要的致病菌是大肠埃希菌。细菌从尿道或膀胱通过输尿管管腔或输尿管周围的淋巴管上行到肾盂和肾组织引起化脓性炎症，病变可累及一侧或双侧肾。

肾盂肾炎除与细菌感染外，还与机体的防御能力及是否存在诱因有关：

①尿路完全或不完全阻塞：是诱发肾盂肾炎的主要因素。引起阻塞的原因很多，如泌尿道结石、尿道炎或尿道损伤后的瘢痕收缩、前列腺肥大等。尿道发生阻塞后可影响正常排尿，引起尿液潴留。潴留的尿液易于细菌生长繁殖而引起肾盂肾炎。经血源性感染进入肾的细菌能否在肾繁殖也和尿路阻塞有关。

②其他因素：有医源性因素，如导尿、膀胱镜检查和其他尿道手术时可将细菌带入膀胱，并易损伤黏膜，导致细菌感染诱发肾盂肾炎。女性尿道短，因此，上行性感染机会较多。此外，妊娠子宫压迫输尿管可引起不完全梗阻；黄体酮可使输尿管的张力降低，蠕动减弱，容易引起尿潴留，可诱发感染，故女性肾盂肾炎的发病率比男性高。慢性消耗性疾病如糖尿病和截瘫等，由于全身抵抗力低下，常并发肾盂肾炎。

★肾盂肾炎的感染途径有两种，即血源性（下行性）感染和上行性感染。

一、急性肾盂肾炎

急性肾盂肾炎是由细菌感染引起的以肾盂、肾间质和肾小管为主的急性化脓性炎症。

1. 病理变化

肉眼：肾肿大、充血，表面散在多数大小不等的脓肿，呈黄色或黄白色，周围有紫红色充血带环绕。切面髓质内可见黄色条纹向皮质伸展，皮质和髓质可见脓肿形成。肾盂黏膜充血、水肿，可有散在的小出血点，有时黏膜表面有脓性渗出物覆盖，肾盂腔内可有脓性尿液。

上行性感染引起的急性肾盂肾炎首先引起肾盂炎。

光镜：可见肾盂黏膜充血、水肿，并有中性粒细胞等炎症细胞浸润（图10-12）。以后炎症沿肾小管及其周围组织扩散，在肾间质内引起大量中性粒细胞浸润，并可形成大小不等的脓肿。肾小管管腔内充满脓细胞和细菌，故常有脓尿和蛋白尿。尿培养可找到致病菌。早期肾小球多不受影响，病变严重时大量肾组织坏死可破坏肾小球。

血源性感染的特点是病变首先累及肾小球或肾小管周围的间质，随着病变逐渐扩大，破坏邻近组织。肾组织内出现多数散在的小脓肿，并可破入肾小管，进而蔓延到肾盂，引起肾盂肾炎。

★急性肾盂肾炎肉眼观可见肾肿大、充血，表面散在多数大小不等的脓肿；光镜下可见肾盂黏膜充血、水肿，并有中性粒细胞等炎症细胞浸润。

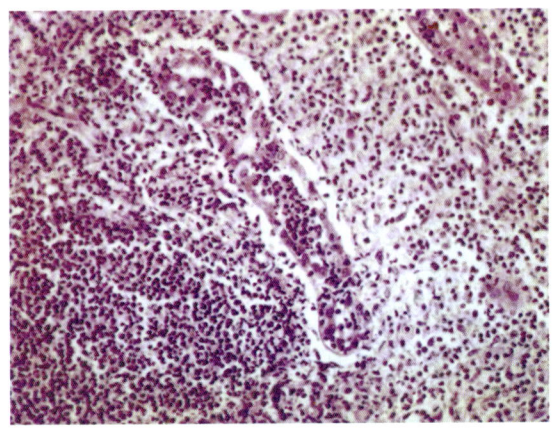

图 10-12　急性肾盂肾炎

肾间质充血水肿，大量中性粒细胞浸润，小脓肿形成，肾小管管腔内可见中性粒细胞聚集

2. 并发症

（1）急性坏死性肾乳头炎：主要发生于糖尿病或有尿路阻塞的患者。病变可为单侧或双侧。肉眼观可见肾切面乳头部坏死，范围大小不等。坏死区呈灰黄色，周围有充血带，与邻近组织分界明显。光镜下见坏死区为缺血性凝固性坏死，坏死区内可见肾小管轮廓，周围有充血和中性粒细胞浸润。

（2）肾盂积脓：在严重尿路阻塞特别是高位完全性尿路阻塞时，脓性渗出物不能排出，淤积、充满肾盂，引起肾盂积脓。

（3）肾周围脓肿：肾组织内的化脓性炎症可穿过肾包膜扩展到肾周围的组织中，引起肾周围脓肿。

3. 临床病理联系　急性肾盂肾炎出现急性炎症的全身表现，起病急，突然出现发热、寒战，血中中性粒细胞增多等。肾肿大使肾被膜紧张，出现腰部酸痛；可出现脓尿、蛋白尿、管型尿、菌尿，有时还有血尿等。由于膀胱和尿道急性炎症的刺激可出现尿频、尿急、尿痛等症状。

急性坏死性肾乳头炎时常有明显血尿。严重时肾小管破坏，相应的肾小球被阻塞可引起少尿和氮质血症。肾乳头坏死组织脱落可阻塞肾盂，有时坏死组织碎块通过输尿管排出可引起绞痛。

★急性肾盂肾炎出现急性炎症的全身表现和局部反应。

4. 结局　急性肾盂肾炎如能及时彻底治疗，大多数可以治愈；如治疗不彻底或尿路阻塞未消除，则易反复发作而转为慢性。

二、慢性肾盂肾炎

1. 原因　①尿路梗阻未解除或因急性肾盂肾炎治疗不彻底导致病变迁延，反复发作而转为慢性；②反流性肾病，具有先天性膀胱输尿管反流或肾内反流的儿童常反复发生感染，可引起一侧或双侧的肾慢性肾盂肾炎；③慢性肾盂肾炎患者肾组织中因细菌抗原持续存在，可在体内引起免疫反应，使炎症继续发展。此外，多种抗生素主要作用于细菌的细胞壁，而细菌的 L 型无细胞壁，故抗生素对细菌的 L 型无效，使其在肾髓质中长期存在，细菌 L 型长期存在与肾盂肾炎发展为慢性有一定关系。

2.病理变化

肉眼：可见两侧肾病变不对称，大小不等，体积缩小，质地变硬。表面高低不平，有不规则的大的凹陷性瘢痕。切面可见皮、髓质界限模糊，肾乳头部萎缩。肾盂、肾盏因瘢痕收缩而变形。肾盂黏膜增厚、粗糙。

光镜：病变呈不规则片状，夹杂于相对正常的肾组织间。瘢痕区的肾组织破坏，肾间质和肾盂黏膜纤维组织大量增生，其中有大量慢性炎症细胞浸润（图10-13）。肾小管多萎缩、坏死，由纤维组织替代。有些肾小管腔扩张，腔内有红染的蛋白管型。早期肾小球尚完好，由于间质的慢性炎症，肾小囊周围常呈同心层状纤维化，使球囊壁增厚，为慢性肾盂肾炎的特点。后期肾间质病变严重，部分肾小球发生纤维化和玻璃样变。可累及皮质，部分肾单位呈代偿性肥大。

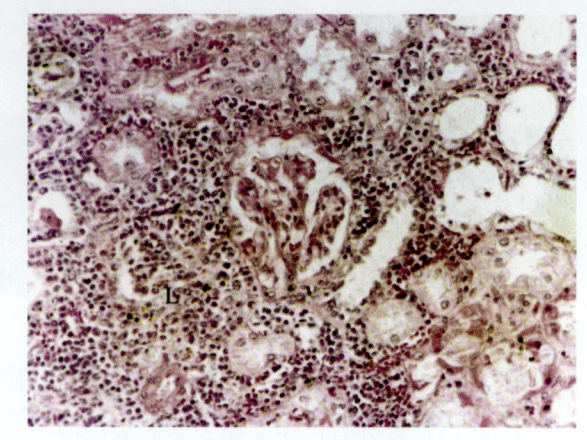

图 10-13 慢性肾盂肾炎
肾实质内病变局限于间质，大量炎症细胞浸润（L），肾小球慢性损伤

★慢性肾盂肾炎肉眼观可见两侧肾不对称，大小不等，体积缩小，质地变硬。光镜下瘢痕区的肾组织破坏，肾间质和肾盂黏膜纤维组织大量增生。

3.临床病理联系　由于在慢性肾盂肾炎时病变首先主要累及肾小管，肾小管功能障碍出现较早，也比较严重。肾小管浓缩功能降低，患者可有多尿和夜尿。远端肾小管的受累使钠、钾和重碳酸盐丧失，患者可有缺钠、缺钾和酸中毒。患者常有菌尿，可有蛋白尿。在急性发作时，出现脓尿和菌尿，并伴有急性肾盂肾炎的其他症状，如发热、腰背酸痛等。

高血压也是本病常见的并发症，这是由于在慢性肾盂肾炎晚期，肾单位损害造成肾缺血所致。严重和持久的高血压可引起心力衰竭。

晚期病例，由于肾单位大量丧失，可引起氮质血症甚至尿毒症。慢性肾盂肾炎是引起慢性肾衰竭的一个重要原因。有人统计，在接受肾移植或透析治疗的患者中，10%～20%是慢性肾盂肾炎患者。

★慢性肾盂肾炎时病变首先主要累及肾小管，患者可有多尿和夜尿，晚期可引起氮质血症甚至尿毒症。

4.结局　慢性肾盂肾炎病变迁延，常反复急性发作，如能及时彻底治疗可控制其病变的发展。如诱因未能去除，治疗较晚或不彻底，两侧肾受累严重时，患者可死于尿毒症，也可因顽固的高血压而死于心力衰竭。

★慢性肾盂肾炎病变迁延，常反复急性发作。

第三节 泌尿系统常见肿瘤

一、肾细胞癌

肾细胞癌（renal cell carcinoma）是由肾小管上皮细胞发生的恶性肿瘤，简称肾癌，是发生于肾的最常见的肿瘤，占肾恶性肿瘤的 85%，多见于 50～60 岁的老年人。男性多发，男女之比约为 2∶1。部分肾癌患者病例具有家族遗传性。

1. 病理变化

肉眼：肾细胞癌大都发生于一侧肾，少数同时原发于两侧肾。肿瘤可发生在肾的任何部位，但多发生于肾上下两极，尤以上极多见。肿瘤一般为单个、圆形，大小差别较大。肿瘤与周围肾组织常有较明显分界，可有假包膜形成。因肿瘤细胞富含脂质和糖原，并有坏死、钙化及出血等继发性变化，切面肿瘤呈灰黄色、灰白色或红棕色等多彩状（图 10-14）。肿瘤还可侵入肾静脉，沿着静脉管腔生长，并引起血道转移，这种血管内生长的倾向是肾细胞癌的特点之一。有时肿瘤可穿破肾被膜向外生长，侵犯肾上腺和肾周围纤维脂肪组织。

按照 WHO 泌尿系统肿瘤分类，肾细胞癌可分为透明细胞性肾细胞癌、乳头状肾细胞癌、嫌色细胞癌、多房性囊性肾细胞癌、未分类的肾细胞癌等多种组织学类型：①透明细胞性肾细胞癌：最为常见，肿瘤细胞呈圆形或多角形，胞质透明，胞核较小、深染、圆形，位于细胞中央或边缘。排列成乳头状、腺泡状、片状、梁状或管状，无乳头结构（图 10-15）。大部分病例为散发性，少数家族性伴有希佩尔 - 林道综合征（Von Hippel-Lindau syndrome）。②乳头状癌肾细胞癌：肿瘤细胞呈立方或矮柱状，有明显乳头结构形成。③嫌色细胞癌：肿瘤细胞有明显胞膜，胞质呈淡嗜酸性，核周常有空晕，肿瘤细胞排列成实性片状结构，比透明细胞癌或乳头状癌预后好。肾细胞癌间质很少，但血管丰富。

★肾细胞癌是由肾小管上皮细胞发生的恶性肿瘤，肾上极更为常见，肿瘤切面呈灰黄色、灰白色或红棕色等多彩状。光镜下，肾细胞癌组织学基本上可分为透明细胞性肾细胞癌、乳头状肾细胞癌、嫌色细胞癌、多房性囊性肾细胞癌、未分类的肾细胞癌等类型。

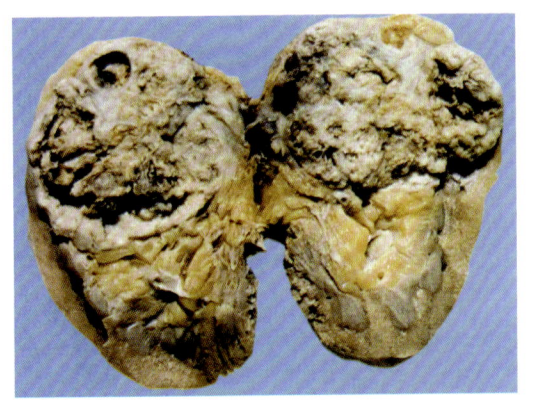

图 10-14 肾细胞癌
肾上极巨大肿物，界限较清，黄白色，中央有坏死

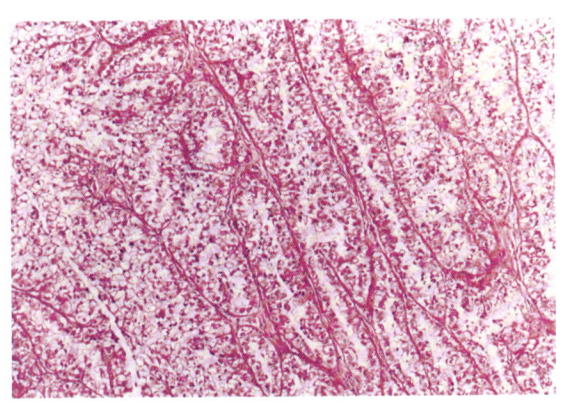

图 10-15 透明细胞性肾细胞癌
肿瘤细胞排列成乳头状、腺泡状。肿瘤细胞大，多角形，轮廓清楚，胞质清亮透明。核小、深染、圆形，位于细胞中央，可见核仁

2. 临床病理联系　肾细胞癌的早期临床表现较为隐蔽，无明显症状，不易早期诊断。有些患者可有发热、乏力、消瘦等全身性症状。20% 没有任何症状。10% 的病例则由于转移的部位出现症状后才被发现。临床上主要的表现为血尿、肾区疼痛和肿块三联症。

3. 扩散及转移　肾细胞癌可直接侵入肾盂、肾盏及输尿管而引起尿路的阻塞，并突破肾包膜向周围邻近组织和器官蔓延扩散，也可通过血道和淋巴道转移，而以血道转移更为重要和常见，因为肾细胞癌间质血管丰富，而且半数以上病例有侵犯血管（肾静脉）的倾向。最常见的血源性转移部位是肺，其次是骨、肝、肾上腺和脑。肾细胞癌转移的另一特点是有时肾局部无任何症状，而首先出现转移灶的症状。淋巴道转移常先转移至肾门及主动脉旁淋巴结。

二、肾母细胞瘤

肾母细胞瘤（nephroblastoma）又称 Wilms 瘤，是儿童多发的恶性肿瘤，起源于肾内残留的后肾胚芽组织。

1. 病理变化

肉眼：肾母细胞瘤呈圆形，常有假包膜，境界清楚。切面灰白或灰红色，可见钙化、出血和坏死，有时可见少量骨或软骨，也可有囊腔形成。

光镜：肾母细胞瘤由上皮样细胞、间叶组织和幼稚细胞三种成分组成。上皮样细胞体积小，圆形、多边形或立方形，可形成胚胎发育过程不同阶段的幼稚的肾小球样和肾小管样的结构是其组织学特征，也可见鳞状上皮分化。间叶细胞多为纤维性或黏液性，可出现横纹肌、软骨、骨或脂肪成分等分化。胚基幼稚细胞为小圆形或卵圆形的原始细胞，胞质少。

★肾母细胞瘤呈圆形，常有假包膜，境界清楚。光镜下肾母细胞瘤的特征是具有胚胎发育过程不同阶段的幼稚的肾小球样或肾小管样结构。

2. 临床病理联系　大多数患儿的主要症状是腹部肿块，肿块巨大时可深入盆腔。大的肿块可压迫邻近组织，引起腹痛、呕吐甚至肠梗阻。经手术切除、放疗、化疗等的综合治疗方法，可取得良好效果。

★肾母细胞瘤患儿的主要症状是腹部肿块。

3. 转移　肾母细胞瘤可较长时期在局部生长，但也可经血道和淋巴道转移。血道转移较多见，且以肺转移最多，其次为肝。淋巴道转移主要在局部淋巴结和主动脉旁淋巴结。

三、膀胱肿瘤

膀胱肿瘤中绝大多数（95%）来自于膀胱黏膜上皮，少数来源于间叶组织，如纤维组织和肌组织等。按照 WHO 泌尿系统肿瘤分类（2004 年），由膀胱黏膜上皮发生的肿瘤统一纳入尿路肿瘤，包括尿路上皮肿瘤、鳞状（细胞）肿瘤和腺（上皮）肿瘤等。尿路上皮肿瘤又可分为尿路上皮乳头状瘤、低度恶性潜能尿路上皮乳头状瘤、低级别非浸润性乳头状尿路上皮癌、高级别非浸润性乳头状尿路上皮癌、浸润性乳头状尿路上皮癌等类型。

（一）尿路上皮乳头状瘤

尿路上皮乳头状瘤即传统分类中良性的乳头状瘤，来自膀胱移行上皮，故又称移行细胞乳头状瘤。尿路上皮乳头状瘤可发生于膀胱黏膜的任何部位，但以膀胱侧壁和三角区多见。

常为单发性，少数为多发。因符合严格诊断标准的尿路上皮乳头状瘤罕见，故以往诊断为乳头状瘤者，部分可归为低度恶性潜能尿路上皮乳头状肿瘤。

1. 病理变化

肉眼：肿瘤呈绒毛状或纤细的乳头状突起。一般体积较小，肿瘤与膀胱黏膜之间有纤细的蒂相连。膀胱镜检查可见乳头状物漂浮在尿液中似绒毛状。由于肿瘤乳头纤细、脆弱，易折断脱落，并引起无痛性血尿。

光镜：乳头状瘤纤维血管轴心外被覆的上皮与正常尿路上皮相似，乳头纤细，偶有分支但不融合，上皮细胞没有异型性，极性清楚，没有核分裂象或仅在基底层偶见正常核分裂象。符合严格诊断标准的尿路上皮乳头状瘤罕见。故以往诊断为乳头状瘤者，按新的分类标准，部分可归为低度恶性潜能尿路上皮乳头状瘤（papillary urothelial neoplasm of low malignant potential, PUNLMP）（图10-16），属于交界性肿瘤。

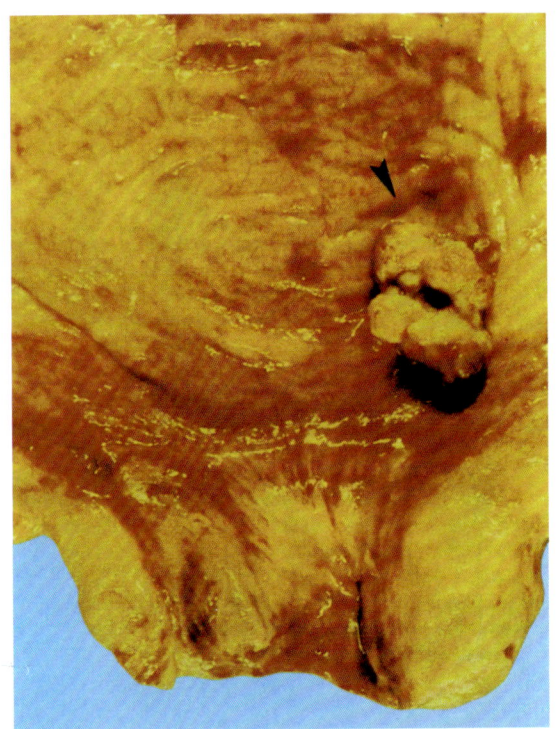

图 10-16　低度恶性潜能尿路上皮乳头状瘤

膀胱后壁见隆起的乳头状肿物（▲），乳头粗短，基底较宽

PUNLIMP 与乳头状瘤的根本区别是其上皮增生，且厚度超过正常尿路上皮，并可伴有很小的异型性。

★膀胱乳头状瘤以膀胱侧壁和三角区多见，肉眼肿瘤呈绒毛状或纤细的乳头状突起，一般体积较小。光镜下可见乳头细长且较规则，其表面覆盖3~5层厚薄不等的移行上皮。

2. 结局　手术切除后有局部复发的倾向，且细胞分化不成熟，易发生癌变。

（二）尿路上皮癌

尿路上皮癌旧称移行细胞癌，分为浸润性和非浸润性尿路上皮癌两种。在 WHO 新分类中，以前的移行细胞乳头状瘤Ⅰ级（肿瘤组织大多呈乳头状结构，乳头分支较多，和正常膀胱移行上皮细胞很相似。上皮层次增加，超过5~7层，但极性基本上保存，肿瘤细胞有一定的异型性，核大小不一致，核分裂象少见。通常无周围黏膜浸润），一部分现在归入 PUNLMP，另一部分归入低级别乳头状癌；以前的乳头状移行上皮癌Ⅱ级（肿瘤细胞除形成乳头状结构外，并形成不规则的肿瘤细胞团或条索，向固有膜或肌层浸润。肿瘤细胞层次显著增多，有时超过10层。细胞分化差，细胞和细胞核的大小和形状不一，核深染，核分裂象多。细胞排列紊乱，极性消失。但仍能辨别移行上皮来源。部分病例有小灶状鳞状化生。肿瘤组织可浸润到肌层），一部分归入了低级别乳头状癌，另一部分归入了高级别乳头状癌。以前的乳头状移行上皮癌Ⅲ级（肿瘤细胞弥漫分布或形成不规则的实体性巢状结构，很少看到乳头状结构。肿瘤细胞的分化很差，有明显的异型性。细胞大小不一，胞质少，核形状不规则、深染，核分裂象多，可见病理性核分裂。有时可见瘤巨细胞。肿瘤细胞排列紊乱，极性完全消失，几乎不能辨认移行上皮来源）都属于高级别乳头状癌。

（三）原位癌

肿瘤细胞局限于上皮内。病变常累及黏膜较广泛，呈红色、颗粒状、弥漫性增厚。

（四）鳞癌、腺癌、未分化小细胞癌

在膀胱少见，但其预后均比尿路上皮癌差。

1. 临床表现　膀胱黏膜上皮肿瘤的典型表现早期为无痛性血尿。血尿是由于肿瘤乳头结构折断、肿瘤组织坏死或膀胱炎症引起。可出现尿频、疼痛等症状，这是由于膀胱黏膜肿瘤组织浸润或继发感染所致。如输尿管开口处受累，尿路阻塞，可导致肾盂肾炎和肾盂、输尿管积水。

★膀胱黏膜上皮肿瘤的典型表现为无痛性血尿。

2. 扩散和转移　膀胱黏膜上皮肿瘤易复发。浸润性癌易发生转移，主要通过淋巴道转移至局部淋巴结、髂动脉旁和主动脉旁淋巴结。血道转移一般发生在晚期，见于分化较差的肿瘤。血道转移常见于肝、肺和骨髓。患者常因广泛转移或肿瘤组织浸润输尿管引起阻塞和感染而导致死亡。

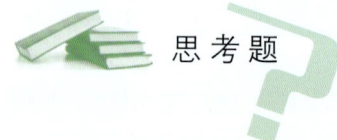

思考题

1. 肾小球肾炎的常见病理类型有哪些？各型的病理变化怎样？
2. 试列表比较慢性肾小球肾炎和慢性肾盂肾炎的异同。

（刘立新　孟桂霞　刘　硕）

第十一章

淋巴造血系统疾病

学习目标

1. 熟悉淋巴结的非特异性及特异性反应性病变。
2. 了解淋巴造血系统肿瘤 2008 年 WHO 的分类，并对常见的淋巴瘤类型有初步的认识。

淋巴造血系统包括骨髓组织和淋巴组织两大类。一般认为，骨髓及其来源的细胞（包括红细胞、粒细胞、单核细胞和巨核细胞）称为骨髓组织，而淋巴组织包括淋巴结、胸腺、脾、扁桃体以及分散的淋巴组织等。淋巴造血系统疾病可分为两大类：红细胞疾病与白细胞疾病，分别为红细胞或白细胞质和量的病变。这两大类中可根据其数量的增加或减少而成为相应的疾病。白细胞疾病可以是白细胞的减少或白细胞的增生，包括非肿瘤性疾病和肿瘤性增生两大类。但白细胞常常表现为生长过度，也就是白细胞的数量增加，而且白细胞的生长过度绝大多数都是恶性的。白细胞的非肿瘤性疾病包括白细胞减少症、反应性白细胞增多及反应性淋巴结炎等。肿瘤性疾病包括淋巴组织肿瘤、骨髓组织肿瘤和组织细胞肿瘤三种。

与其他器官系统的疾病不同，淋巴造血系统的疾病并不只是局限于单一的解剖部位，常常会播散至全身，因而病变复杂而且是系统性的。本章主要介绍淋巴结良性增生性疾病和淋巴造血系统的常见肿瘤，包括淋巴瘤、白血病、组织细胞及树突状细胞肿瘤。

第一节　淋巴结良性增生性疾病

淋巴结是哺乳类动物所特有的周围淋巴器官，是全身免疫系统的重要组成部分。各种损伤和抗原的刺激可引起淋巴结肿大，表现为反应性淋巴结炎，分为非特异性淋巴结炎和特异性淋巴结炎两种。在多数情况下，淋巴结的组织学改变完全是非特异的，故命名为急性或慢性非特异性淋巴结炎，统称为淋巴结反应性增生。特异性淋巴结炎包括结核、真菌感染、组织细胞坏死性淋巴结炎、猫抓病等。

★感染和非感染因素的刺激可引起反应性淋巴结炎，临床出现淋巴结的肿大。

一、慢性非特异性淋巴结炎

由于致病因子不同，慢性非特异性淋巴结炎（chronic nonspecific lymphadenitis）可表现为三种不同的增生方式，即淋巴滤泡增生、副皮质区淋巴组织增生及窦组织细胞增生。

1. 淋巴滤泡增生 风湿性关节炎、弓形虫病和 HIV 感染早期可导致淋巴滤泡增生，表现为淋巴滤泡数量增多、体积增大、大小形状不一、生发中心扩大。生发中心内可见不同分化阶段的 B 细胞增生，呈圆形或椭圆形，并可见散在的巨噬细胞和树突细胞（图 11-1）。需要与滤泡性淋巴瘤鉴别。

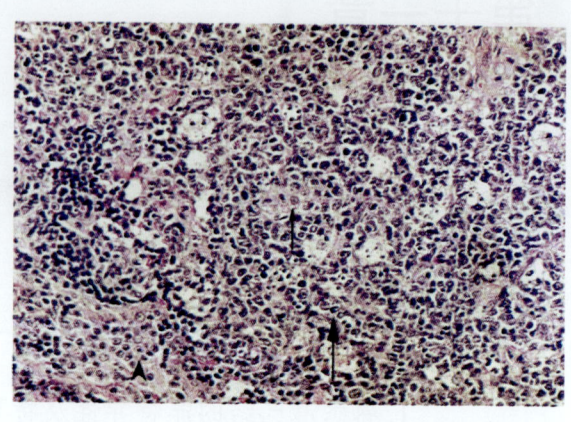

图 11-1 淋巴滤泡增生

淋巴结滤泡扩大，生发中心内细胞成分较杂，包括生发中心细胞（↑）、生发中心母细胞（↑）及免疫母细胞（▲）。巨噬细胞增生，形成星天状分布

2. 副皮质区淋巴组织增生 部分病毒感染或接种天花疫苗后，以及某些药物（尤其是用于惊厥和精神病治疗的苯妥英钠）诱导的免疫反应，表现为淋巴结副皮质区 T 细胞的反应性增生。组织学上，淋巴滤泡间距增大，滤泡数目有所减少，体积缩小甚至消失，副皮质区淋巴细胞弥漫增生，常常伴有血管的增生，有时需要与 T 细胞淋巴瘤鉴别。

3. 窦组织细胞增生 常见于肿瘤的引流淋巴结，可能与肿瘤或其产物的免疫刺激有关，表现为淋巴结髓质淋巴窦扩张，开放数量增多。窦内皮细胞大量增生，窦内充满大量组织细胞。

★慢性非特异性淋巴结炎可表现为淋巴滤泡增生、副皮质区淋巴组织增生和窦组织细胞增生。

二、巨大淋巴结增生

巨大淋巴结增生（giant lymph node hyperplasia）又称 Castleman 病，是一种特殊的淋巴组织增生性疾病。目前病因不清，有人认为与病毒感染有关。本病可发生于任何年龄，但以中年患者多见。根据临床表现可分为孤立性和多中心性。孤立性患者大多无症状，仅在体检时发现于身体不同部位出现孤立的肿块，其中最常见的部位是纵隔，也可见于肺门、颈部、腋下、肠系膜等处，淋巴结外也可发生。多中心性或系统性淋巴结增生患者表现为全身淋巴结肿大，并可累及脾，往往有发热、乏力、体重减轻等症状，其远期预后不良。

肉眼：淋巴结明显肿大，直径 3~7cm，大者可达 15cm 以上，质地中等，切面呈灰白色。

光镜：可分为玻璃样血管型、浆细胞型和混合型。

（1）玻璃样血管型：最常见，占 80%~90%。淋巴结内淋巴滤泡增生，弥漫分布于整个淋巴结。小血管明显增生并伸入淋巴滤泡。小血管内皮细胞肿胀，周围常有胶原纤维或玻璃样物沉积，如位于滤泡中心则很像胸腺小体。成熟的小淋巴细胞亦明显增生，在生发中心周围呈平行环层排列。滤泡间也可见到有胶原纤维或纤维组织围绕的血管，并伴有浆细胞、免疫母细胞、嗜酸性粒细胞浸润。

(2) 浆细胞型：较少见，占 10%～20%。淋巴结内淋巴滤泡增生，生发中心明显扩大，增生的毛细血管并不伸入滤泡。血管周围也无胶原纤维或玻璃样物质环绕，滤泡之间有大量成熟浆细胞及较少量的淋巴细胞、免疫母细胞浸润。

(3) 混合型：为以上两种成分的混合。

★巨大淋巴结增生以淋巴结肿大最显著，临床上有孤立性和多中心性两种，光镜下分为玻璃样血管型、浆细胞型、混合型三种亚型。

三、组织细胞性坏死性淋巴结炎

组织细胞性坏死性淋巴结炎（histiocytic necrotizing lymphadenitis）又称 Kikuchi 病，目前病因及发病机制不清楚。多见于年轻女性，80% 的病例以无痛性颈部淋巴结肿大为首发症状，并可伴有发热，抗生素治疗无效，临床上可反复发作。

肉眼：一般淋巴结轻度肿大，有的直径可达 5～6cm，质地软，切面可见暗红色点状区。

光镜：病变主要位于淋巴结的副皮质区，有时侵犯皮质。早期呈多个、散在、大小不一的病灶，常波及被膜下，呈三角形，底向被膜，尖端指向门区。后期融合成不规则巨大病灶，淋巴结结构完全被破坏。病变主要由增生的组织细胞、转化的淋巴细胞及凋亡碎片组成，并见活跃的吞噬核碎片现象。病灶中以及周边不见中性粒细胞、嗜酸性粒细胞和浆细胞浸润。虽说坏死可在病变中出现，但并非是诊断的必需条件。

★组织细胞坏死性淋巴结炎临床病理酷似淋巴瘤，淋巴结内组织细胞增生、细胞坏死，病灶周围不见中性粒细胞浸润。坏死并非是诊断的必需条件。

四、猫抓病

猫抓病（cat scratch disease）是一种原发于皮肤的由革兰染色阴性的短小棒状杆菌感染，并由宠物传播的疾病，儿童多见，常伴有腋窝或颈部淋巴结肿大。多数病例发病前有被猫抓史。猫抓处皮肤可发生丘疹、脓疱或结痂，受累的淋巴结可有轻微疼痛。也有相当多的病例除淋巴结肿大外无其他任何不适。

肉眼：淋巴结轻度或中度肿大，切面可见坏死灶。

光镜：随病程不同可出现不同的病变。早期表现为淋巴滤泡增生，生发中心扩大，副皮质区细胞、毛细血管后静脉增生，伴组织细胞、中性粒细胞浸润，进而可出现特征性微脓肿性肉芽肿病变。微脓肿形态不规则，由中性粒细胞和坏死的细胞碎片组成，周围增生的组织细胞或类上皮细胞呈放射状排列。

★猫抓病是由宠物传播的疾病，儿童多见，淋巴结微脓肿为特征性病变。

第二节 淋巴瘤

淋巴瘤（lymphoma）是一组原发于淋巴结、结外淋巴组织及其他组织的具有淋巴细胞分化特点的恶性肿瘤，是我国常见的恶性肿瘤之一，发病率有明显上升趋势。根据肿瘤的组织病理学特点将恶性淋巴瘤分为霍奇金淋巴瘤及非霍奇金淋巴瘤两大类。非霍奇金淋巴瘤又根据其免疫表型分为 T 细胞淋巴瘤、B 细胞淋巴瘤和组织细胞淋巴瘤三大类。

★淋巴瘤是一组原发于淋巴结、结外淋巴组织及其他组织的具有淋巴细胞分化特点的恶性肿瘤。

一、霍奇金淋巴瘤

霍奇金淋巴瘤（Hodgkin lymphoma, HL）因 1832 年英国医生 Thomas Hodgkin 首先描述而得名，是淋巴瘤的一个独特类型。此型淋巴瘤以肿瘤组织中出现 Reed-Sternberg 细胞（R-S 细胞）为特征，并伴有多量混合性炎症细胞浸润。该病的特点是淋巴结进行性肿大，由一组淋巴结逐渐发展累及下一组淋巴结，结外器官受累相对少见。

本病在世界各地发病有差异，欧美发病率较高，我国发病率较低。肿瘤好发于青少年和中年人，幼儿和老年人少见。

（一）病因和发病机制

目前对于霍奇金淋巴瘤的病因学及发病机制仍不清楚，但大量的研究发现与其他肿瘤一样，霍奇金淋巴瘤的形成也是一个多因素、多阶段的过程，遗传因素和环境因素均参与了其发生。

EB 病毒已被证实与人类多种肿瘤包括霍奇金淋巴瘤的发生有关。研究发现，25%~60% 的霍奇金淋巴瘤为 EB 病毒阳性。EB 病毒在霍奇金淋巴瘤中表现为 Ⅱ 型潜伏感染，即在肿瘤细胞中可检出 EB 病毒编码的潜伏膜蛋白（latent membrane protein, LMP）1 和 2A、EB 病毒核抗原 1 以及 EB 病毒编码小 RNA。LMP1 和 LMP2A 具有与 CD40 和 B 细胞抗原受体相似的结构域，对生发中心 B 细胞逃逸凋亡及霍奇金淋巴瘤的发生起重要作用。

（二）病理变化

肿瘤主要侵及淋巴结，以颈部、锁骨上淋巴结为常见，其次为纵隔、腹膜后、主动脉旁淋巴结。晚期可累及肝、脾等结外脏器。

肉眼：淋巴结肿大，早期无粘连、可活动。晚期肿瘤侵犯被膜，淋巴结互相粘连不易移动。切面灰白，呈鱼肉状，可见散在灰黄色小坏死灶。

光镜：淋巴结结构部分或全部破坏，代之以不同比例的淋巴细胞、嗜酸性粒细胞、组织细胞、中性粒细胞和浆细胞浸润。在此混合性反应性细胞的背景上散在分布体积较大的肿瘤细胞。肿瘤细胞体积 >15μm，胞质丰富，双色性或嗜酸性，单核、双核或多核，核膜厚，有一个大的嗜酸性核仁，直径 3~4μm。核仁边界光滑、整齐，周围有一透明晕，这种细胞称 R-S 细胞。双核的肿瘤细胞形似镜中之影，故称镜影细胞（图 11-2），具有诊断意义，称为诊断性 R-S 细胞。

关于 R-S 细胞来源意见不一，随着免

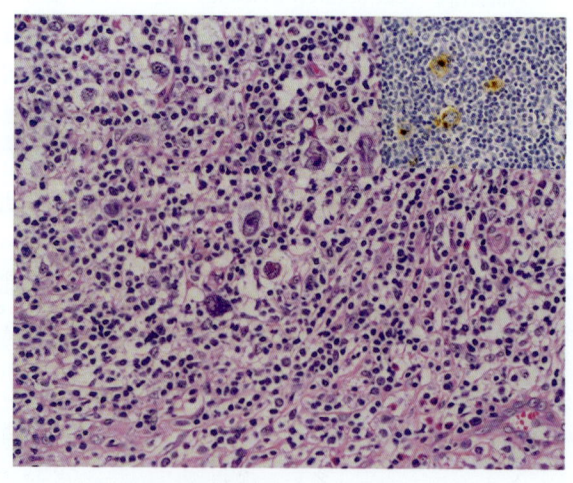

图 11-2 霍奇金淋巴瘤（CD30 免疫组织化学染色）
在多种混合性反应性细胞的背景上，可见体积较大的 R-S 细胞。R-S 细胞胞质丰富，单核或双核，核膜厚，核仁大且红染。双核的 R-S 细胞又称为镜影细胞。角图显示 R-S 细胞表达 CD30

疫学和分子生物学的发展，现已明确其中霍奇金淋巴瘤的肿瘤细胞为 B 细胞起源。

★霍奇金淋巴瘤主要发生在淋巴结内，以肿瘤组织中出现 R-S 细胞为特征，常伴有多量反应性炎症细胞。典型的 R-S 细胞也称镜影细胞，细胞体积大，胞质丰富，双核，核仁大、嗜酸性，具有诊断价值。其他类型的肿瘤细胞为不典型 R-S 细胞，有诊断参考价值。

（三）组织学类型

WHO 分类将霍奇金淋巴瘤分为两大类：结节性淋巴细胞为主型霍奇金淋巴瘤和经典霍奇金淋巴瘤。

1. 结节性淋巴细胞为主型霍奇金淋巴瘤　此型淋巴瘤较少见，约占所有霍奇金淋巴瘤病例的 5%，发病高峰年龄为 30～40 岁，男性多于女性。该型肿瘤在形态学、免疫表型及临床上与经典霍奇金淋巴瘤不同。肿瘤组织由界限不清的结节组成。正常淋巴结结构可完全被异常的结节湮没，有时可见一些残留的淋巴滤泡。有些病例可见弥漫性区域。肿瘤细胞以多核性、"爆米花"样细胞常见。典型的 R-S 细胞很少或缺乏，背景中主要为淋巴细胞、组织细胞，浆细胞不常见，中性粒细胞及嗜酸性粒细胞罕见。此型肿瘤细胞免疫表型为 B 细胞，之后可进展为弥漫性大 B 细胞淋巴瘤。

★结节性淋巴细胞为主型霍奇金淋巴瘤较少见，由界限不清的结节构成。"爆米花"样细胞可很多，典型的 R-S 细胞很少见，可进展为弥漫性大 B 细胞淋巴瘤。诊断有难度。

2. 经典霍奇金淋巴瘤　根据肿瘤细胞的形态特点和背景细胞的成分将其分为四种亚型。

（1）富于淋巴细胞型：淋巴结内淋巴细胞和组织细胞大量增生，嗜酸性粒细胞及浆细胞较少，典型 R-S 细胞很少，不典型 R-S 细胞较多。此型常累及一个或一组淋巴结。患者一般无症状。在经典霍奇金淋巴瘤四个亚型中，此型预后最好。

（2）结节硬化型：淋巴结内纤维组织增生，胶原束将淋巴结分隔成许多大小不等的结节，其内有多少不等的典型的 R-S 细胞和多量陷窝细胞，有较多的淋巴细胞、嗜酸性粒细胞、中性粒细胞、浆细胞浸润。此型多见于青少年和妇女，预后较好，在西方占四型之首。

（3）混合细胞型：此型在我国最多见，由组织细胞、淋巴细胞、浆细胞、嗜酸性粒细胞和少量中性粒细胞混合组成背景，常有较多典型的 R-S 细胞。此型预后差于前两者。

（4）淋巴细胞消减型：淋巴细胞明显减少，R-S 细胞及其他多形性肿瘤细胞较多为其特点。发生于老年人，进展快，预后最差。

以上各类型在疾病进展过程中可以转化，如富于淋巴细胞型可转化为混合细胞型、淋巴细胞消减型，混合细胞型可转化为淋巴细胞消减型。少数也可以转化为非霍奇金淋巴瘤。

★经典型霍奇金淋巴瘤分为四个亚型：富于淋巴细胞型预后最好，淋巴细胞和组织细胞大量增生，典型的 R-S 细胞很少；结节硬化型预后较好，胶原束将淋巴结分隔成结节，其内有多少不等的典型的 R-S 细胞和多量陷窝细胞；混合细胞型预后较差，多种细胞成分混杂，有较多典型的 R-S 细胞；淋巴细胞消减型预后最差，淋巴细胞明显减少，R-S 细胞及其他多形性肿瘤细胞较多。

（四）临床分期

霍奇金淋巴瘤的分期与治疗及预后密切相关，目前仍广泛采用 Ann Arbor 分期系统，可分为四期。

Ⅰ期：病变仅限于一个淋巴结（Ⅰ）或淋巴结以外的单一器官（ⅠE）。

Ⅱ期：病变累及横膈同一侧两个或更多的淋巴结（Ⅱ），或病变侵犯淋巴结以外器官及横膈同侧一个以上淋巴结区（ⅡE）。

Ⅲ期：横膈两侧均有淋巴结病变（Ⅲ）或同时伴有脾累及（ⅢS），或淋巴结以外某器官受累加上横膈两侧淋巴结受累（ⅢE）。

Ⅳ期：病变已弥漫侵犯一个或更多的结外器官，如肺、肝、骨髓、胸膜、胃肠道、皮肤、肾等，淋巴结可有或无累及。

在当今的治疗条件下，患者的预后明显好转。Ⅰ期和Ⅱ期患者5年生存率几乎为100%，Ⅲ期和Ⅳ期患者的5年生存率也可达到60%～70%。

★霍奇金淋巴瘤临床上分为四期：Ⅰ期为单一淋巴结或结外单一器官受累；Ⅱ期为两个或两个以上淋巴结受累，但位于横膈同侧；Ⅲ期为横膈两侧均有淋巴结受累；Ⅳ期为全身多脏器受累。

（五）临床病理联系

霍奇金淋巴瘤多以无疼痛性淋巴结肿大为首发症状。肿大的淋巴结触诊有软骨样感觉。患者可有低热、消瘦、盗汗、乏力、贫血和全身瘙痒等症状。实验室检查可有红细胞沉降率加快、中性粒细胞增多。早期病情呈波浪式发展，皮肤瘙痒，发热可呈间歇性，肿大的淋巴结可因热度的消退而缩小。随着病情发展，间歇期缩短。后期病变可播散至全身组织如脾、肝、肾、骨髓等，中枢神经系统也可累及。病情发展快慢不一，快者2～3个月即可死亡，缓慢者病程可迁延达15年之久。晚期由于机体免疫功能低下容易感染。感染和肿瘤扩散是霍奇金淋巴瘤患者死亡的重要原因。

二、非霍奇金淋巴瘤

非霍奇金淋巴瘤（non-Hodgkin lymphoma, NHL）是淋巴瘤的常见类型，占所有淋巴瘤的80%～90%。约2/3的病例发生在淋巴结内（以颈部淋巴结受累最为常见），约1/3发生于淋巴结外组织。大多数（80%～85%）来自B淋巴细胞，小部分来自T淋巴细胞或NK细胞。

随着免疫学的发展，淋巴瘤的免疫分类接连出台。2008年出版的WHO分类是结合临床、免疫表型、遗传学特点和基因分析进行的分类（表11-1）。首先分为B细胞、T细胞和NK细胞肿瘤，再根据细胞的成熟和不成熟详尽分类，直接指导临床的治疗和提示预后。

尽管非霍奇金淋巴瘤可分为几十个亚型，但其发病上存在一定的共性：①临床起病较慢，多为无痛性包块。②单发或多发，也可以是系统性淋巴结肿大。③淋巴结切面呈灰白鱼肉样，出血、坏死少见。④光镜下，淋巴结结构部分或全部破坏，肿瘤细胞弥漫性或结节状增生，细胞体积较小或大，细胞形态较单一。⑤肿瘤细胞呈单克隆性增生，表达T细胞抗原或B细胞抗原。⑥一般来说肿瘤细胞小，恶性度低，预后好；肿瘤细胞大，恶性度高，预后差。⑦有向肝、脾、骨髓扩散的倾向。

★非霍奇金淋巴瘤的病理特征为淋巴结结构被破坏，由形态单一的肿瘤性淋巴细胞取代，肿瘤细胞侵袭性较强，常侵及被膜和被膜外组织。淋巴结外原发病变较霍奇金淋巴瘤多见。非霍奇金淋巴瘤分型复杂。每型淋巴瘤为一种独立的疾病，有其独特的临床表现和组织学特征、免疫表型、遗传学改变。

表 11-1　非霍奇金淋巴瘤的分类（WHO，2008 年）

一、前驱淋巴组织肿瘤（precursor lymphoid neoplasms）

1. B 淋巴母细胞白血病 / 淋巴瘤，非特指型（B lymphoblastic leukaemia/lymphoma, not otherwise specified）

2. B 淋巴母细胞白血病 / 淋巴瘤伴重现性遗传学异常（B lymphoblastic leukaemia/lymphoma with recurrent genetic abnormalities）
——B 淋巴母细胞白血病 / 淋巴瘤伴 t（9;22）(q34;q11.2)；*BCR/ABL1*（B- lymphoblastic leukaemia/lymphoma with t（9;22）(q34;q11.2)；*BCR/ABL1*）
——B 淋巴母细胞白血病 / 淋巴瘤伴 t（v;11q23）；MLL 重排（B lymphoblastic leukaemia/lymphoma with t（v;11q23）；MLL rearranged）
——B 淋巴母细胞白血病 / 淋巴瘤伴 t（12:21）(p13;q22)；*TEL-AML1*（*ETV6-RUNX1*）（B- lymphoblastic leukaemia/lymphoma with t（12:21）(p13;q22)；*TEL-AML1*（*ETV6-RUNX1*）
——B 淋巴母细胞白血病 / 淋巴瘤伴高二倍体（B lymphoblastic leukaemia/lymphoma with hyperdiploidy）
——B 淋巴母细胞白血病 / 淋巴瘤伴低二倍体 [B lymphoblastic leukaemia/lymphoma with hypodiploidy (hypodiploid ALL)]
——B 淋巴母细胞白血病 / 淋巴瘤伴 t（5;14）(q31;q32)；*IL3-IGH*[B lymphoblastic leukaemia/lymphoma with t（5;14）(q31;q32)；*IL3-IGH*]
——B 淋巴母细胞白血病 / 淋巴瘤伴 t（1;19）(q23;p13.3)；*E2A-PBX1*（*TCF3-PBX1*）[B lymphoblastic leukaemia/lymphoma with t（1;19）(q23;p13.3)；*E2A-PBX1*（*TCF3-PBX1*）]

3. T 淋巴母细胞白血病 / 淋巴瘤（T-lymphoblastic leukaemia/lymphoma）

二、成熟 B 细胞淋巴瘤	三、成熟 T/NK 细胞淋巴瘤
1. 慢性淋巴细胞性白血病 / 小淋巴细胞性淋巴瘤	1. T 幼淋巴细胞性白血病
2. B 幼淋巴细胞性白血病	2. T 细胞大颗粒淋巴细胞性白血病
3. 脾 B 细胞边缘区淋巴瘤	3. 慢性 NK 细胞淋巴增殖性疾病
4. 毛细胞白血病	4. 侵袭性 NK 细胞白血病
5. 脾 B 细胞淋巴瘤 / 白血病，不能分类 ——脾弥漫性红髓小 B 细胞淋巴瘤 ——毛细胞白血病—变异型	5. 儿童 EB 病毒 +T 细胞增殖性疾病 ——儿童系统性 EB 病毒 + T 细胞增殖性疾病 ——种痘水疱病样淋巴瘤
6. 淋巴浆细胞性淋巴瘤 ——Waldenstrom 巨球蛋白血症	6. 成人 T 细胞白血病 / 淋巴瘤
7. 重链病（high chain disease, HCD） ——α 重链病 ——γ 重链病 ——μ 重链病	7. 结外 NK/T 细胞淋巴瘤，鼻型
8. 浆细胞肿瘤 ——意义不明的单克隆性 γ 病 ——浆细胞骨髓瘤 ——骨的孤立性浆细胞瘤 ——骨外浆细胞瘤 ——单克隆性免疫球蛋白沉积病	8. 肠病相关性 T 细胞淋巴瘤
9. 结外黏膜相关淋巴组织边缘区淋巴瘤（MALT 淋巴瘤）	9. 肝脾 T 细胞淋巴瘤

10. 结内边缘区淋巴瘤 ——儿童结内边缘区淋巴瘤	10. 皮下脂膜炎样 T 细胞淋巴瘤
11. 滤泡性淋巴瘤（follicular lymphoma, FL） ——儿童滤泡性淋巴瘤	11. 蕈样肉芽肿（mycosis fungoides）
12. 原发皮肤滤泡中心淋巴瘤	12. 赛塞里综合征（Sézary syndrome）
13. 套细胞淋巴瘤	13. 原发皮肤 CD30+ 的 T 淋巴组织增殖性疾病
14. 弥漫性大 B 细胞淋巴瘤（diffuse large B-cell lymphoma, DLBCL） ——DLBCL，非特指型 富于 T 细胞 / 组织细胞的 DLBCL 原发中枢神经系统的 DLBCL 原发皮肤的 DLBCL，腿型 老年人 EB 病毒阳性的 DLBCL ——慢性炎症相关的 DLBCL 脓胸相关淋巴瘤 慢性骨髓炎相关淋巴瘤 植入物相关淋巴瘤 ——淋巴瘤样肉芽肿（lymphomatoid granulomatosis, LYG） ——原发纵隔（胸腺）大 B 细胞淋巴瘤 ——血管内大 B 细胞淋巴瘤 ——ALK + 大 B 细胞淋巴瘤 ——浆母细胞性淋巴瘤 ——起源于 HHV8 相关性多中心性 Castleman 病的大 B 细胞淋巴瘤 ——原发渗出性淋巴瘤	14. 原发皮肤的外周 T 细胞淋巴瘤，少见亚型 ——原发皮肤的 γ-δT 细胞淋巴瘤 ——原发皮肤的 CD8+ 侵袭性嗜表皮性细胞毒性 T 细胞淋巴瘤 ——原发皮肤的 CD4+ 小 / 中 T 细胞淋巴瘤
15. 伯基特淋巴瘤（Burkitt lymphoma）	15. 外周 T 细胞淋巴瘤，非特指型
16. 介于 DLBCL 和伯基特淋巴瘤之间的不能分类的 B 细胞淋巴瘤	16. 血管免疫母细胞性 T 细胞淋巴瘤
17. 介于 DLBCL 和经典霍奇金淋巴瘤之间不能分类的 B 细胞淋巴瘤	17. ALK + 间变性大细胞淋巴瘤
	18. ALK − 间变性大细胞淋巴瘤

现介绍几种常见的非霍奇金淋巴瘤：

1. 慢性淋巴细胞性白血病／小淋巴细胞性淋巴瘤（chronic lymphocytic leukemial/small lymphoma, CLL/SLL） 是一种成熟 B 细胞的惰性淋巴瘤。中老年男性多见，起病缓慢隐匿。大多数在诊断时已有外周血和骨髓累及。随病变发展，在临床和病理上可表现为 SLL、CLL 或两者共存，但均具有相同的组织学改变和免疫表型。

光镜：淋巴结结构部分或完全被破坏，肿瘤细胞呈弥漫性增生浸润，肿瘤细胞稍大于正常的淋巴细胞，形态单一，细胞核圆、染色质粗、无核仁，胞质少，核分裂象少见。组织内常混杂少量散在或灶状、体积稍大、胞质稍多、染色质疏松、有小核仁的副免疫母细胞。

免疫表型及遗传学特征：sIgM、sIgD (+)，B 细胞相关抗原 CD19、CD20、CD5、CD23

（+）。IgH 和 IgL 克隆性重组。第 12 号染色体三体或 13q 异常表达约为 30%。

2. 滤泡性淋巴瘤（follicular lymphoma, FL） 滤泡性淋巴瘤是具有滤泡生发中心细胞特点的 B 细胞淋巴瘤，在西方国家占非霍奇金淋巴瘤的 25%～45%，在我国占 10% 左右，肿瘤进展缓慢，可有 3～4 年病史。临床上，此型淋巴瘤好发于中老年男性，大多数表现为淋巴结无痛性逐渐肿大，最常累及颈部淋巴结与腹股沟淋巴结。部分病例可伴有脾、骨髓的累及，偶可累及外周血。

光镜：淋巴结结构部分或全部破坏，代之为大小相近的增生滤泡，分布于皮质和髓质（图 11-3）。肿瘤性滤泡内的细胞以生发中心细胞为主，可有为数较多的生发中心母细胞。生发中心细胞比小淋巴细胞稍大，核不规则，有核裂，核仁不明显，胞质稀少。生发中心母细胞比正常淋巴细胞大 4～5 倍，核圆形或分叶状，染色质稀疏，有 1～3 个靠近核膜的小核仁。按 WHO 分类，中心母细胞＜5 个/高倍视野为 I 级，≥15 个/高倍视野为 III 级，介于两者之间为 II 级。本型属低度恶性淋巴瘤，早期诊断者如获得规范治疗，预后较好。但随着细胞体积增大及中心母细胞增多，恶性程度会增加。实际工作中部分滤泡性淋巴瘤与慢性淋巴结炎的反应性滤泡增生很难鉴别，应仔细观察。

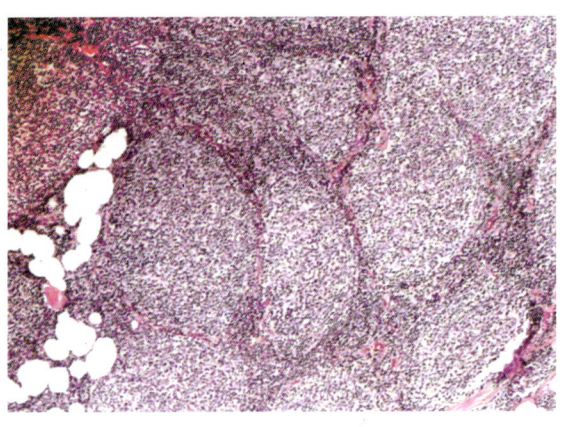

图 11-3 滤泡性淋巴瘤

淋巴结增大，正常结构破坏，出现大量大小不同、形状不一的滤泡样结构。部分滤泡中可见脂肪细胞，说明肿瘤浸润于淋巴结外。肿瘤细胞呈滤泡性结构，滤泡大小相近，排列紧密。无套状区

免疫表型及遗传学特征：IgH 和 IgL 克隆性重组，t（14；18）(q32；q21)，BCL2、CD10、CD19、CD20（+），CD5（−），IgM（+），IgD（−/+）。BCL2（+）是很重要的诊断滤泡性淋巴瘤的标志。

★肿瘤性滤泡遍及整个淋巴结，滤泡紧密相接，肿瘤性滤泡的肿瘤细胞相对一致，不见吞噬异物的巨噬细胞，缺乏小淋巴细胞构成的外套，是滤泡性淋巴瘤的病理学特征。本型临床属惰性。

> **知识链接**
>
> 荧光原位杂交技术是采用荧光标记的核酸探针，通过 DNA 碱基互补原理，在探针与样本 DNA 杂交后，通过在荧光显微镜下观察荧光信号的变化对染色体或基因异常进行定性、定位及相对定量分析的方法。荧光原位杂交对淋巴瘤的诊断和分型具有重要意义，已成为常规的辅助诊断手段之一。研究发现，不同亚型的淋巴瘤存在某些特定基因和染色体的改变，且具有不同分子表型的淋巴瘤其预后差异也较大。黏膜相关淋巴组织淋巴瘤、滤泡淋巴瘤、套细胞淋巴瘤、间变性大细胞淋巴瘤、伯基特淋巴瘤等均具有特征性的染色体和基因异常，通过荧光原位杂交技术检测上述淋巴瘤相关的异常基因，为淋巴瘤的正确诊断、分型、治疗及预后评估提供了客观依据。

3. 弥漫性大B细胞淋巴瘤（diffuse large B cell lymphoma, DLBCL） DLBCL 好发于 40 岁以上中老年人，男性稍多于女性，是最常见的一型淋巴瘤，占成人非霍奇金淋巴瘤的 30%~40%。临床上表现为淋巴结迅速增大，约 40% 的病例原发于淋巴结外，包括胃肠道、口咽环、骨、生殖系统等。肿瘤可一开始即为 DLBCL，但也可从其他低度恶性淋巴瘤如 CLL/SLL 或滤泡性淋巴瘤等转化而来。

光镜：DLBCL 的肿瘤细胞形态变化较大。经典的是细胞体积大，胞质丰富，核大，圆形或卵圆形，核仁清楚，核分裂象多见，可呈大的生发中心细胞、中心母细胞和免疫母细胞形态（图 11-4）。

DLBCL 是一种侵袭性较强的肿瘤，但大部分病例对化疗敏感。此外，抗 CD20 的单克隆抗体利妥昔单抗（美罗华）的应用亦为其治疗增加了新的手段。研究发现，肿瘤细胞可起源于不同的 B 细胞。滤泡生发中心 B 细胞起源者比非生发中心的活化 B 细胞者的预后为好。

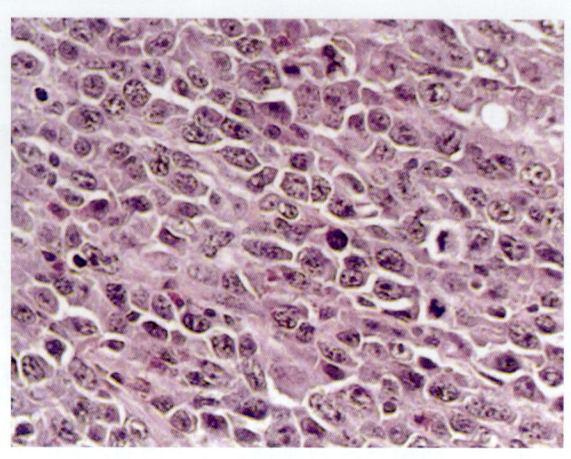

图 11-4　弥漫性大 B 细胞淋巴瘤

肿瘤性淋巴细胞弥漫增生浸润。细胞体积较大，胞质较丰富。异型性明显，核圆形，核仁清楚

免疫表型及遗传学特征：肿瘤细胞 sIg、CD20、CD22（+），CD5（+/−）。IgH 和 IgL 克隆性重排，由于 t（14；18），20%~30% 病例有 *Bcl2* 基因重排，1/3 的病例有 *Bcl6* 基因重排。

★弥漫性大 B 细胞淋巴瘤组织学上表现为大的肿瘤性淋巴细胞弥漫性增生、浸润，部分患者 t（14；18）及 *Bcl2*、*Bcl6* 基因重排。临床为侵袭性肿瘤，但大多数患者化疗有效。

4. 伯基特淋巴瘤（Burkitt lymphoma, BL） 伯基特淋巴瘤是起源于滤泡中心 B 细胞的高度侵袭性肿瘤，因多见于非洲儿童，故又称为非洲儿童淋巴瘤。我国也有少数报道，多见于 4~8 岁儿童。临床上有非洲地区性、散发性和 HIV 相关性三种。本病与 EB 病毒感染有关，在非洲 95% 的病例中肿瘤细胞有 EB 病毒基因。肿瘤大多数位于淋巴结外，常累及颌骨、肾和卵巢等。

光镜：肿瘤细胞弥漫性增生浸润，细胞中等大小，形态比较一致，核圆形或卵圆形，染色质粗颗粒状，核膜厚，有时核呈空泡状，核仁小，核分裂象较多见，胞质少，凋亡明显。较特征性的改变是有吞噬核碎片的巨噬细胞散在于瘤细胞之间，呈"星天"现象。

免疫表型及遗传学特征：肿瘤细胞常表现为 sIg、CD19、CD20、CD22（+）。IgH 和 IgL 克隆性重排，多数有 t（8；14），少数有 t（2；8）。

★伯基特淋巴瘤与 EB 病毒感染密切相关。肿瘤由中等大小的肿瘤细胞组成，巨噬细胞分散于瘤细胞之间呈"星天"现象是其特征。多见于儿童，临床为侵袭性。

5. 外周 T 细胞淋巴瘤，非特指型（peripheral T cell lymphoma, not otherwise specified, PTCL, NOS） PTCL 起源于各种转化阶段的外周 T 细胞，在我国和亚洲其他地区较常见，在我国占非霍奇金淋巴瘤的 20%~30%，但在欧美国家少见。肿瘤好发于中老年人，男女均可发病。大多数患者表现为淋巴结肿大，淋巴结外也可累及，包括皮肤、肝、脾及其他器官。可伴有皮疹、发热、体重下降或嗜酸性粒细胞增多。临床上病情进展较快，属于高度侵袭性肿瘤。

光镜：淋巴结结构破坏，肿瘤细胞弥漫性增生浸润。肿瘤细胞以小细胞、中等细胞或大细胞为主，也可混合存在。大多数肿瘤由小细胞和大细胞混合组成，肿瘤细胞核有多形性，染色质细，胞质少。病变区可有数量不等的嗜酸性粒细胞和上皮样组织细胞（图11-5）。

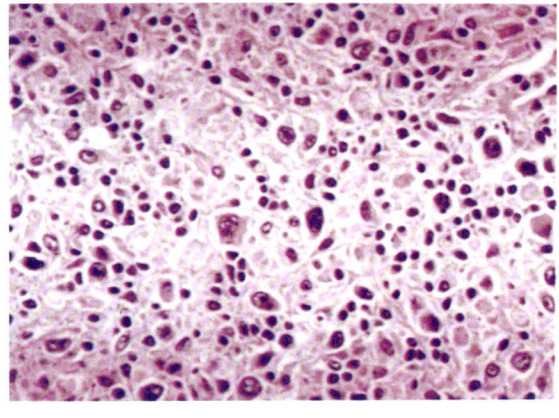

图 11-5　外周 T 细胞淋巴瘤，非特指性
异型性增生的淋巴细胞弥漫浸润。肿瘤细胞较大，胞质不清。核多形性，染色质细，淡染

免疫表型及遗传学特征：肿瘤细胞 CD2、CD3、CD5（+），B 细胞抗原阴性。TCR 基因克隆性重排。

★本病是成熟 T 细胞淋巴瘤中较多见的一种类型。多发生在淋巴结，也可发生在鼻咽部、皮肤等淋巴结外部位。肿瘤细胞多形性明显，临床属于高度侵袭性。

6. 结外 NK/T 细胞淋巴瘤，鼻型（NK/T cell lymphoma, nasal type, NK/TCL）　NK/TCL 起源于细胞毒性 T 细胞或 NK 细胞，既可表达 T 细胞分化抗原如 CD3 和 CD7 等，同时也可表达 NK 细胞抗原如 CD56。本病在我国相当常见。肿瘤发生与 EB 病毒感染高度相关。发病年龄多在 40 岁左右，男性多于女性。肿瘤绝大多数发生在淋巴结外，最常见部位为鼻腔，其次为腭部、口咽、鼻咽部等处。早期症状常有鼻塞、鼻出血及鼻腔分泌物增多等症状。随着病情发展，鼻区肿胀、鼻咽部黏膜坏死及溃疡形成，并向周围组织浸润破坏，甚至鼻中隔及上腭被破坏而穿孔，可伴有全身发热以及肝、脾大等症状。晚期患者体重下降。

光镜：病变区可见多形性肿瘤细胞增生浸润，大片凝固性坏死为此型淋巴瘤的一个典型特征。常累及血管（图11-6），致血管壁增厚、管腔狭窄、血栓形成和坏死。肿瘤细胞体积中等偏大，胞质淡染，核不规则、扭曲折叠。

免疫表型及遗传学特征：大多数肿瘤细胞表达 T 细胞抗原 CD2、CD3ε 和（或）NK 细胞标记 CD56，EB 病毒检测常阳性（图11-6），细胞毒性颗粒蛋白 TIA-1 和粒酶 B（granzyme B）常阳性。在 NK 细胞来源的病例，T 细胞受体（T cell receptor, TCR）和免疫球蛋白（immunoglobin, Ig）基因无克隆性重排。

鼻咽部恶性淋巴瘤恶性度较高，预后差。合理进行放疗和（或）化疗，5 年生存率可达 70% 左右。患者存活时间长短不一，早期局灶性病变且对放疗敏感者 5 年生

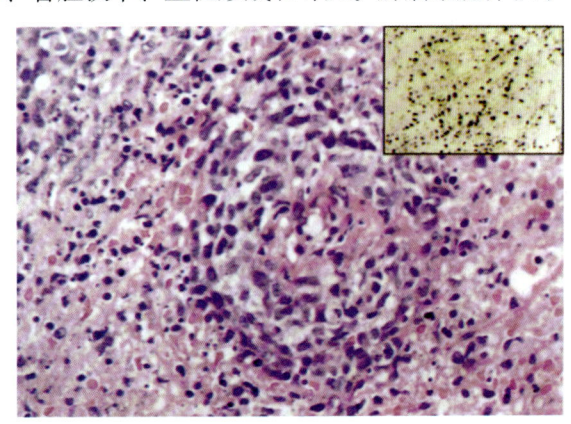

图 11-6　NK/T 细胞淋巴瘤，鼻型，EB 病毒原位杂交
异型性增生的淋巴细胞以血管为中心增生浸润，右上角图显示深蓝紫色为肿瘤细胞核，证实为 EB 病毒感染

率大于 60%，但伴有扩散性者侵袭性很强，5 年生存率不足 10%，国内最长生存者达 16 年。

★ NK/T 细胞淋巴瘤起源于 T 淋巴细胞或 NK 细胞。多发生于鼻腔、鼻咽部，表现为黏膜坏死、溃疡形成，肿瘤细胞大小不等，核高度多形性。凝固性坏死是本肿瘤的特征。肿瘤与 EB 病毒感染密切相关。东方人明显高发。

> **知识链接**
>
> 分子靶向治疗是在分子水平上针对已经明确的致癌位点来设计开发相应的治疗药物，药物进入体内会选择性地与致癌位点相结合后发挥作用，使肿瘤细胞特异性死亡，而不会波及周围的正常细胞，故又被称为"生物导弹"。靶向药物的共同特点是对正常组织影响较小、毒性轻微、起效慢，通过特异性针对一个或几个靶点而抑制肿瘤细胞的恶性生物学行为。在众多的靶向治疗药物中，利妥昔单抗是一个当之无愧的成功典范。利妥昔单抗为一种单克隆抗体，是专门针对 CD20 而设计的，也是第一个用于临床的分子靶向药物，它极大地提高了 B 细胞淋巴瘤的疗效。在发达国家，利妥昔单抗与其他药物联合化疗已成为 B 细胞淋巴瘤的一线治疗方案。

第三节 白 血 病

白血病（leukemia）是骨髓造血干细胞克隆性增生形成的恶性肿瘤。其特征是骨髓内异常的白细胞增生取代了正常骨髓组织，并常侵入髓外组织及外周血液，导致外周血中白细胞出现质和量的异常。髓外组织中尤以肝、脾、淋巴结最易受侵，晚期常致严重贫血和出血。严重贫血、出血和感染是白血病的主要合并症。在我国白血病患者中，急性白血病多于慢性白血病，粒细胞性白血病多于淋巴细胞性白血病，男性多于女性。急性白血病以儿童、青少年多见，慢性白血病以成人多见。

白血病在世界各地均有发生，发病率以欧美国家为高（6/10 万～9/10 万），我国白血病发病率为 2.6/10 万。白血病在我国并不少见。在全国各年龄组恶性肿瘤死亡统计中，白血病死亡居第六位或第七位，在儿童及 35 岁以下人群中居第一位，因此，白血病是一种严重威胁儿童和青壮年生命的恶性肿瘤。

1. 病因　白血病的病因尚不明确，主要相关因素有以下几种：

（1）遗传因素：有家族性发病倾向。曾有过报道一家 5 个子女中 4 个患慢性淋巴细胞性白血病。唐氏综合征患儿发生白血病者比正常儿童高 15～20 倍。

（2）电离辐射：放射科医生白血病发病率比一般医务人员高 9 倍。日本广岛原子弹爆炸后，白血病发病率增高。电离辐射引起的白血病以慢性粒细胞性白血病多见。

（3）病毒：研究发现一种 C 型反转录病毒与人类白血病有关，即人 T 细胞白血病病毒 1 型（human T-cell lymphotropic virus, HTLV）在日本分离成功。在流行区，90% 的白血病患者血清中有 HTLV1 抗体。现在美国、南美均有报道。

（4）化学因素：长期接触苯可诱发白血病。有些药物如氯霉素、保泰松等可损伤、抑制骨髓，进而发展为白血病。利用某些化疗药物治疗恶性肿瘤时发现，存活的患者发生白血病者比一般人高数倍。

★骨髓内异常的白细胞增生，外周血中白细胞数量明显增多，肝、脾、淋巴结受累，引起贫血、出血和感染是白血病的特点。遗传因素、电离辐射、病毒和化学因素等与白血病的发生有关。

2. 白血病的分类　白血病的分类方法不一，常用的分类方法有：
（1）根据病情急缓、白血病细胞的成熟程度分为急性与慢性白血病。
（2）根据白血病细胞的类型分为髓性和淋巴细胞性白血病。
（3）根据末梢血中白血病细胞的数量来分，有白细胞增多性和白细胞减少性白血病。
（4）在淋巴细胞性白血病中，根据白血病细胞的免疫表型分类，有 T 细胞型、B 细胞型、非 T 非 B 细胞型等。

★依据不同的标准将白血病分类，有急性和慢性白血病、髓性和淋巴细胞性白血病等。

一、急性白血病

急性白血病（acute leukemia）起病急，白血病细胞为原始和幼稚的白细胞。病变累及骨髓，白血病细胞进入外周血，并浸润全身多脏器。伴有发热、贫血、出血、疲乏等症状。

（一）分类

根据细胞形态学特点分为急性淋巴细胞性白血病、急性髓性白血病。骨髓涂片中，原始细胞数目应≥20%。

1. 急性淋巴细胞性白血病（acute lymphoblastic leukaemia, ALL）　根据免疫表型，可分为急性 B 淋巴细胞性白血病和急性 T 淋巴细胞性白血病。现 WHO 将其归入非霍奇金淋巴瘤的前驱淋巴组织肿瘤中，与 B/T 淋巴母细胞性淋巴瘤同为一种生物学实体，采用术语时有一定的限制。当只表现为瘤块不伴或仅有轻微血液和骨髓受累时，应诊断为淋巴瘤；当存在广泛骨髓、血液受累时采用"急性淋巴细胞性白血病"这一术语较为合适。WHO 不同的亚型分类参见表 11-1。

2. 急性髓性白血病（acute myeloid leukaemia, AML）
（1）AML 伴有重现性细胞遗传学异常：
1）AML 伴有 t（8;21）（q22;q22）; RUNX1-RUNX1T1
2）AML 伴有 inv（16）（p13.1q22）或 t（16;16）（p13;q22）; CBFB-MYH11
3）急性前髓细胞白血病伴有 t（15;17）（q22;q12）; PML-RARA
4）AML 伴有 t（9;11）（p22;q23）; MLLT3-MLL
5）AML 伴有 t（6;9）（p23;q34）; DEK-NUP214
6）AML 伴有 inv（3）（q21q26.2）或 t（3;3）（q21;q26.2）; RPN1-EVI1
7）AML（巨核细胞）伴有 t（1;22）（p13;q13）; RBM15-MKL1
8）AML 伴有突变性 NPM1
9）AML 伴有突变性 CEBPA
（2）AML 伴有骨髓增生异常相关性的病变
（3）治疗相关的髓系肿瘤
（4）AML，非特指型（AML, not otherwise specified, NOS）：类似于法 - 美 - 英分类：
1）AML 最少分化型：肿瘤细胞缺乏髓细胞分化的形态学和组织化学特点，但免疫标记和（或）电镜提示为髓母细胞。相当于法 - 美 - 英分类的 M0。

2）AML 未成熟型：肿瘤细胞主要为不成熟的髓母细胞，极少粒细胞或 Auer 小体。非红细胞的所有细胞中，髓母细胞的比例≥ 90%。相当于法 - 美 - 英分类的 M1。

3）AML 成熟型：肿瘤细胞主要为髓母细胞和早幼粒细胞，常有 Auer 小体。骨髓和外周血中，髓母细胞的比例≥ 20%。相当于法 - 美 - 英分类的 M2。

4）急性髓 - 单核细胞白血病：肿瘤细胞包括粒细胞、单核细胞两种方向分化。相当于法 - 美 - 英分类的 M4。

5）急性单核母细胞或单核细胞白血病：以原始或幼稚的单核细胞为主。相当于法 - 美 - 英分类的 M5。

6）急性红白血病：髓内生成红细胞的成分超过 50%，且有畸形，分叶状核，血液中可见此细胞。相当于法 - 美 - 英分类的 M6。

7）急性巨核细胞白血病：巨核细胞系列占 30% 以上，血液中可见原始巨核细胞。相当于法 - 美 - 英分类的 M7。

8）急性嗜碱性粒细胞白血病

9）急性全髓系细胞增生伴骨髓纤维化

（5）粒细胞肉瘤

（6）与唐氏综合征相关的髓性白血病

（7）系列不明的急性白血病

1）急性未分化细胞白血病

2）混合表型急性白血病伴有 t（9;22）（q34;q11.2）；BCR-ABL1

3）混合表型急性白血病伴有 t（v;11q23）；MLL 重排

4）混合表型急性白血病，B/ 髓性，非特指型

5）混合表型急性白血病，T/ 髓性，非特指型

6）混合表型急性白血病，非特指型——少见类型

7）其他系列不明的急性白血病：NK 细胞淋巴母细胞白血病 / 淋巴瘤

（二）病理变化

骨髓检测对于急性白血病的诊断是必不可少的，其诊断必须是在形态学的基础上，结合免疫表型、染色体或基因检测等结果综合分析得出的。免疫表型上，成熟中性粒细胞的抗原 CD15、HLA-DR 表达延迟或减弱，髓过氧化物酶（myeloperoxidase, MPO）的表达强弱不一，髓单核细胞可表达 CD13、CD14、CD15、CD33 等。急性淋巴细胞性白血病表达 B 淋巴母细胞（CD10、CD19、CD34、TdT 等）或 T 淋巴母细胞（CD3、CD7、TdT 等）的标记物。

急性白血病的特点是骨髓内原始和幼稚的白血病细胞大量增生，取代正常骨髓组织，红系和巨细胞系生成受抑制。急性髓性白血病细胞可在骨膜下或软组织内形成肿块，切面呈绿色，称粒细胞肉瘤或绿色瘤（chloroma）。白血病细胞进入周围血中，使白细胞计数呈进行性升高，白细胞计数多在（25～50）×10^9/L，也有少数病例周围血白细胞计数不高，甚至降低到（1～3）×10^9/L。淋巴结肿大多见于儿童急性淋巴细胞性白血病，肿大的淋巴结常不粘连而富于弹性。由于脾小结内和肝汇管区白血病细胞的浸润导致肝、脾呈轻、中度肿大，也可浸润其他脏器，如脑、心、睾丸和皮肤等部位。

（三）继发变化

白血病细胞浸润骨髓组织，破坏正常骨髓，引起贫血和血小板减少，故易出血，如黏

膜、皮肤出血点或出血斑，甚至在脑组织形成血肿。白血病时免疫功能和抵抗力低下，常伴发细菌和真菌感染，成为致死原因。

急性白血病病情急、预后差，死亡率很高。近年来新化疗药物的应用提高了缓解率，尤其是儿童急性淋巴细胞性白血病，缓解率达95%以上。

★急性白血病发病急、进展快。末梢血出现大量原始及幼稚白细胞，可以累及骨髓及全身脏器。根据白血病细胞的形态和免疫表型可分为急性淋巴细胞性白血病和髓性白血病。急性粒细胞白血病可在髓外形成绿色瘤。急性白血病常继发感染、出血等。

二、慢性白血病

慢性白血病（chronic leukemia）起病缓慢，病程较长，有的病例可达10年以上。早期无明显症状，渐有乏力、消瘦、发热、脾大。白血病细胞为幼稚细胞，分布于脾和骨髓，末梢血中见大量各种成熟阶段的细胞，并浸润全身各脏器。

（一）分类

1. **慢性淋巴细胞性白血病** 根据免疫表型，可分为慢性B淋巴细胞性白血病和慢性T淋巴细胞性白血病，主要来源于B细胞，现WHO将其归入非霍奇金淋巴瘤的成熟B淋巴细胞淋巴瘤中，与小淋巴细胞性淋巴瘤同为一种生物学实体（表11-1、图11-7），采用术语时有一定的限制。当只表现为瘤块不伴或仅有轻微血液和骨髓受累时，应诊断为淋巴瘤；当存在广泛骨髓、血液受累时采用"慢性淋巴细胞性白血病"这一术语较为合适。

幼淋巴细胞白血病、毛细胞白血病、T细胞大颗粒淋巴细胞白血病和成人T细胞白血病等同样归入非霍奇金淋巴瘤的成熟B细胞或成熟T/NK细胞淋巴瘤中，见表11-1。

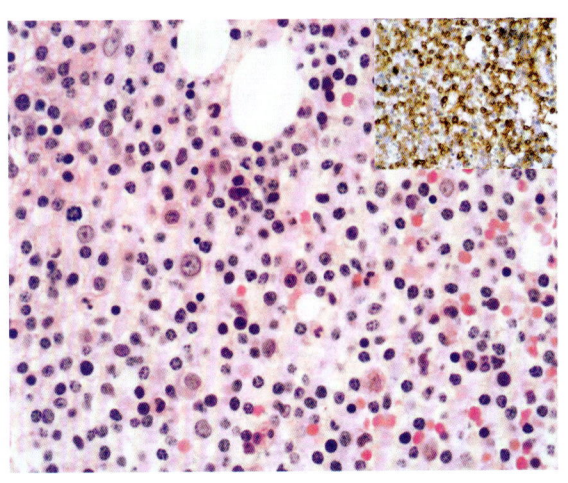

图11-7 慢性淋巴细胞性白血病，CD20免疫组化染色
骨髓内可见多量小淋巴细胞增生浸润。右上角图显示增生的小淋巴细胞弥漫性表达CD20

2. **慢性髓性白血病** 白血病细胞为幼稚和较成熟的粒细胞，原始粒细胞较少。WHO分类将慢性髓性白血病归入骨髓增生性疾病或肿瘤和骨髓增生异常中，进一步可细分为不同的亚型：

(1) 慢性粒细胞白血病，*BCR-ABL1*阳性 [Ph[1]染色体，t (9;22)（q34;q11.2）]

(2) 慢性中性粒细胞白血病

(3) 慢性嗜酸性粒细胞白血病，非特指型

(4) 慢性粒-单核细胞白血病

(5) 不典型性粒细胞白血病，*BCR-ABL1*阴性

(6) 幼年性粒-单核细胞白血病

（二）病理变化

慢性白血病的诊断是在形态学的基础上，结合免疫表型、染色体或基因检测等综合分析的结果（参见非霍奇金淋巴瘤 SLL/CLL）。

慢性白血病周围血象白细胞计数明显增多，尤以慢性髓性白血病显著，可达（100～800）×10^9/L。细胞为较成熟的粒细胞和少量幼稚细胞，细胞有明显的嗜酸性和嗜碱性分化。骨髓增生活跃，充满较成熟的粒细胞或淋巴细胞。淋巴结受累，晚期粘连融合，以淋巴细胞性白血病时更为明显。大量白血病细胞浸润使脾明显增大，尤以髓性白血病显著。脾可重达4000g。肝为中度增大，淋巴细胞性白血病以浸润汇管区为特点，髓性白血病沿肝窦浸润。

慢性白血病晚期可发生急性变，以慢性髓性白血病常见。患者出现高热、脾迅速增大、贫血、出血症状加重，周围血中原始和幼稚细胞突然增加，预后与急性白血病相同。急性白血病与慢性白血病的比较见表11-2。

白血病的治疗在当今已有很大进展，自身和异体骨髓移植治疗白血病已取得可喜的成就。

表11-2 急性白血病与慢性白血病的比较

	急性白血病	慢性白血病
临床表现	起病急，伴发热、感染、贫血、出血，肝、脾增大及淋巴结肿大	起病缓慢，早期无症状，常在体检时发现脾增大、白细胞计数增高
增生细胞	原始、幼稚的白细胞	各阶段成熟的白细胞为主，幼稚原始细胞占10%～15%
周围血白细胞计数	多少不定，多者可达（20～50）×10^9/L，少者低至（1～3）×10^9/L	白细胞数量极度增多，常在（100～800）×10^9/L
肝增大	轻度至中度增大	轻度至中度增大
脾增大	轻度至中度增大	增大显著
淋巴结肿大	轻度肿大	慢性髓性白血病淋巴结肿大少见，慢性淋巴细胞性白血病淋巴结肿大显著
预后	病情急，预后差，死亡率高	起病缓慢，病程长，晚期可急性变

★慢性白血病临床进展缓慢，末梢血见大量幼稚及较成熟的白细胞，常致脾显著增大，骨髓明显增生。周围血象白细胞计数达（100～800）×10^9/L。约95%的慢性粒细胞性白血病的患者有 Ph^1 染色体。慢性白血病可发生急性变，预后与急性白血病相同。

（三）类白血病反应

严重感染（如结核病和传染性单核细胞增生症等）、恶性肿瘤（伴广泛转移）、药物中毒等时周围血中白细胞显著增多，并有幼稚细胞出现。需要根据病史、临床表现和细胞形态进行鉴别。类白血病反应具有如下特点：①原因去除，血象恢复；②无贫血和血小板下降；③粒细胞有毒性颗粒；④无 Ph^1 染色体。

第四节　组织细胞及树突状细胞肿瘤

组织细胞及树突状细胞肿瘤起源于巨噬细胞及其衍生的细胞，这些细胞在淋巴细胞的抗原呈递和处理过程中起到非常重要的作用。组织细胞及树突状细胞肿瘤临床上少见，包括组织细胞肉瘤、朗格汉斯细胞组织细胞增生症、朗格汉斯细胞肉瘤、指状树状突细胞肉瘤、滤泡树突状细胞肉瘤、成纤维细胞性网状细胞肿瘤和未确定的树突状细胞肉瘤。常见的类型为朗格汉斯细胞组织细胞增生症。在此仅介绍朗格汉斯细胞组织细胞增生症。

朗格汉斯细胞正常分布于皮肤、淋巴结、胸腺和脾等处。细胞体积中等大小，胞质丰富，界清。核偏位，圆形或不规则形，核上常有一纵行皱褶，核膜薄，染色质细，核仁不明显（图11-8）。免疫组织化学染色显示朗格汉斯细胞表达 CD1a 和 S-100 蛋白。电镜下可见到特征性 Birbeck 颗粒。根据朗格汉斯细胞肿瘤性增生的临床进展和表现可分为以下几种类型：急性弥漫性朗格汉斯细胞组织细胞增生症（即 Letterer-Siwe 病）、慢性进行性朗格汉斯细胞组织细胞增生症（即 Hand-Schüller-Christian 病）和局灶性朗格汉斯细胞组织细胞增生症（即骨的嗜酸性肉芽肿）。现在认为它们是同一种疾病的三种不同表现形式。

1. **急性弥漫性朗格汉斯细胞组织细胞增生症**　即 Letterer-Siwe 病，常见于3岁以下儿童，男性较多。临床表现为起病急，常有发热、皮疹，全身淋巴结及肝、脾大，颅骨、长骨、骨盆发生囊性变或骨质疏松，头面部可出现皮肤湿疹或脂溢性皮疹，也可表现为出血性红斑。皮肤病变为表皮萎缩，真皮浅层有大量朗格汉斯细胞浸润，其间有嗜酸性粒细胞、浆细胞、淋巴细胞浸润。病变早期淋巴结结构并不完全被破坏，在淋巴窦内有大量朗格汉斯细胞增生和浸润，这些细胞体积大，胞质丰富。核呈圆形或分叶状，核膜清楚，难以见到核分裂象。可见多核巨细胞，有的似朗汉斯多核巨细胞，无明显吞噬现象。脾病变为红髓内朗格汉斯细胞增生，可密集成团，挤压脾小体。病情进展迅速，如不治疗，多在6个月内因继发感染死亡。

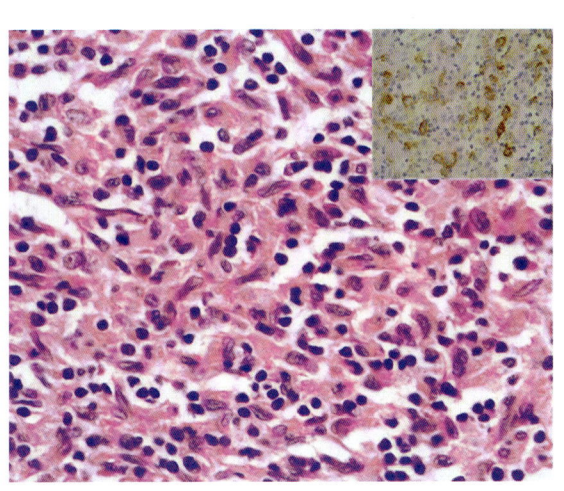

图 11-8　朗格汉斯组织细胞增生症（CD1a 免疫组织化学染色）

片状朗格汉斯细胞增生，细胞体积中等，胞质丰富。核圆形或不规则形，核上常有一纵行皱褶，核膜薄，染色质细，核仁不明显。右上角图显示增生的朗格汉斯细胞表达 CD1a

★急性弥漫性朗格汉斯细胞组织细胞增生症多见于3岁以下儿童，病变累及多个器官，最常累及皮肤、骨和淋巴结。病情进展迅速，死亡率高。

2. **慢性进行性朗格汉斯细胞组织细胞增生症**　即 Hand-Schüller-Christian 病，多见于2～6岁的幼儿，也可见于青年人。病变为多灶性，主要累及骨骼，包括颅骨、蝶鞍、蝶骨、颌骨等。临床表现为多发性骨质破坏、眼球突出及尿崩症三大症状，其症状的出现均系泡沫状的朗格汉斯细胞增生浸润硬脑膜下的颅骨、眼眶骨和蝶鞍等处并压迫眼球、神经和垂体所致。此三种症状可相继出现或只见一种或两种。肝、脾、淋巴结肿大，肺部浸润。光镜下见骨小梁破坏，骨皮质受侵袭，可有不同程度的纤维化。有大量的泡沫样朗格汉斯细胞聚集，此种细胞是因吞噬血液及组织中脂质所致，其间可见多核巨细胞、淋巴细胞、浆细胞和中性粒细胞，嗜酸性粒细胞也易见到，数量随病程的进展而减少。淋巴结和脾的窦内亦可见含脂质的朗格汉斯细胞浸润。本病病程较长，预后也较好，部分患者的病灶可自动消退。小儿患者如伴有贫血、血小板减少，预后较差。

★慢性进行性朗格汉斯细胞组织细胞增生症多见于2～6岁的幼儿，病变为多灶性，主要累及骨骼。颅骨破坏、眼球突出和尿崩症是本病的三大特征。部分患者的病变可自行消退，预后较好。

3. 局灶性朗格汉斯细胞组织细胞增生症　即骨的嗜酸性肉芽肿。多见于儿童和青少年，成人也可发生，儿童常为多发性，成人常为单发性。病变最常见于颅骨、脊柱、肋骨、骨盆等。一般不扩散，切除后不复发。病程进展缓慢，预后好。骨髓和外周血中嗜酸性粒细胞不升高。X线表现为孤立性溶骨性病变。组织学改变以肉芽肿结构为主，可见骨小梁破坏，骨质被吸收，病灶中最主要的成分是朗格汉斯细胞。朗格汉斯细胞呈片状增生，细胞无异型性，常散布于大量嗜酸性粒细胞、中性粒细胞和淋巴细胞之间。有时可见少数多核巨细胞，形态类似于炎性肉芽肿。晚期病变中嗜酸性粒细胞减少，纤维组织增生，最后纤维化。多数患者预后良好，病变可自行消退或经治疗后消退。

★局灶性朗格汉斯细胞组织细胞增生症病变局限于骨骼，一般不累及皮肤和内脏，病变区有大量朗格汉斯细胞和嗜酸性粒细胞、中性粒细胞、淋巴细胞浸润，形态类似于肉芽肿。

案例 11-1

患者，女，32岁，发热，颈部淋巴结肿大，轻度压痛，活检送病理。淋巴结窦可见淋巴滤泡残存，成片的无结构区，粉染，见核碎裂，偶见体积较大的细胞，核仁可见。

问题：
1. 此患者的淋巴结改变是肿瘤还是炎症？
2. 如果是炎症，与结核如何区别？
3. 淋巴结改变的原因可能是什么？

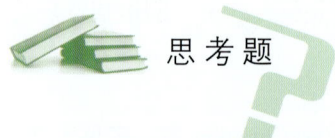

思考题

1. 简述慢性非特异性淋巴结炎的病理变化特点。
2. 简述霍奇金淋巴瘤的病理变化特点。

（黄　欣　刘翠苓）

第十二章

生殖系统和乳腺疾病

学习目标

1. 掌握子宫颈上皮内瘤变、原位癌、原位癌累及腺体、早期浸润癌的概念，子宫颈癌的病理变化和扩散。
2. 掌握乳腺癌的病变部位、病理变化及扩散途径。
3. 掌握葡萄胎、侵袭性葡萄胎、绒毛膜癌的病理特点。
4. 熟悉子宫内膜增生症、子宫内膜异位症、子宫平滑肌瘤、子宫内膜腺癌的病变特点。
5. 熟悉前列腺增生症和前列腺癌的病变特点。
6. 了解卵巢肿瘤的类型。
7. 了解睾丸肿瘤和阴茎癌的病变特点。

生殖系统疾病包括女性生殖系统、男性生殖系统以及乳腺的各种疾病，主要包括各种炎症、肿瘤、内分泌紊乱引起的疾病以及妊娠相关疾病。

本章重点叙述生殖系统及乳腺的一些常见疾病。

第一节 子宫颈疾病

一、慢性子宫颈炎

慢性宫颈炎（chronic cervicitis）是育龄期女性最常见的妇科疾病，常由链球菌、肠球菌、大肠埃希菌和葡萄球菌引起，也可由特殊的病原微生物引起，包括沙眼衣原体、淋球菌、单纯疱疹病毒和人乳头瘤病毒，多见于已婚妇女和经产妇。子宫颈裂伤、感染、阴道酸性环境改变、宫颈分泌物增加或月经过多均有促其发生的作用。临床症状主要为白带增多，偶为血性分泌物，有时可有下腹坠胀、腰痛等症状。

★慢性子宫颈炎是最常见的妇科疾患，多发生于已婚妇女和经产妇，与子宫颈裂伤、感染等有关，主要表现为子宫颈糜烂、子宫颈息肉、子宫颈腺体囊肿。

慢性子宫颈炎可分为如下几种类型：

1. 子宫颈糜烂（cervical erosion） 包括真性糜烂和假性糜烂两种。慢性宫颈炎时，子宫颈阴道部鳞状上皮坏死、脱落形成表浅缺损称真性糜烂，较少见。临床上常见的子宫颈糜烂实际上是子宫颈损伤的鳞状上皮被子宫颈管黏膜的柱状上皮增生下移取代。由于柱状上皮较薄，上皮下血管较易暴露而呈红色。临床检查可见病变区边缘呈现边界清楚的鲜红色糜烂样改变，称为假性糜烂。随后，柱状上皮又可被化生的鳞状上皮所取代，称为糜烂愈复。此外，增生的鳞状上皮还向下面的腺体内延伸，取代部分或整个腺上皮细胞，称腺体鳞状上皮化生。子宫颈糜烂一般很少发生恶变，如有异型增生，则有恶变可能，应引起注意，要对患者进行随访。

2. 子宫颈息肉（cervical polyp） 慢性宫颈炎时，宫颈黏膜上皮、腺体及间质结缔组织呈局限性增生，形成突出黏膜表面带蒂的息肉状物，可单发或多发。光镜下，由子宫颈管发生的息肉表面被覆柱状上皮，由子宫颈阴道部黏膜发生的息肉表面被覆鳞状上皮。息肉由腺体和纤维结缔组织间质组成，常伴有充血、水肿及慢性炎症细胞浸润，并常可见腺体鳞状上皮化生现象。肉眼观察，息肉多呈灰白色，表面光滑，有蒂。如表面糜烂，可致阴道出血。子宫颈息肉属良性病变，切除即可治愈，极少恶变。

3. 子宫颈腺体囊肿（cervical gland cyst） 子宫颈腺上皮因炎症刺激，伴有增生及鳞状上皮化生，如增生的上皮覆盖和阻塞子宫颈管腺体的开口，致使腺体分泌物潴留，腺腔逐渐扩张成囊状，称子宫颈腺体囊肿，又称纳博特囊肿（Nabothian cyst）。囊肿常为多房性，直径为数毫米，少数直径可达数厘米，色灰白，内含黏液分泌物。光镜下，腺体扩张呈囊状，囊壁被覆单层扁平、立方或柱状上皮，囊内充满黏液。

二、子宫颈上皮内瘤变

子宫颈上皮异型增生（cervical epithelial dysplasia）是指子宫颈上皮细胞出现程度不等的异型性，表现为细胞大小不等，形态不一，核大、深染，染色质增粗，核/质比值增大，核分裂象增多，细胞极性紊乱。病变由基底层开始逐渐向表层发展。根据非典型增生的程度和范围分为三级：Ⅰ级（轻度），异型细胞局限于上皮层的下1/3；Ⅱ级（中度），异型细胞累及上皮层的下1/3至2/3；Ⅲ级（重度），增生的异型细胞超过全层的2/3，但还未累及上皮全层。

子宫颈原位癌（cervical carcinoma in situ）是指异型增生的细胞累及子宫颈鳞状上皮全层，但病变局限于上皮层内，未突破基底膜。原位癌中癌细胞可由表面沿基底膜通过子宫颈腺口蔓延至子宫颈腺体内，取代部分或全部腺上皮，但仍未突破腺体的基底膜，称原位癌累及腺体（图12-1）。从鳞状上皮异型增生到原位癌呈一逐渐演化的级谱样变化，而不是相互分离的病变。重度异型增生和原位癌的鉴别诊断有一定困难，两者的生物学行为亦无显著的差异，因此，近年来逐渐将子宫颈上皮异型增生至原位癌这一系列癌前病变的连续过程统称为子宫颈上皮内瘤变（cervical intraepithelial neoplasia，CIN）。CIN Ⅰ级相当于Ⅰ级不典型增生；CIN Ⅱ级相当于Ⅱ级不典型增生；CIN Ⅲ级包括Ⅲ级不典型增生和原位癌（图12-2）。

上皮异型增生—原位癌—浸润癌是一个逐渐发展的连续的过程，但并非所有的子宫颈浸润癌的形成必须经过这一过程，也不是所有的上皮异型增生都必然发展为子宫颈癌。随着异型增生级别的增高，发展为浸润癌的机会也增多。级别越低，自然消退的机会也越多。异型增生发展为原位癌的平均时间大约为10年。不到2%的CIN Ⅰ级最终发展为浸润癌，CIN Ⅰ级属低级别上皮内瘤变，CIN Ⅲ至少有20%在10年内发展为浸润癌。CIN Ⅱ级和CIN Ⅲ级属于高级别上皮内瘤变。但有些CIN可长期持续存在。高级别上皮内瘤变如合并感染高危型HPV16、18或33型，则有较高的恶变倾向。

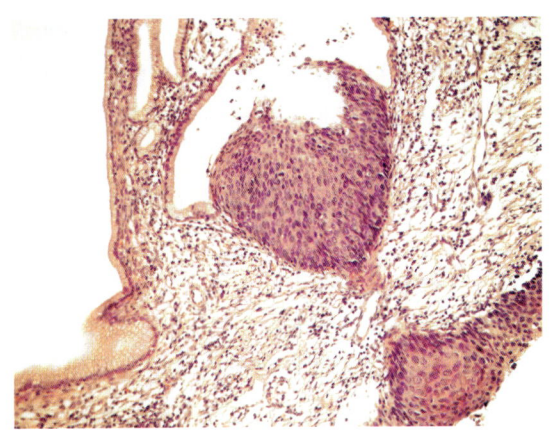
图 12-1 子宫颈原位癌累及腺体
癌细胞由表面沿基底膜侵入腺体，尚可见正常腺体与肿瘤移行

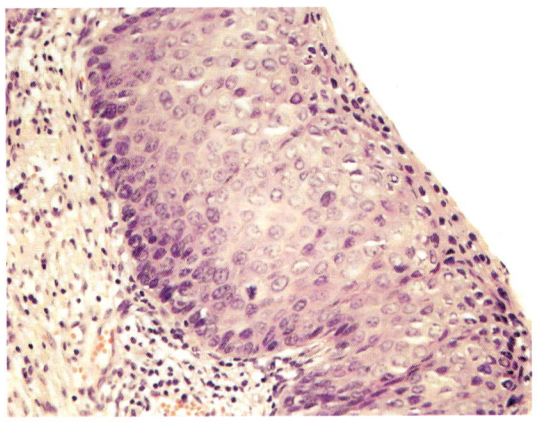
图 12-2 子宫颈 CIN Ⅲ 级
子宫颈鳞状上皮呈重度异型性，异型细胞累及上皮层 2/3 以上

★子宫颈上皮异型增生属癌前病变，是指子宫颈上皮层内出现异型细胞。若上皮全层皆为异型细胞所替代，则为原位癌。将子宫颈上皮异型增生至原位癌这一系列癌前病变的连续过程统称为子宫颈上皮内瘤变（CIN）。CIN Ⅰ 级和 CIN Ⅱ 级并不一定发展为 CIN Ⅲ 级，如经适当治疗大多可逆转。CIN Ⅲ 级为不可逆性病变。

三、子宫颈癌

子宫颈癌（carcinoma of the cervix）是女性生殖系统中最常见的恶性肿瘤之一，发病年龄以 40～60 岁妇女最多。近年来由于对子宫颈脱落细胞学检查的推广和普及，使得许多癌前病变和早期癌能够得到早期防治，浸润癌的发病率明显下降，子宫颈癌的预后大为改善，5 年生存率也已明显提高。但是由于社会环境的变化，子宫颈癌前病变明显增加，其发病率有回升的趋势。目前子宫颈癌仍是女性恶性肿瘤死亡的主要原因之一。

（一）病因

子宫颈癌发生的原因可能和下列因素有关：

1. 一般认为与早婚、早育、多产、分娩过程中子宫颈的裂伤及感染有关。另外，与包皮垢的刺激、性生活的紊乱也有一定关系。

2. 子宫颈的慢性炎症、梅毒、异常分泌物等均可成为致癌诱因。如对子宫颈慢性炎症适当治疗，子宫颈癌的发病率就会减少。

3. 目前认为，人乳头瘤病毒（human papilloma virus, HPV）可能是子宫颈癌的致病最主要因素，尤其是 HPV16、18 型与子宫颈癌发生密切相关，为高危险性亚型，其次为 HPV31、33、58、52 型。

★子宫颈癌与人乳头瘤病毒感染有关，与 HPV16、18 型关系最为密切，其次为 HPV31、33、58、52 型。

（二）病理变化

子宫颈癌的组织发生来源主要是子宫颈外口鳞状上皮和子宫颈管黏膜柱状上皮的交界处（即移行带），也可来源于子宫颈内膜化生的鳞状上皮。

1. 大体分型
(1) 糜烂型：似子宫颈糜烂，病变处黏膜潮红、粗糙或呈颗粒状，质脆，接触易出血。
(2) 内生浸润型：较多见，癌组织主要向子宫颈深部浸润生长，使子宫颈前后唇增厚变硬，表面常较光滑。
(3) 外生菜花型：癌组织向子宫颈表面生长，在子宫颈口外形成乳头状或菜花状肿物，表面常有坏死及溃疡形成。
(4) 溃疡型：癌组织坏死脱落，形成较大溃疡，并可继发感染。
2. 组织学类型　主要为鳞状细胞癌，其次为腺癌，其他类型癌很少。
(1) 鳞状细胞癌：最多见，约占子宫颈癌的90%。根据其浸润程度分为早期浸润癌和浸润癌两种类型。几乎所有的鳞状细胞癌都是由CIN发展而来，其演变呈连续发展的过程，即子宫颈上皮内瘤变—原位癌—浸润癌。
1) 早期浸润癌：指癌细胞突破基底膜向固有膜间质内浸润，但浸润深度不超过基底膜下5mm，在固有膜中形成一些不规则的癌细胞条索或小团块。原位癌和早期浸润癌均为早期子宫颈癌。肉眼一般不能判断，只有在显微镜下才能证实。
2) 浸润癌：为中晚期子宫颈癌，癌组织浸润深度超过基底膜下5mm的部位，向深部组织浸润生长，可侵及破坏全部子宫颈及子宫颈周围组织。根据细胞分化程度，可分为三型：角化型鳞癌、非角化型大细胞鳞癌和非角化型小细胞鳞癌。
(2) 腺癌：较少见，约占子宫颈癌的5%，主要起源于子宫颈管黏膜的柱状上皮和腺上皮，少数起源于子宫颈内膜下的储备细胞。肉眼类型和鳞状细胞癌无明显区别。光镜下，呈一般腺癌结构。根据腺癌的组织结构和细胞分化程度分为高、中、低分化三级。如果在子宫颈癌中含有腺癌和鳞癌两种成分，即称腺鳞癌。腺癌对化疗、放疗敏感度较低，预后较差。

★子宫颈癌肉眼上分为糜烂型、内生浸润型、外生菜花型和溃疡型。子宫颈癌的组织学类型主要为鳞状细胞癌，少数为腺癌，其他类型很少见。

(三) 扩散
1. 直接蔓延　子宫颈癌可向下蔓延至阴道穹及阴道壁，向上浸润破坏整个子宫颈，但很少向子宫体蔓延。向前可侵入膀胱，向后侵入直肠，可形成子宫膀胱瘘或子宫直肠瘘。向两侧侵及子宫旁和盆腔壁组织。若肿瘤侵犯或压迫输尿管可引起肾盂积水和肾衰竭。
2. 淋巴道转移　是子宫颈癌最常见和最重要的转移途径。首先转移到子宫颈旁淋巴结，然后可继续转移至闭孔、髂内、髂外、髂总等盆腔淋巴结。
3. 血道转移　很少见，晚期可经血道转移至肺、骨和肝。

第二节　子宫体疾病

一、子宫内膜增生症

子宫内膜增生症（endometrial hyperplasia）是由于内源性或外源性雌激素增高而引起的子宫内膜腺体或间质增生，临床上主要表现为功能性子宫出血。育龄期和更年期妇女均可发病。子宫内膜增生、不典型增生和子宫内膜腺癌，无论是在形态学上还是在生物学上都是一个连续的演变过程。

肉眼，增生的子宫内膜呈弥漫性或灶性增厚，其厚度常超过5mm。表面光滑，也可呈息肉状。

光镜下，根据增生腺体的结构及细胞的形态，子宫内膜增生可分为下列几个类型。

1. 单纯性增生（simple hyperplasia） 以往称为轻度增生或囊性增生。主要表现为腺体数量增加，腺体可以扩张成小囊。腺上皮一般为单层或假复层。细胞呈柱状，没有细胞异型性。1%的单纯性子宫内膜增生可进展为子宫内膜腺癌。

2. 复杂性增生（complex hyperplasia） 以往称为腺瘤型增生，表现为腺体明显增生，相互拥挤，出现背靠背现象。腺体具有明显的复杂结构，腺上皮增生可突向腔内成乳头状，或向间质内呈出芽状生长，细胞无异型，腺体之间的间质较稀少。约3%的子宫内膜复杂性增生可发展为子宫内膜腺癌。

3. 异型增生（atypical hyperplasia） 属于癌前病变，表现为复杂性增生伴有细胞异型性。腺体排列密集，但腺体之间仍可见少量间质，腺体结构复杂，可有腔内乳头或生芽。上皮细胞出现异型性，体积增大，细胞核深染，有明显的核仁，核质比例增大，极性紊乱。子宫内膜重度非典型增生有时很难与高分化的子宫内膜腺癌鉴别，往往需要子宫切除后全面检查才能确诊。1/3的患者在5年内若无充分治疗则可能发展为癌。

二、子宫内膜异位症

子宫内膜异位症（endometriosis）是指正常的子宫内膜腺体和间质出现于子宫内膜以外的部位。临床上通常称子宫肌层内的子宫内膜异位（至少距子宫内膜基底层2mm以上）为子宫腺肌症，称子宫以外的子宫内膜异位为子宫内膜异位症，如卵巢、子宫阔韧带、直肠阴道陷窝、输卵管、腹部手术瘢痕、腹膜、阴道等部位的子宫内膜异位。异位的腺体及间质周围有增生肥大的平滑肌，并形成界限清楚的圆形结节时，称为腺肌瘤（adenomyoma）。异位的子宫内膜可有出血、坏死，临床表现主要为子宫增大、痛经、月经增多、子宫内膜异位囊肿等。

受卵巢分泌激素的影响，异位的子宫内膜会产生周期性反复出血，如发生在卵巢，反复出血可致卵巢体积增大，形成囊腔，内含黏稠的咖啡色液体，称为巧克力囊肿。

★子宫内膜异位症是正常的子宫内膜腺体和间质存在于子宫内膜以外的部位。最常见的部位为子宫壁，还可见于卵巢、阴道、盆腔器官组织等。

三、子宫肿瘤

（一）子宫平滑肌瘤

子宫平滑肌瘤（leiomyoma of uterus）是女性生殖系统中最常见的一种良性肿瘤，多见于30~50岁妇女。其发生可能与雌激素水平增高有关，多数肿瘤在绝经期后可逐渐萎缩。临床表现为月经过多、经期延长、下腹不适、子宫增大，肿瘤较大时可引起压迫症状。

1. 肉眼 常为多发性肿瘤，大小不一，小者仅镜下可见，大者直径可达30cm。多数肿瘤发生于子宫肌层，少部分位于浆膜下或黏膜下。肿瘤表面光滑，界限清楚，但无明显包膜。切面灰白色、质韧，呈编织状或漩涡状，有时可见各种变性、出血及坏死。

2. 光镜 肿瘤细胞似子宫正常的平滑肌细胞，排列成纵横交错的束状、编织状或漩涡状，与周围正常平滑肌界限较清楚。胞质红染，细胞核呈杆状，两端钝圆，核分裂象少见。

（二）子宫内膜腺癌

子宫内膜腺癌（endometrial adenocarcinoma）又称子宫体癌，是由子宫内膜腺上皮发生的恶性肿瘤。

近年来，由于人口平均寿命延长，以及更年期激素替代疗法的应用，使得子宫内膜腺癌的发病率呈上升趋势。本病多见于绝经期和绝经期后的妇女，平均年龄约为55岁，主要症状是不规则阴道出血或绝经后阴道出血，部分患者可有阴道分泌物增多。目前认为，子宫内膜腺癌常与子宫内膜增生和雌激素的长期持续作用有关。

1. 类型及病理变化

（1）肉眼：子宫内膜腺癌分弥漫型和局限型两种，子宫内膜表现为弥漫性或局限性增厚，粗糙不平甚至为颗粒状、息肉状或结节状改变，色灰白、质脆，伴出血、坏死或溃疡形成，并不同程度地浸润子宫肌层。

（2）光镜：最常见的是子宫内膜样腺癌。根据癌组织的分化程度分为高、中、低分化三级，其中多数为高分化腺癌（Ⅰ级），结构很像子宫内膜腺体，腺体密集、紊乱，细胞轻度异型性。中分化腺癌（Ⅱ级）的肿瘤部分形成腺体，部分形成实性细胞团，细胞异型性较明显。少部分为低分化腺癌（Ⅲ级），大部分区域为实性片状或条索状，细胞异型性明显，核分裂象多见，腺体结构很少。约1/3的子宫内膜样腺癌伴有鳞状细胞分化。

此外，子宫内膜腺癌还包括黏液腺癌、浆液性乳头状腺癌和透明细胞腺癌等类型。

★子宫内膜腺癌的发病率仅次于子宫颈癌，可能与过量的雌激素长期持续作用有关。肉眼上子宫内膜腺癌分弥漫型和局限型两种，组织学类型最常见的是子宫内膜样腺癌。

2. 扩散　子宫内膜腺癌的扩散途径主要是直接蔓延，晚期可经淋巴道转移，血道转移比较少见。

（1）直接蔓延：子宫内膜腺癌向下可直接蔓延至子宫颈管和阴道，向外侧扩散至输卵管、卵巢和腹膜。

（2）淋巴道转移：发生在子宫体上部和底部的子宫内膜腺癌常转移至腹主动脉旁淋巴结。子宫角处的子宫内膜腺癌可沿圆韧带转移至腹股沟淋巴结。累及子宫颈管的癌可转移至子宫旁、髂内、髂外和髂总淋巴结。

（3）血道转移：少见，常转移至肺，其次为肝和骨骼。

案例 12-1

患者，女，45岁。阴道分泌物增多，偶有血色。进行了子宫颈脱落细胞检查，发现有可疑癌细胞，建议进行子宫颈活检。医师对子宫颈1、4、8、12点分别活检送病理。发现4点为CINⅠ级，12点为CINⅢ级。

问题：

1. 请描述CINⅠ的病理改变是什么？
2. 请描述CINⅢ的病理改变是什么？
3. 你会建议患者下一步如何就医？

第三节　滋养层细胞疾病

滋养层细胞疾病（gestational trophoblastic diseases, GTD）包括葡萄胎、侵袭性葡萄胎、绒毛膜癌及胎盘部位滋养细胞肿瘤，其共同特征为滋养层细胞异常增生。患者血清及尿液中人绒毛膜促性腺激素（human chorionic gonadotropin, HCG）含量高于正常妊娠，可作为这组疾病的临床辅助诊断依据。

一、葡萄胎

葡萄胎（hydatidiform mole）又称水泡状胎块，是胎盘绒毛的一种良性病变，在我国较常见，好发于 20 岁以下或 40 岁以上的孕妇。葡萄胎可分为完全性葡萄胎和部分性葡萄胎。

（一）发病机制

细胞遗传学研究显示，染色体异常在完全性葡萄胎和部分性葡萄胎的发生中起着主要作用。完全性葡萄胎的核型常为 46XX，偶尔是 46XY，两组染色体均来自父系，源自"空"卵与有 X 染色体的一个精子或两个精子受精。前者可将其单倍体复制为二倍体，没有胚胎或胎儿。部分性葡萄胎核型常为 69XXX 或 69XXY，是一个正常卵子与两个精子受精，或与一个第一次减数分裂失败的精子受精引起。

（二）病理变化

1. 肉眼　完全性葡萄胎所有的胎盘绒毛都发生水肿，呈大小不等半透明的水泡状物，内含清亮液体，其间有细蒂相连成串，状似葡萄（图 12-3）。部分性葡萄胎则有部分正常绒毛。部分绒毛发生水肿，形成水泡，常出现胎儿或其附属器官。葡萄胎的病变局限于宫腔内，不侵入肌层。

2. 光镜　有三种主要病变：①绒毛间质高度水肿而形成水泡状物。②绒毛间质血管减少或消失。③滋养层细胞呈不同程度的增生，增生的细胞为合体滋养层细胞和细胞滋养层细胞，两者多混合存在，并可有一定的异型性。滋养层细胞增生为葡萄胎最重要的特征（图 12-4）。

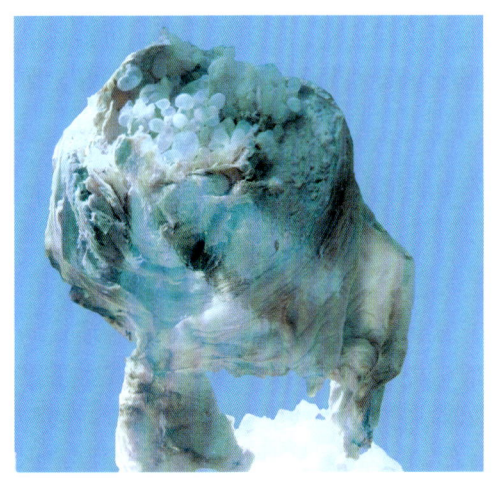

图 12-3　葡萄胎（肉眼）
子宫增大，宫腔内充满大小不等的半透明水泡，内含清亮液体，其间有细蒂相连成串

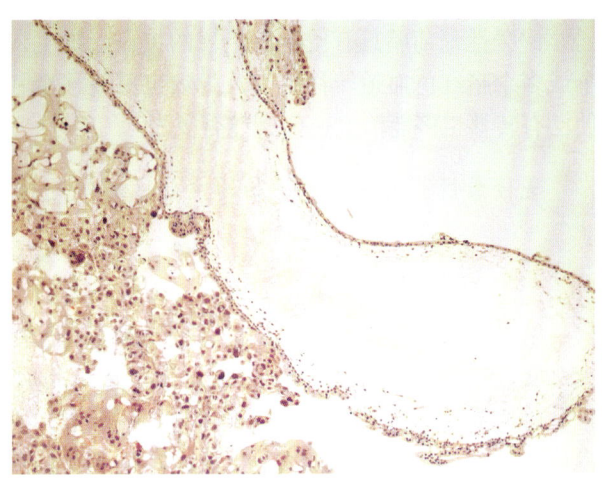

图 12-4　葡萄胎（光镜）
光镜下可见三种主要病变：①绒毛间质高度水肿而形成水泡状物；②绒毛间质血管减少或消失；③滋养层细胞呈不同程度的增生

★葡萄胎是胎盘绒毛的一种良性病变，可分为完全性葡萄胎和部分性葡萄胎。主要病理改变为：①绒毛间质高度水肿而形成水泡状物；②绒毛间质血管减少或消失；③滋养层细胞呈不同程度的增生。其中滋养层细胞增生为葡萄胎最重要的特征。

（三）临床病理联系

1. 由于胎盘绒毛水肿，充满宫腔，子宫体增大程度远超过同月份正常妊娠子宫的大小。
2. 由于滋养层细胞侵袭破坏血管能力很强，故常有反复的阴道不规则出血，多见于妊娠 2~4 个月。
3. 因胎儿大多数早期已死亡，故临床检查听不到胎心音，摸不到胎体，患者也不觉得有胎动。
4. 滋养层细胞增生会产生多量 HCG，故患者尿中 HCG 水平明显增高，尿妊娠试验呈强阳性，其妊娠反应也较正常妊娠重。
5. 葡萄胎患者卵巢的卵泡在大量 HCG 作用下，常发生黄素化而形成黄体囊肿，并多为双侧性。
6. 葡萄胎经彻底刮宫后多能完全治愈，约有 10% 患者转变为侵袭性葡萄胎。完全性葡萄胎有 2%~3% 可发展为绒毛膜癌，部分性葡萄胎一般不发展为绒毛膜癌。因葡萄胎有恶变潜能，故应彻底清宫，密切随访观察，定期监测患者血或尿中的 HCG。

二、侵袭性葡萄胎

侵袭性葡萄胎（invasive mole）又称恶性葡萄胎（malignant mole）或侵袭性水泡状胎块。本病大多数继发于葡萄胎之后，是介于葡萄胎和绒毛膜癌之间的交界性肿瘤。

病理变化：以子宫肌层内有水泡状绒毛侵入为本病特征性病变，有时绒毛可达深肌层，破坏血管引起出血，如穿透肌壁可引起大出血，穿入阔韧带内形成肿块。光镜下，被破坏的子宫肌壁内有水泡状绒毛结构，滋养层细胞增生程度和异型性较葡萄胎明显。常见出血坏死，其内可查见水泡状绒毛或坏死的绒毛，有无绒毛结构是本病和绒毛膜癌的主要区别。

侵袭性葡萄胎具有侵袭性生长的特点，绒毛入血也可引起栓塞。阴道部或外阴可出现单个或多个暗红色血道转移结节，少数也可转移至肺及脑。侵袭性葡萄胎化疗后预后较好，即使已有转移也多能治愈，仅少数有复发。

★侵袭性葡萄胎和葡萄胎的主要区别是是否有水泡状绒毛侵入子宫肌层。

三、绒毛膜癌

绒毛膜癌（choriocarcinoma）简称绒癌，是来源于绒毛滋养层细胞的高度恶性肿瘤，绝大多数发生与妊娠有关，约 50% 发生于葡萄胎后，25% 发生于自然流产后，20% 发生于正常分娩后，其余病例发生于早产和异位妊娠等。可在妊娠后数月或数年发生，偶与妊娠同时发生。20 岁以下和 40 岁以上女性为高危年龄。此癌侵袭性很强，病灶所在处均伴有出血、坏死，易发生血道转移。过去此癌死亡率较高，近年来因开展化疗死亡率明显下降，大多数患者可治愈。

（一）病理变化

1. 肉眼　肿块多呈不规则结节状，因有出血、坏死，质地较软，色暗红或紫蓝色，颇似血肿。多发生于子宫体底部前、后壁，常向子宫腔内突出。肿块大小不等，小者如豆大，大者可充满宫腔，癌组织常侵透子宫壁达浆膜层下，甚至侵入盆腔或子宫旁组织内形成血肿样肿块。

2. 光镜　癌组织由两种细胞成分组成，一种类似细胞滋养层细胞的癌细胞，其特点是细胞界限清楚，胞质透明，核圆淡染，异型性明显，核分裂象多见。第二种为类似合体细胞滋养层细胞的癌细胞，细胞体积大，胞质红染呈合体性，似多核巨细胞，异型性明显。两种细胞常比例不等地混杂在一起排列成片块状或条索状，没有绒毛结构，这一点是与侵袭性葡萄胎最主要的鉴别点（图12-5）。肿瘤自身无血管和间质，依靠侵袭宿主的血管获取营养，故癌组织和周围正常组织常有明显的出血和坏死。

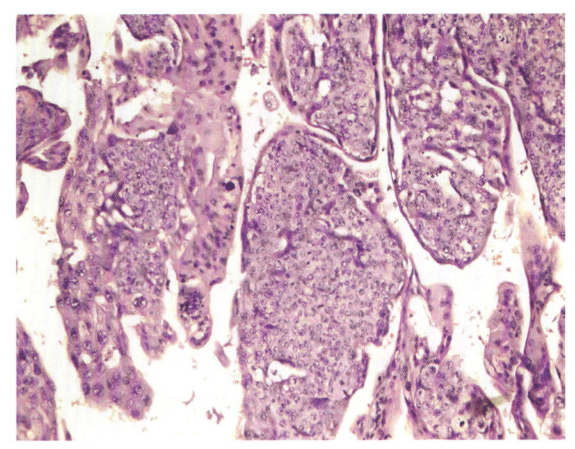

图 12-5　绒毛膜癌
类似细胞滋养层细胞的癌细胞与类似合体细胞滋养层细胞的癌细胞比例不等地混杂在一起，排列成片块状或条索状，没有绒毛结构

★绒毛膜癌是来源于绒毛滋养层细胞的高度恶性肿瘤，由细胞滋养层样的癌细胞和合体滋养层样的癌细胞混合构成。无绒毛结构，这是与侵袭性葡萄胎最主要的区别。无间质和血管，出血、坏死明显，化疗效果良好。

（二）扩散

1. 直接蔓延　绒毛膜癌可直接蔓延至子宫体及阔韧带，穿透宫壁、阔韧带，可引起腹腔大出血。

2. 血道转移　绒毛膜癌以血道转移为主，以肺最常见，其次为脑、胃肠道、肝和阴道壁等。值得提出的是，少数病例在原发癌被切除后，转移癌可自行消退。另外，在绒毛膜癌尸检过程中也发现过原发癌已消失，而转移癌仍然存在的现象。

（三）临床病理联系

由于癌组织侵袭血管，常引起阴道不规则出血。癌组织侵透子宫壁可引起腹腔大出血、子宫增大。血和尿中 HCG 显著升高。血道转移是绒毛膜癌的显著特点，出现在不同部位的转移灶可引起相应的症状，如肺转移则出现咯血、胸痛；脑转移出现头痛、呕吐、昏迷、偏瘫；肾转移出现血尿等症状。绒毛膜癌是恶性度很高的肿瘤，化疗效果较好，大多数患者可治愈，即便已发生转移的病例亦可治愈。

第四节　卵巢肿瘤

卵巢肿瘤是女性生殖器官的常见肿瘤。卵巢组织结构成分复杂，可发生各种肿瘤，是全身脏器中肿瘤类型最多的部位。按其组织发生可将卵巢肿瘤分为：上皮性肿瘤、性索-间质肿瘤、生殖细胞肿瘤、转移性肿瘤等。

1. 卵巢上皮性肿瘤　包括浆液性肿瘤、黏液性肿瘤、子宫内膜样肿瘤、透明细胞肿瘤、移行细胞肿瘤等。

2. 性索-间质肿瘤　包括颗粒细胞瘤、卵泡膜细胞瘤、支持细胞-间质细胞瘤等。

3. 生殖细胞肿瘤　包括畸胎瘤、无性细胞瘤、内胚窦瘤、绒毛膜癌等。

4. 转移性肿瘤　包括库肯勃格瘤及其他转移性肿瘤。

一、卵巢上皮性肿瘤

卵巢上皮性肿瘤是最常见的卵巢肿瘤，可分为良性、交界性和恶性。一般认为绝大多数上皮性肿瘤来源于覆盖在卵巢表面的间皮细胞。根据上皮的类型分为浆液性、黏液性和子宫内膜样肿瘤。

（一）浆液性肿瘤

浆液性肿瘤（serous tumors）是最常见的一种卵巢肿瘤。良性和交界性肿瘤常见于30～40岁的妇女，恶性浆液性肿瘤患者年龄则偏大。

1. 浆液性囊腺瘤

（1）病理变化

1）肉眼：肿瘤多呈圆形或卵圆形，直径1～30cm不等，中位数为10cm。肿瘤表面光滑，包膜薄或稍厚，切面为单房或多房，囊壁内面光滑，一般无乳头状突起，囊内为清亮透明的浆液。

2）光镜：囊壁被覆单层立方或柱状上皮，上皮细胞排列整齐，分化好。有时肿瘤细胞增生形成乳头，向腔内突起。

（2）临床病理联系：肿瘤较大时可在下腹部触到肿块，可有腹胀。肿瘤较大者可发生蒂扭转，引起肿瘤出血性梗死，临床有急腹症表现。

2. 交界性浆液性囊腺瘤　此肿瘤为低度恶性潜能的肿瘤，其形态结构和生物学行为介于良、恶性浆液性囊腺瘤之间。

（1）病理变化

1）肉眼：与浆液性囊腺瘤相似，但有较多乳头突起。

2）光镜：①上皮层次增加达2～3层，伴有乳头或上皮簇形成；②上皮细胞有轻度或中度非典型性，可见核分裂象；③无包膜和间质浸润。本肿瘤形态学诊断较难，需多取材仔细观察。

（2）预后：本肿瘤预后较好，5年生存率为100%。可有腹腔转移，有转移者比无转移者预后差，5年生存率为90%。

★交界性浆液性囊腺瘤是潜在低度恶性肿瘤，预后较好，5年生存率可达100%，可发生腹腔转移，有转移者5年生存率为90%。

3. 浆液性囊腺癌　浆液性囊腺癌是卵巢恶性肿瘤中最常见的类型，约占全部卵巢癌的40%，多发生在45～65岁妇女，可由交界性浆液性囊腺瘤发展而来，也可一开始即为恶性。肿瘤累及双侧者占66%。

（1）病理变化

①肉眼：肿瘤大小不等，肿瘤表面光滑或有乳头。囊切面实性或实性。囊壁有密集的乳头或实性结节，或囊壁呈灶性增厚，实性区灰白、质脆，易伴出血、坏死（图12-6）。

②光镜：癌细胞密集，层次增加，排列紊乱，乳头为多级不规则分支状乳头，可呈筛状或实体状。癌细胞异型性明显，核分裂象多见，可见病理性核分裂。侵犯间质或穿透囊壁，

常可见沙砾体。

(2) 扩散

①肿瘤可直接蔓延到盆腔组织、阔韧带、输卵管和子宫，晚期可侵及膀胱和直肠。

②转移多为种植性转移，引起癌性腹水。腹水内可查到癌细胞。经淋巴道可转移到腰椎旁淋巴结、纵隔淋巴结及锁骨上淋巴结。

③少数晚期患者经血道转移常至肝、胰、肺、骨等处。

(3) 预后：预后较差，多数病例就诊时已有转移，5年生存率约为25%。

★浆液性囊腺癌可由交界性浆液性囊腺瘤发展而来，是卵巢恶性肿瘤中最常见的类型。癌细胞有显著异型性，伴有间质的浸润，常见沙砾体，预后较差。

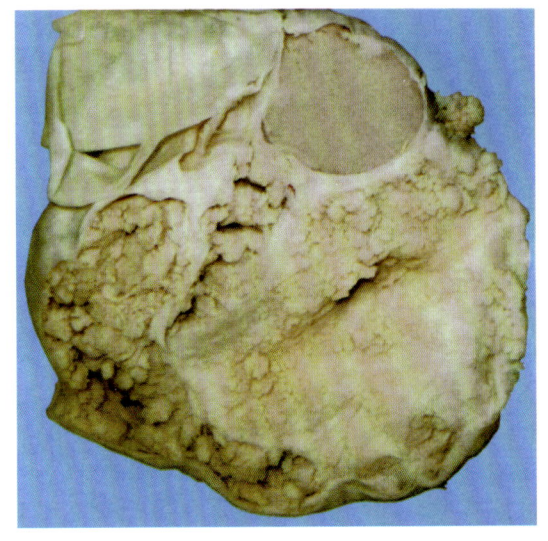

图12-6 卵巢浆液性乳头状囊腺癌

肿物为囊实性，囊内液体部分流失，内壁光滑，实性区灰白色，并见较多乳头状物，大小不一

(二) 黏液性肿瘤

黏液性肿瘤（mucinous tumors）较浆液性肿瘤少见，好发年龄与浆液性肿瘤相同，约80%为良性，交界性和恶性较少见，各占10%左右。

1. 黏液性囊腺瘤

(1) 病理变化

①肉眼：此瘤呈圆形或卵圆形，大小不一，最大直径可达30cm，肿瘤常为单侧，表面光滑，灰白。切面多呈多房性，囊壁光滑，罕见乳头，囊腔内充以灰白色半透明浓稠黏液。

②光镜：肿瘤囊腔被覆单层高柱状上皮，核位于基底部，核上部充满黏液，上皮细胞无纤毛，和子宫颈和小肠的上皮相似。肿瘤间质由结缔组织构成。

(2) 临床病理联系

①此瘤发展较慢，早期临床上多无明显症状。当肿瘤较大时，下腹部可触到肿块，常呈球形。

②较大的肿瘤常有蒂，易发生蒂扭转而致出血、坏死，并发急腹症。

③肿瘤发生破裂，肿瘤细胞可种植在腹膜上，产生大量黏液，在腹腔内形成胶冻样肿块，称为腹腔假黏液瘤。此时组织学上肿瘤性上皮虽为良性，但手术不易剔除，有时需反复手术治疗，预后较差。

④对此肿瘤只做肿瘤切除即可治愈，极少数可恶变为黏液性囊腺癌。

2. 交界性黏液性囊腺瘤　此肿瘤属于潜在低度恶性的肿瘤，形态结构介于黏液性囊腺瘤和黏液性囊腺癌之间。

(1) 病理变化

1) 肉眼：病变与黏液性囊腺瘤相似，可见乳头状突起和包膜增厚。

2) 光镜：①囊内壁和乳头上皮细胞层次增加，一般不超过三层；②上皮细胞轻度或中度非典型性，可见核分裂象；③无间质浸润。

(2) 预后：本肿瘤预后较好，5年生存率达95%以上。此肿瘤可发生腹腔转移，有转移者预后较无转移者差。

3. 黏液性囊腺癌 发生率占卵巢原发性恶性肿瘤的 6%～10%，年龄多在 40～60 岁，单侧多见，双侧者占 5%～10%。

（1）病理变化

①肉眼：呈结节状。表面光滑，包膜薄，呈灰白色。切面多为囊实性或实性，囊内含有黏液，囊壁有大小不等的乳头或形成实性结节突入囊腔。

②光镜：肿瘤细胞层次明显增加，超过三层。腺体及乳头结构较复杂，可呈出芽或搭桥样及实性巢状区。肿瘤细胞有明显异型性，核分裂象多见，可见病理性核分裂象。有明显间质及包膜浸润，一般无沙砾体形成。

（2）扩散：卵巢黏液性囊腺癌可直接蔓延至阔韧带、输卵管和子宫，可发生腹腔种植性和淋巴道转移。

★黏液性囊腺瘤的囊壁被覆单层高柱状上皮，胞质透亮，有的可见杯状细胞。交界性黏液性囊腺瘤为潜在低度恶性肿瘤，细胞层次增加，一般不超过三层，细胞轻至中度异型，预后较好，5 年生存率为 95% 以上，可发生腹腔转移。黏液性囊腺癌的肿瘤细胞有显著异型性，形成复杂的腺体和乳头结构，有间质浸润，一般无砂砾体形成。

（三）子宫内膜样肿瘤

卵巢子宫内膜样肿瘤（endometrioid tumor）较前两型少见，是发生于卵巢的具有子宫内膜［上皮和（或）间质］肿瘤组织学特点的一类肿瘤。分为良性、交界性和恶性肿瘤，可来自于子宫内膜异位症，也可来源于卵巢表面上皮及间质。子宫内膜样肿瘤绝大多数为恶性，即子宫内膜样癌。

二、卵巢性索-间质肿瘤

性索-间质肿瘤（sex cord-stromal tumors）来源于原始性腺中的性索及间质组织。女性的性索-间质细胞称作颗粒细胞和卵泡膜细胞，在男性为支持细胞和间质细胞。它们可各自形成女性的颗粒细胞瘤和卵泡膜细胞瘤，或男性的支持细胞瘤和间质细胞瘤。由于卵泡膜细胞和间质细胞可分别产生雌激素和雄激素，所以性索-间质肿瘤患者常有内分泌功能的改变。卵巢性索-间质肿瘤占全部卵巢肿瘤的 5%～10%，其中多数类型为良性或潜在低度恶性，生长较慢，预后较好，少数为恶性。

颗粒细胞瘤（granulosa cell tumor）是伴有雌激素分泌的功能性肿瘤，好发年龄为 45～55 岁，少数发生于青春期前或幼女。

1. 病理变化

（1）肉眼：类圆形，表面光滑，切面囊实性或实性，实性区为灰白色、黄褐色或浅黄色，可见出血坏死区。

（2）光镜：肿瘤细胞大小较一致，呈多边形或椭圆形，胞质少，核圆形或卵圆形，常见纵向核沟即所谓咖啡豆样核为特点。分化好的肿瘤细胞中有腺样或花环样腔隙，其中有粉染蛋白样物质及退化的细胞核，类似于正常滤泡分化，这种特殊的结构称为 CallExner 小体。肿瘤细胞可排列成滤泡型、岛状、梁索状、缎带状及弥漫型等结构。颗粒细胞瘤常与卵泡膜细胞瘤同时存在，称为颗粒-卵泡膜细胞瘤。

2.临床病理联系

（1）此肿瘤临床上主要表现为性激素分泌紊乱的症状，如阴道不规则出血、乳房胀痛、子宫内膜增生和子宫内膜腺癌等。青春期前患者出现性早熟。个别病例可产生雄激素，产生男性化症状，如闭经、多毛等。若肿瘤扭转或破裂可有剧烈腹痛。

（2）此肿瘤大多数为低度恶性，具有晚期复发或转移的特点。

★颗粒细胞瘤大多数为低度恶性，个别病例恶性度较高，可分泌大量雌激素，出现相应症状，个别病例产生雄激素，引起男性化症状。

三、卵巢生殖细胞肿瘤

来源于原始生殖细胞的肿瘤占所有卵巢肿瘤的15%~20%。儿童和青春期的卵巢肿瘤中约60%为生殖细胞肿瘤，绝经期后则很少见。原始生殖细胞具有向不同方向分化的潜能，由原始生殖细胞组成的肿瘤称作无性细胞瘤；原始生殖细胞向胚胎的体壁细胞分化，称为畸胎瘤；向胚外组织分化，肿瘤细胞和胎盘的间充质细胞相似，称作卵黄囊瘤；向覆盖在胎盘绒毛表面的细胞分化，则称为绒毛膜癌。其中最常见的为成熟性畸胎瘤，少数为未成熟性畸胎瘤、卵黄囊瘤、无性细胞瘤和胚胎性癌等。

（一）畸胎瘤

畸胎瘤（teratoma）是来源于生殖细胞的具有2个以上胚层分化的肿瘤，大多数（90%~95%）为良性，少数恶性，好发于20~30岁女性。

1. 成熟性畸胎瘤（mature teratoma） 也称良性畸胎瘤（benign teratoma），是卵巢最常见的肿瘤之一。

（1）肉眼：多为囊性，呈单个的大囊，囊内充满皮脂样物，其中混有数量不等的毛发等，囊壁常有一个向腔内突出的实性结节。结节表面有毛发。切面可有皮肤、脂肪、软骨、骨等多种组织结构，约1/3病例可见牙齿。

（2）光镜：由分化成熟的两个或三个胚层来源的组织或器官样结构组成，包括源于外胚层的成分如皮肤组织及其附属器、脑组织等，源于中胚层的组织如脂肪、平滑肌、骨、软骨等，源于内胚层的组织如呼吸道上皮、消化道上皮、甲状腺组织等。少数良性畸胎瘤也可呈实性，但完全由成熟组织组成。以表皮和附属器组织组成的单胚层畸胎瘤称为皮样囊肿，以甲状腺组织为主的单胚层畸胎瘤则称为卵巢甲状腺肿。约1%的良性畸胎瘤可恶性变，多见于老年女性，多为鳞状上皮成分恶变为鳞状细胞癌。

2. 未成熟性畸胎瘤（immature teratoma） 也称恶性畸胎瘤（malignant teratoma），大部分发生于20岁以下年轻妇女。

（1）肉眼：肿瘤一般体积较大，切面为实性或部分囊性，常有出血、坏死。

（2）光镜：肿瘤含有外、中、内三个胚层分化而来的未成熟和成熟组织。常见的未成熟组织多为神经组织，组成原始神经管和菊形团或弥漫成片的神经上皮，有时还可见未成熟软骨或胚胎性间叶组织等。根据未成熟神经上皮的数量，可分为1~3级，级别越高，恶性度越高，可发生直接浸润和转移，预后不良。

★成熟性畸胎瘤在卵巢生殖细胞肿瘤中最多见，多为囊性，由两个或三个胚层来源的各种类型的成熟组织构成。未成熟性畸胎瘤属恶性，较少见，多为实性，与成熟性畸

1. **雌激素** 雌激素水平过高。
2. **遗传因素** 大约 10% 的乳腺癌患者有家族遗传倾向，有乳腺癌家族史者发病率比无家族史者高 2~3 倍。
3. **环境因素** 乳腺癌有明显的地理区域分布，在北美和北欧发病率最高。
4. **放射线** 长时间大剂量放射线检查和治疗被认为是乳腺癌的诱发因素。
5. **乳腺纤维囊性变** 乳腺纤维囊性变伴有上皮异型增生者，属于癌前病变。

（二）组织学类型

乳腺癌组织形态十分复杂，类型较多，大致上分为非浸润性癌、浸润性癌和特殊类型癌三大类。

1. 非浸润性乳腺癌 分为导管内原位癌和小叶原位癌，两者均来自终末导管-小叶单位的上皮细胞。非浸润性癌具有发展为浸润性癌的趋势，但并非必然。

（1）导管内原位癌（intraductal carcinoma in situ）：导管明显扩张，癌细胞局限于扩张的导管内，未突破基底膜。组织结构多样，癌细胞排列成实性团块、乳头状及筛状等。由于乳腺放射影像学检查和普查的广泛应用，检出率明显提高，由过去占乳腺癌总数的 5% 升至 15%~30%。

根据组织学上肿瘤有无坏死分为粉刺癌和非粉刺型导管内原位癌。

①粉刺癌：一半以上位于乳腺中央部位，切面可见扩张的导管内含灰黄色牙膏样坏死物质，挤压时可由导管内溢出，状如皮肤粉刺，故称为粉刺癌。光镜下，癌细胞位于扩张的导管腔内，而基底膜完好。癌细胞在导管内排列成实体团块，中央发生坏死，是其特征性的改变（图 12-8）。坏死区常可见钙化。导管周围见间质纤维组织增生和慢性炎症细胞浸润。

②非粉刺型导管原位癌：癌细胞在导管内排列成筛状结构、乳头状结构、实性结构等多种形式，一般无坏死。

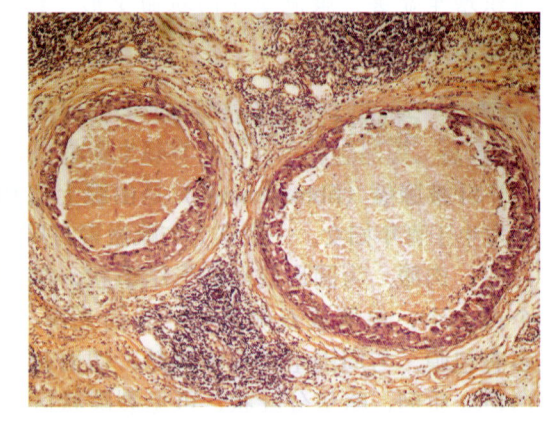

图 12-8　乳腺粉刺癌
癌细胞在扩张的导管腔内排列成实体团块，中央发生坏死，基底膜完好

（2）小叶原位癌（lobular carcinoma in situ）：扩张的乳腺小叶末梢导管和腺泡内充满呈实性排列的癌细胞。癌细胞体积较导管内原位癌的癌细胞小，大小、形态较为一致，核圆形或卵圆形，核分裂象罕见。增生的癌细胞未突破基底膜。一般无癌细胞的坏死，也无间质的炎症反应和纤维组织增生。

★导管内原位癌分为粉刺癌、非粉刺型导管内原位癌。导管内原位癌和小叶原位癌是非浸润性癌，属于早期癌，是可以治愈的乳腺癌。

2. 浸润性乳腺癌 主要分为浸润性导管癌和浸润性小叶癌。

（1）浸润性导管癌：浸润性导管癌（invasive ductal carcinoma）是乳腺癌最常见的类型，占乳腺癌的 50%~80%，由导管内原位癌发展而来。导管内原位癌的癌组织突破导管基底膜向间质浸润即称为浸润性导管癌。

①肉眼：多为单个结节状，肿瘤大小不定，质硬，无包膜，与周围组织界限不清。切

面灰白，癌组织呈放射状或蟹足状侵入周围纤维脂肪组织内。如肿瘤位置浅，可侵犯皮肤，由于真皮淋巴管被瘤栓阻塞而发生水肿，毛囊、汗腺处的皮肤因受Cooper韧带牵引而相对下陷，使乳房表面皮肤呈橘皮样外观。当癌组织侵犯乳头又伴有大量纤维组织增生时，由于纤维组织收缩可使乳头下陷。晚期乳腺癌形成巨大肿块，在癌周浸润蔓延，形成多个卫星结节。如癌组织穿破皮肤，可形成溃疡。

②光镜：组织学形态多样，癌细胞排列成不规则实性条索或团块状，常无明显腺样结构。癌细胞大小、形态各异，多形性常较明显，核异型性明显，核分裂象易见（图

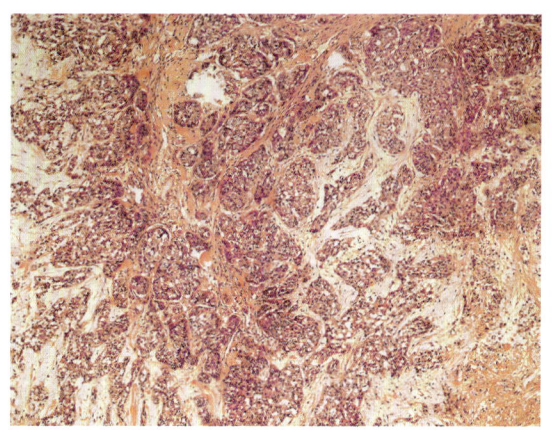

图 12-9　浸润性导管癌

癌细胞排列成不规则团块或实性条索状，在纤维间质内浸润性生长，腺样结构不明显

12-9）。肿瘤间质有致密的纤维组织增生，癌细胞在纤维间质内浸润生长。根据其实质与间质比例不同，又可分为单纯癌（实质与间质大致相等）、硬癌（实质少，间质多）及不典型髓样癌（实质多，间质少，间质内无明显淋巴细胞浸润）。

★浸润性导管癌是乳腺癌最常见的类型，为无痛性肿块，质硬，与周围组织界限不清，出现皮肤橘皮样外观、乳头下陷等都提示乳腺癌的可能。

（2）浸润性小叶癌：小叶原位癌穿破小管或末梢导管基底膜向间质浸润性生长即为浸润性小叶癌（invasive lobular carcinoma）。光镜下癌细胞呈单行串珠状或细条索状浸润于纤维间质之间，或环形排列在正常导管周围。癌细胞小，大小一致，核分裂象少见，癌细胞形态与小叶原位癌相似。有时可见从小叶原位癌向浸润性小叶癌过渡的形态。

3. 特殊类型癌　主要有髓样癌伴大量淋巴细胞浸润、小管癌、黏液癌及佩吉特病（湿疹样癌）等。

（1）佩吉特病：佩吉特病（Paget disease）是指伴有或不伴有间质浸润的导管内原位癌的癌细胞沿乳腺导管向上扩散，累及乳头和乳晕，又称乳头湿疹样癌。在表皮内可见大而异型、胞质透明的肿瘤细胞。这些细胞可孤立散在，或成簇分布。在病变下方可查见导管内原位癌，或伴有浸润，其细胞形态和表皮内的肿瘤细胞相似。佩吉特病患者的乳头和乳晕皮肤往往出现皲裂、溃疡和渗出，呈湿疹样病变，因此，又称为湿疹样癌。患者年龄较大。

（2）典型髓样癌：此型较少见，特点是癌实质多，间质少。癌细胞体积大，呈条索、片块状排列。纤维间质中伴有丰富的淋巴细胞、浆细胞浸润。此型生长缓慢，局部淋巴结转移率低，预后较好。

（3）黏液癌：此型少见，肿块呈半透明胶冻样。光镜下癌细胞胞质内含黏液，可形成大片淡蓝染色的黏液湖。癌细胞聚集成小岛状，漂浮在黏液中；也可以呈腺管样结构，腺腔内含有黏液；甚至有印戒细胞癌结构。预后良好。

（4）其他：极少数乳腺癌起病急，局部皮肤的淋巴管内充满大量癌细胞引发淋巴管阻塞并继发炎症，局部出现红、肿、热、痛，似炎症的局部表现，称炎性乳腺癌，临床上易误诊为急性乳腺炎。多见于妊娠期或哺乳期妇女，往往发现时已经转移，切除后复发快，预后极差。

★乳头佩吉特病又称乳头湿疹样癌,组织学特征为乳头和乳晕的表皮内见大而异型、胞质透明的肿瘤细胞。

(三)乳腺癌的扩散

1. 直接蔓延　癌细胞沿乳腺导管直接蔓延,可累及相应的乳腺小叶腺泡。或沿导管周围组织间隙向周围扩散到脂肪组织。随着癌组织不断扩大,甚至可侵及胸大肌和胸壁。

2. 淋巴道转移　淋巴道转移是浸润性乳腺癌最常见的转移途径。首先转移至同侧腋窝淋巴结,晚期可发生锁骨上、下淋巴结转移。位于乳腺内上象限的乳腺癌常转移至乳内动脉旁淋巴结和纵隔淋巴结。偶尔可通过胸壁浅部淋巴管或深筋膜淋巴管转移到对侧腋窝淋巴结。

3. 血道转移　晚期乳腺癌癌细胞进入体静脉,转移到肺、骨、肝、脑等处。少数病例癌细胞不经肺而直接侵入肋间-椎骨静脉交通支进入脊椎静脉系统,发生椎骨、盆骨、股骨等处转移。

(四)乳腺癌治疗及预后评估相关的生物学指标

乳腺和子宫内膜一样,同为雌二醇和黄体酮的靶器官,在正常乳腺上皮细胞的细胞核内均含有雌二醇受体(estrogen receptor, ER)和黄体酮受体(progesterone receptor, PR)。激素在细胞核内与受体形成二聚体的激素受体复合物,促使DNA复制,启动细胞分裂周期。阻断雌二醇受体和黄体酮受体的作用环节可抑制乳腺癌的生长。大约70%的乳腺癌含有数量不等的雌激素受体。其中有35%的乳腺癌同时有孕激素受体,根据其含量多少大致分为激素受体阳性和阴性。受体阳性者,可应用内分泌治疗作为乳腺癌治疗的辅助手段,尤其是两种受体均阳性者更适于内分泌治疗。其次,雌二醇受体和黄体酮受体还与乳腺癌的预后有关,阳性者转移率低,无瘤存活时间长。乳腺癌的预后还与原癌基因 *HER2* 的表达密切相关。*HER2* 过度表达者(图12-10、图12-11),乳腺癌增殖活性高、预后差,可应用抗 *HER2* 基因的单克隆抗体"Herceptin"对 *HER2* 过度表达的乳腺癌采用靶向治疗。

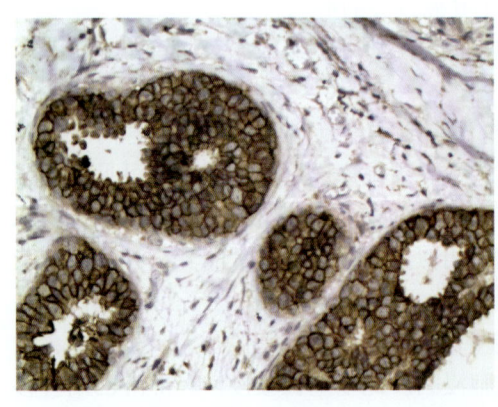

图12-10　肿瘤细胞单克隆Her-2染色胞质阳性

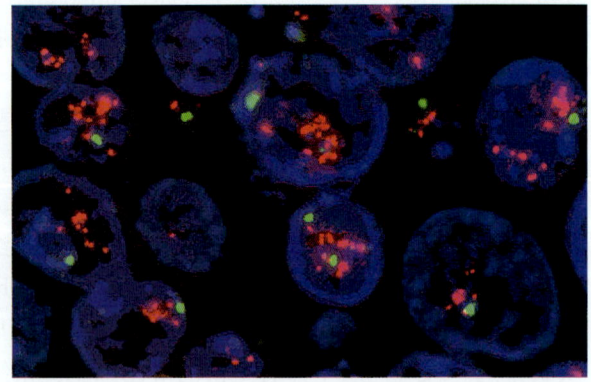

图12-11　乳腺癌 *HER2* 基因过度表达或扩增
癌细胞荧光原位杂交检测显示 *HER2* 基因呈簇状分布

★浸润性乳腺癌最常见的转移途径是淋巴道转移,常转移至同侧腋窝淋巴结。目前雌二醇受体、黄体酮受体和 *HER2* 基因是乳腺癌患者病理诊断的必要检查项目,已成为指导乳腺癌临床治疗和判断预后的常规检测手段。*HER2* 基因的检测也为靶向治疗提供非常重要的信息。

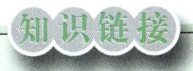

乳腺癌的分子学分型

根据乳腺癌基因表达谱，浸润性乳腺癌主要分为管腔型、HER2 型和基底细胞样型三个亚型。这些亚型在基因表达模式、临床特征、治疗和预后均有不同。目前采用的雌二醇受体（estrogen receptor, ER）、孕酮受体（progesterone receptor, PR）、HER2 联合免疫组化染色，可以替代基因表达谱的分子分型。管腔型：ER、PR 阳性，其中管腔 A 型 *HER2* 阴性，管腔 B 型 *HER2* 阳性。管腔 B 型比管腔 A 型有较高的组织学分级。这型乳腺癌认为来自乳腺导管上皮，一般分化较好，对激素治疗敏感，多数对化疗不敏感，预后较好。HER2 型：ER、PR 阴性，*HER2* 蛋白过表达和基因扩增，认为该型乳腺癌来自乳腺导管外层的肌上皮，一般分化较差，对激素治疗不敏感，而多数对化疗敏感，相对预后较差。基底细胞样型：ER、PR、*HER2* 三者均阴性，可能来自肌上皮或干细胞，分化差，增殖活性高，仅有 15%～20% 的患者对化疗敏感，转移早，预后最差。

第六节　睾丸疾病和阴茎疾病

一、睾丸疾病

睾丸的常见疾病包括炎症和肿瘤两类。睾丸肿瘤大多数为恶性。睾丸的组织学结构决定了睾丸肿瘤绝大多数是生殖细胞的肿瘤，包括精原细胞瘤、胚胎性癌、畸胎瘤、绒毛膜癌和恶性卵黄囊瘤等，其次为睾丸性索-间质肿瘤，包括睾丸间质细胞瘤和支持细胞瘤等。本书主要介绍精原细胞癌。

★睾丸肿瘤多数为恶性肿瘤，多数起源于睾丸生殖细胞，少数来自睾丸性索或间质。

精原细胞瘤（seminoma）是睾丸最常见的肿瘤，占睾丸生殖细胞肿瘤的 40%～50%。多发生于 35～45 岁。精原细胞瘤起源于睾丸原始生殖细胞，常为单侧，约 2% 病例为双侧性。同样的肿瘤发生于卵巢则称为无性细胞瘤。隐睾患者较易发生本瘤，这可能与隐睾所处环境的温度较高有关。

★精原细胞瘤占睾丸肿瘤的 40%～50%，起源于睾丸原始生殖细胞。

1.病理变化

（1）肉眼：睾丸体积增大，表面结节状，质实。切面呈灰白、灰黄色，实性，均匀一致如鱼肉样，与正常组织有明显界限，但无包膜，肿瘤常限于睾丸白膜内，可见灶性坏死和出血。

（2）光镜：肿瘤细胞体积较大，大小甚为一致，形态呈圆形、卵圆形或多角形，胞质透亮（含糖原），境界清楚。核大而圆、居中、深染，常见核分裂象。肿瘤细胞排列呈实体巢状或梁索状，其间有纤细的纤维组织间隔。间质中有数量不等的淋巴细胞浸润，甚至有淋巴滤泡形成，偶尔可见由上皮样细胞和朗格汉斯细胞组成的肉芽肿性间质。

2.临床病理联系　此肿瘤为低度恶性，对放疗和化疗敏感，因而预后较好。部分病例可沿淋巴道转移到髂内、髂总和腹主动脉旁淋巴结。晚期偶尔可发生血道转移至肺和肝。

★此肿瘤具有低度恶性，对放疗和化疗敏感，淋巴道转移常见，偶尔可发生血道转移。

二、阴茎疾病

本部分主要介绍阴茎肿瘤。阴茎癌（carcinoma of the penis）是阴茎鳞状上皮发生的恶性肿瘤，常发生在40岁以上。患者常有包茎史，部分病例可由尖锐湿疣、乳头状瘤等恶变而来。发病与HPV感染有一定关系，以HPV16和HPV18型为主。肉眼观，肿瘤常发生在阴茎龟头或包皮内接近冠状沟的区域，呈乳头状或菜花状，质脆，逐渐形成溃疡，或呈内生浸润性生长，阴茎被破坏并累及海绵体、尿道等。光镜下，阴茎癌大多数为分化较好的鳞状细胞癌，可见角化珠及细胞间桥。阴茎鳞状细胞癌病变发展较缓慢，可局部转移，常转移至双侧腹股沟淋巴结。手术切除后，患者的5年生存率可达70%。

第七节　前列腺疾病

一、前列腺增生症

前列腺增生症即良性前列腺增生（benign prostatic hyperplasia, BPH），又称良性前列腺肥大（benign prostatic hypertrophy）或结节状前列腺增生，以前列腺上皮和间质成分过度增生为特征，是50岁以上男性的常见疾病，其发病率随年龄增加而升高。主要表现为前列腺结节状增生，伴不同程度的排尿困难。

1.病因和发病机制　前列腺增生症的发生和雄激素有关，青春期前切除睾丸的男性不会发生该病。但前列腺增生主要发生于老年人，其雄激素水平常较稳定或呈下降趋势，提示病因除雄激素外还有其他因素。临床实验研究，雌激素水平升高可促进前列腺增生。

★前列腺增生症是老年人常见的一种疾病，主要表现为前列腺结节状增生，伴不同程度的排尿困难。男性更年期后，性激素代谢失衡是前列腺增生症发生的可能原因。前列腺增生症的发病率随年龄的增高而增加。

2.病理变化

（1）肉眼：增生的前列腺体积增大（正常体积约栗子大小），重量增加，可达40g以上（正常重约20g），重者可达300g。前列腺增生症主要是尿道周围的中央区和移行区增生，这与前列腺癌累及后叶显著不同。颜色和质地与增生的成分有关，以腺体增生为主的呈淡黄色，质地较软，切面可见大小不一的蜂窝状腔隙，挤压可见奶白色前列腺液体流出；以纤维组织和平滑肌增生为主者，颜色灰白，质地较韧，和周围正常前列腺组织界限不清。

（2）光镜：腺体、纤维组织和平滑肌可有不同比例增生。大部分区域腺体大量增生。上皮有的呈高柱状，形成乳头突入腺腔内，胞质内有富含酸性磷酸酶的分泌颗粒。增生的上皮均无异型性。有时可伴鳞状上皮化生。腺腔内可见红染、同心圆状的浓缩分泌物（淀粉样小体），有时伴有钙盐沉着。一些腺泡破裂时，可彼此融合成小囊。间质纤维、平滑肌组织有不同程度的增生，有时平滑肌增生很明显，甚至似腺肌瘤或平滑肌瘤。间质中可有淋巴细胞浸润。

★前列腺增生症主要是尿道周围的中央区和移行区增生，光镜下见腺体、纤维组织和平滑肌不同比例增生。

3.临床病理联系　前列腺增生症在临床上主要表现为尿道阻塞症状，如排尿困难、尿流变细、滴尿、尿频、夜尿增多、尿潴留等。这主要是由于增生的中叶压迫或堵塞尿道所致。增生的前列腺还可使尿道括约肌受到牵拉，过度紧张，排尿时不易放松，以致发生滴尿现象。由于尿路不畅可继发膀胱壁的高度肥厚及扩张，继而发生双侧输尿管积水及肾盂积水，后期两侧肾实质发生压迫性萎缩，甚至引起肾衰竭。尿路阻塞易继发感染，引起尿急、尿痛等膀胱炎症状。前列腺增生一般很少发生瘤变。

★前列腺增生症临床上主要表现为尿道阻塞症状，如排尿困难、尿流变细、滴尿、尿潴留等。前列腺增生一般极少发生癌变。

二、前列腺癌

前列腺癌（carcinoma of prostate）为前列腺腺泡和导管上皮发生的恶性肿瘤，其发生率随年龄增加而升高，多半发生于70岁左右的老年人。在欧美国家发生率高，在我国目前有逐年增多的趋势。

1.病因和发病机制　本病的病因和发生机制不十分清楚，现有的研究表明可能和年龄、种族、遗传、地理环境和激素有关。切除睾丸或服用雌激素可抑制肿瘤生长。目前认为前列腺增生症和前列腺癌的发生无直接关系。前列腺增生症多位于前列腺内区（主要是中央区和移行区），而前列腺癌位于外区（主要为后叶）。两者的定位非常明确。

★前列腺癌是老年男性常见肿瘤，前列腺癌的发生和雄激素有关。

2.病理变化

（1）肉眼：95%的前列腺癌发生于前列腺外周区的腺体，以后叶多见，自被膜下发生。一般为单个灰白或灰黄色境界不清的结节，质硬，瘤体大小不一，由直径小于5mm直到侵占整个前列腺，无包膜。

（2）光镜：绝大多数的前列腺癌为腺癌，分化好的腺癌癌细胞排列呈腺样结构。腺样结构大小不等，结构紊乱，有时可呈乳头状腺癌或腺泡细胞癌结构。癌细胞有不同程度的异型性，核大，呈空泡状，含有一个或多个大的核仁，核分裂象少见（图12-12），并且常见癌组织浸润间质或包膜。低分化腺癌癌细胞呈筛状结构或条索状实性团块，腺管较少或无明显腺样结构，细胞异型性较明显。在肿瘤浸润中最有诊断意义的是神经周围癌组织浸润。

3.临床病理联系　前列腺癌可发生局

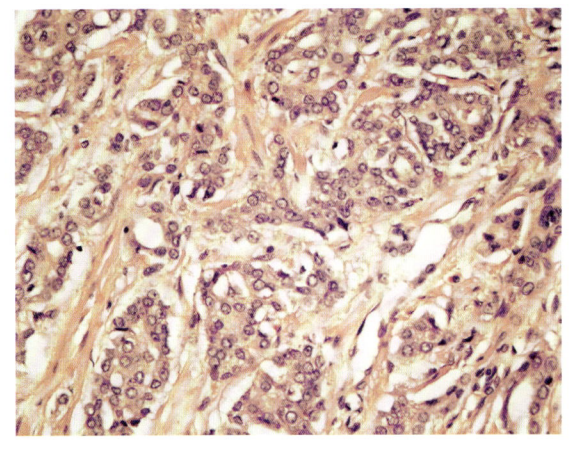

图12-12　前列腺腺癌
癌细胞排列呈腺样结构，大小不等，结构紊乱，在间质中浸润性生长，细胞有不同程度的异型性，核大，呈空泡状

部浸润和远处转移，常直接向精囊和膀胱底部浸润，后者可引起尿道梗阻。蔓延与转移的快慢和癌细胞的分化程度有一定关系。高分化腺癌的蔓延和转移较慢，可长期局限于前列腺内，预后较好。低分化腺癌的蔓延和转移较快而广泛，预后较差。前列腺癌的淋巴道转移常见，首先转移到闭孔淋巴结。血道转移以脊椎骨多见。在成年男性骨内转移性腺癌首先应除外前列腺癌。

前列腺腺癌的癌细胞与正常前列腺上皮细胞均可分泌一种特殊的酸性磷酸酶（prostatic acid phosphatas，PAP）及前列腺特异性抗原（prostatic specific antigen，PSA）。前列腺腺癌患者可出现血清中酸性磷酸酶的活性及 PSA 值升高，临床上常以此作为前列腺腺癌的检测指标，检测 PSA 对于鉴别原发性和转移性前列腺癌也有所帮助。

★前列腺特异性抗原（PSA）是前列腺腺癌的检测指标，当 PSA 的分泌量明显增高时，应高度疑为癌。

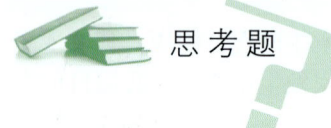
思考题

1. 解释 CIN、原位癌、原位癌累及腺体、早期浸润癌的概念。
2. 简述子宫颈癌的病理变化。
3. 简述葡萄胎、侵袭性葡萄胎、绒毛膜癌三者的异同。
4. 试述乳腺癌的组织学类型。
5. 简述浸润性导管癌的病理改变。

（贾永峰　云　芬）

第十三章

内分泌系统疾病

> **学习目标**
>
> 1. 掌握非毒性及毒性甲状腺肿、甲状腺炎、甲状腺肿瘤、糖尿病的典型病理变化。
> 2. 熟悉甲状腺疾病、糖尿病的临床病理联系及预防。
> 3. 了解甲状腺疾病、糖尿病的病因和发病机制。

内分泌系统包括内分泌腺、内分泌组织和散在分布于各系统或组织内的内分泌细胞。它们通过分泌激素作用于相应的靶组织或器官，发挥生理调节功能。激素的合成与释放受损、激素与靶器官相互作用的异常、靶器官对激素的反应异常等都可引起内分泌系统的紊乱，导致疾病的发生，包括激素分泌增多或减少导致功能的亢进或减退；自身免疫性疾病引起的内分泌腺的炎症和功能紊乱。腺体内的肿块可以是非肿瘤性增生，也可以是良性的腺瘤、恶性的腺癌。本章主要介绍甲状腺疾病和糖尿病。

第一节 甲状腺疾病

一、甲状腺肿

甲状腺肿（goitor）泛指因代谢、内分泌紊乱等各种原因引起的甲状腺肿大，重量一般超过40g。依据甲状腺功能状态分为单纯性甲状腺肿和格雷夫斯病。

（一）单纯性甲状腺肿

单纯性甲状腺肿（simple goiter）又称非毒性弥漫性甲状腺肿（nontoxic diffuse goiter），是由于各种原因引起的甲状腺素分泌不足，促甲状腺素（thyroid stimulating hormone,TSH）分泌增多，甲状腺滤泡上皮代偿性增生，滤泡腔内胶质堆积而引起的甲状腺肿大。一般不伴甲状腺功能亢进。本型甲状腺肿常呈地方性分布，因此，亦称地方性甲状腺肿（endemic goiter），也可为散发性。女性较多见。

1.病因和发病机制

（1）缺碘：外源性（水、土、食物中缺碘）和内源性（青春期、妊娠期、哺乳期对碘的需求量增加而造成相对缺碘）缺碘造成甲状腺素合成减少，通过负反馈作用刺激垂体前叶合成较多的促甲状腺素，引起甲状腺滤泡上皮增生，摄碘功能增强，合成较多的甲状腺素。如果长期持续缺碘，甲状腺滤泡上皮虽持续增生，但合成的甲状腺球蛋白不能碘化而不能被上皮细胞吸收利用，呈胶样物质堆积在滤泡腔内，造成甲状腺肿大。

(2) 致甲状腺肿因子的作用：①水中大量的钙和氟能影响碘在肠道内的吸收，而且能使滤泡上皮细胞膜的钙离子增多，抑制甲状腺素的分泌；②某些食物（卷心菜、菜花、大头菜、木薯等）、药物（硫脲类、磺胺类、高氯酸盐等）可抑制碘离子运送、浓集或碘离子有机化，影响甲状腺素的合成。

(3) 高碘：饮食中长期摄入碘过多，过氧化物酶的功能基团过多地被占用，也会影响酪氨酸氧化，使碘的有机化过程受阻，甲状腺也会呈代偿性肿大。

(4) 遗传：家族性甲状腺肿的原因是甲状腺素合成过程中有关酶的遗传性缺乏，如过氧化物酶、去卤化酶的缺乏以及碘酪氨酸偶联的缺陷都可使甲状腺素合成障碍。

★缺碘、致甲状腺肿因子、高碘和遗传是单纯性甲状腺肿的主要原因。

2. 病理改变　按单纯性甲状腺肿的发生、发展过程和病变特点，可分为三个时期。

(1) 增生期：是单纯性甲状腺肿的早期阶段，又称弥漫性增生性甲状腺肿。肉眼：甲状腺呈弥漫性、对称性肿大，一般不超过150g（正常20～40g），表面光滑，质软。光镜：滤泡上皮增生，呈立方状或柱状，有小滤泡形成，胶质含量少，间质充血。甲状腺功能无明显改变。

(2) 胶质贮积期：又称弥漫性胶样甲状腺肿。由于持续缺碘，大量的甲状腺球蛋白贮积在滤泡内。肉眼：甲状腺呈弥漫性、对称性显著增大，重量达200～300g，个别可达500g以上，表面仍光滑，切面呈淡褐色或棕褐色，半透明胶冻状。光镜：滤泡腔高度扩张，腔内充满浓密胶质，大部分滤泡上皮变扁平。仍可见部分滤泡上皮增生，小滤泡形成。

(3) 结节期：又称结节性甲状腺肿，是单纯性甲状腺肿的后期阶段。随着病变的发展，不同部位滤泡上皮的增生与复旧或萎缩不一致，形成不规则结节。肉眼：甲状腺明显增大，可超过2000g，两侧不对称（图13-1），表面呈结节状，结节大小不等、境界模糊，多无完整包膜，切面可有出血、坏死、钙化、囊性变和瘢痕形成。光镜：部分滤泡上皮呈柱状或乳头状增生，有小滤泡形成，几乎不含胶质；部分滤泡上皮复旧或萎缩，滤泡高度扩张，充满胶质；增生的纤维组织包绕大小不等的滤泡形成不规则的结节（图13-2）。

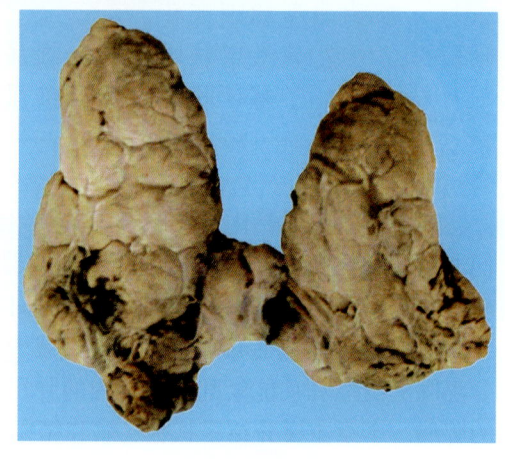

图13-1　单纯性甲状腺肿结节期（肉眼）

甲状腺呈不对称性结节状肿大，结节大小不一，界限模糊

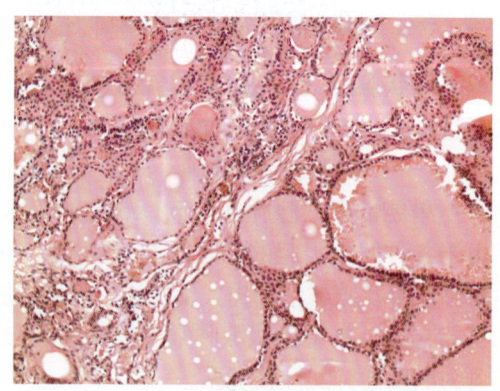

图13-2　单纯性甲状腺肿结节期（光镜下）

甲状腺滤泡上皮增生，滤泡大小差别较大，滤泡聚集形成较薄的结缔组织分隔的结节

★单纯性甲状腺肿的病程分为三期：增生期、胶质贮积期和结节期。

3.临床病理联系　患者的主要症状是甲状腺肿大，一般不伴有甲状腺功能亢进。显著肿大的甲状腺可压迫气管和食管，造成呼吸和吞咽困难。少数结节性甲状腺肿可发生癌变。

（二）格雷夫斯病

格雷夫斯病又称毒性弥漫性甲状腺肿（toxic diffuse goiter），是以弥漫性甲状腺肿大和甲状腺激素生成和分泌过多为特征，临床上表现为甲状腺功能亢进症，简称"甲亢"。患者的主要表现为甲状腺肿大，基础代谢率和神经兴奋性升高，如心悸、多汗、烦热、脉搏加快、多食、消瘦等。约 1/3 患者有眼球突出，所以又称突眼性甲状腺肿。本病多见于女性，男女之比为 1∶4～1∶6，以 20～40 岁最多见。

★格雷夫斯病是甲状腺肿大并伴有甲状腺功能亢进的一种自身免疫性疾病。

1.病因和发病机制　本病病因不清楚，目前多认为是一种自身免疫性疾病。患者血中球蛋白水平增多，并有多种抗甲状腺各种抗原的自身抗体，其中有能与 TSH 受体结合的自身抗体，包括甲状腺刺激免疫球蛋白（thyroid stimulatiug imunoglobulin, TSI）和甲状腺生长免疫球蛋白，它们具有类似 TSH 的作用，促进甲状腺素的过多分泌和刺激甲状腺滤泡上皮的增生，引起格雷夫斯病。另外，本病有明显的家族史，提示可能与遗传有关。

2.病理改变

（1）肉眼：甲状腺呈对称性弥漫性肿大，一般为正常的 2～4 倍，表面光滑，切面灰红，呈分叶状，胶质少，棕红色，质如肌肉。

（2）光镜：以滤泡增生为主要特征。①滤泡上皮增生呈高柱状，有的呈乳头状增生，并有小滤泡形成；②滤泡腔内胶质稀薄，胶质边缘常见许多大小不一的上皮细胞吸收空泡；③间质血管丰富、充血，有淋巴细胞浸润和淋巴滤泡形成。甲状腺的组织形态易受药物的影响，多数患者在手术前须用碘治疗。治疗后的甲状腺滤泡退缩、胶质潴留、充血不明显。用硫脲嘧啶等药物阻断甲状腺素合成的药物治疗者，滤泡上皮增生更明显，血管更丰富，胶质更稀少甚至消失。

本病除了甲状腺的病变外，还可引起心脏的肥大、扩张。全身淋巴组织增生，胸腺肥大，脾大。眼球突出是由于眼外肌水肿、球后纤维脂肪组织增生、淋巴细胞浸润和黏液样水肿所致。此外，垂体、肾上腺皮质、生殖腺和骨骼肌也会发生萎缩、退行性变。

二、甲状腺炎

甲状腺炎（thyroiditis）是指由病原微生物、各种理化因素和自身免疫反应等引起的甲状腺炎性病变。按发生原因分为感染性和非感染性两类。感染性甲状腺炎少见，而非感染性甲状腺炎较常见。根据临床病理特征分为急性、亚急性和慢性甲状腺炎。其中慢性和亚急性甲状腺炎较为多见。

（一）急性甲状腺炎

急性甲状腺炎（acute thyroiditis）罕见，常为急性咽炎和上呼吸道的炎症由局部扩散或血运播散到甲状腺所致，致病菌多为金黄色葡萄球菌、溶血性链球菌和肺炎链球菌等。甲状腺肿大，偶见脓肿形成、有压痛，给予有效的抗生素治疗，疗效甚佳。

（二）亚急性甲状腺炎

亚急性甲状腺炎（subacute thyroiditis）又称肉芽肿性甲状腺炎（granulomatous thyroiditis），是一种与病毒感染有关的巨细胞性或肉芽肿性炎。好发于30～50岁的女性，临床上起病急，患者有发热、甲状腺肿大和压痛等症状，病程短，经及时治疗多在6～8周内恢复正常。

(1) 肉眼：甲状腺结节状轻度增大，常与周围组织有粘连，切面灰白或黄白色，质实。

(2) 光镜：①滤泡上皮出现炎性破坏，有微小脓肿形成；②胶质溢出引起异物巨细胞反应，周围有巨噬细胞和淋巴细胞浸润，形成类似结核结节的肉芽肿，但中心无干酪样坏死。

★亚急性甲状腺炎是由病毒感染引起的变态反应所致，病变中形成具有特征性的肉芽肿。

（三）慢性甲状腺炎

1. 慢性淋巴细胞性甲状腺炎（chronic lymphocytic thyroiditis）又称桥本甲状腺炎（Hashimoto thyroiditis），是一种自身免疫性疾病。中年女性多见，临床表现为甲状腺弥漫性肿大，晚期常伴有甲状腺功能减退，患者血液中 T_3、T_4 降低，且出现部分自身抗体。

(1) 肉眼：双侧甲状腺对称性肿大，表面光滑或细结节状，质韧，橡皮样，包膜完整，很少与周围组织粘连。切面灰白或灰黄色，分叶明显。

(2) 光镜：①大部分甲状腺滤泡破坏或萎缩，滤泡上皮嗜酸性变（图13-3）。②间质弥漫性淋巴细胞浸润，并有较多浆细胞和巨噬细胞夹杂其中，有淋巴滤泡形成，纤维组织不同程度增生。

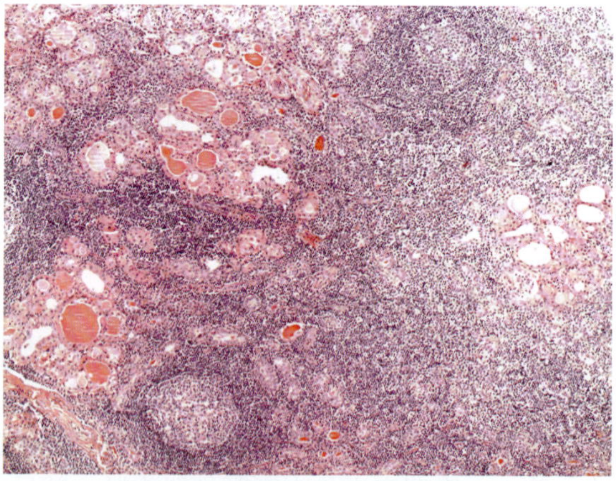

2. 慢性纤维性甲状腺炎（chronic fibrous thyroiditis）又称Riedel甲状腺炎或慢性木样甲状腺炎（chronic woody thyroiditis）。病因不明，此病罕见。女性多见，发病年龄为30～60岁。

(1) 肉眼：甲状腺正常或稍大，表面结节状，质硬似木样，常侵犯甲状腺被膜，与周围组织紧密粘连，切面灰白。

(2) 光镜：①甲状腺滤泡萎缩，小叶结构消失；②纤维组织广泛增生，玻璃样变；③少量淋巴细胞浸润。

图13-3 慢性淋巴细胞性甲状腺炎

大部分甲状腺滤泡呈萎缩状态，间质内弥漫的淋巴细胞浸润，局部有滤泡形成

本病早期可无症状，后期常有甲状腺功能低下。增生的纤维组织压迫可产生声音嘶哑及呼吸、吞咽困难。

三、甲状腺肿瘤

（一）甲状腺腺瘤

甲状腺腺瘤（thyroid adenoma）是来源于甲状腺滤泡上皮的最常见的良性肿瘤。中青年女性多见。肿瘤生长缓慢，随吞咽活动而上下移动。肉眼：多为单发，圆形或类圆形，直径一般在3～5cm，有完整的包膜（图13-4），常压迫周围组织，切面多为实性，暗红色或棕黄

色，可有出血、坏死、囊性变、纤维化、钙化等改变。根据滤泡的分化程度和特征，又可分为几个亚型：①胚胎型腺瘤：肿瘤细胞体积小，大小一致，排列成条索状，偶见不完整的小滤泡，无胶质，间质疏松，形似胚胎期甲状腺。②胎儿型腺瘤：又称小滤泡型腺瘤，主要由小滤泡构成，上皮细胞为小立方形，滤泡内含少量胶质，间质丰富，呈水肿样或黏液样变，似胎儿甲状腺组织。此型易发生出血及囊性变。③单纯型腺瘤：由与成人甲状腺相似的滤泡构成，排列拥挤，内含胶质，间质较少，肿瘤有完整包膜（图13-5）。④胶样型腺瘤：滤泡体积大，充满胶质，并可互相融合成大的囊腔，间质少。⑤嗜酸细胞型腺瘤：肿瘤细胞体积大，核小，胞质丰富，内有嗜酸性颗粒，肿瘤细胞排列成条索状或巢状，偶可形成不完整的滤泡。

★甲状腺腺瘤是来源于甲状腺滤泡上皮的良性肿瘤。多为单发，有包膜，压迫周围组织，组织学形态多样。

（二）甲状腺癌

甲状腺癌（thyroid carcinoma）是一种较常见的恶性肿瘤，约占甲状腺原发性上皮性肿瘤的1/3。男女之比约2:3，任何年龄均可发生，但以40～50岁多见。各种类型的甲状腺癌生长规律差别很大，有的生长缓慢，有的原发灶很小，主要表现为颈部淋巴结肿大而就诊等。现介绍几种常见类型。

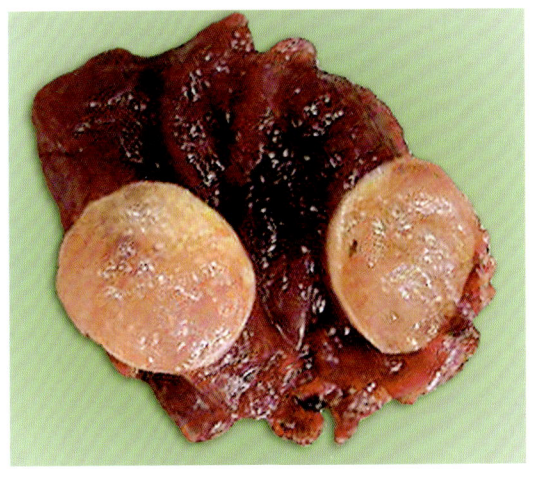

图 13-4　甲状腺腺瘤

肿瘤圆形，有完整的包膜，切面为实性，半透明胶质状

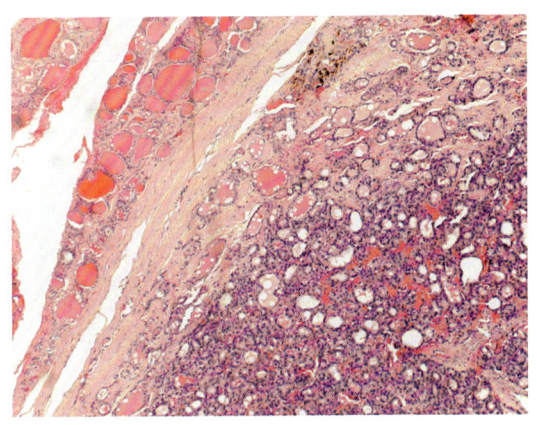

图 13-5　甲状腺单纯性腺瘤

肿瘤有完整包膜，瘤组织滤泡排列拥挤，内含胶质，间质较少

1. 乳头状癌（papillary carcinoma）　是甲状腺癌最常见的类型，约占60%。肿瘤生长慢，恶性度低，预后较好。局部淋巴结转移较早。

（1）肉眼：肿瘤一般呈圆形，直径2～3cm，无明显包膜，质硬，切面灰白。

（2）光镜：癌细胞围绕纤维血管间质排列成乳头状，乳头细长，分支多。癌细胞呈立方或矮柱状，细胞核外形不规则，相互重叠；核内染色质少，常呈空泡或毛玻璃状；核内染色质聚于中线，排列形成核沟（图13-6）。间质内常有同心圆状钙化的小体，即砂粒体，有助于诊断。乳头状癌常呈腺样排列，需与腺癌鉴别。

★乳头状癌癌细胞排列成乳头状，细胞核呈空泡或毛玻璃状，有核沟形成。

2. 滤泡癌（follicular carcinoma）　约占甲状腺癌的20%，恶性程度较乳头状癌高，早期易发生血道转移。

（1）肉眼：肿瘤常为孤立的结节，无包膜，切面灰白，质软。

（2）光镜：由不同分化程度的滤泡构成。分化好的，滤泡结构似正常的滤泡，细胞异型性小，似甲状腺腺瘤，要根据是否有包膜和血管侵犯加以鉴别（图13-7）；分化差的，癌细胞呈实性巢状或条索状，滤泡少而不完整，癌细胞异型性明显。

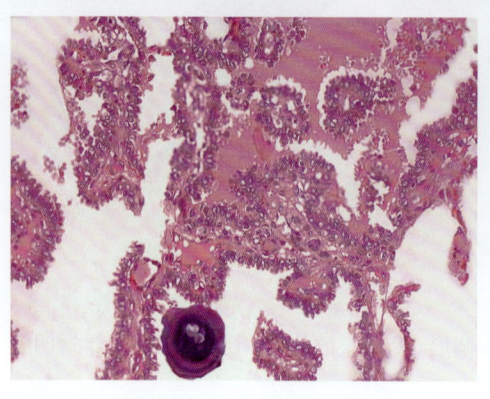

图13-6　甲状腺乳头状癌
癌细胞呈乳头状排列，分支较多，癌细胞呈立方或矮柱状，胞质少，核类圆形，核染色质少，呈毛玻璃样或空泡状，可有核沟，无明显核仁

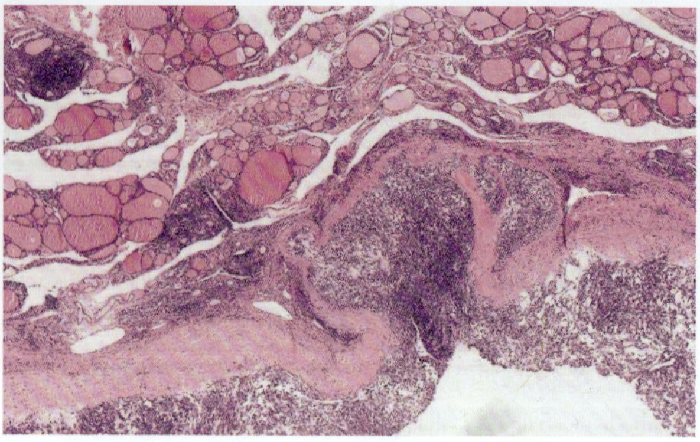

图13-7　甲状腺滤泡癌
癌组织侵犯包膜，形成"蘑菇云"样外观

3. 髓样癌（medullary carcinoma）　是由滤泡旁细胞（C细胞）发生的恶性肿瘤，属于APUD系统肿瘤，占甲状腺癌的5%～10%。90%的肿瘤分泌降钙素，患者产生严重腹泻和低钙血症，有的还同时分泌组胺、5-羟色胺、促肾上腺皮质激素（adrenocorti cotropic hormone, ACTH）等多种激素，引起多种临床症状。肉眼：单发或多发，无包膜，直径1～11cm，切面灰白，质实。光镜：肿瘤细胞呈圆形、多角形或梭形，排列成簇状、索状或实性巢状，间质内常有淀粉样物质沉着。电镜：胞质内有大小一致的神经内分泌颗粒。

4. 未分化癌（undifferentiated carcinoma）　较少见，约占甲状腺癌的5%。肿瘤生长快，早期即可发生浸润和转移，恶性度高，预后差。

（1）肉眼：肿块体积大，无包膜，切面灰白，常有出血、坏死。

（2）光镜：肿瘤由高度异型性的癌细胞组成。组织学上可分为：①小细胞型，由未分化的小细胞构成；②梭形细胞型，由肉瘤样梭形细胞构成；③巨细胞型，由奇形怪状的多核巨细胞构成；④混合细胞型。

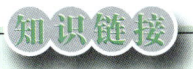

碘与甲状腺疾病

我国是外环境严重碘缺乏的国家。2009年，卫生部在福建、上海、浙江、辽宁4个省市进行的沿海地区居民碘摄入量调查显示，海带、紫菜、海鱼等富碘食物在沿海地区居民中的食用频率和食用量都很低。在不考虑烹调损失的情况下，膳食中近85%的碘来自碘盐，来自各类食物的碘仅占13.1%。如果食用不加碘食盐，97%以上的居民碘摄入量会低于推荐摄入量，居民碘缺乏的风险很大。

医学专家表示，所谓的"甲状腺癌患病率升高是因为吃碘盐造成的"没有任何科学依据。近年来甲状腺癌的发病率确实在上升，主要的原因首先是随着生活水平提高，高脂肪、高热量、肥胖等不健康因素增多，使包括甲状腺癌在内的多数肿瘤的发病率都在上升。另外，现代医学的进步也在使很多过去难以发现的甲状腺肿瘤早期被发现，表现为在发病率统计中是上升的。

第二节 糖 尿 病

糖尿病（diabetes）是多种因素引起的体内胰岛素绝对或相对不足以及靶细胞对胰岛素的敏感性降低，导致糖类、脂肪和蛋白质代谢紊乱的一种慢性疾病。其主要特征是高血糖、糖尿。患者早期多无明显临床症状，后逐渐发展为多饮、多食、多尿和体重减少，即"三多一少"的症状，并可使体内许多组织和器官出现功能和形态结构的改变。本病的发病率日益升高，已经成为世界性的常见病、多发病。

一、分类

糖尿病分为原发性糖尿病和继发性糖尿病两大类。

继发性糖尿病是胰腺病变（如炎症、肿瘤）累及胰岛或其他内分泌腺病变（如嗜铬细胞瘤、甲状腺功能亢进症）影响到胰岛素的分泌而引起的糖尿病。本节只介绍原发性糖尿病。原发性糖尿病（俗称糖尿病）又根据对胰岛素的依赖情况分为胰岛素依赖型（1型）和非胰岛素依赖型（2型）两种。

（一）胰岛素依赖型糖尿病

胰岛素依赖型糖尿病又称1型糖尿病或幼年型糖尿病，占糖尿病的10%左右，多见于青少年，起病急，病情重，有发生酮症酸中毒的倾向，治疗依赖胰岛素。胰岛自身抗体阳性。胰岛素依赖型糖尿病的病因为：

1. **遗传易感性** 位于人染色体6p21编码HLA Ⅱ类分子的 *HLA-DR* 基因决定了患者的易感性。

2. **病毒感染** 在遗传易感性的基础上，病毒感染和某些化学毒物作用诱发B细胞释放特异性抗原，通过自身免疫反应引起B细胞严重破坏，胰岛分泌绝对不足，引起胰岛素依赖型糖尿病。

另外，某些病毒和胰岛B细胞有共同抗原性，也可通过交叉免疫反应引起B细胞损伤。

（二）非胰岛素依赖型糖尿病

非胰岛素依赖型糖尿病又称 2 型糖尿病或成人型糖尿病，多见于中老年人，起病慢，病情较轻，一般不发生酮症酸中毒。胰岛自身抗体阴性。治疗一般不依赖胰岛素。非胰岛素依赖型糖尿病的病因为：

1. 分泌紊乱　非胰岛素依赖型糖尿病早期，患者胰岛素水平正常，但失去了正常的分泌波动，葡萄糖刺激分泌延迟，说明胰岛素分泌发生了紊乱。晚期，胰岛素水平可降低，但比胰岛素依赖型糖尿病轻。

2. 胰岛素抵抗　肥胖者和妊娠妇女，靶细胞对胰岛素的敏感性明显降低甚至缺乏，葡萄糖不能及时被利用，血糖水平持续高于正常范围，终致糖尿病的发生。

3. 遗传因素　遗传因素在非胰岛素依赖型糖尿病的发病中也起着很重要的作用，但是，与胰岛素依赖型糖尿病不同，非胰岛素依赖型糖尿病与 *HLA-DR* 基因无关。流行病学研究表明，可能与多基因缺陷有关。

★胰岛素绝对或相对不足以及靶细胞对胰岛素的敏感性降低是糖尿病的发病基础。可分原发性糖尿病和继发性糖尿病。原发性糖尿病又可分为胰岛素依赖型糖尿病和非胰岛素依赖型糖尿病。胰岛素依赖型糖尿病是在遗传易感的基础上病毒感染引起 B 细胞的损伤，而分泌紊乱引起的胰岛素相对不足及胰岛素抵抗是非胰岛素依赖型糖尿病发病的主要环节。

二、病理改变

1. 胰岛病变　不同类型的糖尿病病变不同。胰岛素依赖型糖尿病表现为胰岛的非特异性炎症，早期 B 细胞颗粒脱失，空泡变性，继而细胞坏死消失，纤维组织增生，玻璃样变性。胰岛周围有多量淋巴细胞浸润。非胰岛素依赖型糖尿病早期病变不明显，后期胰岛细胞减少，间质内有淀粉样物质沉积。

2. 全身血管病变　①细小动脉玻璃样变：表现为内皮细胞增生、玻璃样物质形成、基底膜增厚；②大、中动脉发生动脉粥样硬化：糖尿病有促进大、中动脉动脉粥样硬化发生的作用；③糖尿病性微血管病：表现为毛细血管基底膜增厚，血管壁通透性增加，血浆蛋白外渗。糖尿病性微血管病是糖尿病性肾病、神经疾病、视网膜病的发病基础。

3. 肾病变

（1）肾小球病变：①结节性肾小球硬化：表现为肾小球系膜内有结节状玻璃样物质沉积，随着病变进展，结节增大，挤压毛细血管丛；②弥漫性肾小球硬化：玻璃样物质在肾小球内弥漫沉积，引起肾小球基底膜增厚和系膜增宽；③毛细血管基底膜弥漫增厚。

（2）肾血管病变：①肾动脉及其主要分支的动脉粥样硬化比同龄的非糖尿病患者出现的更早、更常见；②肾细动脉硬化不但累及肾小球入球小动脉，也累及出球小动脉。

（3）肾盂肾炎：糖尿病患者比正常人更容易发生急性或慢性肾盂肾炎，严重时表现为肾乳头坏死。肾乳头坏死是由于肾血管病变引起肾乳头缺血，在此基础上加上感染所致。

4. 视网膜病变　①非增生性视网膜病变：病变早期出现视网膜小静脉扩张和微小动脉瘤，继而渗出、水肿、出血和微血栓形成；②增生性视网膜病变：视网膜血管的病变引起局部缺氧，刺激纤维组织增生，出现新生毛细血管，最后形成一团富含血管的结缔组织盖在视网膜和视盘上，造成视力障碍或失明。

5. 神经系统病变　周围神经可因营养血管病变引起缺血性损伤,表现为对称性周围神经脱髓鞘和糖原沉积。

三、临床病理联系

糖尿病患者由于血糖升高,发生渗透性利尿,引起多尿、口渴、多饮。因机体不能充分利用糖分,加之血糖过高刺激胰岛素分泌,使患者产生饥饿感和食欲亢进。蛋白质和脂肪合成代谢降低,分解代谢增强,患者进食增多而体重下降。在胰岛素极度缺乏时,脂肪加速分解,血中酮体积聚超过正常水平,出现酮血症、酮尿症以致酮症酸中毒。脂质代谢异常导致广泛动脉粥样硬化,引起冠状动脉粥样硬化性心脏病(简称冠心病)、脑血管意外、下肢坏疽和肾衰竭等严重的并发症。周围神经的病变可引起肢体麻木、感觉丧失、肌肉麻痹,甚至足下垂、腕下垂、胃肠和膀胱功能障碍。多饮、多食、多尿、体重减轻是糖尿病的主要临床表现,冠心病、脑血管意外和肾衰竭是常见的并发症。

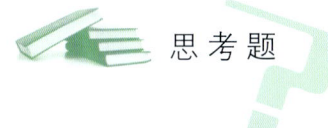

思 考 题

1. 单纯性甲状腺肿病变分哪几期?各期主要病变有哪些?
2. 格雷夫斯病有何病变?患者有哪些主要临床表现?
3. 试述甲状腺癌的病理组织学类型与预后的关系。
4. 比较两类糖尿病的异同。

(刘　硕　刘立新　孟桂霞)

第十四章

传染病和寄生虫病

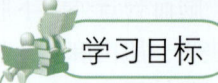
学习目标

1. 掌握结核病的病因、发病、基本病理变化及转化规律。
2. 掌握原发性肺结核的病变特点及播散方式。
3. 掌握伤寒、细菌性痢疾、流行性脑脊髓膜炎、流行性乙型脑炎、艾滋病、淋病、尖锐湿疣、血吸虫病的病理变化特点。
4. 熟悉继发性肺结核的类型和临床病理特点。
5. 熟悉伤寒、细菌性痢疾、流行性脑脊髓膜炎、流行性乙型脑炎的临床病理联系。
6. 了解艾滋病、伤寒、细菌性痢疾、血吸虫病的病因和发病机制。

传染病是由病原微生物侵入人体所引起的一类疾病，可在人群中引起局部或广泛的流行。引起传染病的病原微生物有细菌、病毒、立克次体、支原体、真菌、寄生虫等。由寄生虫作为病原引起的疾病称为寄生虫病（parasitosis）。传染病和寄生虫病的流行必须具备三个基本环节：传染源（即被病原微生物感染的人或动物）、传播途径（即适合于病原微生物生活的环境条件、感染途径和感染方式）及易感人群（对病原微生物感染缺乏免疫力或免疫力低下的个体）。因此，传染病和寄生虫病的传播不仅受到生物因素的影响，而且受到自然因素和社会因素的影响。传染病的流行具有明显的季节性和人畜共患病的自然疫源性，近十年来发生的新型传染病如SARS、H1N1、H5N1、H7N9等呼吸系统传染病在国内不同地区有不同程度的流行，也造成了不小的影响。寄生虫病的流行还具有地理分布的区域性。

病原体致病力（pathogenicity）的强弱叫做毒力（virulence），毒力主要表现在病原体的侵袭力与毒素的强弱。一种传染性疾病的发生不仅取决于病原体的性质、数量及毒力，宿主的反应性在传染病的发生与转归方面也起着主导作用，同时外界环境因素的影响也不容忽视，这是发病的三个基本环节。尽管各种传染病的病因、发病不同，但疾病的基本病变都属于炎症。有的是渗出为主的纤维素性炎（如细菌性痢疾、白喉）、化脓性炎（如流行性脑脊髓膜炎），有的是以变质为主的炎症（如流行性乙型脑炎、阿米巴病），还有的是以增生为主的增生性炎（如结核病、伤寒及血吸虫病）。

随着物质生活的丰富、人们整体抵抗力的增强、免疫接种的开展和加强以及各种有效的抗生素的开发和利用，各种感染性疾病的发病率和死亡率都大大下降。在发达国家，传染病已不再是威胁人类健康的主要杀手。但在一些发展中国家和贫穷落后的国家，传染病和寄生虫病仍然十分猖獗。在我国有些传染病已经或接近灭绝，如天花、麻风；而一些已经得到控制的传染病和寄生虫病发生率又有上升的趋势，如结核病、梅毒、淋病、血吸虫病等；同时还有一些新的病种出现，如艾滋病、SARS、禽流感等。因此，传染病和寄生虫病的研究和防治工作仍十分重要。

传染病、寄生虫病仍为我国乃至世界的重要预防的疾病范畴。随着疾病谱的变化，人们的认识也应尽快转变。除了以前我国较熟悉的传染病、寄生虫病，如结核、流行性脑脊髓膜炎、流行性乙型脑炎、伤寒、痢疾、肝炎、流行性出血热等，艾滋病将成为亚洲国家未来几年的高发传染病，同时还要警惕新的病种的出现，因此，加强宣传和普及教育将是我们的重要任务。传染病的概念、病因、传播的途径、疾病性质、预后和预防措施都是要掌握的重要内容。

第一节　结　核　病

结核病（tuberculosis）是由结核分枝杆菌感染所致的慢性传染病，本病全身各脏器均可受累，但以肺和淋巴结结核最为常见。结核分枝杆菌侵入机体后能否发病不仅取决于结核分枝杆菌致病力的大小，亦取决于机体免疫力的强弱和变态反应的高低。其病理变化主要有变质、渗出和增生，并具有结核结节这一特异性增生性改变。临床常有低热、乏力，并视不同脏器或组织的病变而有各自特殊的表现。该病的确诊有赖于结核分枝杆菌的检出，早期合理应用抗结核药物，几乎可全部治愈而不复发。

一、病因和发病机制

（一）病原菌及免疫原性

结核病的病原菌为结核分枝杆菌，对人有致病性者主要是人型菌，牛型菌感染较少见。结核分枝杆菌含有脂质（与细菌的毒力有关）、蛋白质（具有抗原性）、多糖类（作为半抗原参与免疫反应）三种成分。结核分枝杆菌用一般染色不易着色，需用抗酸染色法染色。结核分枝杆菌不产生外毒素，也未证明有内毒素。其致病性的物质基础目前尚未十分了解，可能与菌体表面结构及某些菌体成分有关，如索状因子、蜡质D及分枝菌酸等。结核分枝杆菌含有大量脂类，抵抗力较强。如干燥痰液附着于尘埃上，飞扬在空气中可保持传染力8~10天，对湿热敏感，60℃经半小时或煮沸5分钟即可杀灭。

（二）传播途径

1. 传染源　主要来源于排菌的肺结核患者，长期排菌的慢性纤维空洞型肺结核患者是最主要的传染源，患结核病的牛通过带菌牛奶亦可传播本病。

2. 传播途径　绝大多数是由呼吸道传播的，特别在咳嗽或打喷嚏时带菌的飞沫飘浮于空气中，或痰干燥后结核分枝杆菌随尘埃飘浮于空气中，被健康人吸入是常见的途径。而饮用未消毒的污染牛型结核分枝杆菌的牛奶或食入污染人型结核分枝杆菌的食物，由消化道感染少见。极少数通过损伤的皮肤感染。

3. 易感人群　人群普遍易感，但人体感染结核分枝杆菌后不一定都发病，感染后是否发生结核病与感染结核分枝杆菌的数量及致病力的大小及人体的免疫状况两方面因素有关。

（三）发病机制

结核病的免疫反应以细胞免疫为主，T细胞受到结核分枝杆菌抗原刺激后可转化为致敏的淋巴细胞。当再次遇到结核分枝杆菌时，致敏的淋巴细胞可迅速分裂、繁殖，并释放各种淋巴因子，这些因子激活巨噬细胞，使其移向结核分枝杆菌所在处，并聚集于其周围不再移动，将结核分枝杆菌吞噬消灭。结核结节的形成就是该反应的具体形态学表现。结核病时发生的变态反应属Ⅳ型（迟发型）变态反应，常表现为局部渗出与坏死。在结核病的发生、发展过程中，免疫反应和变态反应常同时发生并相伴出现。如以免疫反应为主时，则病灶局限，结核分枝杆菌被杀灭；如以变态反应为主时，则表现为急性渗出和组织的破坏。

结核病曾为我国最严重、最高发的传染病，严重危害人民的身体健康和国家发展，由于国家对结核病治疗与预防工作的重视，普及预防接种，增加肺部体检，使我国的结核病的发病大大降低，在儿童组发病率下降得更为明显。但仍有散发病例出现，据文献报道，认为未来几年的结核病发病会有增加。

二、基本病理变化

结核病属于炎症性疾病，具有渗出、变质和增生三种基本病理变化，以结核性肉芽肿形成并常有干酪样坏死为特异性改变。

（一）渗出为主的变化

小血管充血和渗出，渗出物以浆液及纤维素为主。肉眼：渗出病灶呈灰白或灰黄色半透明混浊状的改变，边缘模糊，分界不清。光镜：病灶中渗出物为含有蛋白质的浆液、纤维素、巨噬细胞和淋巴细胞等，病灶内可查见结核分枝杆菌。渗出物可吸收消散，或好转呈增生性改变，或恶化呈干酪样坏死。

（二）变质为主的变化

病变组织出现凝固性干酪样坏死是本病特点之一。肉眼：病变部位坏死组织呈灰黄或浅黄色，干燥、质软似奶酪。光镜：细胞坏死、崩解，失去原来的组织结构和轮廓，呈一片红染无结构的颗粒状物质，病灶周围往往有渗出性改变。坏死组织中常有大量结核分枝杆菌。

（三）增生为主的变化

形成特殊的结核性肉芽肿是增生性病变的主要特征。肉眼：病灶呈灰白或灰黄色粟粒样大小结节，境界清楚。随着病变发展，结核结节逐渐增大、融合，从而形成更大的结核病灶。光镜：在结核结节的中央常有干酪样坏死，其周围有大量核为圆形或卵圆形、胞体为椭圆形或多角形、呈放射状排列的上皮样细胞，其中还夹杂着一种体积甚大、胞核呈环形或马蹄形排列的多核巨细胞，称朗汉斯巨细胞。上皮样细胞是由吞噬了结核分枝杆菌的巨噬细胞衍变而来的，多数上皮样细胞相互融合或一个细胞核分裂、胞质不分裂而形成朗汉斯巨细胞。结节的最外层常有不等量的淋巴细胞浸润，并有少量成纤维细胞及结缔组织增生（图14-1、14-2）。

上述三种病变可以先后出现，同时存在，往往以其中某一种病变为主，在一定条件下可互相转化。当人体免疫力较强或结核分枝杆菌致病力减弱时，变质、渗出性病变可转为增生性病变，形成结核结节；反之，若机体免疫力减弱、变态反应或结核分枝杆菌致病力增强时，渗出和增生性病变也可转变为变质性改变，发展成干酪样坏死。

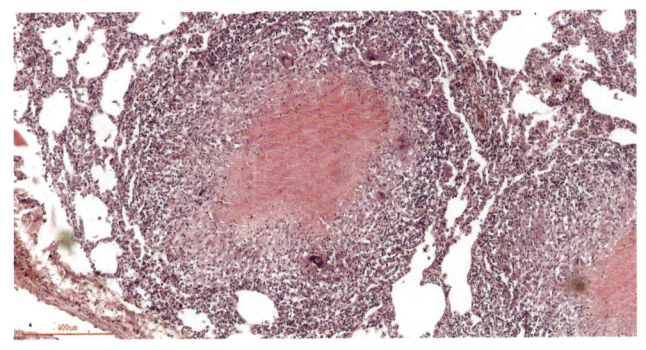

图 14-1　结核肉芽肿（低倍）
肺内界限清楚的结节性病灶，中央为干酪样坏死，周边可见类上皮细胞及多核巨细胞

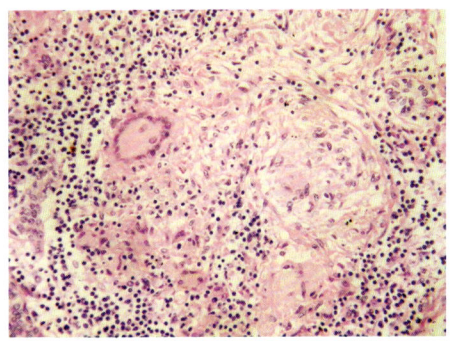

图 14-2　结核肉芽肿（高倍）
显示类上皮细胞及多核巨细胞

三、基本病理变化的转化规律

结核病变的发展和结局取决于机体抵抗力和结核分枝杆菌致病力之间的矛盾关系。当人体抵抗力增强时，细菌逐渐被控制而消灭，结核病变转向愈复；反之则转向恶化。

（一）转向愈合

主要表现为病变的吸收消散、纤维化、纤维包裹和钙化。

1. 吸收消散　为渗出性病变的主要愈复方式。渗出物逐渐通过淋巴道吸收，病灶缩小或完全吸收消散。较小的干酪样坏死灶和增生性病变如治疗得当也可被吸收。

2. 纤维化、纤维包裹及钙化　增生性结核结节转向愈合时，结节周围增生的成纤维细胞长入结核结节形成纤维组织，使结节纤维化。未被完全吸收的增生性病变也可通过机化而发生纤维化。小的干酪样坏死灶（1～2mm）可完全纤维化；较大者难以完全纤维化而由坏死灶周围的纤维组织增生，将干酪样坏死物质加以包裹，以后干酪样坏死逐渐干燥、浓缩，并有钙质沉着而发生钙化。

病灶发生纤维化后，一般已无结核分枝杆菌存活，可谓完全愈合（痊愈）。在被包裹、钙化的干酪样坏死灶中仍可有少量细菌存活，此时患者无临床症状，病变只处于相对静止状态（临床痊愈），当机体抵抗力下降时病变可复燃进展。

（二）转向恶化

主要表现为病灶扩大和溶解播散。

1. 病灶扩大　病变恶化进展时，在病灶周围出现渗出性病变（病灶周围炎），其范围不断扩大，并继而发生干酪样坏死。坏死区又随渗出性病变的扩大而增大。

2. 溶解播散　干酪样坏死物发生溶解液化后，可通过以下几条途径播散：

（1）体内的自然管道播散：如支气管、输尿管等，干酪样坏死物自管道中排出，致局部形成空洞。空洞内液化的干酪样坏死物中含有大量结核分枝杆菌，可通过自然管道播散到其他部位，引起新的病灶。如肺结核性空洞通过支气管播散可在同侧或对侧肺内形成多数新的以渗出、坏死为主的结核病灶。

（2）淋巴道播散：结核分枝杆菌进入组织中的淋巴管，随淋巴液蔓延到局部淋巴结，引起淋巴结结核。

（3）血行播散：结核分枝杆菌进入组织中的血管，随血液循环播散至全身，在各器官内形成多数结核病灶。

四、肺结核病

(一)原发性肺结核病

原发性肺结核病(primary pulmonary tuberculosis)是指人体初次感染结核分枝杆菌而发生的肺结核,多发生于儿童,故又称儿童型肺结核。

1. 病理变化及临床病理联系　结核分枝杆菌经支气管到达肺组织,最先引起的病灶称原发病灶。病灶多位于上叶的下部或下叶的上部,靠近胸膜,直径多在1cm左右,色灰黄。由于第一次感染,人体缺乏免疫力,结核分枝杆菌沿着淋巴管到达肺门淋巴结,引起结核性淋巴管炎和肺门淋巴结炎,此时淋巴结迅速明显肿大,发生干酪样坏死。原发病灶、淋巴管炎和肺门淋巴结结核三者合称原发综合征(primary complex)(图14-3、14-4),在X线片上呈哑铃状阴影。大多数原发感染临床症状不明显,只呈阳性结核菌素反应,少数病例有低热、轻咳、食欲减退、消瘦、盗汗、乏力、皮肤结节性红斑、疱疹性角膜炎或结膜炎等。少见的严重原发性结核可有高热,持续时间较长。以后转为长期低热、倦怠、乏力、厌食、性情烦躁等。

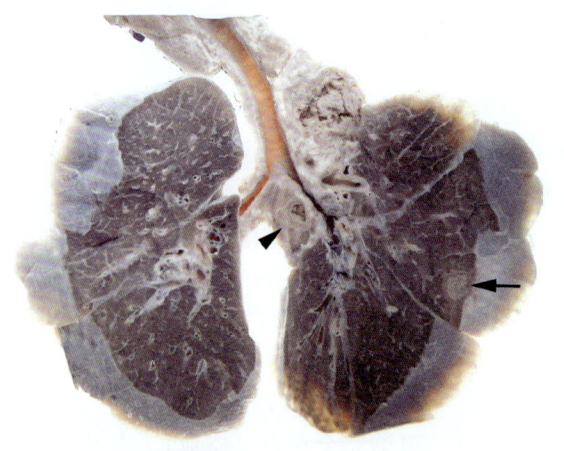

图14-3　原发综合征

左肺上叶下段被膜下可见一圆形、灰黄色干酪样坏死灶,即肺内原发灶(↑),肺门处可见淋巴结结核(▲)

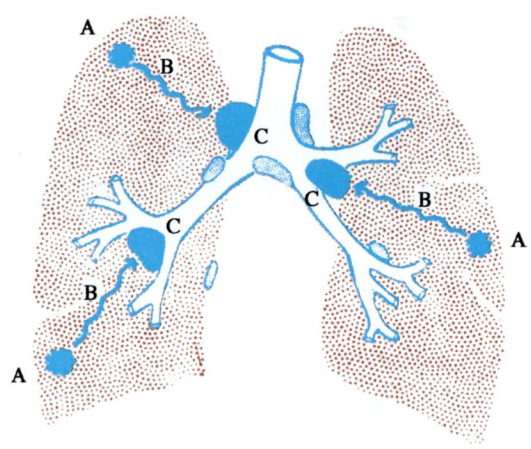

图14-4　原发综合征模式图

A-原发灶；B-淋巴管炎；C.肺门淋巴结结核

2. 发展和结局　大多数(95%)原发综合征随着被感染的机体的免疫力不断增强,病变可吸收、纤维化和钙化,有时肺内原发病灶已愈合,而肺门淋巴结病变仍继续存在并发展,形成支气管淋巴结结核或肺门淋巴结结核。少数病例由于机体抵抗力低下和对结核的敏感性增高,病变可进展恶化,原有病灶扩大或发生播散,导致空洞形成、干酪性肺炎(图14-5、14-6),或经血行播散引起肺或全身粟粒性结核。

(二)继发性肺结核病

继发性肺结核病(secondary pulmonary tuberculosis)指机体再次感染结核分枝杆菌引起的肺结核病。多见于成年人,又称为成人型肺结核。

1. 细菌来源　细菌来源有以下两种学说:

(1)外源性感染:与原发性肺结核无关。

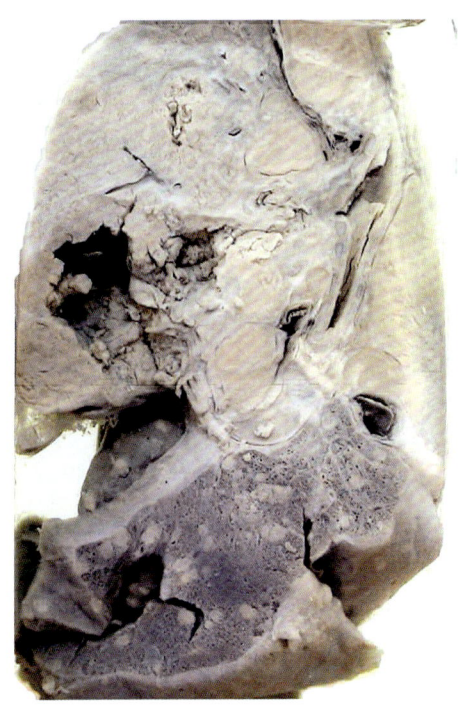

图 14-5　原发性肺结核肺内播散
肺内弥漫分布大小不一的灰黄色干酪样坏死灶，界限不清，上叶为重，病灶融合成片，局部急性空洞形成，余肺组织有实变

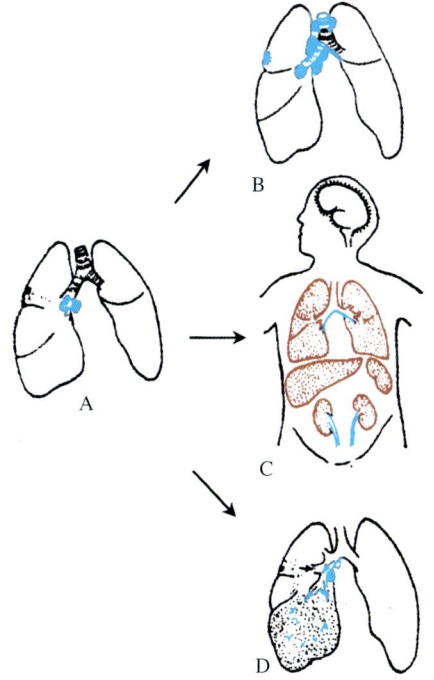

图 14-6　结核进展模式图
A. 原发综合征；B. 淋巴道播散；C. 血行播散；D. 支气管播散

（2）内源性感染：原发性肺结核肺内潜伏病灶复发、肺外器官结核病灶经血道播散。

2. 特点

（1）病变开始部位多在肺尖。该部肺组织血液循环差，通气不畅，抵抗力差，易于细菌的繁殖。

（2）由于机体有一定的免疫力，病灶多局限在肺内，很少通过淋巴道、血道播散。

（3）免疫反应、变态反应同时存在，病变复杂，新旧共存，病程长，时轻时重。

3. 分型　根据病变及临床经过特点，将继发性肺结核分为以下六个类型：

（1）局灶型肺结核：为继发性肺结核病的早期病变，病变多位于肺尖下 2～4cm 处，右肺较多。病灶可为一个或数个，一般为 0.5～1cm 大小，多数以增生性病变为主，也可为渗出性病变，中央发生干酪样坏死。如患者免疫力较强，病灶常发生纤维化、钙化而愈合。临床上患者常无明显自觉症状，多在体检时发现，属无活动性肺结核。如患者免疫力降低时，可发展成为浸润型肺结核。

（2）浸润型肺结核：是临床上最常见的一种类型，属于活动性肺结核。大多是局灶型肺结核发展的结果，少数也可一开始即为浸润型肺结核。病变中央常有较小的干酪样坏死区，周围有广阔的病灶周围炎包绕。光镜下，肺泡内充满浆液、单核细胞、淋巴细胞和少数中性粒细胞，病灶中央常发生干酪样坏死。患者常有低热、盗汗、食欲不振、全身无力等中毒症状和咳嗽、咯血等。痰中常可查出结核分枝杆菌。如能早期适当治疗，一般多在半年左右可完全吸收或部分吸收，部分转变为增生性病变，最后，可通过纤维化、包裹和钙化而痊愈。

（3）慢性纤维空洞型肺结核：为成人慢性肺结核的常见类型，多在浸润型肺结核形成急性空洞的基础上发展而来。病变特点是在肺内有一个或多个厚壁空洞形成。有时在同侧肺组织，有时也可在对侧肺组织，特别是肺下叶可见由支气管播散引起的很多新旧不一、大小不等、病变性质不同的病灶，部位越靠下病变越新鲜（图14-7）。空洞多位于肺上叶，大小不一，呈不规则形，洞壁厚，有时可达1cm以上。洞内常见残存的梁柱状组织，多为有血栓形成并已机化闭塞的血管。空洞附近肺组织有显著纤维组织增生和肺膜增厚。光镜下，洞壁分三层：内层为干酪样坏死物质，其中有大量结核分枝杆菌；中层为结核性肉芽组织，即含有结核性肉芽肿的肉芽组织；外层为增生的纤维组织。由于病情迁延、病变广泛、新旧不等，肺组织遭到严重破坏，可导致肺组织的广泛纤维化，使肺体积缩小、变硬、变形、肺膜广泛增厚并与胸壁粘连，可严重影响肺功能。

此型结核的主要并发症有：①坏死累及血管，发生破裂出血。患者可发生咯血，偶见窒息死亡者。②多个空洞愈合，大量结缔组织增生，纤维化，使肺变硬、变形，从而造成肺血液循环障碍，合并肺动脉高压。

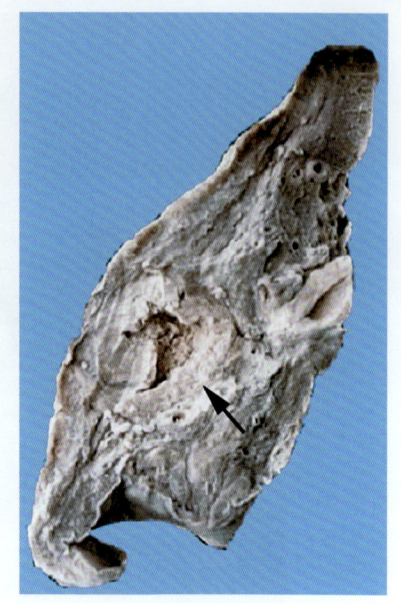

图14-7 慢性纤维空洞型肺结核
肺组织广泛纤维化及陈旧性厚壁空洞形成（↑）

（4）干酪性肺炎：此种肺炎发生在机体免疫力极低，对结核分枝杆菌的变态反应过高之患者，可由浸润型肺结核恶化进展而来，或由急、慢性空洞内的细菌经支气管播散所致。按病变范围大小的不同可分为小叶性和大叶性干酪样肺炎（图14-8）。后者可累及一个或几个肺叶。肉眼，肺叶肿大、变实，切面呈黄色干酪样，黄色物质液化排出后可见急性空洞形成。光镜下，肺泡腔内有大量浆液纤维素性渗出物，内含以巨噬细胞为主的炎症细胞，且可见广泛的干酪样坏死。抗酸染色可查见大量结核分枝杆菌。此型结核病情严重，如不及时有效地治疗，患者可迅速死亡，故又有"奔马痨"之称。目前已很少见。

干酪性肺炎是肺结核中最严重的一型，主要发生于年轻人，临床进展急剧，感染中毒症状明显，虽然发病率较低，但死亡率很高。病理改变上要与大叶性肺炎鉴别。

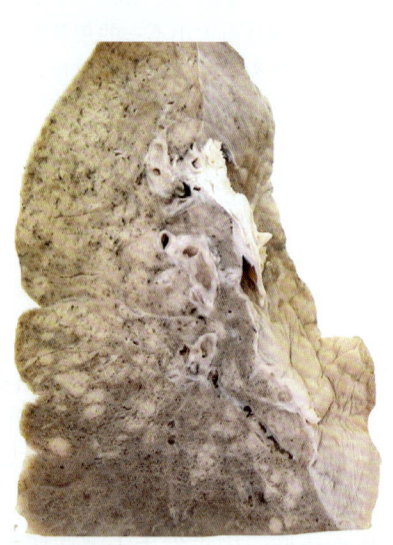

图14-8 干酪性肺炎
肺内弥漫分布灰黄色实性病灶，上叶为重，余肺组织呈肺气肿改变

（5）结核球：又称结核瘤（tuberculoma），是孤立的、有纤维包裹的、境界清楚的球形结核病灶，直径2～5cm。多为一个，有时多个，常位于肺上叶（图14-9）。中央可有干酪样坏死物，周围有较厚的纤维性组织包绕。由于抗结核药物的广泛应用，结核球有明显增多的趋势。结核球可由浸润型肺结核转向痊愈时，干酪样坏死灶发生纤维包裹形成；亦可因结核空洞的引流支气管阻塞，空洞由干酪样坏死物质填满而成；或由多个结核病灶融合而成。结核球由于是球形肿物，在影像学上需与肺肿瘤鉴别。

（6）结核性胸膜炎：在原发性和继发性肺结核病的各个时期均可发生结核性胸膜炎，按病变性质可分为干性和湿性两种。

1）湿性结核性胸膜炎：又称渗出性结核性胸膜炎，较常见，大多发生于原发性肺结核病的过程中，且大多发生于原发综合征同侧胸膜。由肺原发灶或肺门淋巴结病灶中的结核分枝杆菌播散至胸膜所引起，或为弥散在胸膜之结核分枝杆菌菌体蛋白引起的过敏反应。患者多为较大的儿童或青年。病变主要表现为浆液纤维素性炎。浆液渗出量多时则引起胸腔积液，也可为血性胸腔积液。如渗出物中纤维素较多，不易吸收，则可因机化而使胸膜增厚、粘连。

2）干性结核性胸膜炎：又称增生性结核性胸膜炎，是由肺膜下结核病灶直接蔓延至胸膜所致。常发生于肺尖，多为局限性。病变以增生性变化为主，很少有胸腔积液。一般可通过纤维化而痊愈，并常使局部胸膜增厚、粘连。

结核性胸膜炎常表现为非特异性渗出性炎症，诊断起来有些困难。发现肺内结核病变有助于诊断。在病理解剖诊断时经常见到胸膜纤维性粘连，表现为陈旧性病变，最为常见的原因就是结核性胸膜炎。

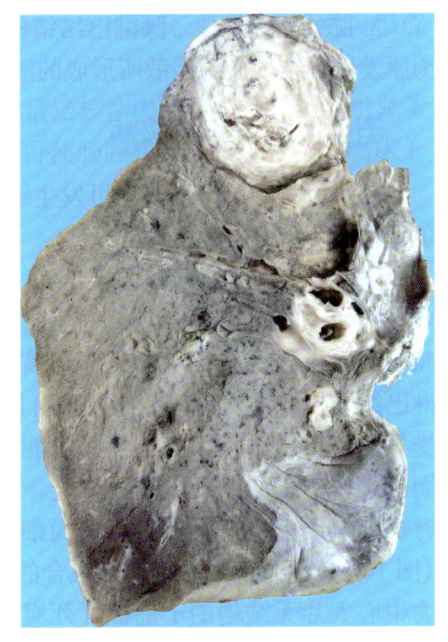

图 14-9　肺结核球

肺尖部可见一灰白色实性病灶，周围有纤维组织包绕，界限清楚

（三）肺结核病血源播散所致病变

原发性和继发性肺结核可通过血行播散引起全身粟粒性结核，肺外潜伏的结核分枝杆菌再活化后也可引起全身播散性结核病。

1. 全身粟粒性结核　结核分枝杆菌大量侵入肺静脉分支，经左心播散到全身，引起肺（图 14-10）、脾、肝、肾、脑等器官的急性全身粟粒性结核。肉眼，病变器官内均匀密布圆形、灰白或灰黄色、大小一致的粟粒大小的结核病灶。光镜下，可为增生（含菌量少）、渗出、坏死性病变（含菌量多）。临床常表现为明显的全身中毒症状，X 线片可见双肺密度均匀、弥漫均匀分布的粟粒大小的阴影。如病程迁延 3 周以上，或少量病菌反复多次入血，则引起慢性全身粟粒性结核病。病变多样，病程长，成人多见。

2. 肺粟粒性结核　分为急性和慢性两种。急性肺粟粒性结核多为全身粟粒性结核的一部分，少数带有大量结核分枝杆菌的干酪样坏死破溃到附近静脉（如无名静脉、颈内静脉等）并通过右心引起肺的播散。双肺可见分布均匀、大小一致的粟粒大小的结核病灶。慢性肺粟粒性结核多为肺外（如肾、骨等）器官结核经长时间、多次、少量、间歇性入血，在肺内先后引起大小不一、新旧不一的病变。

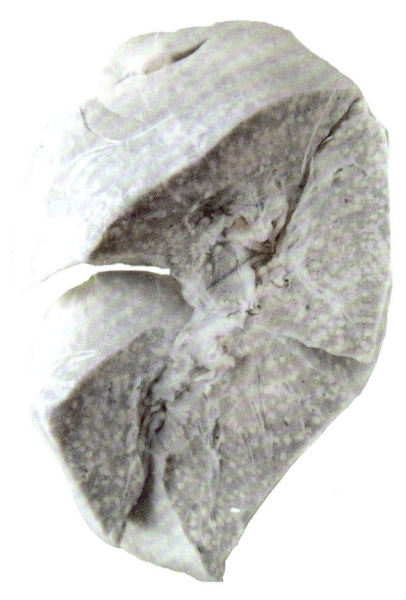

图 14-10　肺粟粒性结核

肺组织表面及切面上可见弥漫分布粟粒大小的干酪样坏死灶

引起输尿管结核。输尿管黏膜发生溃疡、管壁结核肉芽组织形成，使之变粗、变硬、管腔狭窄甚至闭塞，造成肾积水、积脓。干酪样坏死物还可引起膀胱结核，病变最早累及膀胱三角区，以后波及全膀胱。晚期由于病变深入膀胱肌层，导致肌层破坏，发生纤维化，膀胱挛缩，容积变小，致使健侧输尿管在膀胱的开口处变狭窄，导致健侧肾盂积水，亦可进一步引起健侧肾的结核分枝杆菌上行感染。

临床上肾实质受损可出现血尿，排出含大量结核分枝杆菌及干酪样坏死物的脓尿。双侧肾严重受损可出现肾功能不全。膀胱病变可出现膀胱刺激症状（尿频、尿急、尿痛）。晚期有膀胱挛缩、尿频加剧、尿量减少、尿失禁。

（六）生殖系统结核

男性生殖系统结核与泌尿系统结核有密切关系，最常见于前列腺，其次为精囊、输精管和附睾等。其来源主要是泌尿系统结核通过尿道感染精囊和前列腺，少数是通过血源性感染。附睾结核病多为双侧，可先后亦可同时发生。受累附睾肿大、变硬，微痛或无痛，可与阴囊壁粘连，破溃后则形成经久不愈的结核性窦道。附睾结核有时可蔓延至睾丸。

女性生殖系统结核主要发生于输卵管，其次是子宫内膜、卵巢、宫颈。多数是由血道或淋巴道播散而来，少数由腹膜结核通过输卵管伞端开口播散而致，为女性不孕的原因之一。

（七）骨、关节结核

骨、关节结核病多由血源播散所致，好发于青少年。由于青少年骨正处于发育旺盛时期，骨内血管丰富，感染机会较多。诱因多为局部外伤。

1. 骨结核 最多侵犯脊椎骨、长骨骨髓、指骨等。病变常由松质骨内的小结核病灶开始，以后根据病变发展分为两型：干酪样坏死型和增生型。前者较多见，表现为干酪样坏死明显，破坏骨质而形成死骨。病变常波及软组织，形成结核性肉芽组织和干酪样坏死。干酪样坏死液化后可在骨旁形成结核"脓肿"。由于局部无红、肿、热、痛，故临床上称之为冷脓肿或寒性脓疡。冷脓肿一旦穿破皮肤，可形成经久不愈的结核性窦道。

增生型较少见，主要是形成结核性肉芽组织，侵蚀骨小梁。骨小梁被吸收而消失，导致骨质疏松，但病灶内无明显干酪样坏死和死骨形成。

脊椎骨结核最为常见，多侵犯第10胸椎至第2腰椎，少数见于颈椎。病变开始于椎体，多为干酪坏死型，病变发展可破坏椎间盘及邻近椎体。椎体破坏后塌陷，导致脊柱后凸畸形（驼背）。由于脊椎后凸及椎旁结核肉芽组织或冷"脓肿"压迫脊髓，可引起截瘫。根据脊柱结核发生部位的不同，局部的液化干酪样坏死可沿筋膜间隙下流，在不同部位形成冷"脓肿"，如腰椎结核患者"脓肿"常在腰大肌鞘膜下并向下流注，在腹股沟韧带下部或腰侧出现冷脓肿；胸椎结核病时，冷脓肿可出现于皮下；颈椎结核病时冷脓肿则出现于咽后部。

2. 关节结核 多继发于骨结核，骨骺或干骺端骨结核病灶发生干酪样坏死，侵入关节软骨及滑膜，引起关节结核。少数则是血行播散至关节滑膜。病变为关节滑膜内有结核性肉芽组织形成，关节腔内有积液，为大量浆液及纤维素渗出或干酪样坏死物。关节腔内凝聚的纤维素团块经长期互相撞击可形成白色球形或卵形小体，称关节鼠。关节软骨被侵蚀，滑膜增厚，关节附近组织水肿，呈慢性炎症变化。关节部病变亦可穿破皮肤形成窦道。一般治愈后，由于渗出的纤维素被机化、纤维化最终造成关节强直。

知识链接

据世界卫生组织报道，全球已有近1/3的人口感染了结核分枝杆菌，每年新发结核患者870万，每年死于结核病者达200万例。3月24日为"世界防治结核病日"。我国传染病法将结核病列为乙类传染病，必须归口治疗。预防结核病的主要措施有：①及早发现和治愈传染源；②防止结核分枝杆菌的传播。近年来，由于多发耐药结核、结核分枝杆菌与艾滋病病毒的双重感染和流动人口增多，结核病疫情出现回升，严重危害广大人民群众的身体健康，已成为重大的公共卫生问题和社会问题。我国是世界上22个结核病高负担国家之一，结核病患者的数量居世界第二位，严重制约我国经济和社会的发展。我国的结核病有六大特点：①感染人数多；②患者数多；③新发患者多；④死亡人数多；⑤农村患者多；⑥耐药患者多。

案例14-1

患者，男，45岁，矿工。咳嗽、全身无力、午后低热、盗汗半年，近2个月来病情加重来就诊。体检：体温37.7℃，脉搏80次/分，血压110/90mmHg。听诊右上肺呼吸音减弱，腹软，肝、脾未及。胸部X线透视：右肺上部可见灶状阴影，直径约为3.6cm，边界欠清。血液检查：淋巴细胞数目增多，红细胞沉降率加快。既往病史：患者在15年前曾有结核病史。入院后患者经青霉素和异烟肼治疗1周后症状减轻，肺部阴影缩小。

思考题
1. 本病的诊断结果是什么？
2. 如何鉴别结核球和原发性肺癌？
3. 根据患者所从事的职业还可能考虑是哪种疾病？如何与结核球鉴别？

第二节 伤 寒

伤寒（typhoid fever）是指由伤寒杆菌（*Salmonella typhi*）引起的急性传染病，其主要病理变化是以回肠末端的淋巴组织为主的全身单核-巨噬细胞系统细胞增生为特点的急性炎症。临床特征是持续发热、相对性缓脉、神经系统中毒症状（伤寒病容）、脾大、玫瑰疹及白细胞减少。少数病例可并发肠出血、肠穿孔或伤寒肝炎。

一、病因

（一）病原菌的免疫原性

伤寒杆菌系沙门菌属的D群，革兰染色阴性短杆菌。菌体有周鞭毛，不产生芽胞，无荚膜。在普通培养基上易生长，在含有胆汁的培养基上生长更好。

伤寒杆菌除含有菌体"O"抗原及鞭毛"H"抗原外，部分菌株尚含有体表毒力"Vi"抗原，三者都能产生相应的抗体。测定"O"抗原及"H"抗原的抗体有辅助临床诊断意义，而"Vi"抗原的抗体的检测则有助于对伤寒慢性带菌者的调查。

伤寒杆菌无外毒素。菌体裂解时，可释放毒力很强的内毒素，对本病的发生、发展起着重要作用。伤寒杆菌对热和干燥的抵抗力不强，加热至60℃10分钟或煮沸后迅速死亡，易被一般消毒剂所杀灭。

（二）传播

1. 传染源　患者及带菌者是本病的传染源。病菌随大便排出体外。患者自潜伏期末即可排菌，在病程2~4周内传染性最强，进入恢复期后2周内仍有半数排菌，以后逐渐减少。2%~5%的患者可持续排菌3个月以上，称为慢性带菌者。

2. 传播途径　病菌随大小便排出体外，通过污染的手、餐具、食物、饮料、苍蝇或蟑螂而传播。日常生活传播是散发流行的主要传播方式，水源污染往往造成暴发流行。

3. 易感人群　人群普遍易感，以儿童及青壮年发病为多，老年人较少。病后可有持久免疫力，但有2%左右可再次患病。

（三）流行特征

本病在世界各地均有发病，以温带及热带地区为多，卫生条件较差的地区尤为多见。流行多在夏秋季，卫生条件不良的温带地区终年均有发病。战争或洪涝、地震等自然灾害时易有本病流行。

二、发病机制

伤寒杆菌随饮食入胃，大部分被胃酸杀灭，残存的细菌进入肠道。肠道内呈碱性，其中有胆汁和营养物质，有利于病原菌的生存、繁殖。病菌在小肠上段侵入黏膜上皮细胞，或侵入黏膜下层被吞噬细胞吞入，在细胞内繁殖，并经淋巴管进入小肠肠壁的集合淋巴结、孤立淋巴结及肠系膜淋巴结等处继续繁殖，后经门静脉或胸导管入血，形成初期菌血症。此阶段患者不出现症状。如机体免疫力差，则细菌随血流进入全身各脏器，如肝、脾、胆囊、骨髓及淋巴结等处的单核-巨噬细胞系统的细胞内继续大量繁殖。进入胆囊的伤寒杆菌在胆囊内繁殖旺盛，于第2、3病周，大量病原菌随胆汁入肠，使肠壁淋巴组织广泛受染，原已致敏的淋巴组织发生剧烈的迟发型变态反应，淋巴结增生、坏死，坏死组织脱落形成溃疡，临床表现达到极期。随着病程的进展，人体防御能力逐渐增强和抗体的产生，于第4、5周，病原菌逐渐消灭或长期隐藏于体内（胆囊为主），体温逐步下降，症状渐趋消失，组织逐步修复。

伤寒的持续性发热除与内毒素血症有关外，也和伤寒杆菌成分同体内抗体形成免疫复合物，活化补体引起炎症反应有关。炎症部位的单核-巨噬细胞和中性粒细胞释放内源性致热原亦引起发热。伤寒的中毒症状可能是内毒素影响基底神经节胆碱能神经的结果。内毒素可能诱发播散性血管内凝血。

三、病理变化及临床病理联系

伤寒的病理变化特点是以巨噬细胞增生为特征的增生性炎，以回肠下段的集合淋巴小结和孤立淋巴结的病变最为显著。

（一）肠道病变

1. 髓样肿胀期　为感染第1周。肠壁淋巴结髓样肿胀，特别是回肠末段黏膜内的集合淋巴小结和孤立淋巴小结肿胀明显，形成高出周围黏膜表面、类圆形、色泽灰红且质软湿润的结构，表面常形成曲折的沟回，宛如脑髓外观，故名髓样肿胀期（图14-14）。光镜下可见淋

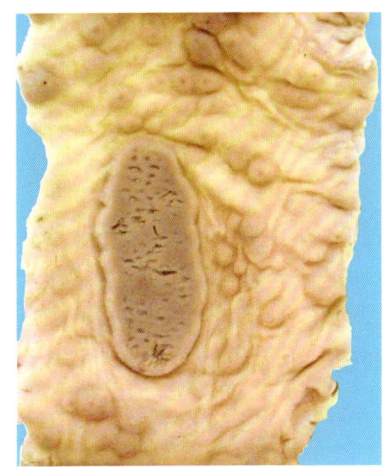

图 14-14　回肠伤寒髓样肿胀期
肠黏膜下集合淋巴结肿大，呈脑回样改变，长轴与肠腔平行，周边孤立淋巴结呈结节状肿大

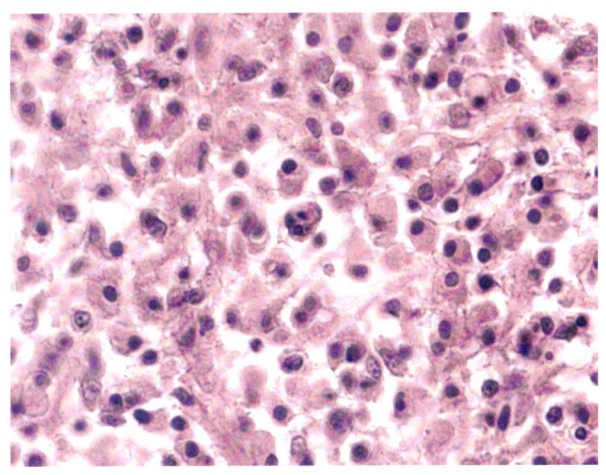

图 14-15　伤寒细胞
增生的巨噬细胞胞质内常有被吞噬的细菌或明显可见的淋巴细胞、红细胞或细胞碎片，使细胞体积增大，核被挤于一侧

巴组织内有大量巨噬细胞增生，以及炎性充血、水肿。病变组织内巨噬细胞由于增生活跃并吞噬功能增强，胞质中常可见被吞噬的伤寒杆菌、坏死细胞碎片以及红细胞等，人们称此种细胞为伤寒细胞（图14-15）。伤寒细胞可集聚成团，称为伤寒肉芽肿（图14-16）。伤寒肉芽肿的出现在病理学诊断伤寒时具有特别重要的意义。

2. 坏死期　为感染第2周。由于细菌毒素以及局部血液循环障碍的结果，肿胀的淋巴结发生坏死。病灶最初在淋巴组织的中心部分坏死，以后逐渐扩大，可达黏膜表层。

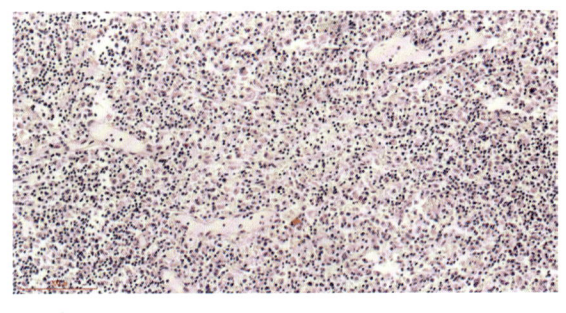

图 14-16　伤寒肉芽肿
上皮样细胞增生，胞质丰富，聚集成团，胞质内见包含物

3. 溃疡期　为感染第3周。坏死病变波及表面黏膜后，可逐渐崩解、脱落，因而病灶局部形成溃疡。病变一般限于黏膜及黏膜下层，如侵蚀血管则导致出血，如穿透肌层及浆膜则导致穿孔。溃疡外形与受累淋巴组织轮廓一致，呈圆形或椭圆形外观，其长径与肠道走向平行，因而不易引起肠狭窄。

4. 愈合期　为感染第4周。4周后溃疡逐渐愈合，一般不留瘢痕。肠道的病变范围与临床病情的严重程度不一定成正比。有的患者出现严重中毒症状，但肠道病变轻微；有的患者病情较轻，却可突然发生肠出血或肠穿孔。

（二）肠道外病变

除肠道病变外，肝、脾、骨髓及淋巴结内同样呈现巨噬细胞增生、伤寒肉芽肿形成或发生灶状坏死。此外，心肌纤维和肾小管上皮细胞可发生变性，肌肉组织特别是腹直肌能发生凝固性坏死，皮肤也常因表皮下毛细血管细菌性栓塞而引起浅红色斑丘疹。伤寒时胆囊的病理变化常仅表现为轻度的炎症，但由于伤寒杆菌在胆汁内可以大量繁殖并从消化道排出体外，故具有重要的流行病学意义。

四、并发症

1. 肠出血　伤寒肉芽肿坏死脱落，造成肠黏膜缺损。如溃疡较深，血管易遭受破坏，而引起出血。出血量大时可导致出血或失血性休克。

2. 肠穿孔　严重的溃疡可深达肠壁肌层，甚至浆膜层，进一步引起肠穿孔。穿孔多为一个，也可为多个，一般较小，常有继发急性腹膜炎的危险。

3. 支气管肺炎　由于伤寒病变使患者的抵抗力降低，特别是小儿和体弱患者易于继发支气管性肺炎。病原体可为肺炎链球菌或呼吸道内的其他细菌，也可由伤寒杆菌直接引起，但不多见。

五、结局

较轻的病例，一般经4~5周即可痊愈，不仅无遗留的病理状态，而且可产生较强的免疫力。抗生素的应用可使病程明显缩短，症状减轻，但复发率有所增加。严重患者有死亡的危险，主要原因是肠出血、肠穿孔等并发症。

患者，男，15岁，发热、腹痛、呕吐十余天。近半个月来，患者持续发热，并伴有寒颤、进食少、频繁呕吐、精神差。体温39.8℃，脉搏90次/分，血压90/60mmHg。躯干皮肤可见少量红色小斑丘疹。呼吸深快，肝大，质中等，有压痛。入院第10天，于进食后2小时，突然感觉腹部剧痛，拒压，随即抽搐、昏迷，口、鼻腔内涌出大量咖啡样物，经抢救无效死亡。病理检查：腹腔内有脓血性液体，打开肠管，见黏膜充血水肿。回肠末端可见多数局限性黏膜隆起，大小不一，多为椭圆形，其长轴与肠管长轴平行，部分病灶中央伴有溃疡形成。在距回盲瓣10cm病灶处肠管破裂，破裂孔边缘不整。光镜下见肠壁血管扩张充血，在隆起处黏膜下层淋巴组织明显增生，其中可见大量单核-巨噬细胞，呈灶性分布。胞质中吞噬有淋巴细胞、红细胞及坏死组织碎片。肝呈暗红色，被膜紧张，质地中等。光镜下见肝细胞明显水样变性、点状坏死及脂肪变性。肝窦扩张充血，间质中有多量巨噬细胞增生。

思考题：
1. 本病的病理诊断及诊断依据是什么？造成患儿死亡的直接原因是什么？
2. 肠道病变中所形成的溃疡有什么特点？应与哪些疾病进行鉴别？

第三节　细菌性痢疾

细菌性痢疾（bacillary dysentery）简称菌痢，是痢疾杆菌引起的、以结肠黏膜纤维素性炎伴假膜形成为其基本病理变化特征的肠道传染病。主要临床表现为发热、腹泻、腹痛、里急后重，并随假膜的脱落形成肠黏膜的浅表溃疡，引起黏液脓血便。

一、病因

（一）病原菌及免疫原性

志贺菌属是一群引起人类痢疾样腹泻最常见的病原菌，为革兰阴性杆菌，菌体短小，无鞭毛，有菌毛，又称痢疾杆菌，属肠杆菌科。

志贺菌的抗原有菌体（O）抗原、表面（K）抗原和菌毛抗原。O抗原又分为两种：一种是特异性型抗原，只有能形成光滑型菌落的菌株才具有这种抗原，粗糙型菌株则丧失此抗原；另一种为群抗原，可作为区分亚群的依据。

按结构和生化反应，志贺菌属分为四个群（A、B、C、D），常见的有A群（痢疾志贺菌）10个型、B群（福氏志贺菌）13个型、C群（鲍氏志贺菌）15个型、D群（宋氏内志贺菌）1个型。国内流行菌目前仍以B群为主，而比较少见的中毒性痢疾，其病原除了福氏，还包括宋内菌型。痢疾杆菌存在于患者或带菌者的大便中。

（二）传播

1. 传染源　患者和带菌者是传染源，志贺菌属随大便排出体外。急性细菌性痢疾早期患者排菌量大，传染性强，应及时隔离治疗和消毒大便。典型患者易被发现，不典型病例易漏诊或误诊，成为隐蔽的痢疾病原菌散布者。慢性细菌性痢疾和为数不多的慢性带菌者可持续或间歇排菌数年，排菌量虽远低于急性病例，但活动于人群之中，其周围陆续发生继发病例，如从事饮食、保育或供水工作，可成为水型或食物型暴发流行的根源。

2. 传播途径　痢疾杆菌通过粪口途径传播。排菌者的带菌大便可污染环境器物、食物和水源，造成经口感染，甚至引起细菌性痢疾的流行。亦可因苍蝇、蟑螂为媒介污染蔬菜、瓜果、食物和饮水，从而间接造成病从口入。

3. 易感人群　人群对痢疾杆菌普遍易感。患者以学龄前儿童和青壮年为多。在我国儿童腹泻病例中，细菌性痢疾占第三位。受凉、疲劳、营养不良、暴饮暴食或因其他疾病降低机体抵抗力，均有利于细菌性痢疾发病。发病后患者肠黏膜表面可产生特异性分泌型IgA，但免疫力短暂而不稳定，且因不同菌群或血清型之间多无交叉免疫力，故易重复感染而再患细菌性痢疾。

（三）流行特征

细菌性痢疾在我国各地区全年均有发生，但有明显的季节性高峰。发病率一般在5－6月开始上升，7－9月达高峰，10月下降。季节性增高的原因除与苍蝇活动有关外，与气候适宜于痢疾杆菌繁殖，夏季人们喜冷饮、吃凉菜和瓜果，以及胃肠功能易于紊乱均有一定关系。

二、发病机制

痢疾杆菌进入机体后是否发病以及病变的轻重取决于细菌的数量、致病力和机体的抵抗力。细菌的致病力主要表现在它对肠黏膜上皮的吸附和侵袭力。当痢疾杆菌经口进入胃肠道，必须先突破胃酸的非特异性防御屏障作用，而本菌较其他肠道致病菌对胃酸有较强的耐受性，这使痢疾杆菌有较强的致病性。过度疲劳、营养不良、饮食失常、胃酸缺乏或稀释，或有肠道原虫感染等均可增加发病机会。

痢疾杆菌分泌的内毒素也是该菌致病的特点之一，有的菌株尚能产生肠毒素。只有能够黏附并能侵入结肠黏膜上皮细胞，在细胞内增殖的痢疾杆菌才能引起菌痢。现已证明：结肠黏膜上皮细胞有特异性受体，遇有侵袭力的病原菌即与之结合。

痢疾志贺菌产生的外毒素亦称志贺毒素。同一毒素分子尚具有神经毒性、选择性细胞毒性和肠毒素等生物学活性。内毒素可增高肠壁的通透性，促进毒素的吸收，引起一系列毒血症症状，如发热、意识障碍、感染性休克等。

中毒性细菌性痢疾多发生于儿童，发病机制不清，可能与患儿的特异体质对细菌毒素呈强烈反应有关。

儿童感染痢疾杆菌会发生两种意外危重征象，一是中毒性细菌性痢疾，二是溶血尿毒症综合征，多是志贺菌 A 型感染所致。光镜下见肾小球内有纤维蛋白沉着，造成皮质坏死和红细胞破碎。

三、病理变化

细菌性痢疾病变主要发生于大肠，特别是以乙状结肠和直肠为重，少数严重的病例，病变可累及整个结肠，甚至回肠末段也受波及。

根据肠道病变表现和临床经过的不同，将细菌性痢疾分为下述三种类型：

（一）急性细菌性痢疾

1. **急性卡他性炎期**　病变开始时呈急性卡他性炎改变。表现为黏液分泌亢进，黏膜及黏膜下层充血，中性粒细胞浸润，上皮细胞变性、坏死、脱落，形成表浅的糜烂。

2. **假膜期**　大约在卡他性炎的 24 小时后，病变发展成为纤维素（假膜）性炎（图 14-17）。假膜为本病的特征性改变。假膜开始较少，仅见于黏膜皱襞的顶部，继而逐渐扩展并相互融合成片。假膜呈灰白色，但如伴有出血则呈暗红色，如被胆汁浸染则呈灰绿色。光镜下可见黏膜表面有大量纤维素渗出，连同白细胞、红细胞及坏死的黏膜组织、痢疾杆菌一起形成假膜（图 14-18）。

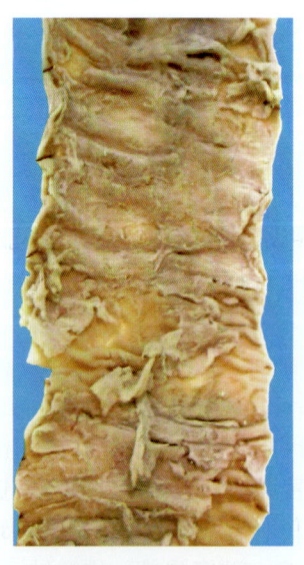

图 14-17　急性细菌性痢疾，假膜期（肉眼）
结肠黏膜表面有多量灰白色渗出物，形成假膜，局部假膜脱落，出现溃疡

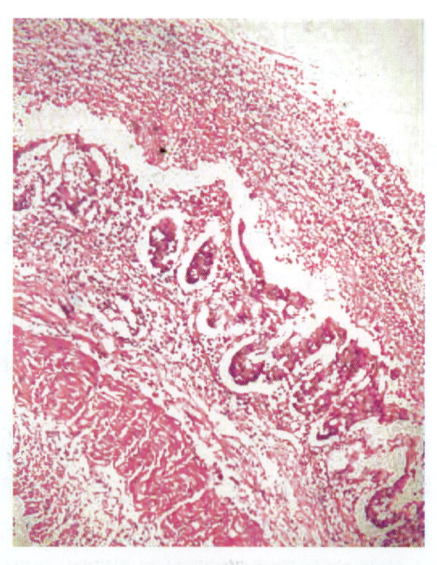

图 14-18　急性细菌性痢疾，假膜期（光镜下）
病变肠黏膜表面可见粉染的丝网状渗出的纤维素，其内含有细菌和明显可见的炎症细胞、坏死脱落肠黏膜细胞和血细胞，构成假膜结构特点

3. 溃疡期　大约1周后，由于白细胞等坏死后释放出的蛋白溶解酶的作用，使构成假膜的纤维素及坏死组织发生溶解液化，继而脱落形成溃疡。溃疡的形状、大小不一，比较浅表，一般仅限于黏膜层，极少有穿过黏膜肌层甚至深达肌层而引起肠穿孔。溃疡之间的肠黏膜表现为充血、水肿、炎症细胞浸润等改变。

4. 愈合期　大多数情况下，因溃疡浅而小，可通过周围组织再生而愈合，不留痕迹。较深大的溃疡虽需要通过肉芽组织来修复，但一般瘢痕较小，不会引起肠狭窄。

（二）中毒型细菌性痢疾

2~5岁儿童多见。本型细菌性痢疾起病急骤，全身中毒症状极为明显，常在起病后数小时内发生中毒性休克或循环及呼吸衰竭症状。患儿并无严重的结肠黏膜病变。病变的肠黏膜仅呈卡他性炎症改变，或表现为以肠壁的集合淋巴结和孤立淋巴小结增生肿大为主的肠黏膜滤泡性肠炎的改变。其发病机制尚未明确，可能与特异体质对细菌毒素产生异常强烈应激反应有关，或由免疫介导而产生的细胞因子引起急性微循环障碍等一连串病理生理障碍有关。严重的微循环障碍常可伴发播散性血管内凝血，加重了组织缺氧和代谢性酸中毒，导致脏器功能衰竭，其中尤以脑组织缺氧引起的脑水肿、脑疝对生命的威胁最大。

由于本型的肠道病变并不典型，故应防止误诊。

（三）慢性细菌性痢疾

急性细菌性痢疾病程迁延超过2个月以上者，称为慢性细菌性痢疾。肠道病变因机体抵抗力的变化而有波动起伏，可以看到在肠黏膜上有已愈合和尚未愈合的溃疡病变，而急性发作期又有新的活动性炎，并形成新的溃疡灶。这种肠黏膜新老病变混杂并交替出现的表现是本型细菌性痢疾病变的特点。一般慢性细菌性痢疾的溃疡比急性细菌性痢疾深，可达肌层，溃疡底部高低不平。由于长期炎症刺激以及肠壁反复受损和修复，病变伴肉芽组织及瘢痕形成，且溃疡边缘有黏膜增生及息肉形成，可引起肠壁纤维性增厚，甚而导致肠腔狭窄。

四、临床病理联系

1. 急性细菌性痢疾　由于病菌毒素引起的毒血症，临床上表现为发热、乏力、头痛、食欲低下、血内白细胞增多等全身中毒症状；由于局部炎症病变致肠蠕动亢进和肠痉挛，产生腹痛、腹泻、黏液脓血便；由于炎症刺激直肠壁内的神经末梢和肛门括约肌，出现里急后重。严重频繁腹泻者，可发生脱水、酸中毒，甚至休克。

2. 中毒性细菌性痢疾　患儿多起病急骤，高热，体温可达40℃以上，常以休克或中毒性脑病（嗜睡、昏迷、抽搐等）为主要临床表现。肠道症状并不明显，但伴有全身严重中毒症状，短时内出现循环及呼吸衰竭。

3. 慢性细菌性痢疾　多由急性细菌性痢疾转变而来，其病程可长达数月乃至数年。此期肠道病变因机体抵抗力变化而有起伏，新老病变交替混杂，在临床上表现为反复出现腹痛、腹泻、大便带有黏液及脓血，或腹泻与便秘交替出现，临床称其为慢性迁延型。有时在慢性细菌性痢疾的基础上，肠内炎症加剧，临床又复现急性细菌性痢疾的症状，临床称为急性发作型；有的患者无明显的慢性细菌性痢疾的症状及体征，仅有细菌性痢疾史，大便培养病菌可为阳性，临床称慢性隐匿型，此型患者常疏于治疗，成为本病的传染源。

五、结局

急性细菌性痢疾的自然病程为1~2周，经适当治疗绝大部分可痊愈，少数转变为慢性细菌性痢疾。慢性细菌性痢疾经一段慢性阶段或治疗也可逐渐痊愈。中毒性细菌性痢疾病势凶险，如不及时抢救治疗，可引起死亡。

少数患者可发生肠出血、肠穿孔、肠狭窄及合并支气管肺炎等并发症。

第四节　流行性脑脊髓膜炎

流行性脑脊髓膜炎（epidemic cerebrospinal meningitis）是由脑膜炎奈瑟菌引起的急性化脓性脑脊髓膜炎。临床上有高热、头痛、呕吐、颈项强直等症状，部分患者出现中毒性休克。本病多见于儿童和青少年，好发于冬春季。

一、病因和发病机制

脑膜炎奈瑟菌存于鼻咽部，通过呼吸道飞沫传播。大多数患者先经过轻重不等的上呼吸道炎症，成为带菌者。细菌因具有荚膜结构，能抵抗白细胞吞噬作用而得以生存，仅少数人因抵抗力降低，病原菌侵入血液，在血液中生长繁殖，并产生大量内毒素，引起菌血症和败血症。病原菌随血液抵达软脑膜，进一步诱发了脑脊膜的化脓性炎。

二、病理变化

根据病情进展，病变可分为三期：

1. 上呼吸道感染期　细菌在鼻黏膜繁殖，经2~4天潜伏期后，出现上呼吸道感染症状，主要为黏膜充血水肿，少量中性粒细胞浸润，分泌物增多。

2. 败血症期　上一期经过1~2天，部分患者进入此期。多数患者的皮肤、黏膜出现瘀斑，此乃血管壁被细菌栓塞和内毒素损害所引起的出血灶。此期细菌血培养为阳性，出血处刮片也常可查出细菌。患者可因类毒素作用，出现高热、头痛、呕吐及末梢血中性粒细胞增高等现象。

3. 脑膜炎症期　肉眼：脑脊膜血管明显充血，高度扩张，炎症产生大量的灰黄色的脓性渗出液覆盖了部分血管，甚至覆盖了脑沟、脑回，以致沟、回结构难以分辨。在渗出物较少的部位，黄色脓液沿血管分布。病变一般以大脑顶叶、额叶最明显（图14-19）。

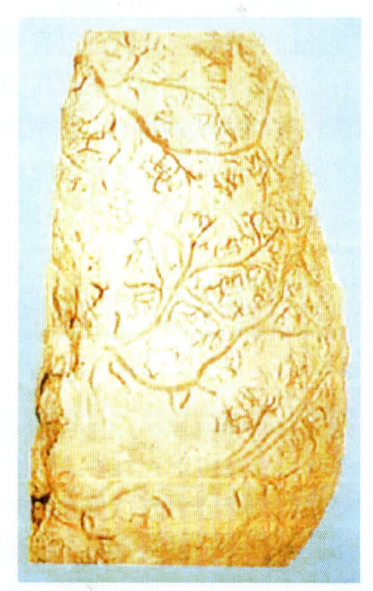

图14-19　流行性脑脊髓膜炎，炎症期（肉眼）
蛛网膜下腔增宽，其内小血管高度扩张充盈，伴大量中性粒细胞和一定量的浆液渗出，构成软脑膜浅表化脓的特点

光镜：蛛网膜血管高度扩张充血，脓液使蛛网膜下腔明显增宽，腔内可见大量变性坏死的中性粒细胞、浆液和少量的纤维蛋白（图14-20）。渗出液和细胞内均可查出病原菌。病变一般不累及深部的脑实质，但邻近的脑皮质可有轻度水肿和一定程度的神经元变性，其内小血管可见中性粒细胞浸润。

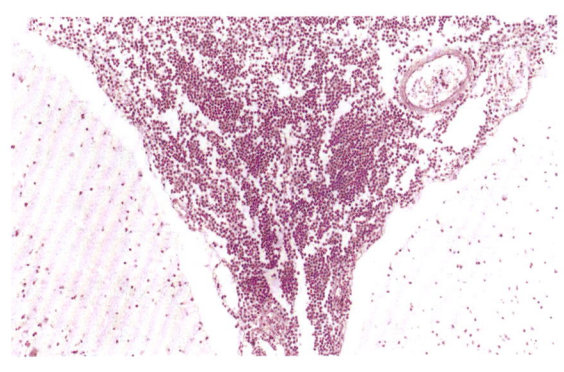

图 14-20 流行性脑脊髓膜炎，炎症期（光镜）
蛛网膜下腔扩大，腔内充满大量渗出的中性粒细胞，血管扩张充血

三、临床病理联系

急性化脓性脑膜炎在临床上主要表现为中枢神经系统症状、败血症和脑脊液改变。

（一）中枢神经系统症状

1. 脑膜刺激症　蛛网膜和软脊膜炎症延至脊髓神经根部，神经根在椎间孔处受压，引起颈背部肌肉疼痛或痉挛，患者出现颈项强直或角弓反张的保护体位。

2. 颅内压增高　表现为头痛、喷射性呕吐、小儿前囟饱满等，与炎症渗出、脑积液量增加有关。

3. 脑神经麻痹　第Ⅲ、Ⅳ、Ⅴ、Ⅵ和Ⅶ对脑神经常可因脑基底部炎症受累，引起相应的神经麻痹症状。

（二）败血症

患者出现发热、白细胞增高等全身中毒症状。细菌和细菌毒素可侵犯皮肤、黏膜小血管，造成血管炎和皮肤、黏膜的出血疹。

（三）脑脊液改变

脑脊液浑浊不清，含大量脓细胞，并可查出病原菌。脑脊液检查是本病诊断的一个重要依据。

少数患者由于大量细菌毒素的释放，导致皮肤大片紫癜，全身循环衰竭和休克，同时双侧肾上腺严重出血，肾上腺皮质功能衰竭，称为沃 - 弗综合征（Waterhouse Friderichsen syndrome），又称为暴发性脑膜炎球菌败血症。发病机制涉及内毒素所引起的弥散性血管内凝血，患者常在短期内死于严重败血症。

四、结局和并发症

大多数患者通过使用抗生素可痊愈，死亡率已由原来的 70% 以上降低到 10% 以下。仅有个别患者因治疗不当，或病情过重，可致死亡。少数患者也能迁延成慢性，并发脑神经麻痹、脑水肿以及脑底血管脉管炎阻塞引起的脑梗死等后遗症。

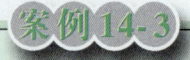

患儿，男，4岁，因高热、头痛、烦躁不安1天，急诊入院。近3天，患儿咽部疼痛，进食少，精神差，呕吐一次。查体：体温39.5℃，脉搏细数，血压60/40mmHg，呼吸急促，双肺可闻及湿啰音。双小腿及背部可见少量瘀点、瘀斑。入院后3小时，患儿突然抽搐、昏迷，全身皮肤及口周、甲床发绀，四肢厥冷，口、鼻腔内涌出大量咖啡样物，经抢救无效死亡。病理检查：双侧肺、肝水肿，肾上腺体积明显缩小，质软、暗红色，形状不规则，切开见髓质坏死、液化。光镜：肾间质血管可见透明血栓形成，肾上腺组织大部分出血坏死。脑膜血管扩张充血，脑沟变浅，脑回增宽，小脑扁桃体双侧可见浅压迹，深度<0.5cm。

思考题
1. 患儿患有何种疾病？死亡原因是什么？
2. 请用学过的病理学知识解释患儿的临床表现。

第五节 流行性乙型脑炎

流行性乙型脑炎（epidemic encephalitis B）是乙型脑炎病毒导致的急性传染病。病变以损伤中枢神经系统灰质，特别是以造成大脑皮质、基底核及视丘等处神经组织变性、坏死为特点的炎症性疾病。患者临床表现为高热、头痛、昏迷和抽搐等，具有起病急、死亡率高的特点。本病多在夏秋季流行，且儿童发病率高于成人。

一、病因及传染途径

乙型脑炎病毒为嗜神经性RNA病毒，其传播媒介是蚊虫，在我国主要是三节库蚊。蚊虫作为贮存宿主，在叮咬猪、牛等家畜时，造成家畜很高的隐性感染率，使之成为本病在人类的传染源和病原的贮存宿主。携带病毒的蚊虫叮咬人后，病毒进入血液，引起短暂性病毒血症。凡免疫力强、血-脑屏障功能正常者，病毒不能进入脑组织致病，此种状态多见于成年人的隐性感染。反之，显性感染多见于免疫力低下、血-脑屏障功能不完善者（儿童多见），使病原体能侵入中枢神经系统引起病变，由于受感染细胞表面有膜抗原存在，从而机体能产生体液免疫和细胞免疫，导致损伤和病变的发生。

二、病理变化

病变可累及中枢神经系统各个部分，但主要发生于灰质，以大脑皮质及基底核、视丘最为严重，小脑皮质、延髓及脑桥次之，脊髓特别是颈以下部位很少发病。

1. **肉眼** 脑膜充血，脑水肿使脑回变宽，脑沟变窄。可见粟粒大小脑软化灶，境界清楚，有散在或集中分布的半透明病灶。

2. **光镜** 主要的病变特点有：

（1）血管变化和炎症反应：在病变严重的区域以及小血管周围，常可看到炎症细胞的浸润，以淋巴细胞、单核细胞为主，有时也可有少量的中性粒细胞。小血管周围出现多种炎症细胞浸润形成血管套，又称为"袖套状浸润"（图14-21）。

(2) 神经细胞变性、坏死：可呈现轻重不等的变性，如细胞体肿胀、尼氏体溶解消失、胞质内空泡形成及细胞核萎缩深染和细胞核偏位等。病变严重时可进一步发展为坏死，神经细胞核可发生核固缩、核溶解、核消失，且常有小胶质细胞吞噬并进入坏死的神经细胞内，为噬神经细胞现象（图 14-22）。在变性、坏死的神经细胞周围出现增生的少突胶质细胞包绕，称为卫星现象（图 14-23）。

(3) 胶质细胞增生：神经胶质细胞尤其是小胶质细胞增生明显，常可群集形成小胶质细胞结节（图 14-24），后者多位于小血管或坏死的神经细胞附近。当病变进展为亚急性或慢性期时，星形胶质细胞增生和胶质瘢痕可形成。

(4) 软化灶形成：病灶局部的神经元、相邻的轴索、胶质细胞以及胶质纤维均陷入变性、坏死，继而液化，形成边界清楚的类圆形软化灶。软化灶内残存的组织明显疏松，故呈浅染的镂空筛网状形态特点。软化灶对本病的诊断具有重要意义。本病与流行性脑脊髓膜炎的鉴别见表 14-1。

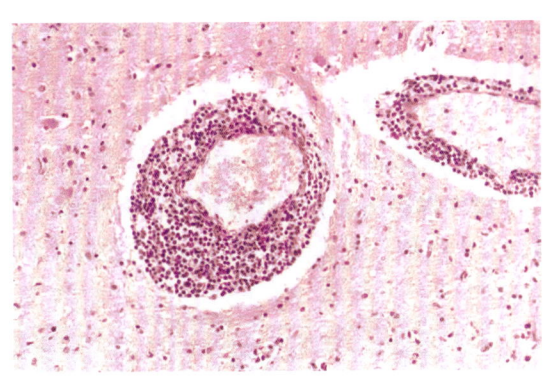

图 14-21　流行性乙型脑炎，袖套状浸润
小血管扩张，周围多量炎症细胞呈袖套状浸润

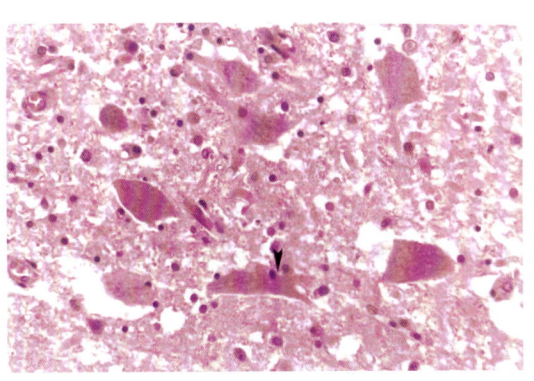

图 14-22　流行性乙型脑炎，噬神经细胞现象
神经细胞变性、坏死，小胶质细胞吞噬并进入坏死的神经细胞内，形成噬神经细胞现象（▲）

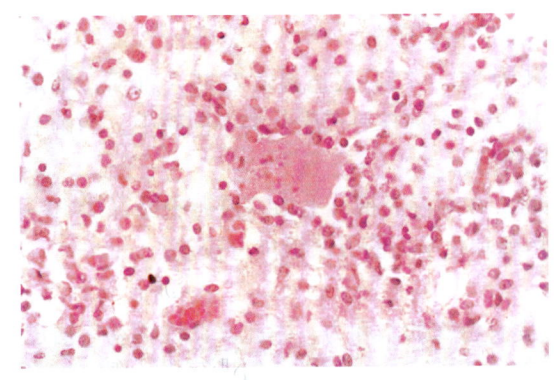

图 14-23　流行性乙型脑炎，卫星现象
少突胶质细胞围绕在变性、坏死的神经细胞周围，形成卫星现象

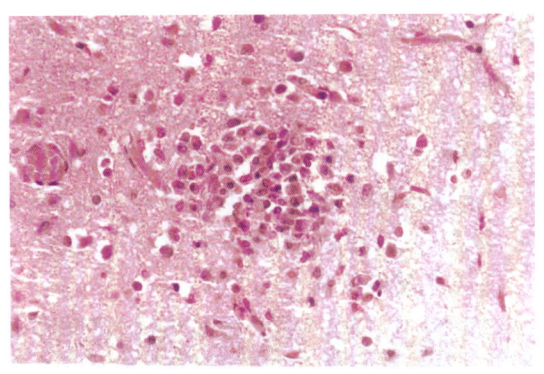

图 14-24　流行性乙型脑炎，胶质细胞结节
小胶质细胞增生，聚集形成胶质细胞结节

表 14-1　流行性乙型脑炎和流行性脑脊髓膜炎的鉴别

	流行性乙型脑炎	流行性脑脊髓膜炎
病原	乙型脑炎病毒	脑膜炎奈瑟菌
季节	夏秋	冬春季
部位	大脑灰质、神经核	脑脊髓膜
病变	神经元变性、坏死，大脑灰质软化灶形成	脑脊膜化脓性炎症，蛛网膜下腔积脓

三、临床病理联系

由于神经细胞广泛受累，患者最常见的早期症状是嗜睡和昏迷。脑神经核损伤后能引起脑神经麻痹症状（如眼球运动障碍、吞咽困难等）。随着炎症加重，脑水肿引发颅内高压，患者出现头痛和呕吐，甚至脑疝发生，使延髓呼吸中枢受压而导致呼吸骤停。

第六节　性传播性疾病

性传播性疾病（sexually transmitted diseases, STD）是指通过性行为而传播的一类疾病，又称性病。传统性病包括梅毒、淋病、软下疳、性病性淋巴肉芽肿、腹股沟淋巴肉芽肿等。近些年来又有新的病种出现，如艾滋病等，已多达二十余种。本节仅介绍淋病、尖锐湿疣和梅毒。

一、淋病

淋球菌感染（gonococcal infection, GI）是指由淋球菌引起的局部感染和播散性感染的总称，前者即指泌尿生殖道的黏膜感染，主要通过性接触传播，俗称淋病（gonorrhea）。

（一）病原菌及免疫原性

淋球菌（gonococcus）于 1897 年由奈瑟首次从患者尿道分泌物中发现，故亦称奈瑟淋球菌（Neisseria gonorrhoeae）。该菌为革兰阴性的卵圆形和球形菌。

淋球菌的酶系统不完全，生长环境的最适 pH 为 7.0～7.5，最适温度为 35～36℃，细菌膜表面覆有菌毛。菌毛为多肽组成并具抗原性，有时一个菌株可产生几类不同菌毛。当菌毛变异时抗原性亦随之改变。菌毛与淋球菌的侵袭力有关。

淋球菌离体后在干燥环境下可存活 1～2 小时，在潮湿衣裤、毛巾、被褥中能存活 10～74 小时，在脓痂和分泌物中可存活 6～8 天，对物理和化学灭菌方法抵抗力较差。

（二）发病机制

淋球菌仅侵袭人类，并对柱状上皮和移行上皮有特殊的亲和力，因此，在性活动传播过程中，首先遭受感染的部位是单层柱状上皮的尿道、子宫颈处，而后才累及阴道、阴茎、包皮及舟状窝等处。淋球菌黏附于尿道或子宫颈上皮后迅速繁殖，并可穿破上皮细胞进入黏膜下层。机体通过吞噬作用将淋球菌吞入细胞内。部分淋球菌死亡，排出内毒素，破坏黏膜细胞，引起急性化脓性炎症。

（三）病理变化

病理改变的特征为化脓性炎症伴肉芽组织形成及纤维化。

1. **男性感染** 男性感染后,淋球菌首先侵入尿道黏膜,使尿道发炎,即淋球菌性尿道炎,如不及时治疗或治疗不彻底,淋球菌则循前部尿道上行,到达后部尿道。在后部尿道发炎的同时可累及前列腺。此时,淋球菌一方面继续沿尿道上行进入膀胱,引起膀胱炎;另一方面可以沿着尿道前列腺部的射精管逆行进入精囊,引起精囊炎。淋球菌还可沿着输精管进入附睾,引起附睾炎。如果尿道黏膜受到淋球菌的严重破坏,恢复期瘢痕形成,可致尿道狭窄。

2. **女性感染** 女性感染后,淋球菌首先进入阴道,到达子宫颈部引起子宫颈炎,也可同时侵犯尿道,发生尿道炎。淋球菌由子宫颈部进入子宫内引起子宫内膜炎,再由输卵管口侵入两侧输卵管,引起输卵管炎,并可进一步引发卵巢炎。输卵管和卵巢发生粘连,形成输卵管卵巢脓肿。在少数患者淋球菌可波及腹腔,引起淋球菌性盆腔炎。

此外,淋球菌可通过血行或淋巴以不同的方式向全身多处组织和器官播散,引起脑膜炎、脑脊髓膜炎、关节炎、腱鞘炎、心内膜炎、胸膜炎、肺炎、腹膜炎、化脓性淋球菌性皮炎和淋病性角化症,亦可引起淋球菌败血症。

近年来,在西方国家由于同性恋及异性乱交增多,肛交、口交则可发生直肠淋病或咽喉淋病。

(四)临床病理联系

男性患者感染早期为尿道前部炎症,主要表现为尿痛、尿频、尿急、尿道口溢脓,少数患者可见龟头炎、包皮龟头炎、阴茎背面淋巴管发炎呈条索状及腹股沟淋巴结肿大。全身症状包括部分患者出现发热、寒战、食欲不佳、倦怠等症状。淋球菌性尿道炎往往因不规范治疗、性生活不节制等因素导致使病程延长、病情加重,从而引起一系列并发症,包括前列腺炎、附睾炎、精囊炎、尿道球腺炎,晚期多出现尿道狭窄及男性不育。

女性淋病患者早期症状常不明显,可出现尿频、尿急、尿痛,阴道脓性分泌物溢出。感染向上蔓延可引起子宫颈炎、子宫内膜炎,病变向周围扩展到盆腔,引起盆腔炎。输卵管炎后常因瘢痕形成,引起输卵管不通,导致不孕。

少数患者也可出现泌尿生殖道以外的播散性感染,包括关节炎、直肠炎、咽炎及皮肤角化症等。近年来国外频繁报告淋球菌性败血症,患者表现为发热、关节病变及皮疹。

二、尖锐湿疣

尖锐湿疣(condyloma acuminatum)是由人乳头瘤病毒引起的性传播性疾病,多发生于20~40岁青壮年,主要累及生殖道黏膜上皮。近些年来尖锐湿疣在我国的发病率急剧增长,病例数仅次于淋病,位居性传播疾病第二位。

(一)病因和发病

人乳头瘤病毒(human papilloma virus,HPV)为双链环状DNA病毒,属乳多空病毒科,有130多种亚型,在尖锐湿疣病变中以6、11型为最常见。HPV抵抗力强,能耐受干燥并长期保存,加热或经福尔马林处理可灭活,所以高温消毒和2%戊二醛消毒可灭活。

患者及无症状携带者是本病的主要传染源,主要通过性接触直接传播,也可通过带有病毒的污染物或非性行为接触而发生间接感染,婴儿通过孕妇产道的密切接触也可发生母婴传播。

HPV具有组织特异性,对人皮肤和黏膜,特别是生殖道上皮有高度的亲和性。病毒经接触进入上皮组织,在基底层细胞内病毒处于静止状态。病毒DNA的早期基因在棘细胞层开始表达，完整的病毒体仅在终末分化的角质层细胞中产生。病毒复制可诱导上皮细胞增殖，使表皮增厚，并伴有棘层细胞的增生和表皮角化。该病的进程和转归与感染的病毒类型、数量以及机体的免疫状态有关。本病的潜伏期平均为 3 个月。

（二）病理变化

尖锐湿疣在男性好发于阴茎冠状沟、龟头、包皮、尿道口及肛门附近等，在女性多见于阴唇、阴蒂、宫颈、阴道、会阴部及肛周等。病变初期为散在小而尖的突起，之后逐渐扩大，可互相融合，表面凹凸不平，呈疣状颗粒，大者可呈菜花状团块。尖锐湿疣质软、湿润、淡红或暗红色，触之易出血。

光镜下，表皮呈疣状或乳头状增生，乳头尖锐，角质层增生并呈不全角化，棘层肥厚，可见散在或成群的凹空细胞。该细胞体积大。核大、圆形或椭圆形，或不规则形，深染。核周胞质出现空晕，可见双核或多核。真皮层毛细血管和淋巴管扩张，有大量慢性炎症细胞浸润。

（三）临床病理联系

局部瘙痒、烧灼感为常见临床症状，约 1/3 病例可自行消退。应用免疫组织化学方法可检测 HPV 抗原。采用原位杂交、PCR 和原位 PCR 技术可检测 HPV DNA，有助于临床诊断。本病有癌变可能，与 HPV 病毒类型和感染部位有关。

三、梅毒

梅毒（syphilis）是由梅毒螺旋体（*Treponema pallidum*）引起的一种慢性性传染病。本病的特点是病程长及其潜匿性，可侵犯全身各器官，造成多种器官损害。早期主要侵犯皮肤、黏膜、晚期可累及心血管及神经系统，临床上表现出各种不同的症状。在我国本病于新中国成立前流行甚广。新中国成立后曾一度被消灭，但近年此病又死灰复燃，发病呈上升趋势，对社会的危害性不可忽视。

（一）病因

1.病原及免疫原性　梅毒螺旋体为密螺旋体，形似细密的弹簧，螺旋弯曲规则，平均为 6～14 个，因其透明不易着色，故又称苍白螺旋体。近年研究其外膜结构，发现一些与其致病性相关的成分，例如细菌外膜都富有蛋白质，而梅毒螺旋体外膜几乎全由磷脂构成，这就解释了为什么虽然机体有针对它内部蛋白质的抗体反应，而梅毒性病变仍进展不止。体外培养研究其生活及发育周期，分为颗粒期、球形体期及螺旋形期，平均约 30 小时增殖一次。

2.传播

（1）传染源：患者是唯一的传染源，而类人猿和某些种属的猴子是储存宿主。早期梅毒损害的皮肤黏膜的分泌物中含有大量病原体，有很大传染性。随着病期的发展，传染性越来越小。

（2）传播途径：除胎传梅毒外，性接触（包括口和肛门与性器官的接触）几乎是唯一的传播途径，梅毒螺旋体通过完整的皮肤或黏膜进入体内。此外，患者的尿、乳汁、唾液和精液中亦可含有梅毒螺旋体，通过直接或间接接触而受染的情况非常罕见。胎传梅毒系患梅毒的孕妇体内梅毒螺旋体经胎盘进入胎儿血液循环，引起全身性感染。近年来在男性同性恋者中梅毒的发病率有所增加，表现为原发性肛门直肠感染。

（3）易感人群：本病分布于全世界。在我国，1964 年基本消灭了性病。近年来随着国内外人口流动的增加，在某些城市梅毒的发病有扩展趋势，应予以重视。

（二）发病机制

梅毒螺旋体无内、外毒素，至今对其致病机制仍不明。当梅毒未经治疗或治疗不充分时，患者无临床症状，脑脊液正常，但梅毒血清反应阳性，称潜伏梅毒。感染期在2年以内的梅毒又称为早期梅毒，可随时发生二期复发损害，且有潜在的传染性。病期在2年以上至梅毒树胶肿发生期间，称为晚期梅毒。

综上所述，梅毒传染过程的特点是周期性潜伏与再发。潜伏与再发的原因与体内产生免疫力强弱有关。梅毒免疫是传染性免疫，即当体内有梅毒螺旋体感染时才有免疫力，其中以细胞免疫为主，而体液免疫在血清中产生的特异性抗体对该病具有早期诊断意义。

（三）基本病变

基本病变有闭塞性动脉内膜炎、血管周围炎以及树胶肿。

1. 闭塞性动脉内膜炎和血管周围炎　病变的中、小血管内皮细胞和成纤维细胞呈同心性增生，致管壁增厚，管腔狭窄或闭塞。血管周围有浆细胞、单核细胞、淋巴细胞呈围管性浸润，在炎症细胞中浆细胞的恒定出现为本病的特点之一。该病变可见于梅毒的各期改变。

2. 树胶肿　为类似结核性的肉芽肿性病变。肉芽肿韧而有弹性，质地如树胶，故称树胶肿。树胶肿呈灰白或微黄色，大小相差很大，大者可达3~4cm或更大，而小者仅见于光镜下。光镜下见病灶中心为凝固性坏死，周围有松散的上皮样细胞，再外层有淋巴细胞和浆细胞浸润及增生的纤维组织包绕。树胶肿与结核性肉芽肿很相似，它们的区别在于：

（1）树胶肿坏死不如结核的干酪样坏死彻底，用弹力纤维染色可见坏死组织内有原血管的轮廓。

（2）肉芽肿内少有朗格汉斯多核巨细胞，上皮样细胞也较少，有较多浆细胞浸润及肉芽肿周围明显的血管炎症改变。

（3）树胶肿可纤维化，使病变局部形成明显瘢痕，但不发生钙化。梅毒树胶肿仅见于第三期梅毒。

（四）后天性梅毒

按其病理变化分为三期：

1. 一期梅毒　梅毒螺旋体在入侵部位繁殖，经2~3周的潜伏期，感染局部（多在阴茎冠状沟、外阴、子宫颈等处）发生原发性损害。特点是硬性下疳形成。病变处先出现一个小红斑或丘疹，后为硬结，很快破溃形成无痛性溃疡，质硬如软骨，故称硬性下疳。典型的硬性下疳呈圆形，通常为单发，边界清楚，边缘隆起，基底洁净。光镜下，溃疡底部呈闭塞性动脉内膜炎和血管周围炎改变。溃疡边缘见淋巴细胞、浆细胞和少量巨噬细胞浸润，即硬性下疳（chancre sulcus, hard chancre）。

2. 二期梅毒　特点是皮肤、黏膜出现梅毒疹。在发生硬性下疳后6周，潜伏体内的梅毒螺旋体再次繁殖并侵入血流，引起早发梅毒疹。此期硬性下疳虽愈合，但体内潜伏的病原体仍能继续繁殖，一般在感染后7~10周，病原体大量进入血液循环，播散至全身并以皮肤、黏膜病变为主，发生梅毒疹。皮疹主要表现为口腔黏膜及躯干、四肢、手掌和足心皮肤的斑丘疹。光镜下可见梅毒疹为大量淋巴细胞、浆细胞的弥漫性浸润和闭塞性动脉内膜炎及血管周围炎。在外阴、肛门等部皮肤可见境界清楚、高出皮面的扁平湿疣。

随着机体免疫应答反应的建立，梅毒螺旋体再次处于潜伏或静止状态，但25%未治疗的患者在4年内均有二期复发现象。

3. 三期梅毒　又称晚期梅毒或器官梅毒期。主要累及心血管，其次为中枢神经系统。此外，骨骼、肝等也可受侵犯。病变表现除有早期梅毒的闭塞性动脉内膜炎和血管周围炎外，特点为树胶肿形成。在早期梅毒之后 2～5 年或更长，约 1/3 未治疗的晚期梅毒患者部分脏器发生树胶肿样浸润性病变。病灶中有少量梅毒螺旋体。

病变主要累及主动脉，引起梅毒性主动脉炎、主动脉瓣关闭不全、冠状动脉口狭窄或闭塞及动脉瘤形成。中枢神经系统梅毒主要表现为梅毒性脑膜血管病和神经梅毒。肝树胶肿纤维化后可引起肝大结节性肝硬化。骨、关节树胶肿可引起病理性骨折和关节破坏。睾丸树胶肿可引起睾丸无痛性肿大。

（五）胎传梅毒

胎儿在母体内通过胎盘而被感染的梅毒为胎传梅毒，又称先天性梅毒。胎传梅毒见于胎龄在 4 个月以上的胎儿和婴幼儿。由于感染轻重的不同，先天性受染的胎儿在子宫内死亡，引起晚期流产、死产或出生不久后死亡。幸存者多属感染较轻的。在 2 岁以内发病的为早发性胎传梅毒。出生 2 年至数年后才发病者，为晚发性胎传梅毒。

1. **早发性胎传梅毒** 患病的胎儿或婴儿体内梅毒螺旋体较多。最突出的病变为皮肤、黏膜广泛性大疱和剥脱性皮炎。骨损害也甚为常见，表现为骨软骨炎、骨膜炎、马刀胫、马鞍鼻。肝、肺等发生弥漫性间质性炎。此外，可发生间质性角膜炎或眼球脉络膜炎。

2. **晚发性胎传梅毒** 患者虽在胎儿期已受感染，但感染较轻。2 岁后较为突出的改变是发生在眼、耳和牙齿，表现为间质性角膜炎、神经性耳聋、哈钦森牙（Hutchinson teeth）。患者同样也表现有马鞍鼻、马刀胫及内脏器官的病变。

（六）临床病理联系

梅毒传染过程的特点是周期性潜伏与再发，在不同发展阶段的病变和临床表现不同。潜伏与再发的原因与机体的免疫力有关，如机体免疫力强则迫使梅毒螺旋体转变为颗粒形或球形，在体内一些部位潜伏。一旦机体免疫力下降后，梅毒螺旋体又可兴起并侵犯体内某些部位而复发。临床上患者可表现为生殖系统、心血管系统、神经系统以及皮肤等多组织和器官的病变，症状和体征具有多样性和复杂性。诊断上应注意患者有性交传染的病史、特异性抗体的产生（6 周出现）。晚期梅毒诊断需根据病理变化特点，结合临床症状和体征排除肿瘤结节性病变的可能性。

第七节　艾　滋　病

艾滋病又称获得性免疫缺陷综合征（acquired immunodeficiency syndrome, AIDS），是人类免疫缺陷病毒（human immunodeficiency virus, HIV）引起的严重传染病。病毒特异性地侵犯辅助性 T 淋巴细胞（Th），造成机体细胞免疫受损。感染后经过一段无症状期，逐步发展为持续性全身淋巴结肿大综合征，呈症状显现期，直到免疫系统被严重破坏而出现各种严重机会性感染和肿瘤，导致死亡。

一、病因

（一）病原

HIV 是一种反转录病毒。1983 年 5 月法国学者 Montagnier 首先从一例艾滋病相关综合征（AIDS related complex, ARC）患者肿大的淋巴结中分离出一种病毒，称其为淋巴结病相关病毒。1984 年 5 月，美国学者 Gallo 相继从艾滋病患者组织中分离到名为人 T 淋巴细胞病毒Ⅲ型病毒，后经证实为同一种病毒。1986年5月国际病毒分类委员会将艾滋病病毒命名为HIV。WHO在第39届世界卫生组织会议上宣布HIV作为艾滋病病毒的正式命名。

HIV为慢病毒属病毒，直径100～200nm，呈椭圆形或圆柱形，为单链RNA，外有类脂包膜。核中央位，圆柱状。病毒可在体外淋巴细胞系中培养。病毒对外界抵抗力较弱，加热56℃30分钟和一般消毒剂均可灭活，但对紫外线不甚敏感。

目前发现HIV有HIVⅠ和HIVⅡ两型，两者在基因结构上有部分同源性，但HIVⅡ主要分布于西非，可致病，致病性较HIVⅠ弱。HIVⅠ有A、B、C、D、E、F、G、H、O9种亚型，以B型最常见。

（二）传播

1. 传染源　1981年美国疾病控制中心（Centers for Disease Control and Prevention, CDC）在纽约和旧金山等地对男性同性恋患者因卡波西肉瘤（Kaposi's sarcoma）和卡氏肺孢子菌病而死亡者进行研究，首先证实为艾滋病。因其为后天获得性免疫缺陷，患者因严重机会性感染而死亡，故定名为获得性免疫缺陷综合征，并最先报告此病。此后类似病例在美国及其他国家相继增多。目前此病已遍及世界各地，以美洲、非洲、澳洲为主，亚洲病例正逐渐增多。日本、东南亚和中国的港、澳、台病例较多。我国1985年杭州地区部分患者输注美国进口的球蛋白后，其中4人感染了HIV，1987年有1例因艾滋病相关综合征死亡。近年来发现云南边境吸毒人口中HIV感染率较高。据卫生部统计，我国HIV感染有5万～10万人。患者及无症状带病毒者为传染源。病毒存在于血液、精液、子宫、阴道分泌物、唾液、泪液及乳汁中。

2. 传播途径

（1）通过输入含有HIV的血液、血制品感染。

（2）通过污染的针头经注射途径传播。

（3）经性接触（同性恋、异性恋或双性恋）水平传播。

（4）胎儿宫内感染造成垂直传播。

男性同性恋、静脉药瘾者为最常见的传播方式，卖淫及性混乱者也是HIV传播的重要因素；母亲感染HIV后对胎儿的传播在西方国家多见；日常生活接触传染或医务人员职业性传染则较少发生。

3. 易感者　任何年龄均易感，以≤49岁性活跃期青壮年发病率为最高。近年来女性感染者有上升趋势。西方和亚洲某些地区妇女HIV感染率较高，其出生胎儿受染率也高。小儿感染HIV后，潜伏期短、发病急、死亡迅速。

二、发病机制

HIV对人体免疫系统功能破坏的主要靶细胞是Th淋巴细胞。HIV与Th淋巴细胞表面的CD4分子高度亲和，可以认为CD4分子是HIV的特殊受体，因此，HIV选择性地侵犯Th淋巴细胞。HIV与Th细胞膜上CD4分子结合而进入Th细胞并在Th淋巴细胞内复制、繁殖，大量的病毒颗粒在Th细胞膜处通过出芽方式释放，同时也引起Th淋巴细胞的溶解、死亡。释放出来的HIV的新病毒颗粒又可攻击其他的Th淋巴细胞，如此重复，终致Th淋巴细胞的耗竭。Th淋巴细胞是调节整个免疫系统的枢纽细胞，它的消减、耗竭必然影响到IL-2、γ干扰素和有关激活巨噬细胞、B淋巴细胞等多种淋巴因子的分泌，将影响Th淋巴细胞与其他免疫活性细胞（包括Ts淋巴细胞、NK细胞、B淋巴细胞、巨噬细胞）的功能，导致一系列免疫功能障碍，从而诱发顽固的条件致病性感染和恶性肿瘤的发生。特别是细胞免疫功能低下或衰竭引起各种顽固的机会性感染，最终导致患者死亡。因单核-巨噬细胞受损使趋化性降低，使 IL-1 和肿瘤坏死因子释放增加，致患者发热和明显消瘦。由于多克隆 B 淋巴细胞被活化而使免疫球蛋白升高，患者发生自身免疫性疾病，以及对新的抗原反应性降低而发生感染，特别是小儿易患严重的化脓性病变。

三、病理变化

可将艾滋病病变归纳为以下三个方面：

（一）淋巴组织病变

HIV 感染后可见淋巴结和胸腺等免疫器官病变。HIV 直接侵犯 Th 淋巴细胞，因此，首先表现为全身淋巴组织受累。淋巴结病变可分为增生、部分摧毁和全部摧毁阶段。在本病早、中期，淋巴结肿大，淋巴结呈反应性病变。早期的表现是淋巴组织反应性增生，随后可出现类血管免疫母细胞淋巴结病，继之淋巴结内淋巴细胞稀少，生发中心空虚，脾小动脉周围 T 细胞区和脾小结淋巴细胞稀少，无生发中心或完全丧失淋巴细胞成分。胸腺上皮严重萎缩，缺少胸腺小体。光镜下，早期可见淋巴滤泡明显增生，生发中心活跃，核分裂象多，髓质及血管周围有较多浆细胞浸润。随后进入淋巴结的部分摧毁阶段，表现为淋巴滤泡外套层淋巴细胞减少或消失，其累及范围逐渐向中心发展，小血管增生并有纤维素样或玻璃样物质沉积，致生发中心被零落分割。副皮质区的 T 细胞（CD4）逐渐减少，为浆细胞浸润代替。晚期的淋巴结呈现一片荒芜景象，淋巴滤泡与副皮质区已无法辨认，淋巴细胞（T、B 淋巴细胞）消失殆尽，仅可见巨噬细胞和浆细胞残留。

脾、扁桃体、肠道的淋巴组织均表现为淋巴滤泡消失、淋巴细胞减少等淋巴样组织萎缩改变。胸腺与正常同龄人相比呈现过早萎缩，表现为淋巴细胞减少、胸腺小体钙化等改变。

（二）继发性感染

多发性、多种病原的机会感染是本病的又一特征。病原种类繁多，原虫感染（如卡氏肺孢子菌、弓浆虫、隐孢子虫、兰氏贾第鞭毛虫等）、真菌感染（如白假丝酵母菌、曲菌、新型隐球菌等）、病毒感染（如巨细胞病毒、单纯疱疹病毒等）。由于患者有严重的免疫缺陷，故一方面，感染所引起的炎症反应轻微，病变也不典型；另一方面，某些毒力较弱的病原可引起反复性、致命性感染。在脑、肺组织可发现弓形虫，在肺组织可发现肺孢子菌、分枝杆菌，肠道可发现隐孢子虫，巨细胞病毒也可在各组织中发现。约有半数的病例有卡氏肺孢子菌感染，因此，肺的卡氏肺孢子菌感染（图 14-25）对本病的诊断有一定的参考价值。消化道隐孢子菌感染在本病也较为常见。本病继发感染的范围广泛，可累及全身各脏器，其中以肺、消化道及中枢神经系统的感染最常见。70% 的病例有中枢神经系统的侵犯，可见由弓形虫或隐球菌感染所致的脑炎或脑膜炎，巨细胞病毒所引起的多灶性白质脑病。HIV 常侵犯中枢神经系统，病变包括胶质细胞

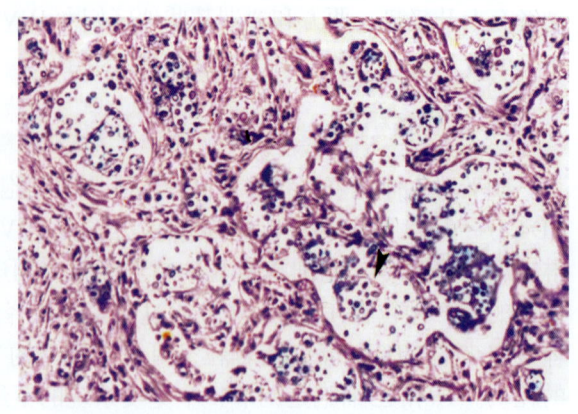

图 14-25　肺孢子菌病（AB/PAS 染色）
肺孢子菌呈 PAS 或 AB 阳性的球形小体（▲）

增生、灶性坏死、血管周围炎性浸润、多核巨细胞形成和脱髓鞘现象，神经系统也是 HIV 感染的靶组织。

（三）恶性肿瘤

约有 30% 的患者可发生卡波西肉瘤（图 14-26、14-27）和不同类型的淋巴瘤。前者的病理表现为皮肤、黏膜和内脏"多发的特发性出血性肉瘤"。后者主要表现为霍奇金淋巴瘤、非霍奇金淋巴瘤等恶性肿瘤，如伯基特淋巴瘤、脑原发性淋巴瘤。与一般人群相比，HIV 阳性患者的霍奇金淋巴瘤发病率高 8 倍，非霍奇金淋巴瘤高 60~200 倍，而中枢神经淋巴瘤和伯基特淋巴瘤的发病率更显著高于 HIV 阴性的人群。

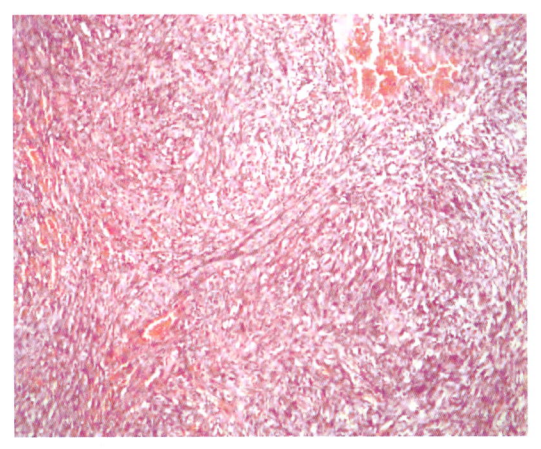

图 14-26　卡波西肉瘤（低倍）
肉瘤由增生的血管和梭形细胞构成

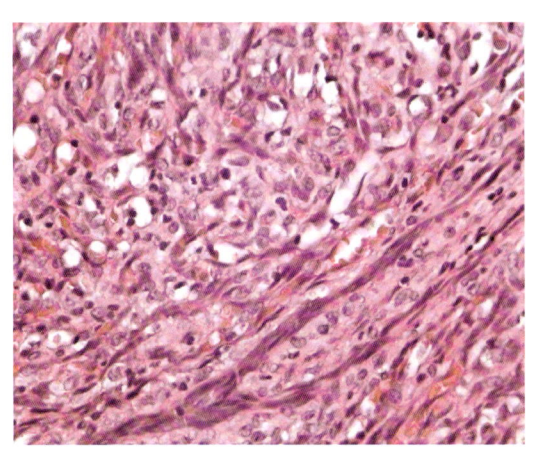

图 14-27　卡波西肉瘤（高倍）
肿瘤性血管细胞异型明显

四、临床病理联系

临床上将艾滋病的病程分为三阶段：①早期，或称急性期，感染病毒 3~6 周后可出现咽痛、发热、肌肉酸痛等一些非特异性表现。病毒在体内复制，但由于患者尚有较好的免疫反应能力，2~3 周后这种急性感染症状可自行缓解。②中期，或称慢性期，机体的免疫功能与病毒之间处于相互抗衡阶段，在某些病例此期可长达数年或不再进入末期。此期病毒复制持续处于低水平，临床可以无明显症状或出现明显的全身淋巴结肿大，常伴发热、乏力、皮疹等。③后期，或称危险期，机体免疫功能全面崩溃，患者有持续发热、乏力、消瘦、腹泻，并出现神经系统症状、明显的机会感染及恶性肿瘤，血液检查可见淋巴细胞明显减少（＜30%），CD4＋细胞减少尤为显著，CD4＋细胞与CD8＋细胞之比可由原来的 2 下降至 0.5 以下，细胞免疫反应丧失殆尽。

本病的潜伏期很长，一般认为 2~10 年可以发展为艾滋病。由于免疫功能的全面崩溃，晚期患者预后差，死亡率达 100%。致病原因虽已清楚，但制备有效的疫苗尚有待时日，其困难在于 HIV 在不同的患者有惊人的多型性。目前无理想的治疗药物。药物治疗有"鸡尾酒"疗法，有待总结和完善。当前更重要的是采取一切必要的措施防止本病的传播和流行。

第八节　新型传染病

随着我国对疾病预防工作的逐渐完善和发展，传统传染病得到了有效的控制。但近些年来，随着全球气候变暖、环境污染、世界全球化的加速进行以及新的病毒种类的增加，越来越多的新型传染病，如艾滋病、严重急性呼吸综合征、小儿手足口病、禽流感、甲型H1N1流感等疾病威胁着人类的健康，同时也引起了全社会对传染病的恐慌，影响了人民的正常生活和社会的和谐稳定。本节重点介绍严重急性呼吸综合征、禽流感及手足口病。

一、严重急性呼吸综合征

严重急性呼吸综合征（severe acute respiratory syndrome, SARS），曾称"非典型性肺炎"，是由SARS冠状病毒引起的、以呼吸系统症状为主的新型急性传染性疾病。2002年11月我国广东发现首例病例，随后数月在世界三十余个国家和地区，特别是我国一些省市和港台地区呈暴发流行趋势。

1. 病因及发病　　SARS冠状病毒（SARS coronavirus, SARS CoV）呈球形，直径在100nm左右，是单链正义RNA病毒，基因组长29~31kb。与其他冠状病毒一样，SARS病毒包膜上也有放射状排列的刺突蛋白。冠状病毒的刺突蛋白主要包括三种糖蛋白：S蛋白、M蛋白和E蛋白。其中S蛋白是冠状病毒主要的膜蛋白，在病毒侵袭宿主细胞中起重要作用。S蛋白分为球状的S1部分和棒状的S2部分，两者之间存在与宿主细胞特异性受体结合的位点。M蛋白与S蛋白结合被认为是病毒颗粒组装过程中的又一关键信号。E蛋白是结构最小的膜蛋白。

SARS CoV以近距离空气飞沫传播为主，直接接触患者大便、尿液和血液等也会受到感染。

目前，SARS的发病机制尚不清楚。已有的研究显示SARS的发生可能与多种机制作用有关。

（1）细胞因子学说：SARS CoV感染之后引起多种炎症介质的释放，尤其是巨噬细胞的活化，释放许多前炎症细胞因子，进而导致细胞因子调节失控，如肿瘤坏死因子、IL-1、转化生长因子等细胞因子的释放可促进肺纤维化。

（2）超敏反应学说：SARS CoV的相关结构蛋白对人体是一种超抗原，可以诱发强烈的变态反应，从而引起剧烈的免疫损伤，快速大规模地破坏感染细胞甚至是正常细胞与组织结构，引起急性肺损伤。

（3）T细胞免疫失衡学说：SARS患者从发病初期就表现出外周血淋巴细胞计数下降，尤其是CD4$^+$细胞下降更明显，提示SARS患者细胞免疫受到严重破坏。

2. 病理改变　　目前，从有限的尸体解剖检查显示，与人高致病性禽流感死亡病例相似，SARS死亡病例的呼吸系统和免疫系统病变最突出。

（1）呼吸系统：肉眼观，肺有不同程度的实变，双肺重量增加。光镜下，肺亦以急性间质性肺炎伴弥漫性肺泡损伤改变为主，包括肺透明膜形成，肺泡腔内见水肿液、出血、纤维素沉积和坏死脱落的肺泡上皮（图14-28）。肺泡上皮轻度异型性增生，部分胞质内见病毒包涵体。肺泡腔内和肺泡间隔内巨噬细胞明显增多。支气管上皮坏死、脱落、增生和鳞状上皮化生。有广泛纤维素性微血栓形成。电镜显示，肺泡上皮细胞和肺血管内皮细胞的胞质内和扩张的细胞器内可见直径约100nm的圆形或椭圆形冠状病毒颗粒，表面有特征性的放射状刺突。

（2）免疫系统：脾体积略缩小，质软。光镜下，脾小结萎缩，脾动脉周围淋巴鞘内淋巴细胞减少，红髓内淋巴细胞稀疏。白髓和被膜下淋巴组织呈灶状出血坏死。淋巴结固有结构消失，皮、髓质界限不清，淋巴细胞数量减少，并伴淋巴组织灶状坏死。

3. 发展和结局　本病若能及时发现并有效治疗，大多可以治愈，其中少部分患者出现肺纤维化，也有个别存活病例出现无菌性股骨头坏死，考虑为SARS患者治疗时应用大量糖皮质激素所致。少部分患者可因多脏器功能衰竭死亡。

二、人高致病性禽流行性感冒

人禽流行性感冒（human avian influenza）又称人禽流感，是由禽A型流感病毒某些亚型的毒株引起的急性呼吸道传染病。自

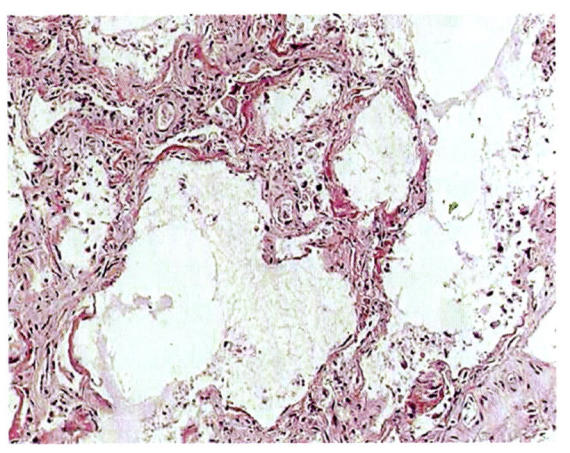

图14-28　SARS肺

肺间质增宽，小血管壁增厚，炎症细胞浸润明显。肺泡腔大小不等，腔内见淡粉染渗出液和炎症细胞。部分肺泡腔内见薄的透明膜形成

1997年香港首先出现由禽传染至人的高致病性H5N1人禽流感病例以来，这种禽传人的传染病逐渐在世界各国蔓延，因此，该病引起全世界范围的关注。本节主要介绍高致病性禽流感病毒H5N1亚型感染人后的相关病理改变。

1. 病因　禽流感病毒（avian influenza virus，AIV）基因组由8个负链的单链RNA片段组成，属正黏病毒科，甲型流感病毒属，一般呈球形，直径为80～120nm，表面有突起，一种突起是血凝素（分H1～H15个亚型），一种突起是神经氨酸酶（分N1～N9个亚型）。血凝素和神经氨酸酶均为糖蛋白，结合后即为一种血清亚型，其中H5、H7和H9为高致病亚型。以往H5N1亚型仅见于禽类，但从1997年开始出现禽传人的病例。我国目前发生的人禽流感是由H5N1亚型所致，这也是目前引起全球发病人数最多、死亡率最高的亚型。2013年在我国新发现的H7N9禽流感病毒也属于禽源性，但禽类不会发病，也未发现病毒明显的人传人迹象。H7N9禽流感因为禽类不发病，人类很难判断所吃的禽类是否携带H7N9病毒，因此，具有较高的隐蔽性，预防起来更加困难。

禽流感病毒对乙醚、氯仿和丙酮等有机溶剂均敏感，常用消毒剂容易将其灭活。禽流感病毒对热比较敏感，65℃加热30分钟或100℃ 2分钟以上可灭活。病毒对低温抵抗力较强。

2. 传播途径　禽流感的传染源主要是患禽流感或携带禽流感病毒的鸡、鸭、鹅等家禽，人主要经呼吸道吸入病禽分泌物、排泄物所形成的粉尘致病。此外，食用病禽、结膜感染、直接接触病毒和环境的污染也会导致感染。目前，我国发生的病例有些流行病史明确，有些并不明确，提示对人禽流感的传染源和传播途径有待进一步仔细探究。目前尚无足够的人传人的证据。一般认为任何年龄均易感。

3. 发病机制　目前，对人禽流感的发病机制尚不清楚，现有的理论尚处于研究和推论中。其中，禽流感病毒的受体特异性是致病的重要因素之一。人流感病毒识别α26交联唾液酸，而禽流感病毒识别α23交联唾液酸。在上呼吸道，纤毛上皮细胞无禽流感病毒受体。在下呼吸道，α23交联唾液酸主要分布在Ⅱ型肺泡上皮、肺泡巨噬细胞和部分支气管黏膜上皮，禽流感病毒与之结合后可引起肺组织不同程度的损伤。

此外，禽流感病毒通过不断变异获得更高的感染力和致病力是其跨宿主感染人群的前提

条件，这种不断变异和进化具备了感染人类细胞并在人体内有效复制的能力。禽流感病毒在人体内复制不仅能够对人体细胞、组织直接产生形态结构和功能的损伤，还可以削弱或逃避机体抗病毒免疫防御机制而形成感染或诱导免疫功能紊乱，引起病理性免疫反应，从而进一步加重禽流感病毒感染，并造成组织和器官的病理损伤。

4.病理改变　尽管高致病性 H5N1 人禽流感死亡率较高，但是，系统尸体解剖数目少，目前国内外文献报道共 6 例。综合这些报道显示该病以呼吸系统和免疫系统的病变最为突出，其他脏器也有不同程度改变。

（1）呼吸系统病变：肉眼观，双肺有不同程度的实性变。光镜下，肺病变主要呈急性间质性肺炎伴弥漫性肺泡损伤（diffuse alveolar damage, DAD），并且病程长短不同，显示不同的病理分期（渗出期、增生期和纤维化期）。早期呈渗出性改变，肺泡上皮坏死脱落，肺泡腔内见大量均匀粉染液体或多种细胞成分（脱落的肺泡上皮、红细胞、巨噬细胞和多核巨细胞等），广泛肺透明膜形成。中晚期主要呈增生性和纤维化性改变，肺泡上皮和支气管上皮增生，肺泡腔内渗出物和肺间质有不同程度的纤维化（图 14-29）。此外，肺间质淋巴细胞、单核细胞浸润，有不同程度的肺淤血和肺水肿，广泛纤维素性微血栓形成。气管和支气管上皮细胞有不同程度的坏死和脱落。

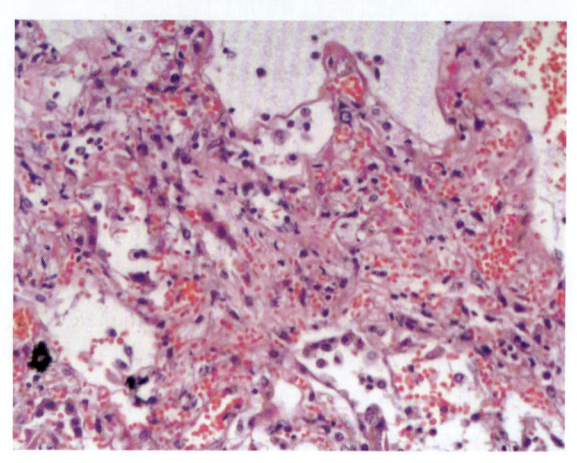

图 14-29　人禽流感肺

肺泡上皮脱落，间质血管明显扩张充盈，纤维组织增生。部分肺泡腔内见透明膜形成

（2）脾和淋巴结病变：全身淋巴组织萎缩伴活跃的嗜血现象。具体表现有：①脾白髓内淋巴细胞显著减少，伴灶状组织细胞增生。增生的组织细胞体积大，有一定的异型性，部分细胞胞质内见吞噬的红细胞，红髓有出血。②淋巴结内滤泡萎缩乃至消失，B 淋巴细胞和 T 淋巴细胞广泛减少。淋巴窦扩张，窦组织细胞增生，胞质内可见吞噬的淋巴细胞、红细胞和细胞碎片等，间质血管扩张充盈（图 14-30）。

（3）其他主要脏器病变：心脏可有间质性心肌炎，肝可有灶状坏死，肾可有急性肾小管坏死。

5.临床病理联系　人禽流感轻症患者诊断率极低，可能因与其他流感症状非常相似，不易区别和引起患者重视有关。确诊者往往是重症病例，其中绝大多数患者以高热起病（体温在 39℃以上），伴有感冒样症状及下呼吸道症状，有时会有上呼吸道症状。部分患者会出现腹泻、呕吐和腹痛等消化道症状。推测从暴露至发病时间

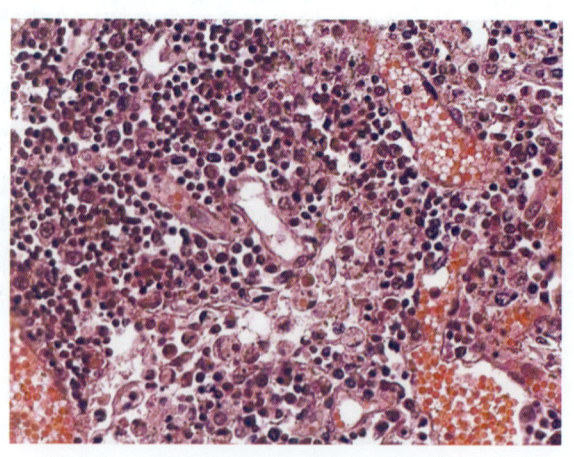

图 14-30　人禽流感淋巴结

淋巴细胞广泛减少，淋巴窦扩张，窦组织细胞增生，胞质内可见吞噬的淋巴细胞、红细胞和细胞碎片，间质血管扩张充盈

为 2~8 天，一般于发病后平均 5 天（1~16 天）出现呼吸困难，病情加重。

由于 H5N1 型禽流感病毒侵犯呼吸道黏膜上皮和肺泡上皮，破坏了呼吸膜血气屏障的完整性，因此，病程初期肺组织中主要为以小分子为主的液体大量渗出，在影像学上形成特征性"白肺"表现。部分病例由于某些原因出现肺组织中液体逐渐吸收，"白肺"逐渐消失，肺含气增多，患者逐渐痊愈；部分病例肺组织中液体只是暂时少量吸收，"白肺"似有好转，由于高浓度氧和病毒感染后炎症介质及细胞因子的持续存在，对肺微循环的内皮细胞和肺泡上皮细胞损伤进一步加重，继之发生含有较大分子的浆液和纤维蛋白原大量渗出，渗出的纤维蛋白原凝集成纤维素，并形成肺透明膜。患者病情出现反复，呼吸系统症状加重。部分病例肺部影像学呈进行性加重改变，并无暂时好转。

6. 发展和结局　影响预后的因素包括患者年龄、是否有基础性疾病、治疗是否及时以及是否有并发症。部分感染禽流感病毒 H5N1 亚型者，由于病毒持续存在且对主要脏器损伤严重，患者可因进行性呼吸窘迫综合征和多脏器功能衰竭而死亡。部分感染禽流感病毒 H5N1 亚型者虽然治愈，但尚需随访观察有无后遗症。

以上是近年来人高致病性禽流感的研究所得，由于该病是人类新发呼吸道传染性疾病，尚有许多方面有待于进一步研究。

三、肠道病毒 71 型感染

肠道病毒 71 型是人类肠道病毒的一种，感染人群以婴幼儿为主，主要表现有手足口病、疱疹性咽峡炎、急性出血性结膜炎、脑炎、无菌性脑膜炎等，其中以手足口病及疱疹性咽峡炎最为常见，以中枢神经系统感染为最严重。

1. 病因　人类肠道病毒 71 型（human enterovirus 71，EV71）最早于 1969－1970 年在美国加利福尼亚州被发现，是 1969 年首次从加利福尼亚患有中枢神经系统疾病的婴儿大便标本中分离出来的。经由某些细胞培养后纯株化病毒分析，发现会出现典型由肠道病毒所致的细胞病变现象，因此，推测当时所发现的病毒为一种新型的肠道病毒，故将该病毒株命名为肠道病毒 71 型。EV71 为目前肠道病毒群中最晚发现的病毒，其感染性强且致病率高，尤其是神经系统方面的并发症。其他同属于肠道病毒群之病毒尚包括小儿麻痹病毒、柯萨奇病毒、伊科病毒等。

EV71 在病毒学上的分类是属于无外套膜的病毒，因此，它对周围环境的抵抗力很强，可以耐酸达 pH2，故不会被胃酸破坏，可以通过胃酸到达肠道繁殖，这也是它被命名为肠道病毒的原因之一。肠道病毒对乙醇亦具耐受性，故乙醇对肠道病毒并无抑制作用。肠道病毒甚至可以对抗一般的清洁剂，故一般家庭用的洗手液及肥皂对肠道病毒无杀菌效果。因肠道病毒可在下水道污水中存活 3~5 天之久，故在肠道病毒大流行期间甚至可由下水道污水中分离出肠道病毒。目前已知需浓度 1%~3% 之漂白水才能有效地消灭肠道病毒，因此，在大流行期常用此浓度的漂白水对病患所接触过之物品及环境进行喷洒消毒。

2. 传播途径　流行病学资料显示，EV71 具有季节性，且无地域性限制，故于全世界各地均有肠道病毒流行之报告，包括澳大利亚、日本、中国香港、马来西亚、瑞典、保加利亚、匈牙利及法国等。然而出现肠道病毒致死病例的却出现在少数地区。除了中国台湾外，于 1969－1998 年间曾经造成大流行并有多名致死病例的地区尚包括保加利亚、匈牙利及马来西亚等地。依据这些地区的肠道病毒流行报告显示，EV71 侵犯的对象主为学龄前幼童，而由 1998 年台湾地区 EV71 大流行时之统计数据发现，3 岁以下之幼儿几乎都无 EV71 抗体，故为最主要的高危险人群。肠道病毒流行发生于每年的夏、秋季，6－9月为高峰期，容易侵犯15岁以下儿童，感染后会有2～10天（平均3～5天）的潜伏期，并可经由呼吸道的飞沫传染或经由胃肠道的大便传染。肠道病毒的传染力始于发病的前几天，在发病后1周内传染力最强，在咽喉及大便中都可发现病毒的存在，肠道病毒可持续存在于患者的口鼻分泌物达3～4周，而由肠道排出病毒的期间则可持续6～8周之久。病毒从咽部或肠道侵入，引起一系列病理改变，出现临床表现或为隐性感染。

3. 发病机制　病毒从咽部或肠道侵入，在局部黏膜或淋巴组织中繁殖，并由局部排出，此时可引起局部症状。继而病毒又侵入局部淋巴结，并由此进入血液循环，导致第一次病毒血症。病毒经血液循环侵入单核-巨噬细胞组织、深层淋巴结、肝、脾、骨髓等处并大量繁殖，由此进入血液循环，引起第二次病毒血症。病毒可随血流进入全身各器官，如中枢神经系统、皮肤、黏膜、心脏等处，进一步繁殖并引起病变。

4. 病理改变　通过3例EV71感染死亡病例的系统尸检，获得心、肝、脾、肺、肾、肠和脑等脏器，进行了常规病理检查，对部分组织进行了免疫组织化学染色，全部有病原学检测EV71（+）结果。3例均有明显的神经系统病变，以脑干和颈髓上段为主的多部位脑、脊髓炎，表现为神经元变性坏死、噬神经现象（图14-31）、血管套（图14-32）、脑实质内炎症细胞灶状聚集（图14-33）、脑脊髓膜炎、较严重的脑水肿伴脑疝形成（图14-34）。呼吸系统表现为肺淤血和不同程度的神经源性肺水肿及肺出血，其中1例伴早期继发感染（图14-35）。淋巴造血系统表现为肺门淋巴结和肠系膜淋巴结内数目增多，体积增大（图14-36）。光镜下淋巴结淋巴滤泡扩大，生发中心转化及凋亡明显，可见多量核碎裂。脾小结扩大，生发中心细胞凋亡明显。消化系统黏膜固有层和黏膜下层内淋巴组织增生，淋巴滤泡内细胞凋亡明显。心脏未见明显心肌细胞的变性、坏死，炎症细胞浸润不甚明显。肝和肾均无明显病变。

5. 临床病理联系　EV71主要引起手足口病，还可引起无菌性脑膜炎、脑干脑炎和脊髓灰质炎样麻痹等多种神经系统疾病。手足口病和中枢神经系统感染是EV71感染而引起的两大常见临床症状：①感染初期，患者表现为低热、流涕、食欲下降、口痛、呕吐、腹泻等。口腔黏膜出现小疱疹，常分布于舌、颊黏膜、硬腭，也可以出现在扁桃体、牙龈及咽部等，疱疹破溃后形成溃疡。在口腔病变的同时皮肤可以出现斑丘疹，以手、足为多见，皮疹主要

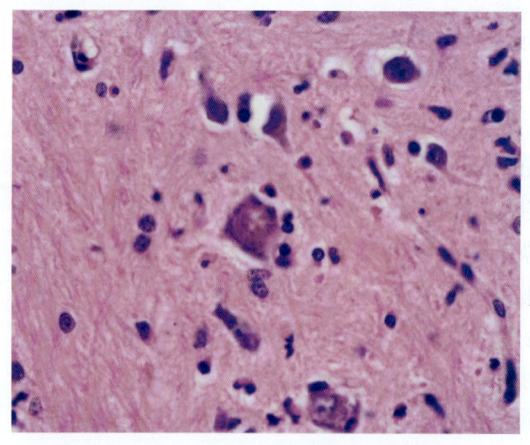

图14-31　EV71感染，神经细胞变性、坏死
神经细胞萎缩、变性，胞质固缩，结构不清，炎症细胞浸润，形成噬神经细胞现象

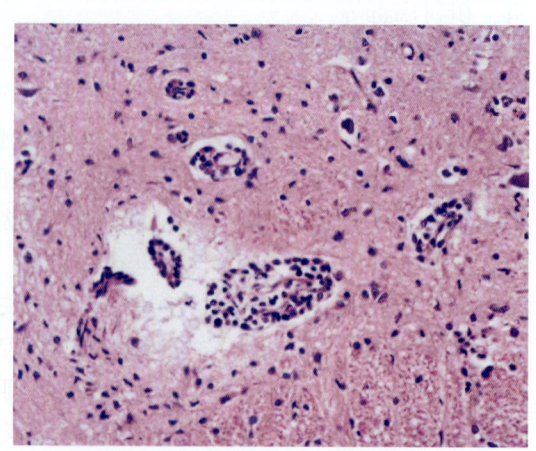

图14-32　EV71感染，脑小血管套现象
炎症细胞围绕血管形成血管套现象

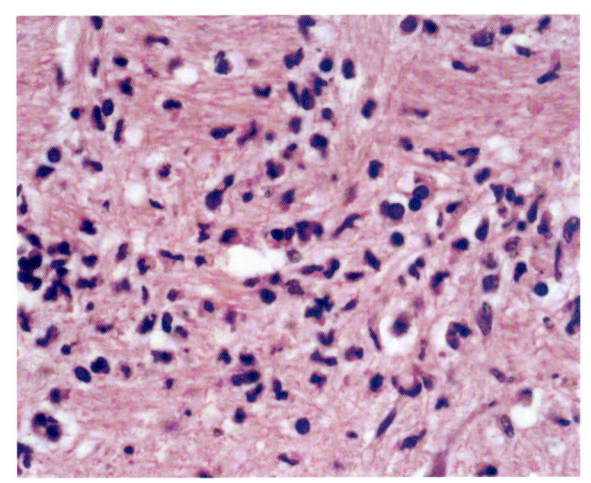

图 14-33　EV71 感染，炎症细胞灶状聚集
局部神经细胞坏死明显，多量炎症细胞浸润

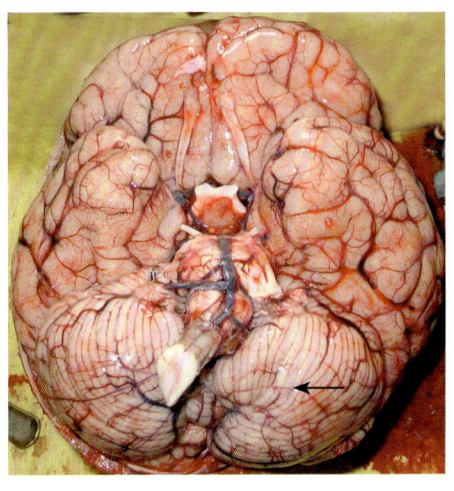

图 14-34　EV71 感染，脑水肿
脑重量增加，脑回增宽，沟变窄。小脑有明显压迹，形成轻度脑疝（←）

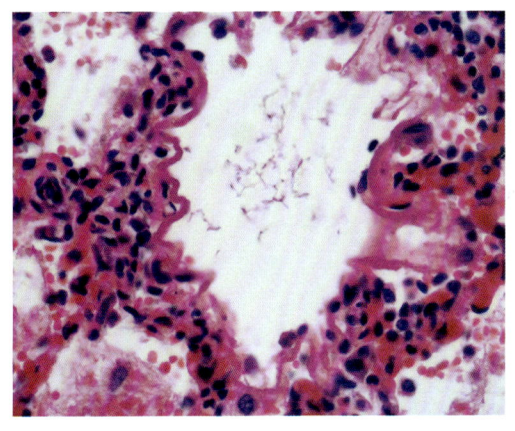

图 14-35　EV71 感染，肺水肿、透明膜形成
肺间质炎症细胞浸润明显，肺泡腔内渗出很少，透明膜形成

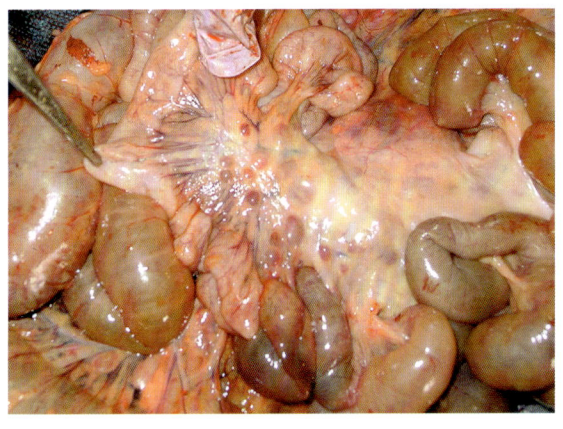

图 14-36　EV71 感染，肠系膜淋巴结增生
肠系膜淋巴结数目增多，体积增大，提示有明显的淋巴组织反应

分布于手背、指间，偶见于躯干、大腿、臀部、上臂等处，呈离心性分布。斑丘疹很快转为小疱疹，直径 3～7mm，质地稍硬，自几个至数十个不等，2～3 天自行吸收，不留痂。大多数为良性过程，多自愈，但可复发。②累及神经系统的主要表现为阵挛、呕吐、共济失调、意向性震颤、眼球震颤及情感淡漠等。头颅 MRI 及脑电图检查有助于明确疾病的严重性。③神经源性肺水肿的最早描述来自 1995 年美国的报道，大量的病例来源于亚太地区的 EV71 流行。其症状为起病第 1～3 天内突然发生心动过速、呼吸困难、发绀和休克，X 线胸片显示双侧对称性非心源性肺水肿，90% 的病例于发病后 12 小时内死亡。④其他表现：发热是婴幼儿 EV71 感染的常见临床症状，患者绝大多数是小于 6 个月的婴儿。急性呼吸道疾病是 EV71 感染的又一常见临床症状，在澳大利亚、加拿大和 1998 年我国台湾省的 EV71 流行中都有报道。它包括一些常见呼吸道症状，如咽炎、哮喘、细支气管炎和肺炎。发病年龄一般为 1～3 岁，需要住院治疗。急性咽喉炎也是 EV71 的一个临床症状，在中国香港、中国台湾

和日本地区的 EV71 流行中都曾有报道。其中 1998 年我国台湾 EV71 流行期间急性咽喉炎患者比例较大，达到 10% 以上。

6. 发展和结局　EV71 感染的病例绝大部分可以治愈。如果神经系统感染严重则死亡率较高，能够存活下来的会留下肌肉麻痹的后遗症。

第九节　包虫病

包虫病（hydatid disease）是机体感染棘球绦虫的蚴虫所致的寄生虫病，发病部位以肝为主，肺、脑等其他器官也常被侵犯。人类的包虫病有两种，分别为细粒棘球绦虫引起的细粒棘球蚴病，以及泡状棘球绦虫所致的泡状棘球蚴病。由于本病为人兽共患，在我国以畜牧业为主的西北省区较常见，且以细粒棘球蚴病多见。

一、细粒棘球蚴病

（一）病因及感染过程

细粒棘球绦虫（Echinococcus granulosus）是绦虫类中的最小的一种，成虫雌雄同体，由头节、幼节、成节和育节等组成。虫卵由育节产生，经终宿主如家畜或人类食入后，在胃或小肠孵化成六钩蚴，后脱壳钻入肠壁，经门静脉到达肝，或通过肝及右心而入肺，也可再通过肺顺血流到达全身各处。幼虫在到达处经数月发育即可形成棘球蚴或称包囊虫。

（二）基本病理变化

本病病理变化主要为包囊虫形成和囊肿对相邻组织压迫引起的变化。六钩蚴侵入组织后，仅少数存活，发育为包囊虫。包囊虫呈单房囊状体，圆形或不规则形。其囊壁分内外两层：外层是白色半透明的角质膜，内层为生发层，由单层或多层生发细胞构成。包囊虫具有产生生发囊、子囊和头节的繁殖能力。生发囊是由生发层向内芽繁殖而成，即向囊内壁形成无数小突起状的生发囊（图 14-37）。生发囊脱落发育为子囊，其内壁又可生出多数原头蚴。子囊和母囊结构相同，子囊又可产生孙囊。囊内有清亮或淡黄色液体，液内蛋白质具有抗原性，一旦囊壁破裂，引起周围组织过敏反应，严重者可发生过敏性休克。除包虫囊的两层囊壁之外，还有宿主组织形成的纤维包膜，称为棘球蚴外囊。

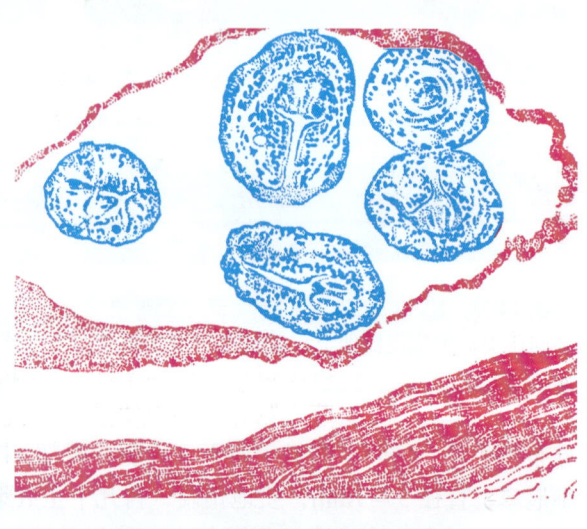

图 14-37　细粒棘球蚴病变模式图

棘球蚴可生存 40 年之久，可因损伤而破裂、感染或退化死亡。母囊和子囊可发生钙化。囊内液体吸收浓缩成胶样，其中仍可见原头蚴。

（三）主要器官病变

细粒棘球蚴病的包囊可发生于多种器官，但以肝、肺为常见。肝内的包虫囊肿多见于肝右叶，多单发。常位于膈面，向腹腔突出。肝可因巨大细粒棘球蚴囊肿而肿大。肝细胞受压发生萎缩或变性。肝囊肿外伤破裂或胆小管长入囊腔均可引起继发性感染，病变类似肝脓肿。囊肿破裂，子囊可造成胆管阻塞或肺血管栓塞，同时，囊液可流入腹腔，引起腹腔新的囊肿。肺的包囊多见于右肺，多为单发。生长较大时，能压迫肺引起肺组织萎陷和纤维化。

二、泡状棘球蚴病

（一）病因及发病机制

泡状棘球绦虫成虫（Echinococcus alveolaris）与细粒棘球绦虫大致相似，但前者较短，多为2～5个体节。本病的感染途径也与细粒棘球绦虫一样，人类患者较少。其病变及后果较细粒棘球蚴病更为严重。

（二）病理变化

泡状棘球囊肿常见于肝，多为单个巨块状，也可呈弥漫结节状。囊肿特点是大量的小囊泡聚集形成海绵状体，故周边界限不清，无完整的纤维性包膜。囊肿可充满灰白色胶状液体或豆腐渣样蚴体碎屑，继发感染后似脓肿。此外，它的外生性子囊可向周围组织浸润性生长，肉眼易误认为肝癌转移病变。光镜：肝组织中散在大小不等的泡状蚴小囊泡，一般仅见角皮层，偶见单细胞性生发层或原头蚴。随着囊泡的不断长大，相邻的肝细胞变性、坏死，重者可致肝硬化、肝衰竭，甚至恶病质，也有诱发胆管细胞型肝癌的报道。泡状蚴若侵入血道、淋巴道，可转移至肺、脑等其他器官，形成新的病灶，并产生相应的临床症状。

第十节　血吸虫病

血吸虫病（schistosomiasis）是由血吸虫寄生于人体引起的地方性寄生虫病。血吸虫在尾蚴、童虫、成虫和虫卵的不同发育阶段均可引起机体的损伤，并以虫卵造成的危害最重。病原体常见的有日本血吸虫、埃及血吸虫和曼氏血吸虫，在我国仅有日本血吸虫病流行，以长江以南十二省市的水稻作物区为主要流行区域。

一、病因及感染途径

血吸虫属裂体吸虫，成虫雌雄异体合抱，在终宿主——人体寄生于门静脉、肠系膜静脉系统内。雌虫可逆血流移行，在肠壁黏膜下层末梢静脉内产卵。虫卵可经血流到达其他器官，或随破溃的组织落入肠腔，随大便排出，并污染水源，在水中发育成毛蚴，遇唯一中间宿主——钉螺，侵入其体内，并发育为尾蚴，然后离开钉螺，再次入水。人接触疫水时，尾蚴借其头腺分泌的溶组织酶作用和本身机械运动钻入人体，脱去尾巴发育为童虫。童虫进入小血管，经右心和肺循环、体循环达至全身。其中唯有到达肠系膜静脉的童虫才能在体内发育为成虫。自感染尾蚴到大便检查虫卵阳性需时约1个月以上。

二、病理变化及发病机制

血吸虫在不同的发育阶段均可对机体造成损伤。其病变主要涉及局部组织的炎症反应、机械破坏或阻塞以及毒性分泌物或自身抗原所致的不同类型的变态反应。

（一）虫卵所致的病变

虫卵可沉积在肝、肠、肺、脑等组织中，沉积后所引起的损伤是本病的主要病变，对机体危害最甚。成熟虫虫卵中毛蚴头腺能分泌含抗原物质的毒素，可引起以增生和坏死为特征的严重变态反应。

1. **急性虫卵结节** 肉眼观为粟粒到绿豆大小的灰黄色结节。光镜下见中央有1个至数个成熟的虫卵。虫卵的卵壳表面附有嗜酸性着色的放射状物质，称为 Hoeppli 现象，实为抗原抗体复合物。紧靠虫卵周围弥漫分布多种成分，其中以大量嗜酸性粒细胞聚集和颗粒状无定形坏死物为显著特征，此即嗜酸性脓肿（图 14-38）。其间可见嗜酸性粒细胞中嗜酸性颗粒形成的 Charcot Leyden 结晶。其余成分为少量淋巴细胞、巨噬细胞和结节周边环绕的少量肉芽组织。

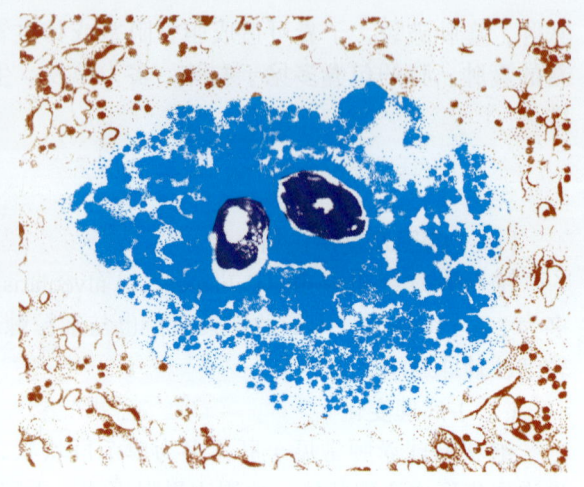

图 14-38 血吸虫急性虫卵结节

目前认为急性虫卵结节的形成可能与卵内毛蚴释放的可溶性卵抗原（soluble egg antigens, SEA），以及其诱导释放的多种淋巴因子所致的Ⅳ型变态反应有关。

2. **慢性虫卵结节** 急性虫卵结节经十余天后，卵内毛蚴死亡，不再产生新的抗原物质。坏死物质逐渐被吸收清除，虫卵破裂或钙化，被巨噬细胞演变来的类上皮细胞和异物巨细胞包绕，形态似结核结节，故称为假结核结节（pseudotubercle）。随着时间延长，结节逐渐发生纤维化，其中央残存或钙化的虫卵和卵壳可长期存留。

少数虫卵结节未经急性虫卵结节阶段，病变一开始即可为假结核结节。

血吸虫卵在体内感染可以发生Ⅳ型变态反应，形成嗜酸性粒细胞浸润的脓肿。以后毛蚴死亡形成钙化结节长期存在。我们在肝活检或尸体检查时可以发现陈旧性虫卵结节。

（二）尾蚴、童虫和成虫引起的病变

尾蚴侵入皮肤数小时至数天内，引起尾蚴性皮炎。患者皮肤出现红色小丘疹，奇痒。光镜下的主要表现为真皮层的炎症反应，病变数日后可自然消退。尾蚴性皮炎是由 IgG 介导的Ⅰ型变态反应。童虫移动至肺，从肺泡壁毛细血管穿出，造成肺点状出血、炎性反应以及血管炎发生。患者出现一过性咳嗽，咳带血痰并有发热。成虫则因其代谢物引起人体静脉内膜炎、静脉周围炎、单核-巨噬细胞增生、肝和脾大，其损伤一般较轻。

尾蚴、童虫和成虫所致炎性反应的共同特点是局部以嗜酸性粒细胞和单核细胞渗出为主。此外，血吸虫在体内不同发育阶段（包括虫卵）产生的有毒代谢物，如不能清除彻底，可成为循环抗体，沉积在血管、关节、肾，激活补体 C3a、C5a，造成Ⅲ型变态反应，导致病灶的免疫复合物炎。

三、主要脏器的病变及其后果

（一）肠道

由于血吸虫的成虫多寄生于肠系膜下静脉和痔上静脉，故病变主要累及结肠下段和直肠。最初表现为黏膜的卡他性炎，可见黏膜充血、水肿并伴分泌物增多。由于虫卵沉积在肠黏膜下层和固有层，形成肉眼可见的褐色、稍有隆起的颗粒状或扁平斑状块状病灶。随着病程的进展，表浅的虫卵结节可破坏肠黏膜，使病灶表面黏膜脱落，形成大小不等的溃疡。溃疡外形不整，深达黏膜或黏膜下层。光镜下病灶处可见大量虫卵堆积，并有急性虫卵结节形

成,以及肠黏膜的变性、坏死。晚期的肠道病变主要表现为病变反复发作,肠黏膜增生,假结核结节形成并纤维化。肠黏膜粗糙不平,除溃疡外,间杂有息肉形成、黏膜萎缩,肠壁增厚变硬。这些肠道的慢性血吸虫病变有进一步继发肠癌的可能性。

(二)肝

虫卵随血流不断抵达肝内汇管区门静脉末梢分支内,使末梢血管阻塞并可持续伸延。虫卵沉积以肝左叶为甚。早期,肝表面及切片出现灰黄色粟粒或绿豆大小结节。光镜下见汇管区有较多急性虫卵结节,肝细胞受压,有变性、小灶性坏死和萎缩。肝窦充血,窦壁库普弗细胞内常见吞噬的血吸虫色素。随病情迁延,慢性虫卵结节形成并纤维化,导致血吸虫性肝硬化。血吸虫性肝硬化的特点是汇管区纤维化显著。由于肝实质本身并未遭到严重破坏,因而并不形成明显的假小叶。肝切面可见明显增生的灰白色纤维结缔组织沿门静脉呈树枝状分布,故又称为干线型或管道型肝硬化。严重者,纤维结缔组织大量增生变硬,在肝表面造成明显凹陷,使肝呈现粗大、隆起的外观,与弥漫性小结节性门脉肝硬化区别显著。血吸虫性肝硬化与门脉性肝硬化的比较见表14-2。

血吸虫性肝损伤主要为大量纤维组织增生、玻璃样变性,最终形成瘢痕,造成门静脉高压。患者出现一系列临床表现。

表14-2 血吸虫性肝硬化与门脉性肝硬化的比较

	血吸虫性肝硬化	门静脉性肝硬化
虫卵结节	有	无
假小叶	不明显	明显
肝结节	不明显	明显
干线型特点	有	无
门静脉高压	窦前性	窦后性
其他名称	干线型或管道型肝硬化	小结节性门静脉肝硬化

(三)脾及其他器官

脾由于成虫代谢产物的刺激可发生单核-巨噬细胞增生。在门静脉高压形成后,脾明显产生淤血和结缔组织增生,因而呈显著增大,甚至重达4000g以上,质地也随之变得十分坚硬。切面可见含铁小结,是由钙盐和铁盐沉积于纤维化组织并伴陈旧性出血形成。

肺在急性患者中有时可发生多处虫卵结节,并在其周围形成灶状炎性渗出。但病变多为短暂过程,不久则自行消失。极少数情况下,可因虫卵沉积过多,肺组织广泛纤维化导致肺心病。在脑组织内,特别是在顶叶和枕叶,也可因虫卵结节的形成而产生相应部位功能障碍。

第十一节 阿米巴病

阿米巴病(amoebiasis)是溶组织内阿米巴原虫感染人体所引起的以组织液化性坏死为病变特点的疾病,主要包括肠阿米巴病和肠外阿米巴病。前者又称阿米巴痢疾,后者则常发生于肝、肺等多个器官。此病在热带和亚热带的国家和地区流行。我国南方和夏日的北方也有散发的慢性或不典型病例。男性和成人的发病率高于女性和儿童。

一、病因及发病机制

溶组织内阿米巴有小滋养体、大滋养体和包囊三种形态。其中包囊存在于患者大便排泄物中，属原虫的传染阶段。一旦包囊通过胃，进入小肠，在小肠碱性消化液的作用下，发育为小滋养体（肠腔型）。小滋养体可侵入结肠肠壁黏膜生长繁殖，发育成组织型的大滋养体（直径为 20～40μm）。该原虫对组织的侵害机制主要为：

（1）分泌性溶组织作用：滋养体分泌溶组织内阿米巴肠毒素，损伤肠黏膜，使肠黏膜变性、坏死。其溶酶体释放胶原酶、胰蛋白酶、透明质酸酶等，在补体和白细胞产物参与下起到溶组织作用。

（2）接触性溶细胞作用：阿米巴滋养体膜上有磷脂酶 A，使滋养体表面植物血凝素样黏附分子与靶细胞膜上相应糖基配体结合，转化为溶血性卵磷脂，导致细胞溶解。

（3）侵袭性滋养体携带的抗原决定簇可激发机体产生免疫抑制，对补体介导的溶解作用具有抵抗力，在体内可长期生存，并通过变形运动扩大对组织的溶解性破坏。

阿米巴原虫主要寄生于人体结肠。在少数病例滋养体可从结肠壁侵入血流或以直接侵袭的方式到达肝、脑、肺等部位，引起相应处的阿米巴溃疡或阿米巴脓疡。虽然阿米巴滋养体为致病型病原体，但因其对外界环境抵御能力很弱，故在传播上不起作用。

二、病理变化和临床病理联系

（一）阿米巴痢疾

阿米巴痢疾又称肠阿米巴病，是侵袭型溶组织内阿米巴经口感染入侵结肠壁后引起的疾病。病变部位主要在盲肠、升结肠，重者累及整个结肠与回肠下段。病理变化可分为急性期和慢性期。

1. 急性期病变

（1）肉眼：早期肠黏膜表面呈现灰黄色点状坏死或散在浅溃疡，溃疡周围有出血充血带。随着阿米巴滋养体继续繁殖和移动性扩散，造成黏膜下层溶解性坏死，使肠壁由黏膜浅层向深层形成潜掘性的口小底大、呈烧瓶状的特征性阿米巴溃疡，具有诊断意义。病变继续扩展，溃疡变大、变深，溃疡边缘肿胀而不规则，黏膜下层组织液化坏死灶相互贯通或融合，以致表面黏膜层组织部分脱落，产生边缘不整的巨大潜行性溃疡。在少数严重者，溃疡可深达肌层，甚至造成穿孔。

（2）光镜：溃疡明显口小底大，底部为坏死区，呈大片无结构红染物质。溃疡边缘有数量不等的淋巴细胞、浆细胞和巨噬细胞，在其间的静脉内以及溃疡的潜掘角可见核小而圆、胞质含有糖原空泡或吞噬有红细胞的圆形阿米巴大滋养体（图14-39）。病灶较浅区域常可见体积为 10～20μm 的有单个泡状核的小滋养体。

临床上患者出现右下腹压痛、腹泻，主要体征为暗红或咖啡色的腥臭大便，大

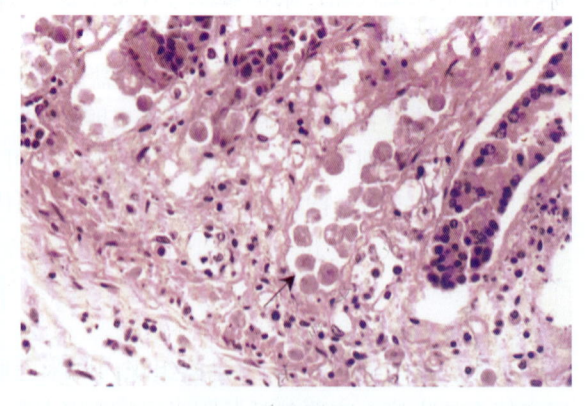

图 14-39　肠阿米巴病
肠黏膜可见多量阿米巴滋养体（↑），导致黏膜液化性坏死

便含有大量红细胞，可查到阿米巴滋养体。由于病变在直肠，对肛门刺激较轻，患者无明显里急后重，全身中毒症状也较轻。阿米巴痢疾和细菌性痢疾的比较见 14-3。

表 14-3　阿米巴痢疾和细菌性痢疾的比较

	阿米巴性痢疾	细菌性痢疾
病原	阿米巴滋养体	痢疾杆菌
病变性质	变质性炎	纤维素性炎
病变特点	口小底大的溃疡（烧瓶样溃疡）	肠黏膜假膜形成
临床表现	果酱色大便	脓血便，里急后重更明显

2. 慢性期病变　肠壁的阿米巴性溃疡和液化性坏死与肉芽组织增生反复交替发生，或同时共存，使病变复杂，新旧不一。肠黏膜逐渐失去正常形态。肠壁肉芽组织增生明显，导致瘢痕和炎性息肉形成。严重者，肠壁普遍增厚而引起肠腔套状狭窄。肠壁也可因肉芽组织过多形成局限性包块，称为阿米巴肿（amoeboma），易误诊为肠癌。慢性患者和包囊携带者都是阿米巴病的主要传染源。

（二）阿米巴肝脓肿

阿米巴肝脓肿的病变不同于化脓菌引起的脓肿，习惯上沿用"脓肿"一词，主要指阿米巴滋养体侵入肠壁静脉后，沿门静脉播散并到达肝，在肝引起局限性肝组织液化性坏死病灶。病灶多位于肝右叶，大小不等，大者体积可占据几乎整个肝右叶。病灶内炎性反应并不明显，也缺乏中性粒细胞浸润。病灶含棕褐色的果酱样内容物，为液化性坏死组织和陈旧性出血。脓肿壁周围残存一些不易完全液化的结缔组织、胆管和血管，而具有特征性的破絮状外观。光镜下在坏死区边缘可找到阿米巴滋养体。在慢性脓肿周围有肉芽组织增生和纤维化包膜形成。

阿米巴肝脓肿为最常见的肠外阿米巴病，也是肠阿米巴病重要的并发症。多继发于肠阿米巴病后 1~3 个月内，亦可发生在肠道症状消失数年之后。临床上患者常有右上腹痛、肝大和压痛、全身消耗、发热和黄疸等症状和体征。阿米巴病肝脓肿主要的并发症为脓肿向周围器官、组织溃破引起相应部位的阿米巴炎和继发性细菌感染。肝脓肿可穿破膈肌引起肺脓肿或脓胸，肝左叶脓肿向上可破入纵隔、心包和左心腔，脓肿穿破腹腔引起腹膜炎或与腹壁粘连，穿破皮肤则形成窦道。

（三）阿米巴肺脓肿和脑脓肿

肺和脑也可发生阿米巴脓肿，但较为少见，多为阿米巴肝脓肿的并发症，由肝脓肿穿透膈肌蔓延而来。肠源性感染则为少见。

阿米巴肺脓肿常位于右肺下叶，多单发。肺内脓肿常与膈下的肝脓肿相通，液化组织可通过相邻损伤的支气管排出。患者咳出棕褐色脓样痰，导致肺空洞形成，症状可类似肺结核。痰内查出阿米巴滋养体有助于诊断。

阿米巴脑脓肿的发病率较低，部位多见于大脑半球。脓肿内含有咖啡色坏死液化物，脓肿壁多由慢性炎症细胞和增生的神经胶质细胞构成。患者可有头痛、昏迷、发热等症状。

（李良　刘瑜）

慢性肾小球肾炎（chronic glomerulonephritis）210
慢性萎缩性胃炎（chronic atrophic gastritis）166
慢性纤维性甲状腺炎（chronic fibrous thyroiditis）262
慢性消化性溃疡（chronic peptic ulcer）167
慢性支气管炎（chronic bronchitis）137
慢性阻塞性肺疾病（chronic obstructive pulmonary disease, COPD）137
猫抓病（cat scratch disease）221
梅毒（syphilis）292
弥漫性大B细胞淋巴瘤（diffuse large B cell lymphoma, DLBCL）228
膜性肾小球肾炎（membranous glomerulonephritis）205
膜性增生性肾小球肾炎（membranoproliferative glomerulonephritis）206

N

黏液性肿瘤（mucinous tumors）247
黏液样变性（mucoid degeneration）16
凝固性坏死（coagulation necrosis）19
脓毒败血症（pyemia）63
脓肿（abscess）60

P

贫血性梗死（anemic infarct）44
葡萄胎（hydatidiform mole）243

Q

气球样变（ballooning degeneration）174
气性坏疽（gas gangrene）21
前列腺癌（carcinoma of prostate）257
桥接坏死（bridging necrosis）174
侵袭性葡萄胎（invasive mole）244
轻微病变性肾小球肾炎（minimal change glomerulonephritis）208

R

人禽流行性感冒（human avian influenza）299
绒毛膜癌（choriocarcinoma）244
溶解性坏死（lytic necrosis）174

肉瘤（sarcoma）68
肉芽肿性炎（granulomatous inflammation）64
乳头状癌（papillary carcinoma）263
乳腺癌（carcinoma of breast）251
乳腺纤维囊性变（fibrocystic change of the breast）250

S

伤寒（typhoid fever）279
上皮内瘤变（intraepithelial neoplasia）84
肾母细胞瘤（nephroblastoma）216
肾小球肾炎（glomerulonephritis）199
肾盂肾炎（pyelonephritis）212
渗出（exudation）48
湿性坏疽（moist gangrene）21
食管癌（carcinoma of esophagus）187
适应（adaptation）9
嗜酸性小体（acidophilic body）174
栓塞（embolism）40
栓子（embolus）40
髓样癌（medullary carcinoma）264
碎片状坏死（piecemeal necrosis）174
损伤（injury）9

T

糖尿病（diabetes）265

W

外周T细胞淋巴瘤，非特指型（peripheral T cell lymphoma, not otherwise specified, PTCL, NOS）228
未分化癌（undifferentiated carcinoma）264
稳定细胞（stable cell）23
无性细胞瘤（dysgerminoma）250

X

系膜增生性肾小球肾炎（mesangial proliferative glomerulonephritis）207
细胞水肿（cellular swelling）13
细菌性痢疾（bacillary dysentery）282
细菌性心内膜炎（bacterial endocarditis）123
先天性心脏病（congenital heart disease）134

纤维素性炎（fibrinous inflammation）59
纤维素样坏死（fibrinoid necrosis）20
纤维腺瘤（fibroadenoma）251
小叶性肺炎（lobular pneumonia）147
心瓣膜病（valvular vitium of the heart）125
心肌病（cardiomyopathy）130
心肌炎（myocarditis）128
新生儿呼吸窘迫综合征（neonatal respiratory distress syndrome, NRDS）156
新月体性肾小球肾炎（crescentic glomerulonephritis）203
性索-间质肿瘤（sex cord-stromal tumors）248
修复（repair）23
血栓（thrombus）35
血栓形成（thrombosis）35
血吸虫病（schistosomiasis）305

Y

严重急性呼吸综合征（severe acute respiratory syndrome, SARS）298
炎症（inflammation）46
液化性坏死（liquefaction necrosis）20
胰腺癌（carcinoma of pancreas）187
胰腺炎（pancreatitis）186
营养不良性钙化（dystrophic calcification）17
硬化性腺病（sclerosing adenosis）251
永久细胞（permanent cell）24
疣状胃炎（gastritis verrucosa）166
淤血（congestion）30
原发性肺结核病（primary pulmonary tuberculosis）272
原发性肝癌（primary carcinoma of liver）195
原发综合征（primary complex）272

Z

再生（regeneration）23
增生（hyperplasia）12
支气管扩张症（bronchiectasis）141
支原体肺炎（mycoplasmal pneumonia）150
脂肪变性（fatty degeneration）14
脂肪坏死（fat necrosis）20
肿瘤（tumor, neoplasia）67
粥瘤（atheroma）107
滋养层细胞疾病（gestational trophoblastic diseases, GTD）243
子宫颈癌（carcinoma of the cervix）239
子宫颈上皮内瘤变（cervical intraepithelial neoplasia, CIN）238
子宫颈上皮异型增生（cervical epithelial dysplasia）238
子宫内膜异位症（endometriosis）241
子宫平滑肌瘤（leiomyoma of uterus）241
组织细胞性坏死性淋巴结炎（histiocytic necrotizing lymphadenitis）221

主要参考文献

[1] 李玉林. 病理学. 8版. 北京: 人民卫生出版社, 2013.

[2] 陈杰, 李甘地. 病理学. 北京: 人民卫生出版社, 2010.

[3] Kumar V, Cotran RS, Robbins SL .基础病理学. 9版. 北京: 北京大学医学出版社, 2013.

[4] 李青, 周晓军, 苏敏. 临床病理学. 北京: 人民卫生出版社, 2009.

[5] 曹林生. 心脏病学. 北京: 人民卫生出版社, 2010.

[6] Swerdlow SH, Campo E, Harris NL, et al. WHO Classification of tumor of haematopoietic and lymphoid tissues. 2nd. Lyon: International Agency for Research on Cancer Press, 2008.

[7] 李玉林. 分子病理学. 北京: 人民卫生出版社, 2002.

[8] 刘彤华. 诊断病理学. 2版. 北京: 人民卫生出版社, 2006.

[9] 武忠弼, 杨光华.中华外科病理学. 北京: 人民卫生出版社2002.

[10] Louis DN, Ohgaki H, Wiestler OD, et al. WHO Classification of tumor of the central nervous system. 4th ed. Lyon: International Agency for Research on Cancer Press, 2007.

[11] 高兴政. 医学寄生虫学. 2版. 北京: 北京大学医学出版社, 2011.